Alfred Pritz (Hrsg.)

Psychotherapie –
eine neue Wissenschaft
vom Menschen

SpringerWienNewYork

Dr. Alfred Pritz, Wien

Präsident des Österreichischen Bundesverbandes für Psychotherapie,
President of the World Council for Psychotherapy

© 1996 Springer-Verlag/Wien

Satz: Vogel Medien GmbH, A-2100 Korneuburg

Gedruckt auf säurefreiem, chlorfrei gebleichtem Papier – TCF

Mit 11 Abbildungen

Die Deutsche Bibliothek – CIP-Einheitsaufnahme

Psychotherapie – eine neue Wissenschaft vom Menschen /
Alfred Pritz (Hrsg.). – Wien ; New York : Springer, 1996
  ISBN 3-211-82832-X
  NE: Pritz, Alfred [Hrsg.]

ISBN 3-211-82832-X Springer-Verlag Wien New York

Vorwort

Der moderne Mensch in der Industriegesellschaft erlebt eine nie ge-
kannte epidemische spirituelle Heimatlosigkeit, die zur Entwicklung
psychotherapeutischer Methoden führte, deren zentrale Aufgabe es ist,
subjektiven Sinn zu vermitteln. Die Behandlung von Neurosen und
psychosomatischen Beschwerden, aber auch von Süchten, Geisteskrankheiten und Lebenskrisen sind das Arbeitsfeld der Psychotherapie
geworden.

Mit der zunehmenden Wirksamkeitsprüfung einher geht der Prozeß der öffentlichen Anerkennung als Heil- und Behandlungsmethode.
Lange Zeit als Hindernis empfunden und nun zunehmend als eine
Stärke gesehen wird die Vielfalt psychotherapeutischer Methoden, die
dem Pluralismus der modernen Gesellschaft am ehesten entspricht. Die
berufliche Verrechtlichung der Psychotherapie mit den notwendigen
Konsequenzen einer Qualitätssicherung ihrer Methoden wirft zunehmend die Frage nach den epistemologischen Grundlagen der Psychotherapie auf. Psychotherapie in diesem Kontext bedeutet die Synopse
aller psychotherapeutischen Methoden und Schulrichtungen, die von
Krankheitsmodellen bis weit in die Gesellschaftskritik hineinreichende
Erklärungstheorien und damit verbundene Praxeologien des Umgangs
damit anbieten.

Dieser Band versammelt unseres Wissens nach die erste europäische
Diskussion zur wissenschaftlichen Positionierung der modernen Psychotherapie. Autoren aus Großbritannien, Deutschland, der Schweiz,
der Ukraine und Österreich, die seit Jahren an der wissenschaftlichen
Grundlagenforschung im Rahmen des europäischen Psychotherapie-
diskurses teilnehmen, stellen ihre Positionen und Erfahrungen in diesem Band vor.

Die Beiträge zeigen das hohe wissenschaftliche Niveau der Debatte,
der es nicht an kontroversen Positionen mangelt und die schon deswegen für den Leser äußerst informativ ist. Einigkeit herrscht bei den Autoren darüber, daß das „Wissenschaftsfeld Psychotherapie" nicht mehr
einer anderen Einzelwissenschaft unterzuordnen ist, sei es nun der Me-

dizin, der Psychologie, der Theologie oder der Pädagogik, die als angrenzende Wissenschaftsgebiete für die Ortsbestimmung der Psychotherapie von Bedeutung sind. Auf diese Wissenschaften wird auch immer wieder Bezug genommen, Zuordnungen diesbezüglich haben auch konkrete Auswirkungen auf die psychotherapeutische Praxis.

Dieses Buch versucht zwei grundlegende Fragen zu diskutieren: welche Art von Wissenschaft ist der Psychotherapie eigen, und wo liegt der Raum zwischen welchen anderen Wissenschaften, den die Psychotherapie bezogen hat?

Den Autoren gebührt mein Dank für die sorgfältige Ausarbeitung ihrer Beiträge ebenso wie für die aktive Unterstützung dieses Pionierprojekts. Dank gilt auch dem Springer-Verlag, insbesondere Herrn Petri-Wieder für seine Ermutigung und Geduld.

Wien, im Mai 1996   Alfred Pritz

Inhaltsverzeichnis

Mitarbeiterverzeichnis

Buchmann Rudolf, Dr. phil., St. Gallen
Klinischer Psychologe, Psychotherapeut SPV/ASP, Psychoanalytiker und Körperpsychotherapeut. Psychotherapeutische und psychologische Praxis für Erwachsene, Kinder und Jugendliche in St. Gallen. Vorsitzender der Ausbildungskommission der Charta-Institutionen; Obmann der Delegiertenkammer des Schweizer Psychotherapeutenverbandes SPV/ASP. Adresse: Apfelbergweg 3, CH-9000 St. Gallen

Datler Wilfried, Univ.-Doz, Dr. phil., Wien
Analytiker im Österreichischen Verein für Individualpsychologie und Psychotherapeut in freier Praxis, Assistenzprofessor am Institut für Erziehungswissenschaften der Universität Wien, Garnisongasse 3/8, A-1096 Wien

van Deurzen-Smith Emmy, LicPhil, LicPsy, MPsy, MPhil, CPsychol, AFBPsS, UCKP Reg, London
Existential psychotherapist, chartered counselling psychologist and philosopher; Professor and Dean at the School of Psychotherapy and Counselling at Regent's College, founder and Honorary Life Member of the Society for Existential Analysis, publications and lectures widely on the subject of existential psychotherapy, including the book *Existential Counselling in Practice* (Sage, 1988) and her forthcoming book *Everyday Mysteries* (to be published with Routledge), past chair of the United Kingdom Council for Psychotherapy, presently serving as External Relations Officer to the European Association for Psychotherapy. Address: School of Psychotherapy and Counselling at Regent's College, Inner Circle, Regent's Park, London NW1 4NS

Felt Ulrike, Dr., Wien
Promovierte Physikerin, Assistentin am Institut für Wissenschaftstheorie und Wissenschaftsforschung der Universität Wien, Sensengasse 8, A-1090 Wien

Filz Alexander, Univ.-Prof., Dr. med., Lemberg
Psychotherapeut, Lehrstuhlinhaber für Psychiatrie an der Medizinischen Universität in Lemberg, Pidvalna 9/7a, UKR-290008 Lwow, Ukraine

Frischenschlager Oskar, Univ.-Doz., Dr. phil., Wien
geb. 1951, Psychotherapeut (Psychoanalyse), Klinischer Psychologe, Gesund-heitspsychologe, Supervisor, Lehranalytiker im Wiener Kreis für Psychoanalyse und Selbstpsychologie, Assistenzprofessor am Institut für Medizinische Psychologie der Universität Wien, Severingasse 9, A-1090 Wien

Hutterer Robert, Dr., Wien
geb. 1951, Assistenzprofessor am Institut für Erziehungswissenschaften der Univ. Wien, Schwerpunkte: Humanistische Psychologie und Pädagogik, Personenzentrierte Psychotherapie und Wissenschaftstheorie; Mitbegründer der Arbeitsgemeinschaft Personenzentrierte Psychotherapie und Gesprächsführung (APG), Präsident der Vereinigung Rogerianische Psychotherapie (VRP), Psychotherapeut in freier Praxis, Ausbilder für Personenzentrierte Psychotherapie, Adresse: Rögergasse 22/32, A-1090 Wien

Pritz Alfred, Dr. phil., Wien
Psychotherapeut (Psychoanalyse, Gruppenpsychoanalyse), Klinischer Psychologe, Präsident des Österreichischen Bundesverbandes für Psychotherapie, President of the World Council for Psychotherapy, Adresse: Krieglergasse 11/5, A-1030 Wien

Reiter Ludwig, Univ.-Doz., Dr. med., Wien
Facharzt für Psychiatrie und Neurologie, systemischer Psychotherapeut, Assistenzprofessor an der Universitätsklinik für Tiefenpsychologie und Psychotherapie (Währinger Gürtel 18–20, A-1090 Wien); affiliiertes Mitglied der Wiener Psychoanalytischen Vereinigung, Gründer der Österreichischen Arbeitsgemeinschaft für systemische Therapie und systemische Studien (ÖAS). Arbeitsgebiete: systemische Therapie, Psychotherapieforschung

Schiepek Günter, Priv.-Doz., Dr., Münster
Hochschullehrer für Klinische Psychologie an der Universität Münster. Mitglied der Österreichischen Arbeitsgemeinschaft für Systemische Therapie (ÖAS), der Deutschen Gesellschaft für Psychologie (DGPs) und der Society for Psychotherapy Research (SPR). Arbeitsschwerpunkte: Anwendung der Synergetik und der Theorie nichtlinearer dynamischer Systeme auf Psychotherapie, Ätiologie- und Verlaufsforschung psychischer Störungen (Schizophrenie, Alkoholismus, Depression), Emotionsforschung, Intra- und Intergruppendynamik, Adresse: Westf. Wilhelms-Universität Münster, Psychologisches Institut I, Rosenstraße 9, D-48143 Münster

Schlegel Mario, Dr. sc. nat., dipl. natur., Zürich
Psychotherapeut SPV/ASP, Analytischer Psychologe SGfAP, Psychotherapeutische Praxis in Zürich, Lehr- und Kontrollanalytiker am C. G. Jung-Institut in Zürich. Leiter des Wissenschaftsausschusses der Ausbildungskommission der Charta-Institutionen. Vizeobmann der Delegiertenkammer des Schweizer Psychotherapeutenverbandes SPV/ASP. Chefredaktor (Schweiz) des „Psychotherapie Forum". Adresse: Scheuchzerstrasse 197, CH-8057 Zürich

Slunecko Thomas, Mag. rer. nat., Dr. phil., Wien
Studium in Wien sowie als Fulbright-Stipendiat am California Institute for Integral Studies in San Francisco; Assistent am Institut für Psychologie der Universität Wien: Forschung und Lehre in den Bereichen Wissenschaftstheorie und Experimentalpsychologie; klinischer Psychologe und Psychotherapeut in freier Praxis; Adresse: Inst. f. Psychologie, Liebiggasse 5, A-1010 Wien

Smith David Livingston, MA, PhD (Cand), London
Principle Lecturer in Psychotherapy at Regent's College, London, philosopher and psychotherapist, publications on psychoanalysis, psychotherapy and related subjects in the professional journals, including the book *Hidden Conversations: An Introduction to Communicative Psychoanalysis,* published by Routledge in 1991; currently preparing a book on Freud's philosophy of mind; special interest in psychoanalysis in relation to philosophy, cognitive science and evolutionary biology. Address: School of Psychotherapy and Counselling at Regent's College, Inner Circle, Regent's Park, London NW1 4NS

Sonneck Gernot, Dr. med. univ., Wien
geb. 1942, Facharzt für Psychiatrie und Neurologie, Psychotherapeut (Individualpsychologie), Mitarbeiter am Ludwig Boltzmann Institut für Sozialpsychiatrie (Krisenforschung), ärztlicher Leiter des Kriseninterventionszentrums, 1991–1995 Vorsitzender der Studienkommission Medizin, Vorstand des Instituts für Medizinische Psychologie der Medizinischen Fakultät Wien, Severingasse 9, A-1090 Wien

Steiner Egbert, Wien
Wissenschaftlicher Mitarbeiter des Instituts für Ehe- und Familientherapie Wien, Praterstraße 40/10, A-1020 Wien

Steinlechner Manfred, Univ.-Doz., Dr., Innsbruck
geb. 1954, Leiter des Instituts für Angewandte Psychoanalyse und Psychotherapie IAP, Lehranalytiker und Ausbildungsleiter des Psychoanalytischen Seminars Innsbruck PSI, gerichtlich beeideter Sachverständiger, Adresse: IAP, Anichstraße 40, A-6020 Innsbruck

Teufelhart Heinz, Mag. phil., Wien
Psychologe, Ausbildung zum Psychotherapeuten, zum Gesundheits- und klinischen Psychologen, Adresse: Troststraße 45a/8/3, A-1100 Wien

Vetter Josef, Lic. phil., Zürich
Klinischer Psychologe, Psychotherapeut SPV/ASP, Psychoanalytiker SGST. Psychotherapeutische Praxis in Zürich. Lehr und Kontrollanalytiker der Schweizerischen Gesellschaft für Schicksalsanalytische Therapie (SGST/Szondi). Leiter des Gewährleistungsausschusses der Ausbildungskommission der Charta-Institutionen. Mitglied der Ethikkommission des Europäischen Verbandes für Psychotherapie (EAP), Adresse: Theaterstrasse 4, CH-8001 Zürich

Wagner Elisabeth, Dr. med., Wien
Psychotherapeutin (Systemische Familientherapie), Fachärztin für Psychiatrie
und Neurologie in Ausbildung, Koordinatorin des Arbeitskreises *Psychotherapie
als Wissenschaft* im Rahmen der European Association of Psychotherapy, Adresse: Univ.-Klinik f. Psychiatrie, Währinger Gürtel 18–20, A-1090 Wien

Wallner Fritz G., Univ.-Prof., Dr., Wien
geb. 1945, Philosoph und Wissenschaftstheoretiker; Entwicklung des Konstruktiven Realismus (gemeinsam mit Vertretern anderer Disziplinen), einer interdisziplinären Wissenschaftstheorie, deren zentrale Begriffe Konstruktion und
Deutung sind; Ausarbeitung des Konstruktiven Realismus für die Grundlagenforschung der Psychotherapien; Bücher über Sprachphilosophie und Wissenschaftstheorie, über 100 Abhandlungen, Vorträge in mehr als 40 Ländern;
Adresse: Institut für Wissenschaftstheorie und Wissenschaftsforschung der
Universität Wien, Sensengasse 8/10, A-1090 Wien

Wolfram Eva-Maria, Mag. rer. nat., Dr. phil., Wien
Psychotherapeutin, Klinische Psychologin; Studium der Psychologie in Wien,
Forschungsstipendium am California Institute of Integral Studies, San Francisco (Forschungsschwerpunkt: Phänomenologische Psychotherapieforschung), Psychotherapeutin und Supervisorin in freier Praxis, Psychoanalytike-
rin in Ausbildung; Adresse: Währinger Straße 62/16, A-1090 Wien

Psychotherapie – Wissenschaft vom Subjektiven

Alfred Pritz, Heinz Teufelhart

1. Die Problemstellung

Die Psychotherapie, in ihrem Kern der Versuch einer „Heilung des Geistes" (Stefan Zweig), ist eine menschheitsgeschichtlich uralte Umgangsform von Schamanen, Priestern, Ärzten, Pädagogen und anderen sozialen Berufen. Sinn der Psychotherapie ist es, einerseits Erleben und Verhalten, das krankhaft oder abweichend erlebt wird, mittels Wort und Beziehung zu beeinflussen und andererseits die Conditio Humana zu verstehen, die Leidensgeschichte des Menschen in einen Bezugsrahmen zu stellen, der individuell erfahrbar ist. Hat die Psychotherapie in ihren zahlreichen methodischen und schulischen Verästelungen zunächst ihre Heimat in der Theologie gehabt – wie im übrigen jede Wissenschaft in der Theologie ihren Ausgang nahm –, und hat sie in der Medizin lange Zeit eine zwar geringe, aber doch wahrnehmbare Rolle gespielt, so ist sie in diesem Jahrhundert zunehmend in die Rolle einer eigenständigen Disziplin hineingewachsen. Dies drückt sich beispielsweise im österreichischen Psychotherapiegesetz von 1990 so aus:

§ 1. (1) Die Ausübung der Psychotherapie im Sinne dieses Bundesgesetzes ist die nach einer allgemeinen und besonderen Ausbildung erlernte, umfassende, bewußte und geplante Behandlung von psychosozial oder auch psychosomatisch bedingten Verhaltensstörungen und Leidenszuständen mit *wissenschaftlich-psychotherapeutischen Methoden** in einer Interaktion zwischen einem oder mehreren Behandelten und einem oder mehreren Psychotherapeuten mit dem Ziel, bestehende Symptome zu mildern oder zu beseitigen, gestörte Verhaltensweisen und Einstellungen zu ändern und die Reifung, Entwicklung und Gesundheit des Behandelten zu fördern.

---

* Hervorhebung durch die Autoren.

(2) Die selbständige Ausübung der Psychotherapie besteht in der eigenver-
antwortlichen Ausführung der im Abs. 1 umschriebenen Tätigkeiten, unabhängig davon, ob diese Tätigkeiten freiberuflich oder im Rahmen eines Arbeitsver-
hältnisses ausgeübt werden (Kierein et al., 1991, S. 118).

Und in den Erläuterungen zu diesem Paragraphen wird in der Re-
gierungsvorlage zu diesem Gesetz formuliert:

Psychotherapeutisches Handeln basiert demnach auf einem Akzeptieren
der subjektiven Erlebniswelt des Betroffenen, dem Bemühen um Einfühlung
und Zuwendung, einem methodisch fundierten Behandlungsstil und letztlich
auf der Kongruenz dieser Haltungen.

Der Begriff „Psychotherapie", der aus dem Altgriechischen stammt und soviel wie „das Leben, die Seele, den Verstand, das Gemüt sorgfältig ausbilden"
bedeutet, zeigt schon aus seinem ursprünglichen Wortsinn heraus, daß die Beschränkung der Psychotherapie auf den Bereich der Krankheitsbehandlung eine
Einschränkung darstellen muß.

Vielmehr ist der Begriffsinhalt der Psychotherapie historisch gewachsen,
um schließlich als Ausdruck einer *eigenständigen wissenschaftlichen Disziplin** Eingang in den vorliegenden Entwurf zu finden (Kierein et al., 1991, S. 119).

Im Paragraph 14 des österreichischen Psychotherapiegesetzes werden die Berufspflichten beschrieben. Darin heißt es (§ 14 Abs 2): „Der
Psychotherapeut hat seinen Beruf persönlich und unmittelbar, allenfalls
in Zusammenarbeit mit Vertretern *seiner** oder einer anderen *Wissenschaft** auszuüben . . ." (vgl. Kierein et al., 1991, S. 144). Auch in diesen
Formulierungen wird die Psychotherapie als eigenständige Disziplin
angesprochen und definiert.

Eine weitere Beobachtung der zunehmenden Eigenständigkeit der
Psychotherapie im wissenschaftlichen Diskurs zeigt sich auch in der
Zunahme von Lehrstühlen für Psychotherapie an Universitäten. Psychotherapieschulen werden beispielsweise in Deutschland und Österreich von Krankenkassen und Gesundheitsministerium auf ihre „Wissenschaftlichkeit" hin überprüft, bevor Psychotherapieleistungen ver-
gütet werden. Dabei sind vor allem die Fragen nach einem theoretisch
konsistentem Erklärungssystem („Theorie") und der Nachweis von
Wirksamkeit im Zentrum der Aufmerksamkeit der Prüfbehörden. Dieser Prozeß ist ein außerordentlich komplexer und schwieriger insofern,
als er erstmals in der Geschichte der Psychotherapie seit einigen Jahren
durchgeführt wird (Unterlagen dazu beim österreichischen Gesundheitsministerium, Radetzkystr. 2, 1030 Wien, Psychotherapiebeirat).

---

* Hervorhebung durch die Autoren.

Was sind die Ziele einer wissenschaftlichen Begründbarkeit der Psychotherapie? Zunächst sind es pragmatische Zielsetzungen wie Sicherung der Bevölkerung vor Maßnahmen, die eventuell schädlich sein können, weil sie willkürlich, nicht nachvollziehbar und auf okkulter Grundlage beruhen. Darüber hinaus und dennoch eng verbunden dient die wissenschaftliche Abgrenzung der Akquisition von Forschungsgeldern, die als solche dann zur Verfügung stehen und nicht unter eine andere Wissenschaftsdisziplin subsumiert sind. Gleiches gilt auch hinsichtlich berufspolitischer Kompetenzbeschreibungen und Grenzziehungen. Wäre beispielsweise die Psychotherapie noch immer Teil der Theologie, ließe sich eine eigenständige Berufsrolle daraus nicht ableiten, ebenso, wenn die Psychotherapie Teil des Arztberufes oder Teil des Psychologenberufes wäre. Denn diese Berufe beziehen sich in ihren Grundlagen eben auf „eigenständige" Wissenschaften wie Theologie, Medizin oder Psychologie. Daß eine überstarke Grenzziehung der jeweiligen Wissenschaft mehr über die Probleme mit der Eigenständigkeit erzählt als über deren tatsächliche Unabhängigkeit, ist aus psychotherapeutischer Sicht evident. Im übrigen verlieren Grenzziehungen im heutigen Wissenschaftsdiskurs zunehmend an Bedeutung, die Beschleunigung des Diskurses in einer Transdatenvernetzung macht Territorien, die bisher eigenständig erschienen, oft rasch zu skurrilen Randgebieten, wenn sie den Dialog nicht aufzunehmen in der Lage sind. Das dritte Ziel ist das hehrste und vielleicht wichtigste: Erkenntnisgewinn. Um welche Art von Erkenntnisgewinn handelt es sich nun in der Psychotherapie? Freud sprach vom Junktim des „Heilen und Forschens" in der Psychotherapie. Heute spielt dieses Junktim in allen entwickelten Psychotherapiemethoden eine zentrale Rolle. Dieses Junktim kann sogar zur Unterscheidung hinsichtlich von Methoden dienen, die noch nicht die wissenschaftliche Psychotherapiestufe erreicht haben: So existieren Methoden, die sich psychotherapeutischer Handlungsaspekte bedienen, aber nichts zur Psychotherapieforschung beitragen, also „nur" Behandlungsmethoden sind. In diesem Junktim drückt sich zusätzlich eine zentrale Forschungsmethodik der Psychotherapie aus: Psychotherapeutische Erkenntnis ist nur möglich im konkreten intersubjektiven Kontext zwischen Psychotherapeut(en) und Patient(en). Unmittelbares Ziel beider Beteiligten ist die Selbsterkenntnis, sei es nun im Verständnis der eigenen Lebensgeschichte, der Beziehungskonstellationen, des Verhältnisses von Körperlichkeit mit allen psychosomatischen Problemen, der Analyse der Lebensziele und anderer Aspekte der Persönlichkeit in ihrem psychosozialen Kontext. Herauszuheben ist, daß dieser Erkenntnisprozeß ein gemeinsamer ist, ja häufig mit Hilfe des Psychotherapeuten vom Patienten selbst vorgenommen wird. So fragwürdig das Kriterium der Evidenz in der naturwissenschaftlichen Forschung sein kann, so wichtig ist es in der Psychotherapie: Nur jene Erkenntnis, die auch erlebnismäßig wahrgenommen und verstanden wird, ist für den Betroffenen auch eine solche. Daher ist die psychotherapeutische Erkenntnis immer eine subjektive, nie objektiv. Sie ist auch im Raum-Zeitkontext der jeweiligen Persönlichkeit erst wirklich verstehbar. Unmittelbarkeit im Erkenntnisprozeß ist daher in der Psychotherapie notwendig. Für das Wissenschaftsfeld Psychotherapie werden derart erhaltene Erkenntnisse erst fruchtbar im Interaktionskontext des Wissenschaftsdiskurses, der selbst etwa durch gegenseitige Supervision erst „validiert" wird. Die Einsicht des Subjekts in seine spezifische Gewordenheit und Künftigkeit ermöglicht schließlich den Heilungsprozeß, das heißt Veränderungen im Verhalten und Erleben, Veränderungen im Phantasieleben sowie im Soma. Dieses Verständnis eigener Subjektivität ist kulturspezifisch. Beispielsweise unterscheiden sich afrikanische Erfahrungen in vielem von unseren, darüber hinaus existiert aber eine Gemeinschaft aller Erfahrungen, wie sich in vergleichenden Psychotherapieforschungsprojekten zeigt: die Bewältigung von Angst, Schuld und Tod ist beispielsweise in allen Kulturen von zentraler Bedeutung.

2. Natur-Wissenschaft und Psychotherapie

Ordnet man die Psychotherapie in die Reihe anderer Einzelwissenschaften ein, könnte die Frage auftauchen, was es denn bedeute, wenn Überlegungen und Handlungen als wissenschaftlich gelten. Hat man andererseits bereits eine gewisse Vorstellung von Wissenschaftlichkeit, könnte man fragen, was ein Unternehmen wie die Psychotherapie bieten müsse, um seinen Anspruch auf Wissenschaftlichkeit einzulösen. Beiden Fragen wird im folgenden Kapitel nachgegangen.

Eine andere Position wäre, den behaupteten wissenschaftlichen Status gar nicht in Abrede zu stellen. Nicht jedoch aus einer besonderen Sympathie für Psychotherapie heraus, sondern aus der Sicht, daß psychotherapeutische Arbeit ohnehin zu funktionieren scheint, daß dabei entstehende Überlegungen und gesetzte Handlungen offenbar jene Aufgaben erfüllen, deretwegen Wissenschaft überhaupt betrieben wird: zur Lösung von Problemen, die in einem weiteren Sinn der Erhaltung des Lebens, der Gesellschaft, dem Lebensstandard usw. dienen. In einer solchen Sicht wird Wissenschaft *instrumentalistisch* gedeutet. Annahmen, Wissen und Methoden der Wissenschaftler sind nur im Hinblick auf ihren Erfolg bei der Herstellung funktionierender Zusammenhänge zu betrachten. Sie sind nicht in ihrem Verhältnis zu einer wie immer gearteten Wirklichkeit zu beschreiben oder zu erklären.

Hier ist der Schnittpunkt zu Überlegungen, die davon ausgehen, daß Wirklichkeit und subjektive Wirklichkeit nicht übereinstimmen müssen, daß vielmehr zwei Wirklichkeitsbegriffe zu unterscheiden sind, zum einen eine vorgegebene Welt, zum anderen die subjektive Vorstellung davon. Das Verhältnis zwischen beiden interessiert in der instrumentalistischen Sichtweise nicht, es ist aber das zentrale Thema der Erkenntnistheorie und untrennbar verbunden mit dem abendländischen Geistesleben.

Abbildung und Beschreibung der Wirklichkeit, Erkenntnisprozesse, Verfahren zur direkten oder indirekten Erkenntnis von Wirklichkeit und Wahrheit waren ebenso Themen in diesem Streben nach allgemeingültigem Wissen wie der Zweifel, ob Erkenntnis der Wirklichkeit überhaupt möglich sei. Die Wissenschaft hatte folglich nicht dem technisch oder gesellschaftlich verwertbaren Erfolg zu dienen, sondern der Erkenntnis, die als solche ihren Wert in sich trägt. Der Gedanke, das wissenschaftliches Wissen – losgelöst von den Bedürfnissen und Interessen des alltäglichen Lebens – Wissen um seiner selbst willen sei und zu sein habe, dieser Gedanke hat das Selbstverständnis der Wissenschaft von der klassischen Antike bis weit in die Neuzeit hinein bestimmt.

Von dieser Position aus, die zwischen Wirklichkeit und subjektiver Wirklichkeit (von nun an „Realität" genannt) unterscheidet, wird Wissenschaft notwendig im Spannungsverhältnis zwischen beiden Ebenen gesehen.

Um die dabei herausgearbeiteten verschiedenen Ansprüche an die Wissenschaft besser verstehen zu können, ist es an diesem Punkt nötig, wenigstens einen flüchtigen Blick auf die erkenntnistheoretische Diskussion zu tun.

Was Erkenntnis sei und wie man zu einer Beschreibung der Wirklichkeit gelangen könne, sind Fragen, die seit Jahrtausenden behandelt werden. Dementsprechend viele und vielfältige Antworten sind angeboten worden.

Nimmt man an, daß es *prinzipiell möglich* ist, *die Wirklichkeit zu erkennen,* so wie sie ist, und auch anzugeben, was Erkenntnis ist und was nicht, ergibt sich daraus für die Wissenschaften ein normativer Anspruch. Sie werden dann nämlich vor die Aufgabe gestellt, jene Arbeitswege beschreiten zu müssen, die zu Erkenntnis führen und zu begründen, wie solche Erkenntnis geschehe. Damit verbunden ist der Anspruch, daß Wissenschaften etwas „Wahres" zutage fördern sollen.

So wie es verschiedene Vorschläge dazu gibt, welche Verfahrensweisen anzuwenden sind, um Erkenntnis, also einen Einblick in die Wirklichkeit, zu erlangen, wurden auch verschiedene Ansätze entwickelt, um anzugeben, was unter Wahrheit zu verstehen sei. Um die Anzahl und Verschiedenheit solcher Ansätze besser verstehen zu können, ist es wohl nötig, sich vor Augen zu halten, daß beide Vorhaben jeweils auf massive Schwierigkeiten gestoßen sind. Das Aufdecken von Fehlern in den Versuchen, die Schwierigkeiten zu meistern, gab immer wieder Anregung, das Vorhaben mit neuen Voraussetzungen in Angriff zu nehmen.

Welchen dieser Ansätze man nun favorisieren mag oder ob man sie alle als gescheitert ansieht (z. B. Wallner, 1990), die einen im Aufzeigen von Wegen zu schlechthin gültigen Einsichten, die anderen bei der Erklärung des Wahrheitsbegriffes, die *Wissenschaften haben inzwischen jedenfalls dem Vorsatz entsagt, ihre Behauptungen auf eine unanfechtbare Erkenntnisgrundlage zu stellen* (Ströker, 1992). Sie lassen die Erkenntnisfrage, also die Frage nach dem Verhältnis zwischen Wirklichkeit und Realität, im dunkeln oder postulieren ausdrücklich eine Befreiung von der erkenntnistheoretischen Hypothek (Prinz, 1990).

Die Gültigkeit von wissenschaftlichen Aussagen wird nicht mehr damit begründet, daß man in ihnen die Wirklichkeit beschreibe, sondern Gültigkeit wird beansprucht aufgrund einer Methodik der Prüfung und somit der prinzipiellen Möglichkeit, die Aussagen rational, argumentativ nachzuvollziehen.

Der Weg zu wissenschaftlichen Resultaten und ihrer Würdigung ist ein Weg der Erfahrungserkenntnis. Diese Erfahrungserkenntnis sowie die zu ihr führenden Prüfverfahren – etwa in der Variante von Poppers Falsifizierbarkeit (Popper, 1934) – weisen wissenschaftliche Erkenntnis somit unaufhebbar als hypothetische Erkenntnis aus. Sie ist grundsätzlich kritisierbar und der Möglichkeit ausgesetzt, durch andere Erfahrung nicht nur ergänzt oder modifiziert zu werden, sondern beruht auf einer mit darstellbaren Methoden begründeten Gewähr, daß sie mit einem angebbaren Bereich von Erfahrungen in Einklang steht und bisher der darin erfolgten Prüfung standgehalten hat. Eine solche Gültigkeit wissenschaftlicher Erkenntnis bleibt grundsätzlich eine vorläufige.

Mit dieser Bestandsaufnahme zur Geltungsfrage aus der Sicht gegenwärtiger Wissenschaften ist zwar noch nichts für deren Erklärung im wissenschaftstheoretischen oder epistemologischen Sinn gewonnen, es zeigen sich hier jedoch interessante Aspekte des wissenschaftlichen Selbstverständnisses.

Wissenschaftler würden also von einer Wissenschaft verlangen, daß sie gültige Resultate hervorbringt. Diese Geltung könnte man auch als argumentative Nachvollziehbarkeit bezeichnen, freilich unter Ausklammerung der erkenntnistheoretischen Frage. Dazu sollten die Behauptungen überprüfbar sein und ein Verfahren vorliegen, das eine Prüfung, eine Einschätzung der Behauptungen erlaubt. Zu ergänzen wäre, daß eine solche, den Resultaten Geltung verschaffende Methode auf einen eingegrenzten Gegenstand zu richten sei. Gegenstand, Methode und geltende Erkenntnisse würden die Wissenschaft dann kennzeichnen.

Tritt man aus dieser Ebene innerwissenschaftlicher Postulate heraus und wieder in jene der Wissenschaftstheorie ein, trifft man hier wohl unvermeidlich auf den *kritischen Rationalismus* Poppers. In diesem Ansatz stellt die Falsifizierbarkeit, also das Risiko des Scheiterns an der Erfahrung, das entscheidende Kennzeichen erfahrungswissenschaftlicher Theorien überhaupt dar. Durch andauernde Forschung, durch die fortwährende Prüfung falsifizierbarer Theorien, deren Umsturz und die Auffindung und Erprobung leistungsfähigerer Theorien schreite die Wissenschaft fort. Zwar immer von absolut gesichertem Wissen entfernt, könne Wissenschaft auf diesem Weg eine immer größere Annäherung an die Wirklichkeit erreichen. In seiner „Logik der Forschung" schließt Popper mit den Sätzen: „Niemals setzt sich die Wissenschaft das Phantom zum Ziel, endgültige Antworten zu geben oder auch nur wahrscheinlich zu machen; sondern ihr Weg wird bestimmt durch ihre unendliche, aber keineswegs unlösbare Aufgabe, immer wieder neue, vertiefte und verallgemeinerte Fragen aufzufinden und die immer nur vorläufigen Antworten immer von neuem und immer strenger zu prüfen" (Popper, 1971, S. 225).

Es können hier nicht die vielfältigen Schwierigkeiten dargestellt werden, die im kritischen Rationalismus ungelöst blieben. Eine davon mag jedoch kurz angerissen werden. Es handelt sich dabei um die approximative Wahrheitsidee, die, wie oben erwähnt, den Fortschritt der Wissenschaft verbunden sieht mit einer Annäherung ihrer Aussagen an die Gesetzesstrukturen der Wirklichkeit. Mit dieser Behauptung wurde erkenntnistheoretisches Terrain betreten, ohne offenbar die sich daraus ergebenden Konsequenzen genügend klargemacht zu haben. In Würdigung der Einbeziehung formaler Logik (in der Schlußfigur der Falsifikation) ist festzuhalten, daß selbst das entschiedenste Nein im Zuge der Prüfung einer Theorie nur aus einer Realität kommen kann, die ihrerseits durch Begriffe und Annahmen bereits vorgeformt wurde. Der Sprung von Behauptungen der Realität hin zur Wirklichkeit gelingt auch hier nicht, weil selbst ein logisch korrekter Schluß von Erfahrungen ausgeht, deren Verhältnis zur Wirklichkeit unbestimmt ist. Somit kann auch die Falsifikation keine Standortbestimmung der Wirklichkeit leiten.

Was kann nun vor dem Hintergrund Poppers Ideen und der Kritik daran über das Wissenschaftsverständnis der Wissenschaften gesagt werden? Wie oben dargestellt, wird hier für die Gültigkeit von Resultaten ein Qualitätsanspruch erhoben, da solche Resultate die Hürde eines Prüfverfahrens genommen haben. Obwohl implizit oft mitgedacht, wird nicht behauptet, mit diesen Resultaten etwas von der Wirklichkeit erkannt zu haben. Nun kann dazu gesagt werden, daß der Versuch auch als gescheitert zu betrachten ist, aus den gültigen Ergebnissen mehr zu machen als sie sind, nämlich mit Erfahrung geprüfte Erfahrung. Innerwissenschaftlich stellt die Gültigkeit von Resultaten einen hohen Anspruch dar, mit ihr aber etwas von der Wirklichkeit bewiesen abzubilden, gelang nicht.

An Positionen zur Betrachtung von Wissenschaft wurden bisher Annahmen von einem möglichen Zugang zur oder wenigstens hin zur Wirklichkeit sowie der Instrumentalismus erwähnt, der die Erkenntnisfrage völlig außer acht läßt, verglichen mit dem kritischen Rationalismus das reine Erkenntnisinteresse geringer schätzt und im technisch verwertbaren Erfolg schließlich das Ziel schlechthin sieht.

Als deutlich verschieden von diesen Ansätzen ist der *Konstruktivismus* zu nennen. Grundgedanke ist hier, daß der Mensch seine Realität konstruiert. Auch der Wissenschaftler konstruiert, wenn er wissenschaftliche Theorien erstellt. Solche Theorien sind konstruktive Setzungen. Für einen Erfahrungsbereich gibt es demnach nicht nur eine einzige Theorie, sondern mehrere Theoriekonstruktionen, wie schließlich weiter gefolgert überhaupt unterschieden werden kann zwischen einer Welt, in der wir leben, die auch ohne den Menschen existiert (die Wirklichkeit) und einer konstruierten Welt (die Realität). Die Wirklichkeit als die Welt, in der wir leben, kann daher in Theorien nicht abgebildet werden. Wir konstruieren uns unsere Realität, angefüllt mit Annahmen, Vorstellungen usw.

Als wissenschaftlich kann aus dieser Sicht jenes Wissen bezeichnet werden, das mit einer Selbstreflexion verbunden ist. Wissenschaftliches Wissen stellt also Beziehungen zwischen Informationen so her, daß die Bezugnahme der Informationen selbst reflektiert wird (Wallner, 1990). Sofern dieses Kriterium und damit meist auch gewisse formale Minimalbedingungen wie logische Widerspruchsfreiheit, Konsistenz und Eindeutigkeit erfüllt sind, lassen sich Theoriekonstruktionen in der wissenschaftlichen Diskussion vertreten, sie sind rational kommunizierbar.

Nach diesem Überblick über einige Ansätze vor dem Hintergrund der eingangs gestellten zwei Fragen sollen nun deren Beiträge zusammenfassend und kurz dargestellt werden. Dies kann freilich nur selektiv geschehen, hier in einer zweifachen Aspektivität: zum einen von einem bestimmten Standort innerhalb des jeweiligen Ansatzes, zum anderen in der Beschränkung auf eine bestimmte angeblickte Seite der Fragestellung.

Gelten Überlegungen und Handlungen als wissenschaftlich, bedeutet dies unter der Annahme, absolute Einsicht sei möglich, ein Zeugnis darüber, etwas von der Wirklichkeit erkannt zu haben. Aus einem innerwissenschaftlichen Verständnis heraus ist es eine Bescheinigung darüber, gültige, d. h. überprüfte Resultate hervorgebracht zu haben. Aus der Sicht des kritischen Rationalismus wird damit eine Annäherung an die Wirklichkeit zugestanden, im Konstruktivismus eine Verbindlichkeit durch kommunikative Nachvollziehbarkeit der Konstrukte.

Wird von einer Wissenschaft verlangt, etwas von der Wirklichkeit zu erkennen, müßte ein Unternehmen, um seinen Anspruch auf Wissenschaftlichkeit einzulösen, nachweisen können, daß es über Verfahren verfügt, deren Anwendung zur Abbildung der Wirklichkeit, zur Erkenntnis führt.

Im innerwissenschaftlichen Verständnis und aus der Sicht des kritischen Rationalismus müßte es zur kritischen Präzision seiner Methode über ein Prüfverfahren verfügen, das auf einen eingegrenzten Gegenstand gerichtet zu vorläufig gültigen, d. h. falsifizierbaren Ergebnissen führt.

Aus konstruktivistischer Position hätte ein Unternehmen so zu handeln, daß Zusammenhänge zwischen Informationen hergestellt werden, die sich selbst reflektieren oder reflektieren lassen.

3. Hermeneutik und Psychotherapie

Seit einigen Jahrzehnten schon wendet sich die Psychotherapie mehr und mehr vom naturwissenschaftlichen Ideal ab. Die Gründe dafür mögen vielfältig sein, zwei von ihnen seien genannt: Zum einen wächst der Zweifel daran, daß der naturwissenschaftliche Weg als einzig gesicherter zur Wahrheit führt, das heißt, Ergebnisse liefert, die uns – wenn auch nur in einem noch so kleinen Ausschnitt – die Wirklichkeit zeigen, wie sie ist.

Zum andern wird in der praktischen Arbeit deutlich, daß die naturwissenschaftliche Methode dem Kontakt mit Klienten nicht angemessen ist. Mag der Physiker bei der Betrachtung von Atomen die geforderte Distanz zum Untersuchungsobjekt leicht einhalten, für den Psychotherapeuten bedeuten gerade die von allgemeinen Prinzipien verschiedenen subjektiven Sinngehalte das meiste, sie sind für ihn unverzichtbar. Die Vorstellung, den Menschen wie Atome, Steine, organische und anorganische Substanzen ins gleiche Untersuchungsverhältnis zum Menschen als Forscher zu stellen, erweist sich als unpassende Abstraktion.

Mit der Abkehr vom Anspruch der Naturwissenschaftlichkeit hat in der Psychotherapie die Besinnung auf das Wesentliche Platz gegriffen. Eine Besinnung also auf jenes forschende Arbeiten, das jenseits des systematischen Einsatzes von Experimenten geleistet wird, auf die alte Wissenschaftstradition der Hermeneutik, der Lehre vom Verstehen.

3.1. Was ist Hermeneutik?

Es gibt eine Reihe von Definitionen, mit deren Hilfe Wissenschaftler versucht haben, den *Begriff* „Hermeneutik" zu bestimmen. Interessant ist aber auch, das *Wort* „Hermeneutik" zu betrachten.

Das griechische Wort ἑρμηνεύειν (hermeneúein) hat drei Grundbedeutungen:

1. einfach aussagen, sprechen, reden;
2. etwas Gesagtes auslegen, erklären, deuten, interpretieren;
3. etwas Gesagtes in eine andere Sprache übersetzen, dolmetschen (Seiffert, 1992).

Dazu ἑρμηνεύς (hermeneús): Verkünder, Erklärer, Dolmetscher; ἑρμηνευτικός (hermeneutikós): zum Auslegen gehörig, hermeneutisch; ἑρμηνευτική (hermeneutiké) (zu ergänzen τέχνη [téchne]: Kunst, Geschick): Auslegekunst, Hermeneutik.

In der Antike glaubte man, daß sich das Wort direkt von Hermes, dem Götterboten und Vermittler, ableitet und also seine Vermittlertätigkeit beschreibt. Heute ist man der Ansicht, daß beide Wörter aus der gleichen Wurzel stammen.

Für das Beispiel einer umfassenden Begriffsbestimmung soll der Philosoph Wilhelm Dilthey (1833–1911) zu Wort kommen. In seiner Vorstellung von Hermeneutik als Lehre vom Verstehen ist bereits der an die Naturwissenschaften erinnernde Anspruch auf Allgemeingültigkeit vorhanden:

„Das kunstmäßige Verstehen von schriftlich fixierten Lebensäußerungen nennen wir Auslegung, Interpretation." – „Diese Kunstlehre des Verstehens schriftlich fixierter Lebensäußerungen nennen wir Hermeneutik" (Dilthey, 1900, S. 332).

„Alle Auslegung von Schriftwerken ist nur die kunstmäßige Ausbildung des Vorgangs von Verstehen, welcher sich über das ganze Leben erstreckt und auf jede Art von Rede und Schrift bezieht" (Dilthey, 1900, S. 329).

„Dies Verstehen reicht von der Auffassung kindlichen Lallens bis zu der des Hamlet oder der Vernunftkritik (von Kant)" (Dilthey, 1900, S. 318).

„(Die Auslegung) soll gegenüber dem beständigen Einbruch romantischer Willkür und skeptischer Subjektivität (...) die Allgemeingültigkeit der Interpretation theoretisch begründen, auf welcher alle Sicherheit der Geschichte beruht" (Dilthey, 1900, S. 331).

Nach Dilthey ist die Hermeneutik also die Lehre vom Verstehen schriftlich fixierter Äußerungen, Gegenstand des Verstehens sind grundsätzlich alle Lebensäußerungen. Er erhebt darüber hinaus den erwähnten Anspruch auf Objektivität und Allgemeingültigkeit dieser Lehre und nennt dabei gleich die typischen Gefahren des Auslegens: das Übertreiben („romantische Willkür") und den Geiz („skeptische Subjektivität"). Das Finden und Rechtfertigen eines Grates zwischen den beiden gefährlichen Schluchten des Zuviel und Zuwenig ist ein Grundproblem der Hermeneutik. Immerhin gilt es, mit dieser genauen Abwägung hochgesteckten Zielen näherzukommen: Nach Schleiermacher (1768–1834), von dem Dilthey eine riesige, unvollendete Biographie schrieb, ist das Ziel des hermeneutischen Verfahrens, „den Autor besser zu verstehen, als er sich selber verstanden hat" (Schleiermacher, 1977). Mehr als zwei Jahrhunderte zuvor schreibt der reformierte Theologe und Philosoph Johann Heinrich Alsted (1588–1638): „Der Zweck der Analyse (Auslegung) ist es, die Schriften anderer richtiger zu verstehen, kräftiger sich einzuprägen und nachahmend glücklicher zum Ausdruck zu bringen" (Alsted, 1630, zit. nach Mittelstrass, 1980).

3.2. Was leistet die Hermeneutik?

In der Hermeneutik hat man sich nicht nur mit Problemen der Methode auseinandergesetzt, sondern diese auch in produktiver Weise angewendet. Wie in jeder Wissenschaft haben auch hier vorangegangene Arbeiten neue Gedanken angeregt und Ausmaß und Art des Vorwissens neue Fragen und deren Untersuchung mitbestimmt. (Dieser sogenannte „hermeneutische Zirkel" erinnert an den Zirkel von Gegenstand und Methode in der wissenschaftstheoretischen Diskussion.)

Hermeneutische Verfahren wurden und werden unter anderem in der Theologie, der Jurisprudenz, der Sprach- und Literaturwissenschaft und in der Geschichtsforschung angewendet. Hierunter haben die Theologie und die Jurisprudenz eine besonders lange und prominente Vergangenheit. In ihnen bildeten sich schon vor Jahrhunderten verschiedene Schulen, welche das Maß abendländischer Geisteskultur waren. In der Auslegung sowohl von biblischen als auch von Gesetzestexten traten mitunter zur fachlichen Herausforderung auch noch machtpolitische Umstände hinzu, die die insgesamt fruchtbare Forschungsarbeit zusätzlich erschwerten. Erwähnt seien hier bloß das Verbot des oströmischen Kaisers Justinian I. (482–565), die von ihm verkündeten Texte mit den Originaltexten zu vergleichen oder auch nur nach den Originaltexten zu forschen, sowie die Rechtsbücher zu kommentieren und das diesem ähnliche Verbot von 1749 unter Friedrich dem Großen, das Landrecht zu kommentieren, da solches Gelegenheit gebe zu vielen unnötigen Disputen (Liebs, 1987).

Als erster christlicher Hermeneutiker gilt Jesus selbst. Zu den bekanntesten Beispielen zählen die sogenannten Antithesen der Bergpredigt (Mt 5, 21–48) von der Art: „Ihr habt gehört, daß zu den Alten gesagt wurde . . . Ich aber sage euch . . ." Mit dieser neuen Religion entstand auch die Materialgrundlage der hermeneutisch arbeitenden Theologie, die Bibel. Für sie wurde in manchen Zeiten gesetzesgleiche Verbindlichkeit beansprucht, lange meinte man, der Text der Bibel sei wörtlich so, wie er dasteht, von Gott dem Menschen eingegeben worden (Verbal-Inspiration). Aber gerade über das schriftstellerische Verhältnis der Bibelverfasser differenzierte Aussagen machen zu können, gehört zu den bekanntesten hermeneutischen Leistungen der modernen Theologie.

An dieser Stelle kann kein auch nur annähernd vollständiger Überblick über hermeneutische Strategien und Ergebnisse der Theologie geliefert werden, schon gar nicht über jene der anderen hermeneutisch arbeitenden Disziplinen. Das Repertoire der Verfahren ist vielfältig und reicht von logischen Schlüssen über die Vernetzung inhaltlicher und historischer Kontextinformationen bis hin zur Diskussion einzelner und übergreifender Sinn- und Bedeutungsgehalte.

Bloß als weiteres Beispiel dafür, was mit hermeneutischer Arbeit geleistet wird, sei auf das Gebiet der Jurisprudenz hingewiesen. Die Auslegung von Rechtsvorschriften ist nicht nur ein fundamentaler rechtsstaatlicher Vorgang, sondern schlicht notwendig, um die allgemein formulierten Rechtstexte mit Einzelfällen in Bezug zu bringen. Will man feststellen, über welche rechtliche Relevanz ein bestimmter Sachverhalt verfügt, muß man zunächst die rechtliche Grundlage kennen und verstehen. Schleiermachers Wort paßt auch hier: In der juristischen Hermeneutik wird versucht, den Autor von Rechtstexten besser zu verstehen, als er sich selber verstanden hat. Dazu wird der zunächst isolierte Text mit anderen in ein Verhältnis gesetzt, Ähnlichkeiten und Unterschiede berücksichtigt, der Kontext betrachtet usw. Angesichts der gegenwärtigen „Gesetzesflut" und der Dichte der rechtlichen Regelungen war die hermeneutische Arbeit in der Jurisprudenz wohl selten so umfangreich wie heute. Der Stand der Differenziertheit verbindlicher staatlicher Vorschriften wird durch sie wesentlich mitbestimmt.

3.3. Hermeneutisches Arbeiten in der Psychotherapie

Die Vielfalt im psychotherapeutischen Geschehen bringt es mit sich, daß der Versuch, eine erschöpfende (aufzählende) Beschreibung dieser Fülle zu liefern, aussichtslos scheint. Auch eine Erklärung, eine Antwort auf das „Warum" von Vorgängen, Effekten usw. kann keine alle Aspekte berücksichtigende Gültigkeit beanspruchen. In diesem Punkt befindet sich die Psychotherapie grundsätzlich in der gleichen Lage wie etwa die Physik, die Biologie oder eine beliebige andere Einzelwissenschaft. In der Psychotherapie wird in der Regel keine Allgemeingültigkeit ihres Wissens behauptet, sondern – wie auf anderen Wissenschaftsgebieten auch – ein Zuwachs an begründeten Handlungsmöglichkeiten angestrebt. Sie tritt nicht an, das Reich unumstößlicher Wahrheiten zu verkünden, sondern Handlungsmöglichkeiten zu schaffen, die man vorher nicht hatte (vgl. Wallner, 1991), geleitet durch subjektive Erkenntnis.

Fokussieren wir bei der Betrachtung des gesamten psychotherapeutischen Geschehens den Blick einmal auf den Psychotherapeuten/die Psychotherapeutin, ist zu sehen, daß sein/ihr Bemühen, den Klienten über dessen Spektrum an Äußerungen zu verstehen, eine Grundlage sowohl des weiteren Verlaufs der Psychotherapie als auch des wissenschaftlichen Fortschreitens ist. Text im Sinne von Lebensäußerungen wird hier ausgelegt. Er beinhaltet gesprochene Wörter ebenso wie Wortfetzen, Weinen und Gestik. Seine Form, sein Inhalt als vage Bezeichnungen seiner Eigenart fließen in das Verstehen ein. Der oben zitierte Ausspruch von Alsted (Alsted, 1630) paßt nun verblüffend gut auf die Psychotherapie. Sie ruht auf der Grundlage, die Lebensäußerungen des Klienten „richtiger zu verstehen, kräftiger sich einzuprägen und nachahmend glücklicher zum Ausdruck zu bringen", mit anderen Worten, auf hermeneutischer Arbeit. Will man kategorisieren, könnte man die hermeneutische Arbeit des Psychotherapeuten/der Psychotherapeutin wie jede wissenschaftliche Arbeit unterteilen in Materialauffindung, Materialauswertung und Materialdarstellung. Sehen wir einmal vom unvermeidlichen Informationsverlust dieser Vergröberung ab, ergibt sich dabei doch eine größere Klarheit dessen, was mit hermeneutischen Mitteln in der Psychotherapie geleistet wird.

Zur Materialauffindung zählen alle Vorgänge, die der Psychotherapeut/die Psychotherapeutin unternimmt, um Äußerungen des Klienten zu erfahren. Dazu gehört das Schaffen von geeigneten Rahmenbedingungen ebenso wie Haltung und Handlungen in der Psychotherapiestunde. Dieses Bemühen, Äußerungen zu erfahren, kann in gewissem Sinn auch verstanden werden als das Ermöglichen oder Erleichtern von Äußerungen. Fachintern ist damit bereits die Annahme einer therapeutischen Wirkung verbunden.

Materialauswertung klingt im psychotherapeutischen Kontext zunächst paradox. Denn einerseits ist der Psychotherapeut/die Psychotherapeutin gehalten, gerade im Bereich eigener Wertungen Vorsicht walten zu lassen, andererseits verleitet die Bezeichnung „Material" zur Vermutung, hier werde einer Versachlichung des Menschen das Wort geredet, zumindest aber werde ein Teil von ihm, seine Äußerungen, von ihm getrennt und als Sache aufgefaßt. Gemeint ist damit jedoch ein Arbeitsschritt zum besseren Verständnis des Menschen. Den Autor besser zu verstehen, als dieser sich selber versteht, um mit Schleiermacher zu sprechen, ist dabei ein Ziel, dem man über das Erfahren und Betrachten von Äußerungen des Klienten näherkommen möchte. Teilt man also psychotherapeutisches Geschehen in die genannten drei Abschnitte, fällt in den Bereich der Materialauswertung das Sehen von Zusammenhängen, das Unterscheiden von Sinngehalten in den Äußerungen, das Verbinden bestimmter Inhalte usw.

In den Abschnitt Materialdarstellung gehören alle Bemühungen des Psychotherapeuten/der Psychotherapeutin, sich über die erfahrenen Äußerungen und deren Gestalt in der unternommenen Betrachtung mitzuteilen.

Hier zeigt sich ein besonderer Aspekt der hermeneutischen Arbeit in der Psychotherapie. Wie im Zusammenhang mit der Materialauffindung bereits angedeutet, gibt es eine Wechselwirkung zwischen Text und Auslegung. Die Äußerungen des Klienten werden in das Verstehen des Psychotherapeuten/der Psychotherapeutin eingebunden, und dieses wiederum beeinflußt die Äußerungen des Klienten. Es liegt somit eine

Art Kreislauf in der hermeneutischen Arbeit vor, dessen Besonderheit darin liegt, daß nicht die Auswahl an vorgegebenen Texten beeinflußt wird, sondern die Produktion von neuen Texten. Bei der Bibelexegese oder der Auslegung von Literatur wird in aller Regel so vorgegangen, daß ein grundsätzlich unabänderlicher Text verwendet wird, für dessen tieferes Verständnis es dann notwendig sein mag, weiterführende, erläuternde Texte heranzuziehen. Was dafür ausgewählt wird, hängt ab vom gerade aktuellen Stand der hermeneutischen Arbeit. Der hier vorliegende „hermeneutische Zirkel" beinhaltet also eine von der Auslegung bestimmte Auswahl bereits vorhandener Texte. In der Psychotherapie wird hingegen auch auf die Neuschaffung von Text eingewirkt. Dieses besondere Wirkungsverhältnis ist Ausdruck der besonderen Situation, in der hier hermeneutisch gearbeitet wird. Klient und Psychotherapeut/Psychotherapeutin befinden sich in einer Beziehung zueinander, sie stehen in Kontakt. Textproduktion und Auslegung fließen so ineinander und können ständig aufeinander abgestimmt werden, sie schreiten in wechselseitiger Abhängigkeit fort. Ähnliches geschieht übrigens in der Jurisprudenz, die in dieser Hinsicht der Psychotherapie näher verwandt ist als die Theologie. Auch hier richtet sich die Hermeneutik nicht nur auf bereits vorhandene Texte, sondern beeinflußt auch die Neuschaffung von Rechtsvorschriften (z. B. die Prüfung von Gesetzen auf ihre Verfassungswidrigkeit: Ist ein Gesetz als verfassungswidrig identifiziert worden, wird seine Neugestaltung durch die hermeneutisch erarbeitete Kritik nicht nur angeregt, sondern auch inhaltlich mitbestimmt.)

Die Regeln, Richtlinien und vorausgesetzten Annahmen der hermeneutischen Arbeit sind in der Psychotherapie nicht einheitlich. Ähnlich wie in der Theologie und der Jurisprudenz haben sich auch hier verschiedene Schulen herausgebildet, die sich in ihrer Entwicklung durch das Erarbeiten neuer Gesichtspunkte hervorgetan haben.

Aus einem orthodoxen naturwissenschaftlichen Verständnis der Psychotherapie heraus müßte man dieser Schulenvielfalt argwöhnisch gegenüberstehen. Denn bei der Erforschung ein und derselben Wirklichkeit zu unterschiedlichen Annahmen zu gelangen heißt, falsche Ergebnisse produziert zu haben. Eine allgemeingültige Einsicht in die Wirklichkeit läßt neben sich eben keinen gleichberechtigten Konkurrenten zu.

Tatsächlich hat man in der Psychotherapie diese Ansicht auch einige Zeit vertreten, Naturwissenschaftlichkeit für sich beansprucht und sich auf den Weg zur Wahrheit gemacht, z. B. in der Psychoanalyse (Freud, GW XV). Alternative Ansätze bedeuteten somit ein Streitigmachen des Wahrheitanspruchs.

Heute werden die unbewiesenen Voraussetzungen der Naturwissenschaften (erkenntnistheoretische Frage) und vor allem die begrenzten Anwendungsmöglichkeiten ihrer Methode klarer gesehen. Alternative Sichtweisen als theoretische Konstrukte derselben Wirklichkeit sind nunmehr legitim, jedoch nicht bloß in Bereichen außerhalb der Naturwissenschaften (wie z. B. in der Hermeneutik), sondern sogar im Bereich der ehemaligen naturwissenschaftlichen Galionsfigur, in der Physik.

In letzter Zeit tritt die Naturwissenschaft in ein technisches Verhältnis zur Psychotherapie: Mit ihrer Methode werden bestimmte Annahmen der Psychotherapie untersucht. Freilich nur solche, die der naturwissenschaftlichen Methode formal überhaupt zugänglich sind, d. h. so formuliert werden können, daß sie falsifizierbar sind. Weite Bereiche der Psychotherapie können jedoch nicht in die Sprache der Naturwissenschaften übertragen werden. Dies liegt daran, daß in den Naturwissenschaften grundsätzlich abstrahiert, verallgemeinert wird, in der Psychotherapie hingegen von einer Unvergleichbarkeit ausgehend das spezifisch Persönliche interessiert.

4. Wissenschaft vom Subjektiven

Die obigen Ausführungen legen dar, daß von der Psychotherapie keine naturwissenschaftlichen Erkenntnisse zu erwarten sind, wenn auch das Verständnis von seelischen Störungen tief in die Biologie des Menschen hineinreicht. Die Psychotherapie als Hermeneutik sucht nach dem Verständnis von Beziehungsbildern, die Individuen, aber auch Gruppen und Institutionen in ihren Köpfen haben und sie danach handeln lassen. Die Beziehungsanalyse ist Teil jeder Psychotherapie, unterschiedlich theoretisch begründet und auch der jeweiligen Problemlage angepaßt. Dabei sind Beziehungen zu „sich selbst", zu anderen, meist engen Bezugspersonen in ihrem jeweiligen biographischen Kontext meist im Vordergrund. Die Dimension der Zeit spielt dabei ebenfalls immer eine Rolle, je nach Psychotherapieschule unterschiedlich betont. So ist der Wiederholungszwang kindlicher Traumata in der Psychoanalyse ein wichtiger Untersuchungs- und Behandlungsbereich, während etwa der Frage der Finalität, der Ausgerichtetheit auf einen künftigen Lebensplan in der Individualpsychologie, der Existenzanalyse und der Transaktionsanalyse große Bedeutung beigemessen wird. Das Prinzip des „Hier und Jetzt" spielt in der Gestalttherapie, in manchen Gruppentherapien und in der klientzentrierten Psychotherapie eine wichtige Rolle. Allen Methoden gemeinsam ist der Respekt vor dem jeweils subjektiven Text. Der Psychotherapeut als Forscher übt Zurückhaltung in der Interpretation der Beziehungsbeschreibungen, solange der Patient als mitkonstituierender Partner nicht seine Version der Realität dargelegt hat. Moderne Psychotherapie anerkennt im übrigen die signifikante Rolle des Patienten als Selbstinterpret seiner eigenen Geschichte und Beziehungswahrnehmung. Psychotherapeut und Patient weben gemeinsam am „Mythenteppich" der für sie gültigen Wirklichkeit.

Worin liegt nun der Erkenntnisgewinn? Zunächst für den Patienten, wenn er seine Wahrnehmung verbalisiert. Das Verbalisieren erzeugt eine eigene Wirklichkeitsdynamik insofern, als sie als eine Form des Probehandelns bereits relativierende Aspekte hervorbringt, die sich deutlich vom „nur denken" unterscheiden. Schließlich erzeugt der Interaktionsprozeß zwischen den Äußerungen des Patienten und des Psychotherapeuten, der seine Sichtweisen eines Prozesses beiträgt, eine differenziertere, neue Sichtweise eines Problems, welches andere Handlungskonsequenzen als vorher zur Folge hat. Darüber hinaus aber ergeben sich neue Erkenntnisse im Austausch intersubjektiver Erfahrungen zwischen den Psychotherapeuten und im gemeinsamen wissenschaftlichen, das heißt selbstreflexiven Diskurs. Er wird einerseits in Supervisionen dargestellt, andererseits in allen der Wissenschaft zugänglichen Medien.

Der Psychotherapie wurde lange Zeit die sogenannte „Wissenschaftlichkeit" abgesprochen. Nun zeigt sich zunehmend, daß gerade die Subjektnähe der theoretischen Fassungen der psychotherapeutischen Beobachtungen einer gesellschaftlichen Notwendigkeit entspricht: Der Verlust einer traditionsgeleiteten Gesellschaft zwingt das moderne Individuum, eigene, spezifisch subjektive Wege in der Interpretation der Lebens- und Beziehungsereignisse zu gehen. Die Psychotherapie hilft ihm dabei in der radikalen Anerkennung seiner subjektiven Wahrheit.

Literatur

Dilthey W (1900) Die Entstehung der Hermeneutik. In: Dilthey W (Hrsg) Gesammelte Schriften, Bd 5. Teubner, Stuttgart

Freud S (1952) Gesammelte Werke, Band 15. Imago, London

Kierein M, Pritz A, Sonneck G (1991) Psychologengesetz, Psychotherapie-Gesetz, Kurzkommentar. Orac, Wien

Liebs D (1975) Römisches Recht. Ein Studienbuch. Vandenhoeck & Ruprecht, Göttingen

Mittelstrass J, (in Verbindung mit) Wolters G (1980) Enzyklopädie Philosophie und Wissenschaftstheorie, Bd 1. BI-Wissenschaftsverlag, Mannheim

Popper KR (1971) Logik der Forschung. JCB Mohr, Tübingen

Prinz W (1990) Wahrnehmung. In: Spada H (Hrsg) Allgemeine Psychologie. Huber, Bern

Schleiermacher FDE (1977) Hermeneutik und Kritik (hrsgg. v. Frank M). Suhrkamp, Frankfurt/Main

Seiffert H (1992) Einführung in die Hermeneutik. Francke, Tübingen

Ströker E (1992) Einführung in die Wissenschaftstheorie. Wiss. Buchgesellschaft, Darmstadt

Wallner F (1990) Acht Vorlesungen über den Konstruktiven Realismus. In: Wallner F, Peschl M (eds) Cognitive Science, Vol. 1. Universitätsverlag, Wien

Ist die Psychotherapie eine eigenständige wissenschaftliche Disziplin?*

Emmy van Deurzen-Smith und David Smith

Obwohl Psychotherapie in ihrer modernen Form schon seit ungefähr zweihundert Jahren existiert, hat sie erst in jüngster Zeit begonnen, Anerkennung als eine eigenständige wissenschaftliche Disziplin zu beanspruchen – und damit Unabhängigkeit von Psychologie und Medizin (Psychiatrie), jenen Berufen, in die sie traditionell eingebettet war. Die vorliegende Arbeit versucht diesen Anspruch kritisch zu untersuchen und bezieht sich dabei auf Quellen aus der Kognitionswissenschaft, der Wissenschaftsgeschichte und -philosophie sowie der Psychologie, Psychiatrie und Psychotherapie.

1. Was ist Psychotherapie?

Vermutlich stammt die Psychotherapie in ihrer modernen Form aus dem späten 18. Jahrhundert (Ellenberger, 1970). Reils im Jahr 1803 erschienene *Psychische Curmethode* scheint die erste systematische Diskussion des Themas gewesen zu sein (Decker, 1977). Mit der Ernennung Heinroths als Professor für Psychotherapie in Deutschland im Jahr 1811 wurde sie zum ersten Mal als eigenständige Disziplin anerkannt.

Seit dieser Zeit hat sich eine große Zahl von Psychotherapieformen entwickelt. Vermutlich gibt es mittlerweile einige hundert spezifische Varianten, die sich jedoch im wesentlichen fünf Hauptkategorien zuordnen lassen:

(1) *Psychoanalytische Psychotherapie* – umfaßt jene Psychotherapieformen, die sich von den tiefenpsychologischen Theorien Freuds,

---

* Aus dem Englischen übersetzt von Thomas Slunecko und Eva-Maria Wolfram.

Jungs und anderer ableiten lassen; Lebensprobleme werden dabei als
Resultate von unbewußten Konflikten und Entwicklungsfixierungen
verstanden.

(2) *Kognitive und Verhaltenstherapie* – umfaßt jene Psychotherapieformen, die auf Lerntheorie und kognitiver Psychologie aufbauen;
Lebensprobleme werden dabei auf falsches Lernen und Denken
zurückgeführt.

(3) *Humanistische Psychotherapie* – umfaßt jene Psychotherapieformen, die als Gegenreaktion auf den angeblichen Reduktionismus
von Psychoanalyse und Behaviorismus das menschliche Entwicklungs-
potential betonen. Lebensprobleme stammen hier aus Gefühlsblocka-
den.

(4) *Systemische Psychotherapie* – umfaßt jene Psychotherapieformen, die – auf der Basis der allgemeinen Systemtheorie – Lebensprobleme als durch Fehlfunktionen im System oder der Gruppe verursacht
sehen, der die Person angehört.

(5) *Existentialistische Psychotherapie* – umfaßt jene Psychotherapieformen, deren Grundlage die existentialistische und phänomenologische Philosophie bildet. Lebensprobleme werden hier von einem
Mangel an Klarheit und Verständnis der Bedingungen des Menschseins
verursacht.

Diese Vielfalt von Psychotherapieformen kann wahrscheinlich
nicht von einer einzigen Definition erfaßt werden. Ihre verschiedenen
Erscheinungsformen sind nicht über eine Definition vereinigt, sondern
vielmehr durch ihre „Familienähnlichkeit" (Wittgenstein, 1953).
Nichtsdestoweniger wird die folgende Definition den Hauptströmun-
gen der Psychotherapie einigermaßen gerecht werden:

Psychotherapie ist jene Disziplin, die intern verursachte oder aufrechterhaltene Lebensprobleme primär, wenn auch nicht ausschließlich, durch sprachliche Mittel zu lindern versucht. Sie verwendet dabei
Methoden, die sich von einem spezifischen Theoriengebäude ableiten,
das sich mit der Natur, den Ursachen und der Besserung dieser Probleme beschäftigt.

2. Psychotherapie als eine präparadigmatische Wissenschaft

Wenn es auch so scheint, daß wir damit eine Vorannahme bezüglich der
Frage der Wissenschaftlichkeit der Psychotherapie (die unter Punkt 4

noch diskutiert werden wird) treffen, ist es wahrscheinlich doch nützlich, darauf hinzuweisen, daß diese Mannigfaltigkeit der psychotherapeutischen Ansätze nicht *a priori* im Widerspruch zu ihrer Wissenschaftlichkeit steht. Kuhn (1962) hat gezeigt, daß jede entwickelte Wissenschaft eine ausgedehnte Phase des Theorienpluralismus und der Konfusion durchläuft, die er als präparadigmatische Phase charakterisiert. In Kuhns Ansatz zur Wissenschaftsgeschichte und -philosophie wird treffend behauptet, daß eine Wissenschaft, sobald sie ein hochentwickeltes Stadium erreicht, ein „Paradigma" annimmt – ein zentrales Verständnis des betreffenden Gegenstandsbereiches und der ihm angemessenen Untersuchungsverfahren, dem nahezu alle WissenschaftlerInnen anhängen. Von diesem Punkt an findet innerhalb der Grenzen des Paradigmas das statt, was Kuhn „normale Wissenschaft" nennt, bis dann eine „wissenschaftliche Revolution" die radikale Ersetzung des Paradigmas durch ein anderes mit sich bringt. Kuhns Perspektive wird von gängigen Fachautoren weitgehend mißverstanden, wenn sie seine Paradigmen mit psychotherapeutischen Theorien, Modellen oder Ansätzen verwechseln.[1]

Paradigmen sind universell und allumfassend; Modelle und Theorien sind darin eingebettet. Verschiedene „Ansätze" – also umfassendere Theoriekonzepte – mögen charakteristisch für die präparadigmatische Phase sein; die gleichzeitige Existenz einer Vielfalt von Paradigmen ist in Kuhns Modell jedoch ausgeschlossen.

Masterman (1970) hingegen unterscheidet zwei Formen der präparadigmatischen Wissenschaft: nicht-paradigmatische und mehrfach-paradigmatische Wissenschaft. Indem für sie der Begriff „Paradigma" nicht mehr wie bei Kuhn den Horizont einer *ganzen* Disziplin absteckten muß, verursacht Masterman zwar eine sprachliche Verwirrung, dennoch kann ihre Beschreibung einer mehrfach-paradigmatischen Wissenschaft gewisse Einsichten in den gegenwärtigen Zustand der Psychotherapie geben:[2] „Hier kann in den einzelnen Unterabteilungen[3], die durch je eine paradigmatische Technik definiert werden, die Tech-

---

[1] Kuhn stellte im Nachwort zu der Ausgabe seiner *Struktur wissenschaftlicher Revolutionen* von 1969 fest, daß wissenschaftliche Revolutionen innerhalb wissenschaftlicher Mikro-Gemeinschaften stattfinden können. Die „Paradigmen", die dabei überwunden werden, sollten jedoch nicht mit seinem (weiter gefaßten) Standardkonzept von Paradigma verwechselt werden.

[2] Masterman (1970, S. 74) behauptet, daß sich die psychologischen, sozialen und Informationswissenschaften gegenwärtig in einer mehrfach-paradigmatischen Phase befinden.

[3] Gemeint sind hier die einzelnen psychotherapeutischen Theorien (Anm. der Übersetzer).

nologie schon sehr fortschrittlich sein; auch die normale, rätsellösende Forschung kann vorwärtsgehen. Aber jede Unterabteilung, wie sie durch ihre Technik definiert wird, ist offenbar trivialer und enger als das ganze Gebiet, das nur durch Intuition definiert wird; auch die verschiedenen, bloß durch die Techniken gelieferten Definitionen sind einander widersprechend; die Diskussionen über die Grundlagen hören nicht auf, und ein großangelegter Fortschritt (im Gegensatz zum lokalen Fortschritt) findet nicht statt. Ein Ende nimmt dieser Zustand, wenn jemand ein tieferes, wenn auch roheres Paradigma findet ... dieses Paradigma sichert dann eine zentrale Einsicht in die Natur des ganzen Forschungsgebietes, das dann eingeengt wird ... Das siegreiche Paradigma bringt die rivalisierenden, oberflächlicheren Paradigmen zu Fall, oder es erobert und annektiert sie irgendwie, sodaß die fortgeschrittene wissenschaftliche Arbeit mit einem einzigen totalen Paradigma beginnen kann" (S. 74).

Ohne an diesem Punkt eine Vorannahme bezüglich der Frage nach der Wissenschaftlichkeit der Psychotherapie treffen zu wollen, läßt sich doch feststellen, daß ihre fortschreitende Professionalisierung, die mit einer zunehmenden Bereitschaft zur Aufweichung theoretischer und ideologischer Grenzen einhergeht, das Auftauchen eines einzigen Paradigmas für das Gebiet der Psychotherapie nahelegt.

3. Die Frage der Wissenschaftlichkeit

Vor jeder eingehenden Untersuchung der Frage nach der Wissenschaftlichkeit der Psychotherapie wird es nötig sein, kurz über Wissenschaftlichkeit im allgemeinen und auch über das Konzept der Hermeneutik nachzudenken.

Wissenschaft ist eher über ihre Methodologie definiert als über ihren Gegenstandsbereich

Eine Disziplin wird nicht durch das, *was* sie untersucht, zur Wissenschaft, sondern vielmehr durch die Art und Weise, *wie* sie ihren Gegenstandsbereich untersucht – oder zu untersuchen vorschlägt. So ist z. B. die Populationsgenetik nicht deswegen wissenschaftlich, weil sie die Fortpflanzung ererbter Eigenschaften untersucht, sondern weil sie diese Phänomene mit Hilfe von Methoden untersucht, die daraufhin angelegt sind, zwischen richtigen und falschen Vorstellungen über die Fortpflanzung ererbter Eigenschaften objektiv zu unterscheiden. Eine Wissenschaft versucht zuverlässiges, objektives Wissen über die Welt durch den disziplinierten Einsatz von Untersuchungsverfahren zu gewinnen, mit deren Hilfe es möglich wird, Hypothesen über einzelne Punkte ihres Gegenstandsbereiches zu unterstützen (oder zu falsifizieren). Dafür gibt es wahrscheinlich nicht nur eine einzige Methode (Feyerabend, 1970), wohl aber logische Regeln, die jede vernünftige wissenschaftliche Tätigkeit erfüllen sollte.

Annäherungsversuche an wissenschaftliche Rationalität

In der philosophischen Fachliteratur gibt es natürlich ganz unterschiedliche Bestimmungsversuche von Wissenschaft und eine ausführliche Debatte über deren relative Vorzüge und Nachteile. Ich möchte mich darauf beschränken, drei weit gefaßte Annäherungen an wissenschaftliche Rationalität zu skizzieren, die in der Diskussion über die Wissenschaftlichkeit der Psychotherapie eine bedeutende Rolle gespielt haben: aufzählender Induktionismus, Falsifikationismus und ausschließender Induktionismus.

Aufzählender Induktionismus geht davon aus, daß jedes Eintreffen einer universellen Verallgemeinerung (jede „Bestätigung") die Wahrscheinlichkeit dafür erhöht, daß diese Verallgemeinerung tatsächlich zutreffend ist. Die Hypothesen mit der besten Unterstützung sind daher jene mit der größten Zahl von beobachteten und berichteten Fällen. Wegen der Aufforderung, eine große Zahl positiver Fälle anzuhäufen, wird dieser Ansatz als *aufzählend* bezeichnet. Will jemand die universelle Verallgemeinerung „alle Schwäne sind weiß" mit der Strategie des aufzählenden Induktionismus überprüfen, so müßte er eine möglichst große Zahl von Fällen sammeln, in denen die beobachteten Schwäne tatsächlich weiß waren. Jeder dieser Fälle würde für ihn die Wahrscheinlichkeit erhöhen, daß seine All-Aussage „alle Schwäne sind weiß" tatsächlich zutreffend ist.

Das von Karl Popper als *Falsifikationismus* entwickelte Verständnis wissenschaftlicher Rationalität argumentiert demgegenüber, daß der aufzählende Induktionismus am Induktionsproblem scheitern muß, das der schottische Philosoph David Hume im 18. Jahrhundert erkannt hatte. Hume hatte gezeigt, daß keine wie immer große Menge positiver Fälle die induktive Ableitung eines allgemeinen Gesetzes *logisch* begründen kann. Popper leitet daraus ab, daß Wissenschaftler versuchen sollten, jene Umstände zu identifizieren, unter denen eine Hypothese falsifiziert werden könnte; denn nur aus dem Eintreffen eines negativen

Falles läßt sich eine Hypothese logisch zurückweisen. Popper zufolge grenzt sich Wissenschaft von Nichtwissenschaft dadurch ab, daß ihre Hypothesen prinzipiell oder tatsächlich falsifizierbar sind. Wissenschaftler sollten daher (a) dafür sorgen, daß ihre Behauptungen über die Welt in einer Weise strukturiert sind, die Falsifikation erlaubt, (b) genau festlegen, welche Beobachtungen eine derartige Zurückweisung gestatten würden, und (c) gerade nach diesen Beobachtungen Ausschau halten bzw. andere dazu auffordern. Falsifikationismus bringt also die Behauptung mit sich, daß sicheres Wissen unmöglich ist. Wissen ist immer nur zu dem Grad zuverlässig, daß es bisher nicht widerlegt worden ist. Um bei dem obigen Beispiel zu bleiben, würde ein Forscher, der die falsifikationistische Strategie verfolgt, ein einziges Beispiel für einen nicht-weißen Schwan finden wollen, mit dessen Hilfe er die universelle Verallgemeinerung, wonach alle Schwäne weiß seien, endgültig widerlegt hätte.

Ausschließender Induktionismus. Auch der Falsifikationismus ist mit einigen offensichtlichen Problemen behaftet, darunter (a) die Tatsache, daß das Poppersche Regelwerk nicht mit den tatsächlichen Abläufen bei erfolgreichen wissenschaftlichen Unternehmungen übereinstimmt, (b) es mit probabilistischen[4] Hypothesen nicht umgehen kann und (c) daß es damit nicht immer gelingt, Wissenschaft von scheinbar Unwissenschaftlichem abzugrenzen. Eine vierte, sehr wesentliche Kritik am Falsifikationismus geht auf die Arbeiten des französischen Philosophen und Physikers Pierre Duhem zurück. Duhems These (manchmal auch als Duhem/Quine-These bezeichnet) behauptet, eine aus einer wissenschaftlichen Theorie abgeleitete Vorhersage nicht bestätigen zu können käme eher davon, daß der Wissenschaftler einer falschen Hilfshypothese anhängt oder die Ausgangsbedingungen falsch einschätzt, als daß dieser Fehlschlag der Ungültigkeit der Gesamttheorie angelastet werden müßte.

Ausschließender Induktionismus ist ein Zugang zur wissenschaftlichen Rationalität, der positives Wissen nicht durch Anhäufung von Verifikationen, sondern vielmehr durch die Falsifikation einer Hypothese in bezug auf eine konkurrierende Hypothese erreichen will, und zwar indem er rationale Gründe für diesen Vergleich anführt.

---

[4] Das heißt, mit Hypothesen, die als Wahrscheinlichkeitsaussagen formuliert sind, z. B. Schwäne sind zu 99% weiß. Beobachte ich nun einen schwarzen Schwan, so ist meine Hypothese diesmal nicht widerlegt (Anm. der Übersetzer).

Um noch einmal auf dasselbe Beispiel zurückzukommen: Ein Forscher, der nach dieser Methode vorgeht, würde zwei konkurrierende Hypothesen (die Behauptung „alle Schwäne sind weiß" und die rivalisierende Behauptung „alle Schwäne sind schwarz") anhand eines entscheidenden Beweismaterials überprüfen.

3. Die sechs Leitsätze des ausschließenden Induktionismus

Nach den Leitsätzen des ausschließenden Induktionismus (siehe Edelson, 1984) beweist eine Beobachtung dann und nur dann, daß Hypothese x zutrifft, wenn

1. das Resultat aus der Hypothese x abgeleitet werden kann
2. das Resultat von der Hypothese x vorhergesagt wird
3. das Resultat prinzipiell auch nicht auftreten könnte
4. Das Resultat unterstützt Hypothese x gegenüber der konkurrierenden Hypothese y (die sich auf denselben Gegenstandsbereich bezieht), wenn es y falsifiziert (aus y nicht ableitbar ist), weder das Auftreten des Resultats noch sein Ausbleiben aus y abgeleitet werden kann, oder das Resultat unter der Annahme von y extrem unwahrscheinlich ist.
5. Die Forschung ist so angelegt, daß alternative Erklärungen ausgeschlossen werden können, wenn das aus der Hypothese x abgeleitete Resultat eintritt.
6. Die Forschung ist weiters so angelegt, daß das Ausbleiben des aus x abgeleiteten Resultats alle anderen Erklärungen außer die Ungültigkeit von x ausschließt.

Prinzipiell oder tatsächlich muß Psychotherapie in der Lage sein, diese Kriterien der Hypothesenbewertung zu erfüllen, wenn sie als wissenschaftliche Disziplin angesehen werden will.

4. Hermeneutik

Der ursprünglich aus der Theologie stammende Begriff „Hermeneutik" wurde von Wilhelm Dilthey als Teil seiner *Verstehensphilosophie* in die Philosophie eingebracht. Hermeneutik ist jene Disziplin, die sich mit der *Bedeutung* menschlicher Handlungen beschäftigt, anstatt bloß deren Ursachen anzuführen.[5]

---

[5] „Hermeneutik" ist überdies ein Terminus technicus der existentialistischen Philosophie.

Auf diesen Unterschied stützt sich Diltheys Unterscheidung zwischen Natur- und Geisteswissenschaften. Man kann so argumentieren, daß Psychotherapieforschung sich eher mit Bedeutungsstrukturen als mit Kausalstrukturen beschäftigt und die Psychotherapie daher eine hermeneutische und keine naturwissenschaftliche Disziplin ist.

Obwohl der vorliegende Artikel den Begriff Wissenschaft im Sinn von Naturwissenschaft und nicht von Geisteswissenschaft ausgelegt hat, ist es doch wichtig zu betonen, daß die hermeneutische Auffassung von Psychotherapie weit verbreitet ist und ihre eigene Literatur hervorgebracht hat. Es liegt auch eine umfangreiche Fachliteratur zu hermeneutischen und phänomenologischen Methoden innerhalb der Psychotherapieforschung vor, deren Zusammenfassung und Bewertung einer eigenen Untersuchung bedürften; für die Errichtung einer Wissenschaft der Psychotherapie könnte sie jedenfalls einen beachtenswerten Horizont anbieten.

5. Psychotherapie als Wissenschaft

Nahezu die gesamte Debatte über die Wissenschaftlichkeit der Psychotherapie hat sich auf eine Methode konzentriert: auf die Psychoanalyse. Dafür waren wahrscheinlich sowohl ihre kulturelle Präsenz als auch Freuds ausdrücklich naturwissenschaftliche Ansprüche ausschlaggebend. Wie dem auch sei, die meisten Fragen, die in bezug auf die Psychoanalyse diskutiert worden sind, sind auch auf konkurrierende Psychotherapiemethoden übertragbar. Deshalb werde ich die Hauptfragen, die im Zusammenhang mit der Wissenschaftlichkeit der Psychoanalyse diskutiert wurden, als Argumente bezüglich der Wissenschaftlichkeit von *Psychotherapie* zusammenfassen.

Der logische Positivist Ernest Nagel (1959) hat die psychotherapeutischen Wissensansprüche als unverifizierbar kritisiert, weil es keine scharfen und eindeutigen Korrespondenzregeln gibt, die theoretische Begriffe mit Beobachtungen verbinden. Folglich gibt es keine Methode, um festzustellen, wann das Eintreffen einer Beobachtung eine Hypothese bestätigt. Nagels Arbeit ist eine Aufforderung an die Psychotherapeuten, die Sprache ihrer Theorien klarer zu fassen.

Popper (1962) hat die Psychotherapie vom Standpunkt des Falsifikationismus kritisiert und behauptet, die theoretischen Aussagen der Psychotherapie seien in einer Weise abgefaßt, daß sie prinzipiell unfalsifizierbar sind; Psychotherapie ist deshalb unwissenschaftlich. Im wesentlichen sind psychotherapeutische Behauptungen mit einer zu großen Bandbreite möglicher Beobachtungen vereinbar. Beispielsweise ist keine Beobachtung denkbar, mit der man Melanie Kleins Idee zurückweisen könnte, alle Menschen würden unbewußt an psychotischen Ängsten leiden. Poppers Arbeit fordert die Psychotherapeuten auf, dafür zu sorgen, daß ihre Behauptungen im Prinzip durch Beweise widerlegt werden können, d. h. festzulegen, welche Beobachtungen genau solche Widerlegungen rechtfertigen würden, und solche Gegenbeweise zu suchen.

Der ausschließende Induktionist Adolf Grünbaum (1984, 1993) widerspricht Popper zwar nicht hinsichtlich seiner Einschätzung der Wissenschaftlichkeit von Psychotherapie, wohl aber dahingehend, welche Mängel für diesen Zustand verantwortlich sind. Nach Grünbaum sind zumindest einige Behauptungen der Psychotherapie falsifizierbar, z. B. Freuds Annahme, Paranoia werde von verdrängten homosexuellen Wünschen verursacht. Wenn jedoch ein erfolgreiches Therapieresultat zur Absicherung der Theorie verwendet werden soll, von der sich die Behandlungsstrategie ableitet, ist es nötig, die Alternativerklärung über Plazeboeffekte auf eine Weise auszuschließen, die den oben formulierten sechs Leitsätzen des ausschließenden Induktionismus entspricht. Grünbaum hält das in der klinischen Situation für unmöglich und schlägt daher zur Überprüfung der theoretischen Ansprüche der Psychotherapie experimentelle und epidemiologische Strategien vor.

Kritiker aus dem hermeneutischen Lager (wie z. B. Habermas, 1970; Klein, 1976; Ricoeur, 1970; Schafer, 1983) haben alle Versuche zurückgewiesen, die der Psychotherapie einen Platz unter den Naturwissenschaften zuweisen wollen. Wittgenstein (1966) war einer der ersten, der die Psychotherapie eines „szientistischen Selbstmißverständnisses" bezichtigt hat; in seiner Diskussion der Psychoanalyse meint er, daß (a) Freud *ursächliche* Erklärungen (Kausalerklärungen) mit Erklärungen verwechselt, die sich auf *Gründe* beziehen, (b) bedeutungstragendes menschliches Handeln angemessener durch Bezugnahme auf Gründe als durch Bezugnahme auf Ursachen erklärt wird, (c) Kausalerklärungen für Naturwissenschaften angemessen sind und (d) Psychoanalyse daher keine Naturwissenschaft ist, obwohl sie sich irrtümlich dafür ausgibt.

Wittgensteins Kritik gründet sich auf die fundamentale begriffliche Unterscheidung zwischen Gründen und Ursachen, eine Ansicht, die in der Philosophie über einige Jahrzehnte bestimmend war; in den 60er Jahren wurde sie jedoch innerhalb der analytischen Philosophie durch die Arbeiten Donald Davidsons (1963) über Bord geworfen. Davidson zeigte, daß es sich bei Gründen um eine spezielle Klasse von Ursachen handelt. Gleichzeitig behielt Davidson das Wesentliche an der Wittgensteinschen Kritik bei, indem er argumentierte, daß psychologische Erklärungen bestimmte Eigenschaften aufweisen, die naturwissenschaftlichen Erklärungen fehlen.

6. Die Psychologie der propositionalen Einstellungen

Psychotherapietheorie findet üblicherweise in einem theoretischen Diskursrahmen statt, den Philosophen als „Psychologie der propositionalen Einstellungen"[6] bezeichnen. Der Begriff „propositionale Einstellungen" wurde von Bertrand Russel geprägt; er bezeichnete damit psychologische Einstellungen (wie sie durch psychologische Verben wie „glauben", „hoffen", „fürchten" usw. angezeigt werden) zu Aussagen. Sätze wie „Hans wollte Maria küssen" spielen sich auf dem Gebiet der Psychologie propositionaler Einstellungen ab. Wie wir noch sehen werden, vermeiden angrenzende Disziplinen wie Psychiatrie und Psychologie typischerweise solche Aussagen und berufen sich in ihrem Diskurs statt dessen auf Erklärungen unterhalb des Niveaus der absichtsvoll handelnden Person (z. B. auf neurophysiologische Prozesse, einzelne Verhaltensweisen usw.).

Davidson (1970) und andere haben nun argumentiert, daß die Psychologie der propositionalen Einstellungen einige spezielle Merkmale aufweist:

(a) Sie unterliegt bestimmten Normen von Rationalität: Um Personen propositionale Einstellungen zuzuschreiben, muß man annehmen, daß ihr Verhalten von einer grundlegenden Rationalität getragen ist.

(b) Propositionale Einstellungen bilden ein komplexes Netzwerk, d. h. sie sind holistisch und nicht atomistisch organisiert. Ein psychologisches Einzelphänomen kann nicht von dem Netz von Bedeutungen abstrahiert werden, an dem es teilhat.

(c) Propositionale Einstellungen können nicht in strenge wissenschaftliche Gesetze, seien es psychologische oder psychophysische, gefaßt werden. Menschen mit der Begrifflichkeit propositionaler Einstellungen zu beschreiben ist daher mit einer streng nomologischen Beschreibung unvereinbar – was allerdings nicht heißt, daß das Seelenleben nicht in gewissem Sinn nomologisch strukturiert sein mag.

Solange menschliches Tun als absichtsvoll beschrieben wird, kann es nach Davidson weder zu einem System von der Art einer Naturwis-

---

[6] Manchmal hört man auch den Begriff „landläufige Psychologie".

senschaft Anlaß geben noch in ein solches eingebaut werden. Daraus ergibt sich, daß Psychotherapie, die sich auf alltagspsychologische Erklärungsmuster stützt, keine Naturwissenschaft sein kann.

7. Eine der Psychotherapie angemessene Auffassung von „Wissenschaft"

Die Diskussion über die Wissenschaftlichkeit der Psychotherapie hat sich bisher auf die Untersuchung einzelner vorliegender Therapieformen konzentriert. Wissenschaftsphilosophen haben dabei keine Argumente vorgebracht, wonach Psychotherapie als Ganzes unwissenschaftlich sei. Hermeneutisch orientierte Autoren haben zwar argumentiert, Psychotherapie könne prinzipiell keine Naturwissenschaft sein, und sie als Wissenschaft im Sinn einer Geisteswissenschaft aufgefaßt; dieser Sichtweise wurde jedoch vorgeworfen, von einem unrichtigen Wissenschaftsverständnis auszugehen (Eagle, 1987; Grünbaum 1984 und 1993). Eine hermeneutische Auffassung von Psychotherapie muß sich daher auch mit der Forderung des ausschließenden Induktionismus auseinandersetzen, eine objektive Methode zu entwickeln, mit der zwischen konkurrierenden theoretischen Behauptungen entschieden werden kann.

Angesichts der Vielfalt und Widersprüchlichkeit der Meinungen über die bereits erreichte oder potentielle Wissenschaftlichkeit der Psychotherapie ist es vielleicht produktiver, darüber nachzudenken, *in welchem Sinn* Psychotherapie als Wissenschaft verstanden werden könnte, wenn sie sowohl die Minimalerfordernisse der Naturwissenschaftler als auch die der hermeneutischen Forscher erfüllt. Ich schlage dazu folgendes vor:

Psychotherapie ist insofern eine mögliche Wissenschaft, als es sich um eine eindeutig abgegrenzte Disziplin mit einem klar definierten Gegenstandsbereich handelt; sie will fundierte Aussagen über ihren Gegenstand treffen, die sich auf Untersuchungsverfahren stützen, deren Resultate von den Standpunkten einzelner Forscher unabhängig sind. Psychotherapie versucht weiters, aus ihrem gesicherten Wissensstand effektive Anwendungsmöglichkeiten für präventive, lindernde und therapeutische Maßnahmen abzuleiten, und verwendet umgekehrt die in der Praxis etablierten Methoden als Grundlage, um ihr theoretisches Wissensgebäude weiter zu erschließen. Schließlich strebt die Psychotherapie die Entwicklung objektiver Methoden an, mit denen die relativen Vor- und Nachteile konkurrierender Hypothesen über ihren Gegenstandsbereich bewertet werden können.

8. Kriterien für die Eigenständigkeit der Disziplin

Vor jeder Überlegung, ob die Psychotherapie als eigenständige Wissenschaft aufgefaßt werden kann, muß man sich die Frage stellen, welche Eigenschaften eine eigenständige Disziplin denn überhaupt auszeichnen. Jede Annäherung an wissenschaftliche Eigenständigkeit muß die beiden folgenden Kriterien berücksichtigen: Die betreffende Disziplin muß erstens von ihrer Theorie her von allen angrenzenden Disziplinen unterschieden sein, zweitens muß sie eine Theorie aufweisen, die nicht auf irgendeine benachbarte Theorie zurückgeführt werden kann. Selbst wenn z. B. für Zwangssymptome eine rein neurowissenschaftliche Erklärung gefunden wird, bedeutet das nicht, daß eine genuin psychoanalytische Erklärung deswegen auf die neurophysiologische reduzierbar wäre; genausowenig läßt sich die Beschreibung der Funktionsweise eines Taschenrechners auf dessen physikalische Beschreibung zurückführen.

Ein Problem ergibt sich daraus, daß die beiden letztgenannten Kriterien eher auf paradigmatische als auf präparadigmatische Wissenschaften zuzutreffen scheinen. In der Tat benutzen die verschiedenen Psychotherapieformen unterschiedliche, aber doch häufig überlappende theoretische Begriffe. Es könnte nun argumentiert werden, daß für jede dieser präparadigmatischen Subdisziplinen Eigenständigkeit ausschließlich dann gegeben ist, wenn ihre Theorie weder mit der einer Nachbardisziplin identisch wäre noch sich auf diese zurückführen ließe. Das bedeutet

1) Eigenständigkeit der Psychotherapie als Ganzes ergibt sich nur aus der Eigenständigkeit der einzelnen Richtungen.

2) Fehlende Eigenständigkeit spezifischer Psychotherapieverfahren hat keine Auswirkungen auf die Eigenständigkeit anderer, konkurrierender Verfahren, die ihre theoretischen Begriffe nicht teilen.

In der hier verwendeten Begrifflichkeit sind Psychotherapien insofern als eigenständige Disziplinen aufzufassen, als ihre Theorien weder mit denen von Nachbardisziplinen identisch sind noch sich auf diese zurückführen lassen (eine derartige Reduktion ist zumindest bisher nicht gelungen).

9. Beziehungen zwischen Disziplinen

Neben Identität und Reduzierbarkeit gibt es natürlich noch eine Reihe weiterer Möglichkeiten, wie Disziplinen miteinander in Beziehung stehen können (Kitcher, 1992). Ein anderes Verhältnis wäre etwa das der

Einschränkung; von diesem Verhältnis auszugehen heißt, daß eine Disziplin keine Behauptungen aufstellen darf, die mit einer anderen Disziplin unvereinbar sind. Eine solche Einschränkungsbeziehung herrscht
z. B. zwischen Medizin und Physiologie, d. h. die Medizin kann nichts
geltend machen, was mit den Gesetzen der Physiologie unvereinbar ist.
Eine Disziplin kann sich bei einer anderen auch *Unterstützung* und *Inspiration* suchen (mit oder ohne von ihr eingeschränkt zu sein); Bowlby
(1969) gibt dafür ein Beispiel, wenn er die Verhaltensforschung heranzieht, um damit die Psychoanalyse neu zu konzipieren. Schließlich kann
eine Disziplin auch einen *größeren Erklärungsrahmen* für eine andere liefern; wenn Matte Blanco (1975) die Mengenlehre heranzieht, um
Freuds Konzept des Unbewußten mit Hilfe der mathematischen Logik
zu veranschaulichen, gibt er ein Beispiel für diese Strategie.

Alles in allem haben Psychotherapeuten wenig Interesse gezeigt,
ihre Disziplin in den Kontext anderer Disziplinen zu stellen. Eine Ausnahme bildet Freud, dessen Modell von Beziehungen zwischen Psychoanalyse und Neurowissenschaften, Evolutionstheorie, Sexualforschung,
Literatur, Zivilisationsgeschichte, Völkerpsychologie, Mythologie, Linguistik, Anthropologie, Soziologie, Entwicklungspsychologie, allgemeiner Psychologie und Psychiatrie jüngst von Kitcher (1992) genau nach-
gezeichnet wurde. Es ist wohl bemerkenswert, daß Freud die Psychoanalyse im Hinblick auf all diese Nachbardisziplinen für eigenständig
hielt.

10. Psychotherapie und Medizin

Implizit wie explizit hört man oft, die Psychotherapie sollte der Medizin
zu- bzw. untergeordnet werden. Die Verbindung von Psychotherapie
und Medizin ist so durchgängig, daß es häufig für selbstverständlich gehalten wird, daß Psychotherapie am geeignetsten von Psychiatern im
Kontext psychiatrischer Abteilungen innerhalb von Spitälern praktiziert
wird, daß sie über die Krankenversicherung finanziert und von den
staatlichen Gesundheitsbehörden reguliert werden sollte usw. Historisch gesehen leitet sich die Psychotherapie jedoch eher aus der Philosophie ab als aus der Medizin (Decker, 1977). Für den deutschen
Sprachraum gibt es detaillierte Arbeiten zum Aufstieg der modernen
Psychiatrie und ihrer Beziehung zur Psychotherapie, die sich wohl hinreichend generalisieren lassen. In Deutschland war Psychotherapie
ursprünglich das Gebiet der „romantischen Psychiater" – ein letztlich
irreführender Begriff; denn diese Männer waren keine Psychiater im

modernen Wortsinn. Sie waren stark von der *Naturphilosophie* beeinflußt und wollten die Ursachen von Geisteskrankheiten aus dem Seelisch-Geistigen und nicht aus dem Körperlichen erklären. Mit Wilhelm Griesingers Publikation seiner *Pathologie und Therapie der psychischen Krankheiten* (1845) wurde der Grundstein zum Aufstieg der modernen Psychiatrie gelegt. Griesingers Wahlspruch „Geisteskrankheiten sind Gehirnkrankheiten" wurde zum Schlachtruf der neuen organischen Psychiatrie. Um die Mitte des vorigen Jahrhunderts hing die Psychiatrie bereits fest an der Idee, Geisteskrankheiten wären auf eine zumeist angeborene anatomische oder physiologische Pathologie zurückzuführen und man könne ihnen eigentlich nur ihren Lauf lassen:

„Von nun an wurde (die Psychiatrie) von Leuten betrieben, die nicht länger ihr ganzes Leben von morgens bis abends mit ihren Patienten verbrachten. Sie hielt in die Laboratorien für Gehirnanatomie und experimentelle Psychopathologie Einzug, wurde leidenschaftsloser, genau, unpersönlich und weniger menschlich. Sie verlor sich in endlosen Einzelheiten, Messungen, Statistiken und Ergebnissen, verlor ihren Einfallsreichtum" (Jaspers, 1964, S. 847).

Von Beginn an ignorierte die moderne Psychiatrie die für die Psychotherapie kennzeichnenden Prinzipien, (a) Geisteskrankheiten in Begriffen des Geistigen zu erklären und (b) sie mittels verbaler Interventionen zu bessern. Für die Psychiater war die Psychotherapie von der unwissenschaftlichen Philosophie „angesteckt" und „schien nur minimale Beiträge zum Verständnis und zur Behandlung der Wahnsinnigen und Geisteskranken liefern zu können" (Decker, 1977, S. 61).

Die Entwicklung der Psychotherapie fand im wesentlichen außerhalb der Schulpsychiatrie statt und wurde häufig von Psychiatern als Rückfall in die Naturphilosophie verurteilt. Jene Psychiater, die wie Jung und Bleuler auch Psychotherapie praktizierten, bezogen ihre Anregungen von außerhalb der Psychiatrie. Mir ist kein einziger psychotherapeutischer Ansatz bekannt, der aus einer psychiatrischen Theorie abgeleitet worden wäre – und das ist kaum überraschend: Psychiatrie liefert kausale oder funktionelle Erklärungen für Störungen des Nervensystems sowie daraus abgeleitete (oder zumindest darauf Bezug nehmende) physikalistische Behandlungsmethoden. Die für die Psychotherapie charakteristische Ebene der intentionalen Beschreibungen wird von ihr eigentlich nicht berührt. Natürlich praktiziert eine Reihe von Psychiatern auch Psychotherapie, ein Umstand, der jedoch nicht mit dem konzeptionellen Verhältnis der beiden Disziplinen zusammenhängt (Szasz, 1961).

Dennoch ist es einsichtig, daß die Psychotherapie in einem gewissen Ausmaß von der Psychiatrie eingeschränkt ist. Sie sollte z. B. keine Behauptungen aufstellen, die mit psychiatrischen Ansichten über die neurophysiologische Basis bestimmter Geisteskrankheiten unvereinbar sind (außer sie ist bereit, diese Behauptungen genauen Prüfungen zu unterziehen).

11. Psychotherapie und Psychologie

Im alltäglichen Sprachgebrauch wird der Begriff „Psychologie" für alles verwendet, war mit Geist und Seele zu tun hat. In diesem weiten und laienhaften Wortsinn wäre Psychotherapie natürlich Bestandteil der Psychologie. Der umgangssprachliche Gebrauch fällt allerdings nicht mit dem Verständnis von „Psychologie" als einer wissenschaftlichen Spezialdisziplin mit ihren eigenen institutionellen Strukturen und Methodenvorschriften zusammen. Wenn wir nun die Beziehung zwischen Psychologie und Psychotherapie untersuchen, ist für uns aber nur die zweite, die fachspezifische Verwendung des Wortes von Bedeutung.

Die moderne wissenschaftliche Psychologie entstand in den 50er Jahren des vorigen Jahrhunderts. Der neue Ansatz, der die früheren, „philosophischeren" Modelle der Psychologie ablöste, wurde von seinem Begründer Wilhelm Wundt *experimentelle Psychologie* genannt. Von nun an hatte sich die Psychologie mit der Physiologie zu verbünden und verstand sich – wie es der deutsche Psychologe Störring ausdrückte – nicht länger als „Wissenschaft der Seele" (Decker, 1977, S. 194). Für diese Bestrebungen, Psychologie als eine experimentelle Wissenschaft zu begründen, wurden die Psychotherapien daher als abträglich empfunden. 1879 gründete Wundt in Leipzig das erste Universitätsinstitut für experimentelle Psychologie, und um 1900 waren weltweit etwa 100 solcher Institute errichtet (Fancher, 1990). Wenn Wundts „Introspektionismus" von der gegenwärtigen Psychologie auch verworfen wird, war doch er es, der die Psychologie als eine auf Experiment, Beobachtung und Quantifizierung gestützte Wissenschaftsdisziplin begründet hat. Robinson (1981) faßt diese für die heutige Psychologie bestimmende Tradition folgendermaßen zusammen:

Zunächst einmal gibt es eine weitgehende Übereinkunft, daß eine wissenschaftliche Psychologie eine *experimentelle* Disziplin sein muß und keine deduktive oder rationalistische. Aufgrund dieser Übereinkunft wird zweitens im allgemeinen die Ansicht vertreten, daß der Gegenstandsbereich der Psychologie auf beobachtbare und quantitativ beschreibbare Phänomene beschränkt ist. In dem Ausmaß, in dem die mo-

derne Psychologie die Wissenschaftsphilosophie überhaupt rezipiert,
unterstützt sie drittens weitgehend die (neopositivistische) Ansicht, wonach eine Wissenschaft mit der Ebene zuverlässiger empirischer Gesetze ihren höchsten Entwicklungsstand erreicht (S. 423).

Robinsons zweites Argument beschränkt die Psychologie auf das
Studium des Verhaltens.[7] Angesichts des Interesses der Psychologie an
strenger Nomologik und Quantifizierung hat das nahezu immer zur
Folge, daß Verhalten durch Bezugnahme auf andere theoretische Konzepte erklärt wird, als es die Netzwerke von propositionalen Einstellungen sind, auf die sich die Psychotherapeuten üblicherweise berufen.

Ich habe schon beschrieben, wie sich die Psychotherapie unter dem
Einfluß der romantischen Philosophie entwickelte und wie ihr von der
neuen Disziplin der medizinischen Psychiatrie weitgehend die Anerkennung versagt blieb. Paradoxerweise haben die Psychologen ihrerseits
Psychotherapie wegen ihrer therapeutischen Komponente als medizinisches Gebiet betrachtet. Was die Psychoanalyse betrifft „haben psychologische Aufsätze und Monographien Freud fast völlig außer acht gelassen; ein einsamer Hinweis von Wundt bildet die einzige Ausnahme"
(Decker, 1977, S. 222). Psychologen haben die Psychoanalyse um einiges negativer rezipiert als die Mediziner.

Wie die Psychiatrie hebt sich auch die wissenschaftliche Psychologie
von der Psychotherapie dadurch ab, daß sie in ihrem theoretischen Diskurs keine intentionalistischen Modelle zuläßt. Wenn aber, wie ausgeführt, absichtsvolle „propositionale Einstellungen" charakteristisch für
den Diskurs der Psychotherapie sind, dann ist die für die wissenschaftliche Psychologie kennzeichnende Form des theoretischen Diskurses
offensichtlich mit einem Wesensmerkmal der Psychotherapie vollkommen unvereinbar. Psychotherapeutische Theorien sind daher von ihrer
Konzeptionalisierung her weder mit psychologischen Theorien ident
noch auf sie rückführbar. Bei jenen beiden psychotherapeutischen Ansätzen, die sich direkt aus psychologischen Theoriensystemen ableiten,
der Verhaltenstherapie[8] und der kognitiven Therapie, könnte man entsprechend den hier verwendeten Kriterien argumentieren, daß es sich
nicht um eigenständige Disziplinen handelt und daß sie besser der Psy-

---

[7] Ich verwende hier „Verhalten" in einem weiten Sinn, der auch nichtin-
tentionale physiologische Phänomene (z. B. auch neurophysiologische) mit-
einschließt.

[8] Falls sich herausstellt, daß die Verhaltenstherapie von einer *falschen* psychologischen Theorie oder *falsch* von einer an sich richtigen psychologischen Theorie abgeleitet ist, sind diese Überlegungen natürlich nicht länger stichhaltig.

chologie zugerechnet werden sollten. In dem Ausmaß, in dem diese beiden Ansätze Elemente aus anderen psychotherapeutischen Richtungen aufgenommen haben, sind sie jedoch nicht mehr streng auf ihre psychologischen Wurzeln zurückzuführen und sollten daher doch als Subdisziplinen innerhalb einer eigenständigen Disziplin Psychotherapie verstanden werden.

Psychotherapie ist daher deutlich von der Psychologie unterschieden, wenn auch von ihr beschränkt. So zeigt z. B. die gegenwärtige Debatte über das *false memory syndrome*, daß psychotherapeutische Behauptungen über scheinbare Erinnerungen an frühe Erlebnisse mit psychologischem Wissen über die Funktionsweise und Grenzen des Gedächtnisses vereinbar sein sollten. Psychologisches Wissen kann der Psychotherapie also insofern eine Orientierung bieten, als die Psychotherapie Phänomene und Prozesse thematisiert, die von der Psychologie beforscht worden sind.

Schließlich ist es vorstellbar, daß sich innerhalb der Wissenschaft der Psychologie eine spezielle Subdisziplin entwickelt, die sich besonders mit Psychotherapie befaßt (tatsächlich scheint die relativ junge Subdisziplin der „psychologischen Beratung" ein Schritt in diese Richtung zu sein); man könnte sie die „Psychologie der Psychotherapie" nennen, sie wäre aber nicht mit der eigentlichen Psychotherapie ident und würde auch keinen guten Grund bieten, Psychotherapie als Ganzes unter die Obhut der Psychologie zu stellen.

12. Professionelle Grenzen neu ziehen

Die Anerkennung der Psychotherapie als eigenständige Disziplin ist ein neues Phänomen und wird unvermeidlich auf eine Anpassung existierender Grenzen zwischen den einzelnen Berufsständen hinauslaufen. Augenblicklich betrachten sowohl Psychiatrie als auch Psychologie theoretische wie praktische Aspekte noch als ihr Territorium; nach der hier entwickelten Analyse fallen diese eigentlich in den Gegenstandsbereich der Psychotherapie. Aus den bisherigen Ausführungen ist es allerdings schon klar, daß eine psychiatrische oder psychologische Ausbildung keine geeignete Basis für psychotherapeutisches Arbeiten bietet. Die Abgrenzung der Psychotherapie als eigenständige Disziplin wird zur Folge haben, daß Psychiater und Psychologen nicht mehr bloß deswegen als zur Ausübung von Psychotherapie berechtigt gelten werden, weil sie eine psychiatrische oder psychologische Ausbildung absolviert haben. Natürlich wird eine derartige professionelle Neuordnung auch

Widerstand hervorrufen, werden doch erworbene Rechte bedroht. Widerstand gegen die Professionalisierung der Psychotherapie aus den Reihen jener Berufsstände, die etwas zu verlieren haben, müssen daher besonders genau und kritisch geprüft werden.

13. Psychotherapie und die intentionale Haltung

Dennett (1986) beschreibt drei verschiedene Perspektiven oder „Haltungen", von denen aus man intentionale (absichtsvolle) Systeme betrachten kann. Ein intentionales System ist für ihn eines, „dessen Verhalten – zumindest manchmal – dadurch erklärt und vorausgesagt werden kann, indem man den dem System eigenen Zuschreibungen von Überzeugungen und Wünschen vertraut" (S. 3). Diese Art der Vorhersage und Erklärung wird als intentional charakterisiert; Menschen sind offensichtlich intentionale Systeme. Intentionalen Systemen gegenüber eine *intentionale Haltung* einzunehmen bedeutet, sie aus ihren intentionalen Eigenheiten heraus zu verstehen. Intentionale Erklärung ist also im Grunde genommen dasselbe wie Erklärung über propositionale Einstellungen.

Intentionale Systeme können aber auch von nichtintentionalen Perspektiven aus verstanden werden. Etwa geht es bei der *am Aufbau interessierten Haltung* darum, die Fähigkeiten des Systems zu analysieren. Diese Analyse ist funktional und zergliedernd; das Verhalten des Systems wird dabei in relativ einfache Einheiten aufgelöst, die sich gegenseitig beeinflussen. Nimmt man eine *an der Physik orientierte Haltung* ein, dann interessieren weder intentionale Eigenschaften noch funktionelle Einheiten eines Systems; statt dessen wird es als rein physikalisches System beschrieben, das sich in streng physikalistischen Begriffen erklären läßt.

Wie ich schon (unter 6.) anhand anderer Begriffe festgestellt habe, ist die intentionale Haltung für den theoretischen Diskurs der Psychotherapie kennzeichnend, die beiden anderen Haltungen sind geeignete theoretische Modelle für Psychologie bzw. Psychiatrie.

Disziplin	Psychiatrie	Psychologie	Psychotherapie
Haltung	an Physik orientiert	am Aufbau orientiert	intentional
Erklärungseinheit	neurophysiologisches Substrat	mentale Prozesse	propositionale Einstellungen
theoretisches Ziel	nomologische Erfassung	funktionelle Analyse	intentionale Erklärung

Im Licht dieser Überlegungen scheint es gerechtfertigt, unsere Ausgangsdefinition von Psychotherapie zu ergänzen:

Psychotherapie ist jene Disziplin, die intern verursachte oder aufrechterhaltene Lebensprobleme primär, wenn auch nicht ausschließlich, durch sprachliche Mittel zu lindern versucht. Sie verwendet dabei Methoden, die sich von einem spezifischen Theoriengebäude ableiten, das sich mit der Natur, den Ursachen und der Besserung dieser Probleme beschäftigt. *Sie bezieht sich auf die intentionale Dimension des menschlichen Lebens und ist in einer eigenen intentionalen Therapiesprache abgefaßt.*

14. Psychotherapieforschung

Aus der Zunahme wissenschaftlicher Forschungsarbeiten über Psychotherapie (die überwiegend, wenn nicht gar ausschließlich von Psychologen durchgeführt werden) auf ihre Wissenschaftlichkeit zu schließen, wäre ein trügerisches Argument. Der bloße Umstand, daß eine Tätigkeit wissenschaftlich untersucht werden kann, steht nämlich in keinem Zusammenhang mit ihrer Wissenschaftlichkeit. Wissenschaftliche Überprüfung von Psychotherapie vermag deren Wissenschaftlichkeit nur insofern zu garantieren, als sie feststellen kann, daß psychotherapeutisches Geschehen am plausibelsten im Rahmen psychotherapeutischer Theorien erklärt wird. „Outcome"-Studien können zwar die *Effektivität* von Psychotherapie nachweisen (oder eben nicht), nicht aber ihre Wissenschaftlichkeit. Bei der Diskussion von Plazeboeffekten werden wir noch Gelegenheit haben, auf diesen Punkt zurückzukommen.

15. Gibt es eine allgemeine Wissenschaft der Psychotherapie?

Wir können diese Frage als Frage nach dem gegenwärtigen Zustand der Psychotherapie oder als prinzipielle Frage verstehen. Für die Frage, ob eine allgemeine Wissenschaft der Psychotherapie heute schon erreicht ist, war unsere Antwort negativ: Die präparadigmatische Natur der Psychotherapie, ihre Vielfalt, der Umstand, daß konkurrierende Ansätze unvereinbare Prämissen vertreten, sowie das Fehlen übergeordneter methodologischer Regeln sprechen dagegen.

Die andere Frage, ob es prinzipiell eine allgemeine Wissenschaft der Psychotherapie geben könnte, läßt sich aus unseren bisherigen Überlegungen mit Einschränkungen bejahen. Präparadigmatische Wissenschaften machen schließlich einem einzigen Paradigma Platz und treten damit in ein neues Entwicklungsstadium einer leistungsfähigen und relativ einheitlichen Disziplin ein. Wir haben Anzeichen dafür gesehen, daß sich die Psychotherapie auf diesen Entwicklungspunkt zubewegt. Wir haben weiters gesehen, daß es zumindest auf den ersten Blick Gründe gibt, die kognitive und die Verhaltenstherapie als zwei Ansätze herauszustreichen, die in bezug auf die Psychologie nicht eigenständig sind. Dies muß als vorläufiges Ergebnis betrachtet werden, weil es nicht klar ist, (a) wie streng diese Psychotherapieformen an ihre korrespondierenden psychologischen Theorien gekoppelt sind und (b) in welchem Ausmaß die Effektivität dieser Ansätze durch Bezugnahme auf die Theorien erklärt wird, aus denen sie mutmaßlich abgeleitet sind. Es gibt gute Gründe, beide Einwände ernst zu nehmen, zumindest was die Verhaltenstherapie betrifft (Erwin, 1978).

16. Plazeboeffekte und „unspezifische Faktoren"

Eines der am meisten verbreiteten Argumente für eine einheitliche Wissenschaft der Psychotherapie ist der Hinweis auf das Konzept der unspezifischen Faktoren. Dabei wird behauptet, die Effektivität von Psychotherapie sei unspezifischen oder „allgemeinen" Faktoren zuzuschreiben, d. h. charakteristischen Grundzügen, die vielen, wenn nicht gar allen Psychotherapieformen gemeinsam sind. Diese Ansicht wird hauptsächlich durch Metaanalysen psychotherapeutischer Outcome-Studien und durch Patientenberichte gestützt. Hinsichtlich der Patientenberichte schreibt Barkham (1990):

Murphy et al. (1984) befragten Klienten in Anschluß an Einzeltherapien nach den Heilfaktoren. Mehr als die Hälfte der Klienten gab dabei „Rat" und „mit jemandem sprechen, der sich für meine Probleme interessiert" an. Die Studie ergab weiters, daß „Rat bekommen" und „mit jemandem sprechen, der mich versteht" auch niedrig mit dem Ergebnis der Therapie korrelierten.

Solche Studien haben zwar heuristischen Wert, müssen aber doch mit einiger Vorsicht betrachtet werden; es wäre nämlich unangemessen zu behaupten, Klienten oder Therapeuten hätten, was die Ursachen gelungener Psychotherapie betrifft, einen privilegierten Erkenntniszugang. Ursachen können nur auf induktivem Weg festgestellt werden. Deswegen ist die Korrelation mit dem Ergebnis auch so entscheidend, wenn wir auch im Kopf behalten müssen, daß Korrelation allein noch nichts über den kausalen Zusammenhang aussagt.

Metaanalyse ist ein Verfahren, um eine große Zahl von Outcome-Studien zu vergleichen. Metaanalytische Forschung hat für keine einzige Psychotherapieform ergeben, daß sie ihren Konkurrentinnen eindeutig überlegen ist (wenn auch vermeintliche kleine Vorteile zugunsten der kognitiven und der Verhaltenstherapie gelegentlich diskutiert werden). Das wiederum legt die Vermutung nahe, die Psychotherapie verdanke ihre Effektivität bestimmten Faktoren, die allen Psychotherapieformen gemeinsam sind.

Die Diskussion über unspezifische Faktoren ist eng mit dem Konzept der Plazeboeffekte verbunden. Vermutlich war es Frank (1973), der als erster unspezifische Therapiefaktoren als Plazebos bezeichnet hat. Grünbaum hat jüngst (1993) auf Unklarheiten in der bestehenden Literatur hingewiesen und einen Weg vorgeschlagen, um größere konzeptionelle und terminologische Klarheit zu erreichen. Er weist damit die Forderung von O'Leary und Borkovek (1978) zurück, das Plazebokonzept in der Psychotherapieforschung aufzugeben. Grünbaum hat seine Ideen im Rahmen von Untersuchungen über die mögliche Rolle von Plazeboeffekten bei psychoanalytischen Therapieerfolgen entwickelt, sie sind aber auf Psychotherapie im allgemeinen übertragbar. Grünbaums Diskussion ist anspruchsvoll und komplex und beinhaltet eine systematische Übersicht und Kritik der Literatur über Plazeboeffekte, so daß eine kurze Darstellung in diesem Rahmen ihr keinesfalls gerecht werden kann.

Die größte Bedeutung für die vorliegende Diskussion hat Grünbaums Definition des *unbeabsichtigten Plazebos*:

Ein Behandlungsprozeß *t*, der einer bestimmten therapeutischen Theorie Ψ zufolge aus den Bestandteilen *F* aufgebaut ist, soll dann im Hinblick auf eine zugrundeliegende Störung *D* (an der der Patient *V* leidet und die vom Praktiker *P* behandelt wird) „unbeabsichtigtes Plazebo" heißen, wenn die drei folgenden Bedingungen erfüllt sind: (a) keiner der charakteristischen Behandlungsfaktoren *F* hilft gegen *D*; (b) zumindest für einen bestimmten Patientntyp *V* mißt *P* aber gerade diesen Faktoren *F* therapeutische Wirkung bei und erachtet tatsächlich zumindest einige davon als zur Heilwirkung ursächlich notwendig; (c) ferner glaubt auch *V* in der Mehrzahl der Fälle, daß die Heilwirkung von *t* sich aus für *t* charakteristischen Faktoren ableiten läßt – vorausgesetzt, *V* ist sich dieser Faktoren bewußt (S. 87/88).

Mit anderen Worten: Unbeabsichtigte Plazebos sind Behandlungen, bei denen von einer bestimmten Theorie Faktoren als therapeutisch reklamiert werden, die tatsächlich in dieser Weise nicht therapeutisch sind, von denen das aber Therapeut wie Patient trotzdem *glauben*. Würde z. B. eine medizinische Theorie behaupten „Aspirin beseitigt

Kopfweh, weil es weiß ist", würden ferner Arzt und sein von Kopfweh geplagter Patient beide an die Wahrheit dieser Theorie glauben *und* wäre das Kopfweh des Patienten tatsächlich aufgrund der chemischen Eigenschaften des Aspirins beseitigt (und weil es genommen und nicht bloß angeschaut worden ist), dann würde das Aspirin in Grünbaums Konzept des unbeabsichtigten Plazebos passen.

Grünbaums Kriterien zufolge gelten unspezifische Heilfaktoren nur dann als unbeabsichtigte Plazebos, wenn sie sich unter allen Umständen von den Faktoren unterscheiden, die der gerade betrachtete psychotherapeutische Ansatz als heilsam bestimmt *und* wenn weiters der Therapeut (und vielleicht auch der Patient) die heilsamen Effekte eines solchen unspezifischen Faktors Umständen zuschreibt, die für seine Therapieschule kennzeichnend sind, die den Therapieeffekt in diesem Fall aber *nicht* bewirkt haben. Im Gegensatz zu Frank argumentiert Grünbaum dann weiter, daß die Frage, ob ein Faktor unter allen Umständen Plazebo sein muß oder nicht, nichts mit der Frage seiner Spezifität bzw. Unspezifität zu tun hat.

Zusammenfassend läßt sich sagen, daß die Annahme unspezifischer Faktoren nur dann die Basis einer einheitlichen Wissenschaft der Psychotherapie bilden kann, wenn

(a) die meisten – wenn nicht alle – psychotherapeutischen Heileffekte von unspezifischen Faktoren bewirkt werden,

(b) diese unspezifischen Faktoren konzeptionell für sich selbst stehen,

(c) vorhandene psychotherapeutische Theorien Therapieeffekte *ausschließlich* über diese unspezifischen Faktoren erklären (was die Möglichkeit allerdings nicht ausschließt, daß jeder therapeutische Ansatz unterschiedliche Kausalerklärungen dafür liefern wird).

Angesichts der schwachen Beweise für die Annahme unspezifischer Faktoren als einziger Heilfaktoren der Psychotherapie müssen wir zu dem Schluß kommen, daß diese Annahme, zumindest zur Zeit, nicht die Grundlage für eine einheitliche Wissenschaft der Psychotherapie abgeben kann.

17. Kriterien für eine allgemeine Wissenschaft der Psychotherapie

Wir wenden uns nun jenen Merkmalen von Psychotherapie zu, die im Prinzip eine solche Grundlage liefern könnten: Potentiell besitzen alle Psychotherapien eine *gemeinsame Datenbasis*. Ein (bislang noch nicht erreichter) Konsens darüber, was als unbestreitbare psychotherapeutische Tatsache gelten kann, würde es den Psychotherapeuten erlauben, konkurrierende Hypothesen vor dem Hintergrund eines allgemein anerkannten Datensatzes auszutesten. Das wäre natürlich nur bei einem gleichzeitigen Konsens über *methodologische Regeln* (in einem weiten Sinn) für Hypothesenbewertung möglich. Im besonderen sollten die psychotherapeutischen Ansätze ihre Falsifikationskriterien klarlegen bzw. damit überprüfbare Vorhersagen entwickeln, die sich aus der Theorie ableiten. Akzeptiert man diese beiden Vorschläge, so wäre es möglich, Theorien anhand klinischer Daten zu überprüfen, die von Praktikern gesammelt werden, die konkurrierende Theorien vertreten; damit wäre die Anschuldigung entkräftet, Theorien würden sich immer selbst bestätigen.

18. Schlußfolgerungen

Die hier diskutierten Fragen nach der Eigenständigkeit von Disziplinen, der theoretischen Rückführbarkeit und der Wissenschaftlichkeit gelten allgemein als äußerst komplex. Auf das Feld der Psychotherapie bezogen trifft das ganz besonders zu, da – wie ich schon weiter oben festgestellt habe – Psychotherapie ein Rahmenbegriff für eine Reihe von unterschiedlichen Paradigmen ist. Dennoch hat die vorliegende Untersuchung einige grundlegende Schlußfolgerungen ermöglicht:

Psychotherapie ist eine eigenständige Disziplin mit einem eigenen Gegenstandsbereich, besonderen Regeln des theoretischen Diskurses und eigenen Interventionsmodi.

Psychotherapie kann nicht der Medizin zugeordnet werden; allerdings beschränkt die medizinische Wissenschaft psychotherapeutische Theorie und könnte ihr Orientierung bieten.

Psychotherapie kann nicht der Psychologie zugeordnet werden (Ausnahmen sind jedoch möglich). Die psychologische Wissenschaft beschränkt psychotherapeutische Theorie und könnte ihr Orientierung bieten.[9]

Wenn auch bisher keine allgemeine Wissenschaft der Psychotherapie existiert, gibt es keine erkennbaren Gründe, warum sie nicht im Prinzip entwickelt werden könnte.

---

[9] Erinnern wir uns an Freud, dann sollten wir nicht davon ausgehen, daß Psychiatrie und Psychologie die einzigen relevanten Nachbardisziplinen sind; ich würde Anthropologie, Biologie, Linguistik, Computerwissenschaften und Philosophie hier miteinschließen.

Daraus ergeben sich eindeutige Folgerungen für die Entwicklung der Psychotherapie als Disziplin:

Psychotherapie sollte auf eigenen Beinen stehen und keiner anderen Disziplin einverleibt werden.

Psychotherapie sollte sich selbst steuern und keinen methodologischen, institutionellen, administrativen und Ausbildungsregeln unterworfen werden, die ihr fremd sind.

Für Psychotherapeuten ist eine psychiatrische oder psychologische Ausbildung nicht hinreichend. Psychotherapeuten sollten eine spezifisch psychotherapeutische Ausbildung durchlaufen.

Literatur

Barkham M (1990) Research in individual therapy. In: Drained W (ed) Individual Therapy: A Handbook. Open University Press, Milton Keynes

Bowlby J (1969) Attachment and Loss: Vol I. Attachment. Hogarth Press, London

Davidson D (1963) Handlungen, Gründe und Ursachen. In: Davidson D (1990) Handlung und Ereignis. Suhrkamp, Frankfurt/Main, S. 19–42

Davidson D (1970) Geistige Ereignisse. In: Davidson D (1990) Handlung und Ereignis. Suhrkamp, Frankfurt/Main, S. 291–320

Decker H (1977) Freud in Germany. International University Press, Madison, CT

Eagle M (1987) Recent Developments in Psychoanalysis: A Critical Evaluation. Harvard University Press, Cambridge, MA

Edelson M (1987) Hypothesis and Evidence in Psychoanalysis. University of Chicago Press, Chicago

Ellenberger H (1970) The Discovery of the Unconscious. Basic Books, New York

Erwin E (1978) Behavior Therapy. Cambridge University Press, Cambridge

Fancher RE (1990) Pioneers of Psychology. W. W. Norton & Co, London

Feyerabend P (1976) Wider den Methodenzwang. Skizze einer anarchistischen Erkenntnistheorie. Suhrkamp, Frankfurt/Main (Orig.: Against method, 1970)

Frank J (1973) Persuasion and Healing. John Hopkins University Press, Baltimore

Griesinger W (1845) Pathologie und Therapie der psychischen Krankheiten. Adolf Krabbe, Stuttgart

Grünbaum A (1984) The Foundations of Psychoanalysis: A Philosophical Critique. University of California Press, Berkeley

Grünbaum A (1993) Validation in the Clinical Theory of Psychoanalysis: A Study in the Philosophy of Psychoanalysis. International Universities Press, Madison, CT

Habermas J (1970) Zur Logik der Sozialwissenschaften. Suhrkamp, Frankfurt/Main

Jaspers K (1973) Allgemeine Psychopathologie. Springer, New York

Kitcher P (1992) Freud's Dream: A Complete Interdisciplinary Science of the Mind. Bradfort/MIT, Cambridge, MA

Klein G (1976) Psychoanalytical Theory: An Exploration of Essentials. International Universities Press, New York

Kuhn T (1962) The Structure of Scientific Revolutions. University of Chicago Press, Chicago

Masterman M (1970) Die Natur eines Paradigmas. In: Lakatos I, Musgrave A (Hrsg) (1974) Kritik und Erkenntnisfortschritt. Vieweg, Braunschweig, S. 59

Matte Blanco I (1977) The Unconscious as Infinite Sets: An Essay in Bi-Logic. Duckworth, London

Murphy PM, Kramer D, Lilley FJ (1984) The relationship between curative factors perceived by patients in their psychotherapy and treatment outcome: an exploratory study. British Journal of Medical Psychology 57: 187–192

Nagel E (1959) Methodological issues in psychoanalytic theory. In: Hook S (ed) Psychoanalysis, Scientific Method and Philosophy. Transaction, London

O'Leary KD, Borkovek TD (1978) Conceptual, methodological and ethical problems of placebo groups in psychotherapy research. American Psychologist 33: 821–830

Popper K (1962) Conjectures and Refutations. Basic Books, New York

Ricoeur P (1970) Freud and Philosophy: An Essay on Interpretation. Yale University Press, New Haven

Robinson D (1981) An Intellectual History of Psychology. Macmillan, New York

Schafer R (1983) The Analytic Attitude. Hogarth Press, London

Szasz TS (1961) The Myth of Mental Illness. Hoeber-Harper, New York

Wittgenstein L (1953) Philosophical Investigations. Basil Blackwell, Oxford

Wittgenstein L (1966) Lectures and Conversations. Basil Blackwell, Oxford

Psychotherapie – eine eigenständige Disziplin?

Wilfried Datler und Ulrike Felt

1. Die Reichweite der Fragestellung

In den 80er und 90er Jahren hat in mehreren Ländern Europas die Diskussion um die gesetzliche Regelung von Psychotherapie zugenommen. Seither befassen sich Journalisten, Mitglieder verschiedener politischer Parteien, Vertreter diverser wissenschaftlicher Fächer, aber auch Repräsentanten anderer öffentlicher Institutionen oder privater Interessensvertretungen verstärkt mit Fragestellungen, die den Bereich der Psychotherapie betreffen. Dabei wird – vor allem in Österreich – immer häufiger die Frage gestellt, ob Psychotherapie als eine „eigenständige Disziplin" zu begreifen ist. Dies wird mitunter explizit, zumeist aber implizit thematisiert, wenn beispielsweise gefragt wird,

- ob die Psychotherapie-Landschaft nach wie vor in unzählige, voneinander weitgehend unabhängige Schulen und Methoden aufgesplittert ist, die nur marginal Kontakt untereinander halten, einander oft sogar bekämpfen und folglich ein äußerst inhomogenes Bild von Psychotherapie zeichnen;
- ob man es daher in der Suche nach „psychotherapeutischen Erkenntnissen" (etwa über die Entstehung bestimmter Krankheiten oder über die Dynamik zwischenmenschlicher Beziehungen) nach wie vor mit verschiedenen, oft kontroversiell gehaltenen Veröffentlichungen zu tun hat, die verdeutlichen, daß „die" Psychotherapieforscher nach wie vor weit davon entfernt sind, wissenschaftliche Erkenntnisse in schulenübergreifender Weise zu gewinnen und darzustellen;
- ob es wegen des Fehlens eines geschlossenen Auftretens „der" Psychotherapeuten nach wie vor unmöglich ist, Fragen der psychotherapeutischen Versorgung in verbindlicher Weise mit Psychotherapeutenvertretern zu verhandeln, die nicht bloß von einzelnen psy-

chotherapeutischen Institutionen, sondern vielmehr von „der" Psychotherapeutengemeinschaft schlechthin zu solchen Verhandlungen legitimiert wurde;
- oder ob all diese Diskussionen um „die" Psychotherapie nicht ohnehin hinfällig sind, da „Psychotherapie" als ein Teilbereich von Medizin, Psychologie oder Pädagogik begriffen werden müsse und „Psychotherapie" folglich auch nur bedingt als „etwas Eigenständiges" angesehen werden kann.

Wir werden im folgenden die Frage, ob und inwiefern Psychotherapie als eine eigenständige Disziplin begriffen werden kann, weitgehend unter dem Aspekt der Binnendifferenzierung von Wissenschaft verhandeln. Daß es sich dabei allerdings nicht nur um die Diskussion eines „akademischen" Problems handelt, verdeutlichen zumindest einige der eben angeführten Fragestellungen; denn sie machen darauf aufmerksam, daß mit dem Entscheid darüber, ob und inwiefern Psychotherapie als eine „eigenständige Disziplin" anerkannt werden kann, zahlreiche wissenschaftspolitische, standespolitische und versorgungspolitische Konsequenzen verknüpft sind. Erlangt die Psychotherapie den Status einer eigenständigen Disziplin, so kann sie sich in vielfacher Weise gegenüber anderen Disziplinen behaupten und in Belangen der psychotherapeutischen Forschung, Lehre und Praxis Wege einschlagen sowie Entscheidungen treffen, die von ihren „Ursprungsdisziplinen" über weite Strecken abgekoppelt sind.

Die Zuerkennung des Status einer „eigenständigen Disziplin" bedeutet zugleich, daß bestimmte Grenzziehungen akzeptiert und daß den Angehörigen einer Disziplin innerhalb dieser Grenzen primäre Gestaltungs- und Entscheidungskompetenzen eingeräumt werden. Über weite Strecken herrscht dann beispielsweise Konsens darüber,

- daß bestimmte Problemstellungen in den Zuständigkeitsbereich einer bestimmten Disziplin fallen;
- daß die Angehörigen dieser Disziplin eigenständig entscheiden können, mit welchen Methoden diese Problemstellungen zu bearbeiten sind;
- daß von den Angehörigen dieser Disziplin autonom festgelegt wird, welchen Qualitätskriterien solche Forschungsarbeiten entsprechen müssen, damit sie als wissenschaftliche Arbeiten akzeptiert und in entsprechend angesehenen Publikationsorganen veröffentlicht werden können;
- oder daß von der „scientific community" selbst zu entscheiden ist, auf welchem Weg jemand zu einem Mitglied avanciert, welcher Expertenstatus einzelnen Mitgliedern dieser „scientific community" in der

Folge zuerkannt wird und welche Mitglieder legitimiert werden, die Disziplin nach außen zu vertreten.

Werden solche Gestaltungs- und Entscheidungskompetenzen mit all der damit verbundenen Definitionsmacht wahrgenommen, so führt dies zur Festigung von bestehenden sowie zum Ausbau von disziplinären Strukturen, die über die Zeit hinweg relativ stabil und nur schwer auflösbar sind. Diese disziplinären Strukturen geben den Angehörigen einer etablierten Disziplin ein gewisses Maß an Sicherheit und klarer Orientierung, da über weite Strecken innerhalb dieser Strukturen darüber entschieden (oder zumindest mitentschieden) wird, wie bestimmte Konfliktfälle behandelt, vorhersehbare Karrierewünsche erfüllt oder vorhandene Ressourcen verteilt werden. In diesem Sinn kann die Gemeinschaft einer etablierten Disziplin beispielsweise auf einen breiten „pool of peers" zurückgreifen, wenn es etwa zu begutachten gilt, ob bestimmte Ausbildungen als abgeschlossen gelten können; ob Graduierungsarbeiten (z. B. Habilitationsschriften) angenommen werden sollen; in welchen etablierten Publikationsorganen welche Manuskripte erscheinen können; welche institutionell verankerte Posten und Funktionen geschaffen sowie mit welchen Personen diese besetzt werden sollten; oder wie eine Verteilung von Forschungsgeldern aussehen könnte.

Fällt in den Zuständigkeitsbereich einer Disziplin auch das Angebot bestimmter Dienst- oder Versorgungsleistungen (und Versorgungsleistungen haben Psychotherapeuten jedenfalls zu erbringen), dann können Vertreter etablierter Disziplinen zumeist auch selbst Fragen entscheiden oder zumindest mitentscheiden, welche die „Regulierung des Marktes" betreffen. Innerhalb der eigenen disziplinären Strukturen wird dann (vor)entschieden, wer bestimmte Versorgungsleistungen erbringen darf; welche Qualitätsansprüche dabei erfüllt werden müssen; oder wer berechtigt ist, mit öffentlichen Einrichtungen (wie zum Beispiel mit Sozialversicherungsträgern) Honorierungsfragen zu klären.

Mit diesen ersten, knappen Bemerkungen können wir lediglich andeuten, inwiefern der Frage nach dem „disziplinären Status" von Psychotherapie zahlreiche weitere Fragen mit erheblicher Reichweite inhärent sind. Der Vielgestaltigkeit dieser Fragen entspricht die Vielgestaltigkeit der Motive, in denen einschlägige Diskussionen über die Disziplinarität eines bestimmten Fachgebietes wurzeln. Macht- und standespolitische Motive sind dabei an prominente Stelle zu reihen. Im folgenden werden wir daher zunächst daran erinnern, daß die jüngere Diskussion um den disziplinären Status von Psychotherapie nicht zuletzt dadurch angestoßen wurde, daß Vertreter bestimmter (anderer) Disziplinen wiederholt die Auffassung vertraten bzw. vertreten, daß Psychotherapie als ein Teilbereich ihres Faches angesehen werden müsse (Kapitel 2). Im Anschluß daran werden wir die Frage aufgreifen, wie einige solcher Kriterien aussehen, die eine entscheidende Rolle spielen, wenn einem Fachbereich der Status einer Disziplin zuerkannt werden kann. Unbeschadet der Tatsache, daß in unseren Vorbemerkungen schon ein bestimmtes Vorverständnis von Disziplin zum Ausdruck kommt, wird zu bedenken sein, daß der Begriff der Disziplin ein Konstrukt bezeichnet, dem in verschiedenen Diskussionszusammenhängen äußerst unterschiedliche Bedeutung zugeschrieben wird. Die Präzisierung von zwei Bündeln von Kriterien (Kapitel 3) wird die Möglichkeit eröffnen, in einem ersten Durchgang konkret zu prüfen, inwiefern Psychotherapie als eine eigenständige Disziplin begriffen werden kann (Kapitel 4). Schließen werden wir mit einer zusammenfassenden Gesamteinschätzung, in der wir ausdrücklich die Frage aufgreifen werden, ob aus unserer Sicht und basierend auf den bis dahin angeführten Kriterien und empirischen Befunden Psychotherapie „bloß" als eine Ansammlung von verschiedenen Teilgebieten etablierter Disziplinen oder aber als eine „eigenständige Disziplin" zu begreifen ist (Kapitel 5). (In all unseren Ausführungen werden wir primär auf österreichische Gegebenheiten Bezug nehmen.)

2. Exemplarisches zur Behauptung, Psychotherapie stelle ein Teilgebiet von bereits bestehenden Disziplinen dar

In jüngeren fachwissenschaftlichen Diskussionen weisen Vertreter einzelner wissenschaftlicher Disziplinen immer wieder darauf hin, daß Psychotherapie als ein Teilbereich ihrer Disziplin zu begreifen ist. Bevor wir uns ausdrücklich der Frage zuwenden wollen, ob (bzw. inwiefern) dem Fachbereich der Psychotherapie im Gegensatz dazu der Status einer eigenständigen Disziplin zugesprochen werden kann, wollen wir zunächst verdeutlichen, mit welchen Argumenten aus der Sicht bereits bestehender Disziplinen die These von der Zugehörigkeit der Psychotherapie zu ihnen begründet wird bzw. begründet werden kann.

1. *Mediziner* betonen etwa, daß Psychotherapie im Regelfall mit dem Anspruch des Heilens verfolgt wird und Heilbehandlungen jedenfalls dem Aufgabengebiet der Medizin zuzurechnen wären (vgl. Petutschnig,

1990, S. 18; Pakesch, 1990). Mediziner weisen weiters darauf hin, daß zahlreiche Vertreter ihrer Disziplin als Psychotherapeuten tätig seien (man denke in diesem Zusammenhang etwa an die Untersuchung von Jandl-Jager et al., der entnommen werden kann, daß 1985 etwa 20% aller in Österreich tätigen Psychotherapeuten dem Berufsstand der Ärzte angehörten; vgl. Stumm und Jandl-Jager, 1988, S. 72). Mediziner könnten überdies auf das Faktum verweisen, daß die ersten österreichischen Universitätsinstitute, die explizit der wissenschaftlichen Beschäftigung mit Psychotherapie gewidmet waren, an Medizinischen Fakultäten eingerichtet wurden (man nehme als Beispiel die Einrichtung des Instituts für Tiefenpsychologie und Psychotherapie an der Medizinischen Fakultät der Universität Wien im Jahre 1971; vgl. Becker und Reiter, 1977, S. 7). Und sie könnten überdies herausstreichen, daß viele Gründungsväter der Psychotherapie – man denke etwa an Freud, Adler oder Jung – im Zuge ihrer Versuche, als Ärzte heilend tätig zu sein, damit begannen, psychotherapeutische Methoden zu entwickeln.

2. *Psychologen* weisen ihrerseits wiederholt darauf hin, daß sich Psychotherapie durch den Einsatz von „psychologischen Mitteln" (vgl. Strotzka, 1978b, S. 4) auszeichne, daß die Erforschung des Zusammenhangs zwischen dem Einsatz von „psychologischen Mitteln" und der Veränderung von Persönlichkeitsstrukturen Gegenstand von Psychologie sei und daß Psychotherapie deshalb dem Gegenstandsbereich der Psychologie zugerechnet werden müßte (vgl. Grawe et al., 1994, S. 17 ff.). Zur Stützung dieser Behauptung könnte der Umstand ins Treffen geführt werden, daß bedeutsame psychotherapeutische Ansätze wie etwa jene der Verhaltenstherapie oder der personenzentrierten Psychotherapie von Wissenschaftlern begründet wurden, die der akademischen Psychologie angehörten (vgl. Schorr, 1984). Seit der Etablierung der „Klinischen Psychologie" würde sogar eine eigens ausgewiesene Sub-Disziplin der Psychologie existieren, in der die professionelle Beschäftigung mit Psychotherapie angesiedelt sei; und die darin zum Ausdruck kommende Verankerung von Psychotherapie innerhalb der Psychologie spiegle sich auch darin, daß ein Gutteil der Psychotherapie-Forschung von Psychologen betrieben und publiziert werde (Grawe et al., 1994, S. 19 ff.; vgl. auch Springer-Kremser et al., 1994, S. 33).

3. *Pädagogen* wiederum argumentieren, daß sich Pädagogik als wissenschaftliche Disziplin nicht bloß mit Schule und primär auch gar nicht mit der Frage der Anpassung von Kindern an bestehende gesellschaftliche Verhältnisse befasse, sondern mit dem Problem der Förde-

rung der Entwicklung und Persönlichkeitsentfaltung von Kindern, Jugendlichen und Erwachsenen durch die Ausgestaltung von Interaktion und Kommunikation schlechthin. Aus dieser Sicht sei Psychotherapie innerhalb des Gegenstandsbereiches der Pädagogik angesiedelt; zumal sich Heilpädagogik als Spezialdisziplin von Pädagogik ja ausdrücklich mit jenen „heilenden" Formen der Interaktion und Kommunikation befasse, zu denen auch die Interaktions- und Kommunikationsformen der Psychotherapie zählen (vgl. Solarova, 1971; Datler, 1995). Bezeichnenderweise wären ja auch bedeutende Pioniere der Psychotherapie wie Anna Freud, August Aichhorn oder Oskar Spiel aus der Pädagogik gekommen; und gerade heute werde an erziehungswissenschaftlichen Instituten weit mehr Lehre und Forschung von Psychotherapeuten geleistet und auf Psychotherapie bezogen, als mitunter gemeint wird (ÖPG 1989; vgl. auch Springer-Kremser et al., 1994, S. 33). Daß Psychotherapie nicht außerhalb, sondern innerhalb des Gesamtrahmens von Pädagogik angesiedelt sei, erkenne man schließlich daran, daß ja auch ein Teil der psychotherapeutischen Versorgung von pädagogischen Einrichtungen (wie etwa den Sozialpädagogischen Beratungsstellen der Gemeinde Wien) geleistet würde.

Zu diesen Positionsbeschreibungen ist freilich zweierlei festzuhalten: a) Sie sind lediglich exemplarischer Natur; und b) sie können ohne weitere Denkanstrengung nicht gegeneinander abgewogen werden.

ad a) Die skizzierten Positionsbeschreibungen enthalten beispielsweise keine Hinweise darauf, inwiefern auch Vertreter anderer Disziplinen die Auffassung vertreten, Psychotherapie sei ein Teil ihres Faches bzw. wurzle in diesem. Wir stellen auch nicht dar, welche Gegenargumente von Psychotherapeuten oder von Vertetern anderer etablierter Disziplinen vorgetragen werden, wenn Vertreter einer Disziplin behaupten, Psychotherapie sei innerhalb ihrer Disziplin angesiedelt und somit Teil ihres Faches. Denn wir wollen zunächst bloß verdeutlichen, daß Vertreter verschiedener etablierter Disziplinen mit „guten Argumenten" die Zugehörigkeit der Psychotherapie zu ihrem Fach begründen und begründen können. Dies bedeutet allerdings, daß im folgenden die Frage, ob Psychotherapie als eine eigenständige Disziplin zu begreifen sei, unter Bedachtnahme darauf zu diskutieren ist, daß im Anschluß an die eben skizzierten Positionen alternativ behauptet werden könnte, Psychotherapie sei „bloß" eine Ansammlung von verschiedenen Teilgebieten etablierter Disziplinen, keineswegs aber eine „eigenständige Disziplin". Darauf wird zurückzukommen sein.

ad b) Darüber hinaus kommen in den skizzierten Argumentationsfiguren, mit denen die Zugehörigkeit der Psychotherapie zu bereits etablierten Disziplinen begründet wird, äußerst unterschiedliche Kriterien zum Tragen, nach denen zwischen einer „eigenständigen Disziplin" und einem „nicht-eigenständigen Teilgebiet einer bereits etablierten Disziplin" unterschieden wird. Ob die angeführten Argumente „gut" und somit stichhaltig sind, hängt folglich davon ab, ob man die entsprechenden Kriterien, auf welche sich diese Argumente beziehen, als gut begründet anerkennen kann. In den meisten einschlägigen Darstellungen wird aber gar nicht der Versuch gemacht, Kriterien dieser Art explizit zu benennen oder deren Wahl gar zu begründen. Deshalb wollen wir uns ausdrücklich der Frage zuwenden, welche Kriterien wir im folgenden bemühen wollen, wenn wir der Frage nach dem disziplinären Status von Psychotherapie nachgehen werden.

3. Der Versuch einer Annäherung an den Begriff einer „eigenständigen Disziplin"

Allem Anschein nach stoßen Wissenschaftler selten auf Probleme, wenn sie in ihrem Alltag zwischen Disziplinen und Nicht-Disziplinen unterscheiden. Wenn jedoch explizit gefragt wird, was denn eine Disziplin auszeichnet, dann werden – wie Sammelbände oder Übersichtsarbeiten zeigen – äußerst unterschiedliche Antworten gegeben (vgl. Reiter und Becker, 1977; Kocka, 1987; Becher, 1989, S. 19 ff.). Der Begriff der Disziplin ist demnach alles andere als „straightforward": Er läßt vielmehr Interpretations- und Entscheidungsspielräume offen, die stets genützt werden können, wenn darüber verhandelt wird, ob oder inwiefern einem bestimmten Fachbereich der Status einer Disziplin zugestanden werden soll.

In unserer Annäherung an den Begriff einer „eigenständigen Disziplin" nehmen wir eine weitverbreitete Auffassung zum Ausgangspunkt (vgl. Krüger, 1987, S. 111 ff.; Becher, 1989, S. 20), welche besagt: Eine etablierte Disziplin kann dadurch bestimmt und von anderen Disziplinen präzise abgegrenzt werden, daß man

- den Gegenstand, die Methoden und das forschungs- und praxisleitende Interesse dieser Disziplin definiert
- und beschreibt, inwiefern andere Disziplinen von anderen Gegenständen handeln, mit anderen Methoden betrieben werden und anderen erkenntnis- und forschungsleitenden Interessen folgen.

Nun herrscht in der Tat weitgehend Übereinkunft darüber, daß sich Disziplinen „um Gegenstandsbereiche und Problemstellungen herum (bilden)" (Stichweh, 1994, S. 18) und daß sie über den Einsatz bestimmter Methoden speziellen leitenden Interessen folgen. Werden einzelne Tätigkeiten einer bestimmten Disziplin zugeordnet, so kann zumeist auch beschrieben werden, inwiefern diese Tätigkeiten dem Gegenstandsbereich einer Disziplin entsprechen und inwiefern sie kompatibel sind mit bestimmten methodischen Kriterien und leitenden Interessen, die auch von anderen Vertretern dieser Disziplin für verbindlich gehalten werden.

Will man in diesem Sinn, um ein Beispiel zu geben, Medizin als Disziplin charakterisieren, so könnte man ihren Gegenstand mit dem Hinweis umreißen, Medizin handle von Krankheit, Heilung und Gesundheit. Ihr praxis- und erkenntnisleitendes Interesse wäre das der Heilung. Und mit einigem Aufwand ließe sich wohl auch ein Kanon an methodischen Prinzipien angeben, nach denen medizinisches Handeln heute gestaltet wird, wobei diese Prinzipien über weite Strecken an Kriterien und Ergebnissen des empirisch-statistischen bzw. neuzeitlich-naturwissenschaftlichen Forschens und Arbeitens orientiert wären.

Versuche, eine Disziplin lediglich auf diese Weise zu charakterisieren, von anderen abzugrenzen und somit zugleich als eigenständig auszuweisen, sind allerdings mit zahlreichen Problemen verbunden. Einige dieser Probleme hängen nach Krüger (1987, S. 111 ff.) mit dem Umstand zusammen, daß im Regelfall weitere wissenschaftliche Aktivitäten und Praxisformen angeführt werden können, die zwar solchen Charakteristika einer bestimmten etablierten Disziplin entsprechen, gleichzeitig aber nicht dieser Disziplin zugerechnet werden.

Im Beispiel gesprochen: Jährlich erscheinen zahlreiche heilpädagogische Arbeiten, die von der Förderung „verhaltensgestörter Kinder" handeln, deren Symptomatik – etwa nach dem Diagnoseschema ICD 9 – psychopathologischen Charakter hat. Die Förderung dieser Kinder erfolgt in der Absicht, diese Symptomatik zu lindern, sodaß diese Förderung auf Heilung abzielt; und die Methode, nach der diese Arbeit dokumentiert und analysiert wird, entspricht wissenschaftlichen Kriterien, nach denen beispielsweise auch in der Kinder- und Jugendpsychiatrie gearbeitet wird. Dennoch behaupten weder die publizierenden Heilpädagogen, noch etwaige Mediziner, daß es sich bei diesen Arbeiten um medizinische Arbeiten handle. Und im Regelfall würde man mit diesen Arbeiten auch dann kaum „punkten" können, wenn man an einer medizinischen Fakultät eine Habilitation anstrebt oder sich an einer medizinischen Einrichtung um eine Planstelle bewerben möchte (was dann

z. B. damit begründet werden könnte, daß besagte heilpädagogische Arbeiten in medizinischen Fachzeitschriften nicht rezipiert werden und folglich auch nicht ins Gewicht fallen).

In vergleichbarer Weise könnte man darauf hinweisen, daß sich Soziologen mitunter dem Thema „Schule" zuwenden , um – den Kriterien empirischer Forschung folgend – zu untersuchen, welche Rahmenbedingungen von Schule als lernfördernd begriffen werden können, ohne daß sie deshalb auch schon der Disziplin der Pädagogik zugerechnet würden.

Es wäre nicht schwierig, weitere Beispiele dieser Art anzuführen. Sie alle verweisen auf ein wesentliches Moment: Damit es zur Konstituierung eines Fachbereiches kommt, der etwa so wie die Soziologie, Medizin, Pädagogik, Psychologie, Pharmazie etc. als eine eigenständige Disziplin gilt, bedarf es nicht bloß einer größeren Gruppe von Menschen, die sich nach bestimmten Methoden mit einem speziellen Gegenstandsbereich befaßt, um dabei spezifischen erkenntnis- und praxisleitenden Interessen zu folgen. Prozesse der Etablierung von Disziplinen bedürfen vielmehr darüber hinausgehender Prozesse der sozialen Differenzierung, die bestimmte Institutionalisierungen hervorbringen, welche von maßgeblichen Vertretern bereits bestehender Disziplinen, von gesetzgebenden Gremien, von politischen Entscheidungsträgern etc. explizit oder implizit anerkannt, mitgetragen und mitgestaltet werden. Diese Prozesse der sozialen Differenzierung und Institutionalisierung, so kann in Anknüpfung an Stichweh (1994, S. 17) und Lepenies (1981, S. 1) festgehalten werden, führen zumindest zu viererlei:

– zur Herausbildung eines bestimmten *Wissens,* das von den Angehörigen einer Disziplin als verbindlich angesehen wird, das in speziellen Lehrbüchern oder Handbüchern öffentlich einsehbar zur Darstellung gelangt und dem auch außerhalb der eigenen Disziplin der Charakter der Sinnhaftigkeit und Wissenschaftlichkeit nicht abgesprochen wird;
– zur Etablierung ausmachbarer *Kommunikationsstrukturen,* in welche jene Personen, die einer Disziplin angehören, eingebunden sind;
– zur Schaffung disziplinenspezifischer Sozialisationsprozesse, nach denen künftige Angehörige einer Disziplin selektiert und an bestimmte disziplinenspezifische Standards herangeführt werden; sowie
– zum (zumindest beginnenden) Vollzug der historischen Rekonstruktion der Entstehungs- und Entwicklungsgeschichte einer Disziplin, die den Angehörigen dieser Disziplin ein gemeinsam geteiltes Gefühl der „historischen Identität" (Felt et al., 1995, S. 172) und nach außen

den Eindruck einer weit zurückreichenden Stabilität und Kohärenz dieser Disziplin vermittelt.

Solche Prozesse der sozialen Differenzierung und Institutionalisierung führen häufig dazu, daß bestimmte Aktivitäten und Kommunikationszusammenhänge, die zunächst in einer etablierten Disziplin oder in mehreren etablierten Disziplinen verankert sind, herausgelöst und neu organisiert werden. Dies bedeutet, daß sich neue, eigenständige Disziplinen aus einer oder aus mehreren bereits bestehenden, etablierten Disziplinen gleichsam herausschälen. Solche Prozesse sind keineswegs selten. Exemplarisch kann verwiesen werden: auf die Herauslösung der wissenschaftlichen Pädagogik aus der Philosophie; auf die Herauslösung der Physik aus der Naturlehre des 18. Jahrhunderts, in der auch die späteren Disziplinen der Chemie, der Mathematik, der Mineralogie und der Meteorologie wurzeln; oder auf die Herauslösung der Molekularbiologie aus der Biologie und Physik (vgl. Krüger, 1987, S. 116 ff.; Joos, 1987, S. 149; Stichweh, 1994, S. 135 ff.).

Im Anschluß an das bisher Skizzierte ist somit zu fragen, *ob es Anzeichen dafür gibt, daß sich Psychotherapie über die Herauslösung aus bestehenden Disziplinen wie jenen der Medizin, Psychologie oder Pädagogik als eigenständige Disziplin etabliert hat bzw. ob sie sich soeben in einem bestimmten Stadium eines solchen Etablierungsprozesses befindet.*

Diese Frage könnte man beantworten, wenn geprüft worden ist, inwiefern in Bezug auf Psychotherapie zweierlei angegeben werden kann:

1. Gegenstand, Methoden sowie praxis- und erkenntnisleitende Interessen; sowie
2. die Existenz eines anerkannten Wissensbestandes; die Existenz ausmachbarer Kommunikationsstrukturen; die Existenz disziplinspezifischer Sozialisations- und Selektionsprozesse; sowie zumindest der Beginn einer historischen Rekonstruktion der Entstehungs- und Entwicklungsgeschichte von Psychotherapie.

4. Psychotherapie – eine „eigenständige Disziplin"?

Unter besonderer Bezugnahme auf die spezifischen Gegebenheiten Österreichs wollen wir nun fragen, ob und inwiefern der Fachbereich der Psychotherapie jenen Kriterien genügt, die wir soeben in den Punkten (1.) und (2.) zusammenfassend referiert haben.

Dabei wird zu berücksichtigen sein, daß dem Fachbereich der Psychotherapie der Status der Eigenständigkeit immer wieder mit dem

Hinweis darauf abgesprochen wird, daß die „weite Landschaft der Psychotherapie" ja in zahlreiche Schulen aufgesplittert ist, die oft nur marginal Kontakt untereinander halten und einander oft sogar bekämpfen. Dem könnte man entgegenhalten, daß ja auch in zahlreichen etablierten Disziplinen einzelne Traditionen und Subdisziplinen ausgemacht werden können, die unterschiedlichen „paradigmatischen Annahmen" folgen, zwischen denen es oft nur wenige „kommunikative Verbindungen" gibt und die einander konkurrieren (vgl. Reiter und Becker, 1977; Stichweh, 1994, S. 19 f.). Doch darf dies nicht darüber hinwegtäuschen, daß psychotherapeutische Schulen über weite Strecken ja unabhängig voneinander entstanden sind und daß wir daher hier die Frage zu diskutieren haben, ob sich jenseits der „Existenz" einzelner etablierter psychotherapeutischer Schulen eine umfassender gehaltene Disziplin der Psychotherapie ausmachen läßt, als deren Subdisziplinen sich einzelne psychotherapeutische Schulen gegebenenfalls begreifen lassen.[1]

4.1. Über Gegenstand, Methoden sowie praxis- und erkenntnisleitende Interessen von Psychotherapie

4.1.1. Einschlägige Darstellungen von Psychotherapie verweisen auf eine weithin geteilte Vorstellung vom *Gegenstand* von Psychotherapie. Unter Psychotherapie werden demnach Formen der wissenschaftlich fundierten Heilbehandlung verstanden, die sich primär und gezielt „an die Psyche anderer Menschen" in der Absicht richtet, über die Ausgestaltung von Kommunikation und Interaktion ausmachbare Symptome, Persönlichkeitsstrukturen und/oder Leidenszustände zu lindern oder aufzulösen, denen Krankheitswertigkeit zugeschrieben wird (vgl. Strotzka, 1978b, S. 4; PthG 1990, S. 87; Meyer et al., 1991, S. 24 f.; Datler, 1995, S. 229).

---

[1] Auch diese Frage bedürfte dann einer subtilen Diskussion, da sich manche „Schulen" der Psychotherapie nicht bloß als psychotherapeutische Schulen begreifen. So ist zum Beispiel daran zu erinnern, daß sich die Gemeinschaften der Psychoanalytiker oder der Individualpsychologen seit jeher auch mit nicht-psychotherapeutischen pädagogischen oder kulturtheoretischen Fragestellungen befassen und immer wieder betonen, daß es reduktionistisch wäre, in der Psychoanalyse oder in der Individualpsychologie bloß Spielarten von Psychotherapie zu sehen (vgl. Muck und Trescher, 1993; Mertens, 1994, S. 41 ff.; Datler, 1995; Figdor, 1995).

Forschungen oder Publikationen über Psychotherapie handeln im
Regelfall von einzelnen Aspekten dieses Gegenstandes oder von Fragestellungen, die diesen Gegenstand zumindest mittelbar berühren.

4.1.2. Das dominante *praxis- und erkenntnisleitende Interesse* von Psychotherapie ist folglich das der Heilung, sofern dieser Prozeß der Heilung durch eine Form der zwischenmenschlichen Praxisgestaltung angeregt oder gefördert wird, die der referierten Gegenstandsbestimmung
von Psychotherapie entspricht.

4.1.3. Dieser Gegenstandsbestimmung ist auch ein erster Hinweis
auf die *Methoden* von Psychotherapie zu entnehmen, sofern darunter die
Methoden der psychotherapeutischen Praxisgestaltung verstanden werden. Im Unterschied zu organmedizinischen Behandlungsverfahren
zeichnen sich nämlich die Arbeitsweisen der wissenschaftlich anerkannten psychotherapeutischen Ansätze und Schulen dadurch aus, daß in wissenschaftlich fundierter Weise versucht wird, die Psyche (d. h. das Erleben, Fühlen, Reflektieren, Neubewerten, Erinnern etc.) von Menschen
in der Absicht anzusprechen, Veränderungen im Bereich des Psychischen anzuregen oder zu unterstützen, die unmittelbar mit der Linderung oder Auflösung bestimmter Symptome, Persönlichkeitsstrukturen
und/oder Leidenszustände einhergehen oder solche zur Folge haben.
  Darüber hinaus lassen sich seit etwa zwei Jahrzehnten verstärkt Publikationen ausmachen, in denen Forschungsmethoden vorgestellt und
diskutiert werden, nach denen psychotherapeutische Fragestellungen
wissenschaftlich untersucht werden. Das Spektrum dieser Forschungsmethoden ist breit und beinhaltet Methoden der qualitativen Einzelfallforschung ebenso wie Methoden der empirisch-statistischen Psychotherapieforschung oder der Metaanalyse vorliegender Einzelstudien
(vgl. z. B. Fischer, 1989, Rudolf, 1991, Grawe et al., 1994, Mertens,
1994).

4.2. *Über disziplinenkonstituierende Momente, die das*
Ergebnis von spezifischen Prozessen der sozialen
Differenzierung und Institutionalisierung darstellen

4.2.1. Im Sinne des oben Skizzierten gilt es zunächst zu fragen, ob sich
ein bestimmter *psychotherapeutischer Wissensbestand* ausmachen läßt, der
von Psychotherapeuten als verbindlich angesehen wird, der in speziellen Lehrbüchern oder Handbüchern zur Darstellung gelangt und dem

auch außerhalb der eigenen Disziplin der Charakter der Sinnhaftigkeit und Wissenschaftlichkeit zugesprochen wird.

Soll dieser Wissensbestand, so kann ergänzt werden, bezeichnend sein für Psychotherapie als einer eigenständigen Disziplin, so dürfte dieser Wissensbestand nicht bloß schulenspezifisch in einzelnen Veröffentlichungen über Psychoanalyse, Individualpsychologie, Verhaltenstherapie etc. zur Darstellung gelangen. Denn die Existenz von getrennt erschienenen Lehrbüchern über einzelne Schulen stellt kein Indiz für die Etabliertheit einer etwaigen Gesamtdisziplin Psychotherapie dar.

Tatsächlich existieren aber spezielle Lehrbücher und Handbücher, in denen verschiedene psychotherapeutische Schulen gemeinsam dargestellt werden (z. B. Strotzka, 1978a; Corsini, 1983; Stumm und Wirth, 1994); in denen Bezüge und Verknüpfungen zwischen einzelnen psychotherapeutischen Ansätzen hergestellt werden (z. B. Wachtel, 1981; Reinelt und Datler, 1989); in denen herausgestrichen wird, daß in verschiedenen Psychotherapieformen bestimmte „unspezifische Wirkfaktoren der Psychotherapie" in schulenübergreifender Form zum Tragen kommen (Huf, 1992); oder in denen an einer psychotherapeutischen Rahmentheorie gearbeitet wird, innerhalb welcher die Unterschiede und Gemeinsamkeiten einzelner psychotherapeutischer Schulen auf einer allgemeineren Ebene präzisiert werden können (Datler und Reinelt, 1989).

Weiters beschreiben lehrbuchartige Darstellungen in schulenübergreifender Form die psychotherapeutische Arbeit mit einzelnen Patientengruppen (z. B. Reinelt et al., 1995); rechtliche Grundlagen von Psychotherapie (z. B. Kierein et al., 1991); wissenschaftstheoretische und andere Grundlagen der Psychotherapie (z. B. Strotzka, 1978a); oder die Lage der Psychotherapie in einzelnen Regionen (z. B. Wittchen und Fichter, 1980; Jandl-Jager und Stumm, 1988; Springer-Kremser et al., 1994). Überdies sind 1995 die ersten Bände einer Lehrbuchreihe erschienen, in der jene Lehrinhalte zur Darstellung gelangen, die nach dem österreichischen Psychotherapiegesetz für das psychotherapeutische Propädeutikum vorgeschrieben sind (PthG 1990, S. 88 ff.; Sonneck, 1995).

Diese Lehr- und Handbücher finden in psychotherapeutischen Ausbildungsgängen, darüber hinaus aber auch in universitären Lehrveranstaltungen Verwendung, die von Psychotherapie handeln. Daß ihnen Sinnhaftigkeit und Wissenschaftlichkeit nicht nur in psychotherapeutischen Kreisen zugesprochen wird, ist daran abzulesen, daß Veröffentlichungen wie die eben erwähnten in renommierten Wissenschaftsverlagen erscheinen, nicht nur in psychotherapeutischen Fachzeitschriften rezensiert werden und überdies von wissenschaftlichen Bibliotheken angekauft werden, die nicht bloß dem Themenschwerpunkt „Psychotherapie" gewidmet sind.

4.2.2. Nun zur Frage, ob es in institutionalisierter Form *ausmachbare Kommunikationsstrukturen* gibt, in welche jene Personen, die einer etwaigen Disziplin Psychotherapie angehören, eingebunden sind, sodaß eine eigenständige „*community of psychotherapists*" ausgemacht werden kann.

Sollen diese Kommunikationsstrukturen einen Hinweis darauf geben, daß Psychotherapie als eigenständige Disziplin verstanden werden kann, so dürfen sich solche institutionalisierten Kommunikationsstrukturen nicht auf die Existenz von psychotherapeutischen Vereinen beschränken, die sich ausschließlich mit jeweils einem speziellen psychotherapeutischen Ansatz beschäftigen und die darüber hinaus in keine gemeinsam geteilten Kommunikationsstrukturen eingebunden sind. Denn die Existenz von getrennt arbeitenden Psychotherapievereinen stellt sicherlich noch kein Indiz für die Etabliertheit einer etwaigen Gesamtdisziplin Psychotherapie dar.

Lassen sich in der bestehenden Psychotherapielandschaft übergreifende Kommunikationsstrukturen einer „community of psychotherapists" ausmachen? Und wenn ja, kann die Existenz solcher Kommunikationsstrukturen – ähnlich wie es bei anderen etablierten Disziplinen der Fall ist – nach den Gesichtspunkten (1.) der Existenz *wissenschaftlicher Kommunikationsstrukturen,* (2.) der *legistischen Verankerung* von Psychotherapie und (3.) der Etablierung eines *eigenständigen Psychotherapeuten-Standes* geordnet und dargestellt werden?

1. Zunächst zur Frage, ob sich in Sachen Psychotherapie schulenübergreifende wissenschaftliche Kommunikationsstrukturen ausmachen lassen, denen ein gewisses Maß an Institutionalisiertheit und Eigenständigkeit zugeschrieben werden können. Solche Kommunikationsstrukturen existieren:

a) Neben zahlreichen etablierten, regelmäßig erscheinenden psychotherapeutischen *Fachzeitschriften,* in denen über einzelne psychotherapeutische Schulen und Ansätze publiziert wird und in denen psychotherapeutische Zeitschriften anderer Schulen mitunter ausführlich rezensiert werden (etwa in der Zeitschrift für Individualpsychologie), gibt es einige wissenschaftliche Fachzeitschriften, die keine schulenspezifische Ausrichtungen aufweisen. In manchen dieser Zeitschriften kommt

– zumindest dem Titel nach – die Verklammerung der Psychotherapie mit anderen bestehenden Disziplinen zum Ausdruck (man denke an die Zeitschriften „Psychotherapie, Psychosomatik, Medizinische Psychologie" oder „Ärztliche Praxis und Psychotherapie"). Darüber hinaus wurden gerade in jüngerer Zeit neue Psychotherapie-Zeitschriften gegründet, die keine schulenspezifische Ausrichtung aufweisen und die auch im Titel keine Anbindung an andere Disziplinen zum Ausdruck bringen („Psychotherapie Forum", „Der Psychotherapeut", „Psychotherapeutin").[2]

b) Weiters ist die Abhaltung von *wissenschaftlichen Kongressen und Tagungen* über Psychotherapie fest etabliert. Diese Tradition läßt sich bis in die ersten Jahrzehnte unseres Jahrhunderts zurückverfolgen, doch werden vor allem in den letzten Jahrzehnten vermehrt Kongresse und Tagungen veranstaltet, die nicht bloß der wissenschaftlichen Diskussion einzelner psychotherapeutischer Schulen gewidmet sind. In Österreich ist diesbezüglich etwa zu denken an die Fachtagungen des seinerzeitigen Dachverbandes Österreichischer Psychotherapeutischer Vereinigungen (vgl. Sonneck 1989, 1990), an die Goldegger Psychotherapiewochen des „Österreichischen Arbeitskreises für Gruppentherapie und Gruppendynamik" oder an die „Integrativen Seminare für Psychotherapie" in Bad Gleichenberg (1994 fanden diese Seminare zum 25. Mal statt).

c) Schließlich ist die Einrichtung von *Forschungsinstitutionen und die Bereitstellung von Forschungsgeldern* zu erwähnen, die exklusiv der wissenschaftlichen Bearbeitung von psychotherapeutischen Fragestellungen gewidmet sind: Der Österreichische Bundesverband für Psychotherapie

---

[2] Daß die genannten Fachzeitschriften als schulenübergreifend bedeutsame „Kommunikationsorgane" der „Gemeinschaft der Psychotherapeuten" zu begreifen sind, kommt nicht zuletzt darin zum Ausdruck, daß in diesen Zeitschriften seit einiger Zeit auch „Meta-Analysen" veröffentlicht werden, in denen Psychotherapeuten die Inhalte dieser Psychotherapie-Zeitschriften in schulübergreifend-vergleichender Weise analysieren. Dabei haben Reiter (1995) sowie Buchholz und Reiter (1996) bemerkenswerterweise gezeigt, daß sich in verschiedenen, voneinander unabhängig erscheinenden Zeitschriften ähnliche Charakteristika und Entwicklungstendenzen ausmachen lassen, welche die Präsentation von Fallmaterialien sowie die verstärkte Rezeption von Ergebnissen der empirischen Psychotherapieforschung betreffen. Dies stützt nochmals in spezifischer Weise die These von der Existenz schulenübergreifender wissenschaftlicher Kommunikationsstrukturen, als deren Teil die erwähnten Fachzeitschriften zu begreifen sind.

hat ein „Forschungsinstitut für Psychotherapie" gegründet; der Psychotherapiebeirat hat gem. § 21 des Psychotherapiegesetzes (PthG 1990,
S. 103) einen Wissenschaftsausschuß eingerichtet; und im Wissen-
schaftsministerium wurde ein eigener Bugetposten zur Finanzierung
von Psychotherapieforschung sowie eine spezielle Schriftenreihe
„Beiträge zur Psychotherapieforschung" geschaffen. Freilich wurde bislang keine österreichische Universitätseinrichtung für Psychotherapie
außerhalb der institutionalisierten Formen anderer bestehender Disziplinen gegründet (die Klinik für Tiefenpsychologie und Psychotherapie
der Universität Wien ist beispielsweise Teil der medizinischen Fakultät);
doch ist auch diesbezüglich die Etablierung einer entsprechenden Einrichtung in Sicht: Es ist nämlich geplant, das „Senatsinstitut für Zwischenmenschliche Kommunikation der Universität Innsbruck" so um-
zubenennen, daß dieses Senatsinstitut den Begriff „Psychotherapie" in
seinem Namen führt. Wird dies realisiert, so existiert an einer österreichischen Universität ein Institut, das sich ausdrücklich mit psychotherapeutischer Forschung und Lehre zu befassen hat, ohne zugleich einer bestehenden Fakultät oder dem Institut einer anderen Disziplin zugeordnet zu sein.[3]

2. Zumindest seit 1990 teilt auch der österreichische Gesetzgeber
die Auffassung, daß Psychotherapie als eine eigenständige Disziplin zu
begreifen ist und daß die öffentliche Ausübung von Psychotherapie einer *legistischen Regelung* bedarf, die von der legistischen Regelung von
Psychologie, Medizin, Beratung etc. unabhängig zu halten ist. Dies
führte zur Schaffung des österreichischen Psychotherapiegesetzes
(PthG 1990). Dieses wurde der Bundesregierung mit der Erläuterung

---

[3] In diesem Zusammenhang ist bedeutsam, daß auch das Bundesministerium für Wissenschaft und Forschung offensichtlich die Auffassung vertritt, Psychotherapie sei nicht (oder zumindest nicht bloß) innerhalb der Grenzen bestehender Disziplinen wie Psychologie, Pädagogik, Medizin etc. zu betreiben.
Denn erstens stellt das Bundesministerium für Wissenschaft und Forschung
den Status dieses Instituts als Senatsinstitut nicht in Frage; und zweitens beant-
wortete es eine ablehnende Stellungnahme der Medizinischen Fakultät der
Universität Innsbruck mit dem Hinweis, daß „weder aus der Ärzte-Ausbil-
dungsordnung noch aus dem Psychotherapiegesetz ... ableitbar (ist), daß die
Psychotherapie ausschließlich oder auch nur überwiegend von der Medizinischen Fakultät zu vertreten sei" (Höllinger, 1994, S. 2). (In der erwähnten negativen Stellungnahme der Medizinischen Fakultät der Universität Innsbruck war
von Psychotherapie als einer „medizinischen Disziplin" die Rede gewesen, die
aus der Medizinischen Fakultät nicht „herausgenommen" werden sollte.)

vorgelegt, daß in den Entwurf dieses Gesetzes die Auffassung von Psychotherapie als „einer eigenständigen wissenschaftlichen Disziplin" Eingang gefunden hat (PthG 1990, S. 119).

In diesem Sinn hält der Gesetzgeber im § 1 dieses Gesetzes gemäß den Erläuterungen der Bundesministerin für Gesundheit, Sport und Konsumentenschutz fest, daß „es sich bei der Ausübung der Psychotherapie um eine auf wissenschaftlich-psychotherapeutischen Erkenntnissen beruhende, eigenständige wissenschaftliche Disziplin (handelt)" (Krammer, 1995, S. 3). In Übereinstimmung damit gibt das Gesetz unter anderem vor, daß Psychotherapie nur von Psychotherapeuten und Psychotherapeutinnen angeboten werden darf, und definiert jene Kriterien, die erfüllt sein müssen, damit jemand die Berufsbezeichnung „Psychotherapeut" oder „Psychotherapeutin" führen kann. Bezeichnender Weise ist dafür unter anderem die Absolvierung einer eigenständig definierten Berufsausbildung gefordert, sodaß etwa ein Universitätsstudium einer anderen Disziplin wie Medizin, Pädagogik, Psychologie etc. für die Führung der Berufsbezeichnung „Psychotherapeut" oder „Psychotherapeutin" weder eine notwendige noch eine ausreichende Voraussetzung darstellt. Nicht zuletzt damit legt der Gesetzgeber auch legistisch fest, daß die Berufsgruppe der Psychotherapeuten nicht in einer anderen Berufsgruppe „aufgeht" und daß die Disziplin der Psychotherapie nicht als „Teilgebiet einer anderen Disziplin" zu begreifen ist (Kierein, 1995, S. 7), obgleich das Gesetz zugleich dem Umstand Rechnung trägt, daß es zwischen der Ausübung von Psychotherapie und der Ausübung von Medizin, Psychologie, Pädagogik etc. einzelne Überschneidungsbereiche gibt (vgl. PthG 1990, S. 119, 164).

Dieser Auffassung folgte die österreichische Rechtssprechung allerdings schon seit längerer Zeit; denn nach Wirth (1988, S. 36) wurden in Österreich nicht-ärztliche Psychotherapeuten wegen etwaiger Verstöße gegen den § 184 („Kurpfuscherparagraph") des Ärztegesetzes schon seit 1968 nicht mehr verurteilt, obgleich nach § 1 des Ärztegesetzes die Untersuchung und Behandlung von „Geistes- und Gemütskrankheiten" bis zur Einrichtung des Psychotherapiegesetzes Ärzten vorbehalten war.

3. Das österreichische Psychotherapiegesetz trägt überdies dem Umstand Rechnung, daß sich bereits in den Jahrzehnten zuvor ein *Berufsstand der Psychotherapeuten* etabliert und formiert hatte.

Erste Schritte in diese Richtung wurden gesetzt, als in Österreich die Wiener Psychoanalytische Vereinigung und der Verein für Individu-

alpsychologie systematisch begannen, tiefenpsychologische Kompetenzen zu vermitteln, und somit aus ihrer Sicht entschieden, wer für die
psychotherapeutische Arbeit ausreichend qualifiziert ist. Daß sich damit
spätestens in den 20er Jahren ein eigenständiger Berufsstand von Psychotherapeuten formell zu etablieren begonnen hatte, kann unter anderem dokumentierten Einwänden aus der damaligen Ärzteschaft entnommen werden, welche die Auffassung vertrat, daß auch die psychotherapeutische Krankenbehandlung nur von Ärzten durchgeführt
werden sollte – eine Auffassung, die freilich von den erwähnten Vereinigungen nicht geteilt wurde (vgl. Stumm und Jandl-Jager, 1988,
S. 70 ff.).

Daß sich in den Jahrzehnten danach ein schulenübergreifender Psy-
chotherapeuten-Stand formierte, dem dann später nicht bloß Vertreter
verschiedener tiefenpsychologischer Schulen angehörten, kam vor allem in den 80er Jahren zum Ausdruck. 1982 wurde der Dachverband
Österreichischer Psychotherapeutischer Vereinigungen als Zusammen-
schluß etablierter psychotherapeutischer Ausbildungsvereine gegründet; und 1987 folgte die Gründung der Gesellschaft Österreichischer
Psychotherapeuten, dem einzelne Psychotherapeuten mit unterschiedlichen schulenspezifischen Ausbildungen beitraten (vgl. Strotzka, 1989;
Stumm, 1991, S. 13). Beide Vereinigungen betrieben unter anderem
Standespolitik und bemühten sich um die Schaffung eines Psychotherapeutengesetzes, in dem nicht zuletzt zum Ausdruck kommen sollte, daß
die Ausübung von Psychotherapie nicht mit der Frage verknüpft werden sollte, ob eine für Psychotherapie qualifizierte Person auch in einer
anderen Disziplin wie Medizin, Pädagogik oder Psychologie ausgebildet
ist.

Im österreichischen Psychotherapeutengesetz fand diese Auffassung
1990 dann auch ihren legistischen Niederschlag, denn in diesem Gesetz
wurden eigenständige Kriterien definiert, nach denen Personen in eine
eigens geführte Psychotherapeutenliste eingetragen werden. Nur solche
Personen dürfen sich Psychotherapeuten nennen und Psychotherapie
anbieten, die in diese Psychotherapeutenliste eingetragen sind. Dafür ist
ein absolviertes Studium einer Disziplin wie Medizin, Psychologie oder
Pädagogik nicht nötig; es ist auch nicht gefordert, daß die Zugehörigkeit
eines Psychotherapeuten zu einer dieser Disziplinen in der Psychotherapeutenliste ausgewiesen wird (vgl. PthG 1990, S. 156 f.). Andererseits
definiert das Psychotherapiegesetz spezifische Berufspflichten, die
durch einen „Berufskodex für Psychotherapeutinnen und Psychotherapeuten" eine Spezifikation und Ergänzung gefunden haben (Krisch und
Stemberger, 1993, S. 54–60).

Die Existenz eines eigenen Berufsstandes der Psychotherapeuten wurde schließlich nochmals 1992 unterstrichen, als der Österreichischen Bundesverbandes für Psychotherapie gegründet wurde. Dieser nimmt unter anderem die Aufgaben einer Standesvertretung wahr, verhandelt in diesem Sinn etwa mit den Sozialversicherungsträgern und vertritt dabei konsequent die Auffassung, daß psychotherapeutische Arbeit unabhängig davon zu honorieren sei, ob ein Psychotherapeut auch einem anderen Berufsstand wie etwa dem der Mediziner oder Psychologen angehört (vgl. Sonneck, 1993).

4.2.3. Als drittes disziplinenkonstituierendes Moment, welches das Ergebnis von spezifischen Prozessen der sozialen Differenzierung und Institutionalisierung darstellt, wurde oben die Existenz von *disziplinenspezifischen Sozialisationsprozessen* genannt, nach denen künftige Angehörige einer Disziplin selektiert und an bestimmte disziplinenspezifische Standards herangeführt werden.

Psychotherapeutische Sozialisationsprozesse dieser Art gibt es zumindest seit den 20er Jahren, als die Ausbildung zum Psychoanalytiker und zum Individualpsychologen standardisiert wurde (vgl. Stumm und Jandl-Jager, 1988, S. 71; Datler, 1995, S. 30 ff.). Auch die später gegründeten psychotherapeutischen Ausbildungsvereine machten es von der erfolgreichen Absolvierung ausgewiesener Ausbildungsschritte abhängig, ob sich jemand aus der Sicht dieser Vereine als Psychotherapeut begreifen durfte oder nicht. Entsprechende Ausbildungscurricula wurden von Beginn an von solchen eigenständigen Vereinen angeboten, die außerhalb bestehender medizinischer, psychologischer oder pädagogischer Institutionen existierten und angesiedelt waren.

Diese Ausbildungscurricula waren allerdings bloß auf die Vermittlung schulenspezifischer Kompetenzen ausgerichtet und unterschieden sich untereinander erheblich. Im österreichischen Psychotherapiegesetz ist nun aber seit 1990 in schulenübergreifender Weise definiert, welche Ausbildungsschritte jeder angehende Psychotherapeut zu absolvieren hat. Jeder angehende Psychotherapeut hat demnach ein allgemein gehaltenes Propädeutikum zu absolvieren, an das sich ein methodenspezifisch gehaltenes psychotherapeutisches Fachspezifikum anschließt, in dem „schulenspezifische" psychotherapeutische Kompetenzen vermittelt werden.

In methodischer Hinsicht gliedert sich die gesamte Ausbildung in die drei „Säulen": Theorieaneignung; psychotherapeutische Selbsterfahrung; sowie Praxisgestaltung und deren Reflexion unter Supervision. Darin kommt die Vorstellung zum Ausdruck, daß sich die Art des Erwerbs von psychotherapeutischen Kompetenzen erheblich vom Erwerb anderer professioneller Kompetenzen unterscheidet. Denn im Unterschied zur curricularen Regelung von anderen Ausbildungsgängen kommt im Psychotherapiegesetz die Vorstellung zum Ausdruck, daß angehende Psychotherapeuten enge, persönliche Beziehungen zu Supervisoren, vor allem aber zu Lehrtherapeuten einzugehen und v. a. in ihrer Lehrtherapie weitreichende Prozesse der Reflexion und Veränderung ihrer Persönlichkeitsstrukturen zuzulassen haben, damit sie in die Lage geraten, psychotherapeutische Beziehungen später selbst einmal professionell gestalten zu können (PthG 1990, S. 128).

Die Ausbildung zum Psychotherapeuten unterscheidet sich aber auch in einer zweiten Hinsicht von Ausbildungen in anderen Disziplinen: Die Absolvierung bestimmter Ausbildungsschritte, die zum Beispiel in Studienplänen der Medizin, Psychologie oder Pädagogik definiert sind, können im Falle der Gleichwertigkeit auf die Ausbildung zum Psychotherapeuten angerechnet werden; doch ist die Ausbildung zum Psychotherapeuten jedenfalls von Einrichtungen anzubieten, die nach einem speziellen Modus als psychotherapeutische Ausbildungseinrichtungen Anerkennung finden (PthG 1990, S. 88 ff., 96 f.).

Das Ausmaß der Eigenständigkeit dieser gesetzlich geregelten Psychotherapieausbildung wird deutlich, wenn man bedenkt, daß Ausbildungsinhalte der Studien der Medizin, Psychologie, Pädagogik etc. im Regelfall nur dann in größerem Umfang auf das psychotherapeutische Propädeutikum angerechnet werden können, wenn Studierende speziell angebotene und ausgewählte Lehrveranstaltungen belegen. Verzichten Studierende der Medizin beispielsweise darauf, so können sie bloß damit rechnen, daß die im Rahmen des Medizinstudiums absolvierten Ausbildungsschritte auf etwa 10% jener Ausbildungsschritte angerechnet werden können, die für die Ausbildung zum Psychotherapeuten nach dem Psychotherapiegesetz vorgeschrieben sind.[4]

4.2.4. Als viertes und letztes disziplinenkonstituierendes Moment, welches das Ergebnis von spezifischen Prozessen der sozialen Differenzierung und Institutionalisierung darstellt, wurde weiter oben der *Vollzug der historischen Rekonstruktion* der Entstehungs- und Entwicklungsgeschichte einer Disziplin begriffen, die den Angehörigen dieser Disziplin ein gemeinsam geteiltes Gefühl der „historischen Identität" (Felt et al.,

---

[4] Dies ist den Anrechnungsrichtlinien des Bundesministeriums für Gesundheit zu entnehmen, welche im Konsens mit den Vorsitzenden der Studienkommissionen Medizin ausgearbeitet wurden.

1995, S. 172) und nach außen den Eindruck einer weit zurück-reichenden Stabilität und Kohärenz dieser Disziplin vermittelt.

Nun war für viele psychotherapeutische Schulen die intensive Be-schäftigung mit ihrer Geschichte von Beginn an ein wesentlicher iden-titätsstiftender Faktor gewesen (was nicht wundert, wenn man be-denkt, daß sich viele dieser Schulen mit dem Verstehen von historisch-biographischen Zusammenhängen befassen). Naheliegenderweise läßt sich daher eine Unzahl von international verstreut erschienenen Beiträgen zur Geschichte der Psychotherapie ausmachen. Viele Publi-kationen handeln vom Leben und Werk von Gründerpersönlichkeiten wie Freud, Adler, Jung, Rogers etc.; zumal sich die Psychotherapie auch heute noch in besonders hohem Ausmaß „durch Identifikation mit Gründerpersönlichkeiten und klinischen Leitfiguren auszeichnet" (Reiter, 1995, S. 220). Daneben findet man aber auch Studien zur Ge-schichte einzelner psychotherapeutischer Ansätze und Methoden so-wie Beiträge, in denen auch in schulenübergreifender Weise über Gründerpersönlichkeiten referiert, frühe Versuche der Kooperation verschiedener psychotherapeutischer Schulen miteinander rekon-struiert oder die Entwicklung der Psychotherapie allgemein nach-gezeichnet wird (vgl. Portraits, 1973; Freedheim, 1992; Vetter-Lüscher, 1995).

In welch hohem Ausmaß sich Psychotherapeuten des Umstandes bewußt sind, daß sie sich in geschichtlich zum Teil weit zurückverfolg-baren Traditionen bewegen, und in welch hohem Ausmaß sie das auch nach außen hin deutlich machen, zeigt überdies ein Blick in psychothe-rapeutische Publikationen, die in Österreich verfaßt oder publiziert wurden: Österreichische Psychotherapeuten gehen in handbuchartigen Darstellungen, wie man sie beispielsweise bei Stumm und Wirth (1994) versammelt findet, durchgängig auf die historische Entwicklung einzel-ner psychotherapeutischer Schulen ein; sie beteiligen sich überdies an der Edition von Quellenmaterialien (Brabant, 1993 f.), sie publizieren ausführlich über Gründerpersönlichkeiten sowie über die Geschichte einzelner psychotherapeutischer Schulen (z. B. Fallend und Kienreich, 1986; Handlbauer, 1990); sie leisten Beiträge zur Geschichte der Bezie-hung verschiedener psychotherapeutischer Schulen untereinander (z. B. Leupold-Löwenthal, 1984); und sie rekonstruieren auch in schu-lenübergreifender Form die Geschichte der Institutionalisierung der Psychotherapie in Österreich (Stumm, 1988; Strotzka, 1989). Allerdings läßt sich erst in Ansätzen eine kanonisierte Form der Geschichtsschrei-bung ausmachen, die von der Entstehung und Entwicklung der Psycho-therapie ganz allgemein handelt.

5. Resümee

Wir haben in unserem Beitrag nicht *das* Wesen einer „eigenständigen Disziplin" zu bestimmen versucht, um im Anschluß daran zu fragen, ob Psychotherapie einer solch umfassenden Wesensbestimmung von Disziplin entspricht. Wir haben uns vielmehr darauf beschränkt, zwei Bündel von Kriterien zu präzisieren, denen Fachbereiche zumeist genügen, wenn sie als „eigenständige Disziplinen" begriffen werden. Im vorangehenden 4. Kapitel haben wir unter besonderer Bezugnahme auf österreichische Gegebenheiten untersucht, inwiefern der Fachbereich der Psychotherapie diesen Kriterien entspricht.

Dabei blieben allerdings bestimmte Merkmale unerwähnt, die sich im Sinn der ausgewiesenen Kriterien bei etablierten Disziplinen zumeist, in der österreichischen Psychotherapie-Landschaft allerdings *nicht* ausmachen lassen. Um drei Beispiele zu nennen:

- Unter den vorhandenen deutschsprachigen Lehrbüchern und Handbüchern über Psychotherapie befindet sich zur Zeit keines, das als Lehrbuch der Psychotherapieforschung angesehen werden kann.
- Nach dem österreichischen Psychotherapiegesetz ist es möglich, ohne erfolgreich abgeschlossenes Universitätsstudium in die Psychotherapeutenliste eingetragen und in die „community of psychotherapists" aufgenommen zu werden.
- Es gibt in Österreich keine Ausbildung, die – im Sinne eines spezifischen Universitätsstudiums – in spezieller Weise zur wissenschaftlichen Befassung mit Problemstellungen der Psychotherapie qualifiziert.
- Und innerhalb des universitär verankerten österreichischen Wissenschaftsbetriebes gibt es auch keine spezifisch ausmachbare Gemeinschaft von Psychotherapie-Forschern, deren Mitglieder außerhalb anderer etablierter Disziplinen wie Psychologie, Pädagogik oder Medizin habilitieren. Vertreter dieser Disziplinen, die selbst keine Psychotherapeuten sind, haben demnach einen verhältnismäßig großen Einfluß auf Fragen, welche die Qualitätssicherung oder die inhaltliche Ausrichtung von Psychotherapie betreffen.

Überdies ist festzuhalten, daß in Österreich in wesentlichen Punkten noch kein Konsens darüber herrscht, welche Rechte in Sachen Psychotherapie ausschließlich der „community of psychotherapists" zukommt. So gibt es etwa einen provisorischen Entscheid des Obersten Gerichtshofes, demzufolge einem Facharzt für Kinderneuropsychiatrie

unter Berufung auf das Psychotherapiegesetz die selbständige Ausübung der Psychotherapie auch dann nicht untersagt werden kann,
wenn dieser Facharzt in die Psychotherapeutenliste nicht eingetragen ist
(WLP 1995, S. 6). Und der Berufsverband Österreichischer Psychologen verfolgt entschieden die Absicht, mit den Sozialversicherungsträgern eigenständige Verhandlungen über die öffentliche Finanzierung
von Psychotherapie zu führen (vgl. Farag, 1995).

Aus Hinweisen dieser Art läßt sich allerdings nicht die Behauptung
ableiten, Psychotherapie sei bloß eine Ansammlung von einzelnen Teilgebieten anderer etablierter Disziplinen bar jeder Eigenständigkeit.
Denn

– im Abschnitt 4.1 haben wir gezeigt, daß Gegenstand, Methoden und
  praxis- sowie erkenntnisleitende Interessen von Psychotherapie angegeben werden können;

– und im Abschnitt 4.2 haben wir dargestellt, inwiefern sich darüber
  hinaus Prozesse der sozialen Differenzierung und Institutionalisierung von Psychotherapie ausmachen lassen, wie sie für die Konstituierung von eigenständigen Disziplinen charakteristisch sind.

Insgesamt kann festgehalten werden, daß in Österreich vor etwa
neunzig Jahren mit der Gründung der ersten psychotherapeutischen
Schulen und Vereinigungen ein Prozeß der Konstituierung von Psychotherapie als einer eigenständigen Disziplin eingesetzt hat, innerhalb
welcher verschiedene schulenspezifische Traditionen existieren. *Dieser
Prozeß der Konstituierung von Psychotherapie als einer eigenständigen Disziplin
und die damit verbundene Herauslösung der Psychotherapie aus anderen bestehenden Disziplinen wie Psychologie, Medizin, Pädagogik etc. hat in den letzten
fünfzehn Jahren eine deutliche Intensivierung erfahren.*

Freilich ist Psychotherapie nach wie vor in Disziplinen wie Psychologie, Pädagogik, Medizin, Philosophie etc., darüber hinaus aber auch in
Praxisbereichen wie jenen der Sozialarbeit, Pastoralarbeit etc. stark verwurzelt. Doch ist nicht zu übersehen, daß Psychotherapie über eigenständige, psychotherapieschulenübergreifende Konturen verfügt und
solche auch von Nicht-Psychotherapeuten zugeschrieben erhält. Auch
mag einiges für die Empfehlung sprechen, Mediziner, Psychologen,
Pädagogen, Sozialarbeiter etc. mögen sich verstärkt mit Psychotherapie
befassen und die verschiedenen „Wurzeln" von Psychotherapie pflegen.
Es ist aber äußerst unwahrscheinlich, daß in Österreich der hier beschriebene Prozeß der Konstituierung von Psychotherapie als einer eigenständigen Disziplin in nächster Zeit abbricht oder gar eine Umkeh-

rung erfährt; zumal sich dieser Konsituierungsprozeß zum Teil *auch außerhalb Österreichs* ausmachen läßt. Dafür spricht etwa

- die Abhaltung von internationalen psychotherapiespezifischen und zugleich psychotherapieschulenübergreifenden wissenschaftlichen Kongressen und Tagungen;
- die Existenz einer schulenübergreifend arbeitenden „Society for Psychotherapy Research", die ein regelmäßig erscheinendes und international rezipiertes Journal herausgibt;
- die Straßburger Deklaration zur Psychotherapie, in der es ausdrücklich heißt, daß „Psychotherapie . . . eine eigenständige wissenschaftliche Disziplin (ist), deren Ausübung einen selbständigen und freien Beruf darstellt" (in: Psychotherapie in Europa 1, 1990, V);
- die Gründung eines psychotherapieschulenübergreifenden „Europäischen Verbandes für Psychotherapie" (1991) sowie die Gründung des psychotherapieschulenübergreifenden „World Council for Psychotherapy" (1995);
- oder die Gründung von psychotherapieschulenübergreifenden Psychotherapie-Verbänden in anderen Ländern (vgl. Spengler und Buchmann, 1995; Krause-Girth, 1995).

Zur Dokumentation solcher Entwicklungen im internationalen Vergleich bedürfte es freilich spezifischer Studien und Untersuchungen, in denen *durchgängig* darauf Bedacht zu nehmen wäre, daß eine umfassende Etablierung von Psychotherapie als Disziplin keineswegs auf dem Wege der Erfüllung einer vorwegdefinierten Anzahl von Kriterien zustande kommen kann. Die Konstituierung von Disziplinen ereignet sich vielmehr in komplexen Aushandlungsprozessen, an denen zahlreiche Kräfte mitwirken und in denen vielfältige Gesichtspunkte zum Tragen kommen, die wir hier undiskutiert gelassen haben.[5] Überdies ist zu

---

[5] Man denke etwa daran, daß sich etablierte Disziplinen stets ein gewisses Maß an Macht und Prestige erarbeitet haben. Tritt man aus etablierten Disziplinen heraus, so riskiert man, dies zu verlieren. Unter Berücksichtigung dieses Aspekts wird in künftigen Untersuchungen zur Entwicklung des disziplinären Status der Psychotherapie verstärkt zu fragen sein, welche Bedeutung beispielsweise der Lösung der Psychotherapie von der Medizin zukommt. Den österreichischen Kassenverhandlungen ist etwa zu entnehmen, wie schwierig es für den Österreichischen Berufsverband für Psychotherapie ist, mit Sozialversicherungsträgern ähnlich erfolgreich wie die Österreichische Ärztekammer zu verhandeln. Vgl. dazu überdies die Untersuchung von Ringler und Bohrn (1995) zum „Problemkreis der Berufstitel ‚Psychotherapeut' und ‚Arzt für Psychothe-

berücksichtigen, daß die Entwicklung der Psychotherapie international keineswegs gleichförmig verläuft. Exemplarisch kann hier auf Deutschland verwiesen werden, wo es 1992 zur Einrichtung eines „Facharztes für psychotherapeutische Medizin" durch den Deutschen Ärztetag gekommen ist. Diese Antwort auf die Frage, welche disziplinenspezifische Vorbildungen Psychotherapeuten haben sollten, weicht deutlich von dem Weg ab, der in Österreich eingeschlagen wurde.

Dessen ungeachtet gilt es aber festzuhalten, daß aus der Einrichtung dieses „Facharztes für psychotherapeutische Medizin" weder die Auffassung spricht, Psychotherapie sei bloß oder primär als Teilbereich der Medizin zu definieren, noch die Vorstellung, daß Psychotherapie eine unzusammenhängende Ansammlung von einzelnen Teilbereichen verschiedener Disziplinen darstellt. Denn im „Weiterbildungsführer Psychotherapeutische Medizin" (Gröninger und Fürstenau, 1994, S. 245 ff., 255 f.) wird ausdrücklich die Auffassung vertreten, daß neben Ärzten auch Diplompsychologen zur Ausübung von Psychotherapie zugelassen sein sollen; daß die Ausübung von Psychotherapie an die curricular geregelte Aneignung von psychotherapeutischen Kompetenzen gebunden sein muß; daß in der Vermittlung dieser Kompetenzen mit Institutionen zusammengearbeitet werden sollte, die schon vor 1992 zur Weiterbildung in Psychotherapie und/oder Psychoanalyse befugt waren und in denen weder Nur-Ärzte lehren, noch Nur-Ärzte lernen; und daß psychotherapeutisch qualifizierte Ärzte und Psychologen in jenen Fragen zusammenarbeiten sollten, in denen es um Kassenverhandlungen, um die Schaffung einer gemeinsamen Interessenvertretung oder um die wechselseitige Anerkennung von Weiterbildungsveranstaltungen geht: „Die korrigierende Kraft des Faktischen", so Gröninger und Fürstenau (1994, S. 255), „könnte die beiden jetzt konkurrierenden Berufsgruppen nach dem Psychotherapeutengesetz wieder enger zusammenführen", und zwar ganz offensichtlich deshalb, weil sich dann in entscheidender Weise auch in Deutschland ein Wissenschafts- und Praxisbereich „Psychotherapie" etabliert haben wird, der weder mit den Disziplinen Medizin und Psychologie identisch ist, noch auf diese Disziplinen „aufgeteilt" werden kann.

---

rapeutische Medizin'" sowie Mertens (1995), der aus psychoanalytischer Sicht von einigen Schwierigkeiten referiert, die aus der verstärkten Anbindung der Psychotherapie an das Medizinalsystem erwachsen.

Literatur

Becker A, Reiter L (Hrsg) (1977) Psychotherapie als Denken und Handeln. Methodenvielfalt und Brücken zu Nachbardisziplinen. Kindler, München

Becher T (1989) Academic tribes and territories: intellectual enquiry and the cultures of disciplines. Open University Press, Bristol

Brabant E, Falzeder E, Giampieri-Deutsch P (Hrsg) (1993 f.) Sigmund Freud – Sándor Ferenczi: Briefwechsel. Böhlau, Wien

Buchholz M, Reiter L (1996) Auf dem Weg zu einem empirischen Vergleich epistemischer Kulturen in der Psychotherapie. In: Bruns P (Hrsg) Soziologische Ansichten zur Psychoanalyse. Westdeutscher Verlag, Opladen (im Druck)

Corsini R (Hrsg) (1983) Handbuch der Psychotherapie, Bd. 1, 2. Beltz, Weinheim

Datler W (1995): Bilden und Heilen. Auf dem Weg zu einer pädagogischen Theorie psychoanalytischer Praxis. Zugleich ein Beitrag zur Diskussion um das Verhältnis zwischen Psychotherapie und Pädagogik. Matthias-Grünewald-Verlag, Mainz

Datler W, Reinelt T (1989) Konvergenzen, Differenzen und die Frage nach einer Verständigung zwischen verschiedenen psychotherapeutischen Ansätzen. In: Reinelt T, Datler W (1989) 371–385

Fallend K, Kienreich W (Hrsg) (1986) Zur Geschichte der Psychoanalyse. Von ihren Anfängen bis zur Gegenwart. Umbruch-Verlag, Salzburg

Farag I (1995) Schwierige Gesamtverhandlungen. In: WLP-Nachrichten: Mitgliederzeitschrift des Wiener Landesverbandes für Psychotherapie 6: 3–4

Felt U, Nowotny H, Taschner K (1995) Wissenschaftsforschung. Eine Einführung. Campus, Frankfurt/Main

Figdor H (1995) Psychoanalytisch-pädagogische Erziehungsberatung. Die Renaissance einer „klassischen" Idee. In: Sigmund Freud House Bulletin 19 (2): 21–87

Fischer G (1989) Dialektik der Veränderung in Psychoanalyse und Psychotherapie. Modell, Theorie und systematische Fallstudie. Asanger, Heidelberg

Freedheim DK (1992) (ed) History of Psychotherapy: a Century of Change. American Psychological Association, Washington

Grawe K, Donati R, Bernauer F (1994) Psychotherapie im Wandel. Von der Konfession zur Profession. Hogrefe, Göttingen

Gröninger S, Fürstenau P (Hrsg) (1994) Weiterbildungsführer Psychotherapeutische Medizin. Pfeiffer, München

Handlbauer B (1990) Die Adler-Freud-Kontroverse. Fischer, Frankfurt/Main

Höllinger S (1994) Schreiben des Bundesministeriums für Wissenschaft und Forschung an den Rektor der Universität Innsbruck. Wien

Huf A (1992) Psychotherapeutische Wirkfaktoren. Beltz, Weinheim

Jandl-Jager E, Stumm G (Hrsg) (1988) Psychotherapie in Österreich. Eine empirische Analyse der Anwendung von Psychotherapie. Franz Deuticke, Wien

Joos H (1987) Interdisziplinarität und die Entstehung neuer Disziplinen. In: Kocka (1987) 146–151

Kierein M (1995) Die österreichische Rechtslage auf dem Gebiet der Psychotherapie – das Psychotherapiegesetz. In: Psychotherapie Forum (Supplement) 3 (1): 6–11

Kierein M, Pritz A, Sonneck G (1991) Psychologengesetz, Psychotherapiegesetz. Kurzkommentar. Orac, Wien

Kocka J (Hrsg) (1987) Interdisziplinarität. Suhrkamp, Frankfurt

Krammer Ch (1995) Zur Ausübung der Psychotherapie – eine Klarstellung. In: Psychotherapie Forum (Supplement) 3 (1): 3–6

Krause-Girth C (1995) Die Deutschen im Europäischen Psychotherapieverband – zur Gründung des deutschen Dachverbandes für Psychotherapie (DVP). In: Psychotherapie Forum (Supplement) 3 (4): 201–202

Krisch R, Stemberger G (1993) Entstehung und Charakter des Berufskodex. Berufskodex für Psychotherapeutinnen und Psychotherapeuten. In: Psychotherapie Forum 1 (1): 54–60

Krüger L (1987) Einheit der Welt – Vielheit der Wissenschaft. In: Kocka (1987) 106–125

Lepenies W (1981) Einleitung. In: Lepenies W (Hrsg) Geschichte der Soziologie, Bd 1. Suhrkamp, Frankfurt/Main

Leupold-Löwenthal H (1984) Die Beziehung zwischen Analytikern und Individualpsychologen in der Zeit der Verfolgung. In: Reinelt T, Otálora Z, Kappus H (Hrsg) Die Begegnung der Individualpsychologie mit anderen Therapieformen. Reinhardt, München S. 43–50

Mertens W (1994) Psychoanalyse auf dem Prüfstand? Eine Erwiderung auf die Meta-Analyse von Klaus Grawe. Quint, Berlin

Mertens W (1995) Warum (manche) Psychoanalysen lange dauern (müssen). Psyche 49: 405–433

Meyer A-E et al (1991) Forschungsgutachten zu Fragen eines Psychotherapeutengesetz. Universitäts-Krankenhaus Hamburg-Eppendorf

Muck M, Trescher H-G (Hrsg) (1993) Grundlagen der Psychoanalytischen Pädagogik. Grünewald, Mainz

Pakesch G (1990) Psychotherapie: Und plötzlich interessieren sich alle . . . In: Mitteilungen der Ärztekammer für Wien 42 (3): 25

Petutschnig H-P (1990) Psychotherapiegesetz: Expertenstreit statt Einigkeit. In: Mitteilungen der Ärztekammer für Wien 42 (3): 17–18

PthG (1990) Bundesgesetz vom 7. Juni 1990 über die Ausübung der Psychotherapie (Psychotherapiegesetz). In: Kierein et al (1991) 87–173

ÖPG (1989) Zur geplanten Ausarbeitung eines österreichischen Psychotherapiegesetzes. Eine Stellungnahme der Österreichischen Pädagogischen Gesellschaft an das Bundesministerium für Gesundheit, Sport und Konsumentenschutz. Wien (unveröffentlicht)

Portraits (1973) Psychotherapie in Selbstdarstellungen: 12 Portraits. Huber, Bern

Reinelt T, Bogyi G, Schuch (Hrsg) (1995) Lehrbuch der Kinderpsychotherapie. Reinhardt, München

Reinelt T, Datler W (Hrsg) (1989) Beziehung und Deutung im psychotherapeutischen Prozeß. Aus der Sicht verschiedener therapeutischer Schulen. Springer, Berlin Heidelberg New York Tokyo

Reiter L (1995) Klaus Grawe und/oder Sigmund Freud? In: Psychotherapie Forum 3: 215–221

Reiter L, Becker AM (1977) Interdisziplinäre Zusammenarbeit und theoretischer Pluralismus: Programme und Probleme. In: Becker AM, Reiter L (1977) 129–170

Ringler M, Bohrn S (1995) Ergebnisse einer Umfrage zum Problemkreis der Berufstitel „Psychotherapeut" und „Arzt für Psychotherapeutische Medizin". In: Psychotherapie Forum 3: 81–86

Rudolf G (1991) Die therapeutische Arbeitsbeziehung. Untersuchungen zum Zustandekommen, Verlauf und Ergebnis analytischer Psychotherapien. Springer, Berlin Heidelberg New York Tokyo

Schorr A (1984) Die Verhaltenstherapie. Ihre Geschichte von den Anfängen bis zur Gegenwart. Beltz, Weinheim

Solarova S (1971) Therapie und Erziehung im Aufgabenfeld des Sonderpädagogen. In: Sonderpädagogik 2: 49–58

Sonneck G (Hrsg) (1989) Der Krankheitsbegriff in der Psychotherapie. Facultas, Wien

Sonneck G (Hrsg) (1990) Das Berufsbild des Psychotherapeuten. Kosten und Nutzen der Psychotherapie. Facultas, Wien

Sonneck G (1993) Argumente für eine einheitliche Honorierung der psychotherapeutischen Behandlung. In: Psychotherapie Forum 1 (1): 33–35

Sonneck G (Hrsg) (1995) Bibliothek Psychotherapie. Facultas, Wien

Spengler E, Buchmann R (1995) Der Schweizer Psychotherapeuten-Verband: Geschichte, Organisation. In: Psychotherapie Forum (Supplement) 3 (1): 35–38

Springer-Kremser M et al (1994) Zum Stand der wissenschaftlichen Psychotherapie in Österreich. Bundesministerium für Wissenschaft und Forschung, Wien

Stichweh R (1994) Wissenschaft, Universität, Professionen. Soziologische Analysen. Suhrkamp, Frankfurt/Main

Strotzka H (Hrsg) (1978a) Psychotherapie: Grundlagen, Verfahren, Indikationen. Urban & Schwarzenberg, München

Strotzka H (1978b) Was ist Psychotherapie? In: Strotzka (1978a) 3–6

Strotzka H (1989) Kurzgeschichte des Dachverbandes Österreichischer Psychotherapeutischer Vereinigungen. In: Sonneck (1989) 5

Stumm G (1988) Zur Geschichte der Psychotherapie in Österreich. In: Jandl-Jager und Stumm (1988) 166–196

Stumm G (1991) Psychotherapie in Österreich. Überblick, Rückblick, Ausblick. In: Psychotherapie in Europa 1: 7–18

Stumm G, Jandl-Jager E (1988) Erlernter Beruf und die Ausübung von Psycho-
   therapie. In: Jandl-Jager und Stumm (1988) 69–88
Stumm G, Wirth B (Hrsg) (1994) Psychotherapie. Schulen und Methoden. Fal-
   ter Verlag, Wien
Vetter-Lüscher I (1995) Aus der Vorgeschichte der „Charta für die Ausbildung
   in Psychotherapie". In: Psychotherapie Forum (Supplement) 3: 98–99
Wachtel P (1981) Psychoanalyse und Verhaltenstherapie. Ein Plädoyer für ihre
   Integration. Klett, Stuttgart
Wirth B (1988) Gesetzliche Bestimmungen. In: Stumm G (Hrsg) Handbuch
   für Psychotherapie und psychologische Beratung. Falter Verlag, Wien
Wittchen H-U, Fichter MM (1980) Psychotherapie in der Bundesrepublik.
   Beltz, Weinheim
WLP (1995) Oberster Gerichtshof entscheidet gegen Psychotherapiequalifika-
   tionen. In: WLP-Nachrichten: Mitgliederzeitschrift des Wiener Landesver-
   bandes für Psychotherapie. Heft 2: 6

Die Eigenständigkeit der Psychotherapie in Wissenschaft und Praxis

Die Bedeutung der Schweizer Psychotherapie-Charta

Rudolf Buchmann, Mario Schlegel, Josef Vetter

Inhaltsverzeichnis

Unter der Bezeichnung Charta für die Ausbildung in Psychotherapie wurde in der Schweiz zwischen 1989 und 1991 ein Dokument erarbeitet, das den Grundstein für die Zusammenarbeit verschiedener Psychotherapie-Richtungen in Ausbildung und Wissenschaft legen sollte. Geplant war, eine Plattform zu schaffen, auf welcher der Erfahrungsaustausch gepflegt und gemeinsame Projekte zur Entwicklung der Disziplin Psychotherapie aufgebaut werden können. Die Idee zu solch gemeinsamem Vorgehen war so wenig neu, wie die Idee, dass in der Psychotherapie eine neue eigenständige Wissenschaft entwickelt werde.

Es scheint uns wichtig im heutigen Zeitpunkt, die Hintergründe (Teil A), das Resultat (Teil B) sowie die möglichen Konsequenzen des Chartaprozesses für die Entwicklung einer eigenständigen Wissenschaft und Praxis (Teil C) in diesem Kontext darzustellen und einer breiteren Öffentlichkeit verfügbar zu machen.

1. Der Versuch, den Schulenstreit zu überwinden

Zu Beginn des Chartaprozesses beschäftigte uns die Frage, warum sich einerseits die verschiedenen Therapierichtungen derart bekämpf(t)en, als ob eine wahre Lehre zu verteidigen wäre, anstatt in einem wissenschaftlichen Diskurs zwischen den Schulen die differenten Erkenntnisse aufzuarbeiten. Anderseits beobachten wir Versuche zu vereinheitlichender Integration aller Lehren, wie wenn Psychotherapie eine zerbrochene Einheit oder die Einheitlichkeit ein selbstverständliches Ziel wäre.

Wir weisen im Teil A auf, wie der neuerliche Anspruch bestimmter Psychologen auf wissenschaftliches Primat oder gar Ausschliesslichkeit der von ihnen entwickelten Methode eine Wiederholung vieler ähnlich verlaufener Suprematsansprüche in der Entwicklung der Psychotherapie unseres Jahrhunderts darstellt.

Es stellt sich die Frage, ob die Wiederholungen notwendig sind oder ein Ausweg aus dieser Kampfarena zu finden wäre. Mit der Charta wurde der Versuch gestartet, einen anderen Weg zu suchen.

2. Eigenständige Wissenschaft statt Schulenstreit

Weder eine Integration der Schulen noch ein Abwerten oder Ausschliessen verschiedener Methoden kann zu einer fruchtbaren Entwicklung der Wissenschaft Psychotherapie führen. Nur der *Austausch der Er-*

kenntnisse, die sie aufgrund der jeweiligen Methoden und ihrer dazugehörigen Theorien bezüglich ihres Menschenbildes (anthropologische
Theorie), ihrer Behandlungsmethode und ihrer Interventionslehre gewonnen haben, unter *Achtung der Verschiedenartigkeit der Ansätze* kann uns
weiterbringen. Denn unseres Erachtens – aus dem Blickwinkel der
Praktiker im Kontakt mit den Patienten und den KollegInnen verschiedener Richtungen – sind sowohl die Vermischungsversuche, der Eklek-
tizismus oder eine allgemeine Psychotherapie als auch die gehässige
Kampfatmosphäre zwischen den Richtungen dadurch entstanden, dass
die Fragen nicht auf dem *Hintergrund einer reflektierten und klar deklarierten
Erkenntnistheorie wissenschaftlich angegangen* werden. (Zur Bedeutung
erkenntnistheoretischer Vorüberlegungen vgl. Buchmann, 1985/1,
S. 15–26.)

Im Schatten der Differenzen zwischen den Schulen, die sich mehr
auf die Behandlungsmethoden fokussierten, konnte sich eine fundamentale Problematik der Wissenschaft bisher bedeckt halten. Das
Hochspielen oder zumindest die Betonung des Schulenstreites kann
auch als Ablenkung von kulturell bedeutsamen Veränderungen in der
Forschungslandschaft verstanden werden: So ist es höchste Zeit, die
Differenzen bezüglich der Forschungsmethoden öffentlich zu machen
und öffentlich zu diskutieren. In diesem Fokus geht es um die Streitfra-
ge, was als wissenschaftlich zu gelten hat und welche Forschungsinstru-
mente dem Forschungsgegenstand angemessen sind. Es ist nicht nur
unsere These, dass einerseits viele bisherige Untersuchungen akademischer Psychologen, die sie als Psychotherapieforschung bezeichnen, mit
wissenschaftlichen Instrumenten erfolgen, die der Psychotherapie
fremd und unangemessen sind und dergestalt ihre Praxis nicht adäquat
erfassen. Andererseits werden viele Forschungsresultate aus der Praxis
der Psychotherapie von denselben Forschern als „unwissenschaftlich"
diskreditiert und ihre Ergebnisse nicht aufgenommen. Sie können dies,
solange ein psychotherapiefremder Standard der Wissenschaftlichkeit
öffentlich etabliert bleibt und die Forschungsverfahren der Psychotherapie zu wenig klar nach aussen vertreten werden. Dies ist aber nicht
nur eine wissenschaftliche Angelegenheit, sondern vor allem auch ein
Wertungsvorgang, d. h. ein wissenschaftspolitisches und damit kulturel-
les Phänomen, das es selber zu untersuchen gilt. (Seiffert, 1970,
S. 125 ff., S. 158 ff.) Dem gehen wir in Teil C nach.

3. Erste Resultate zur Grundlegung der Wissenschaft Psychotherapie

Die Charta ist Ausdruck für das wachsende Bewusstwerden, dass Psychotherapie eine eigenständige Wissenschaft ist. Wir stellen sie in Teil B vor. Sie ist aber nicht ein Schlusspunkt dieser historischen Entwicklung, sondern ein Knotenpunkt und dient als Plattform für die Weiterentwicklung der Wissenschaft Psychotherapie.

Unsere Hypothese, die sich aus der Weiterführung der Grundgedanken der Charta und aus der darauf folgenden praktischen Zusammenarbeit bisher ergeben hat, lautet:

Eine wertepluralistische Gesellschaft, in der verschiedenste soziologisch unterscheidbare Gruppen nebeneinander leben, die sich nach Werthaltungen, aber auch nach Interaktionsmustern massiv unterscheiden, braucht ein vielfältiges Angebot an Therapieformen. Die unterschiedliche Sozialisation der einzelnen und die dabei herausgebildeten Präferenzen und Fähigkeiten, z. B. in Ausdrucksformen und Anschauungen, korrespondieren mit den unterschiedlichen Gewichtungen der verschiedenen Schulen. Nach dieser Hypothese sind, bis zum Beweis des Gegenteils, alle verschiedenen Richtungen als wertvoll anzusehen – sofern sie eine ausformulierte Methodentheorie aufweisen, die ihre Interventionstheorie zu einer ausgearbeiteten Krankheitslehre *und* einer anthropologischen Theorie (Menschenbild, Theorie des Menschen) in ausformulierten Bezug setzen, und sofern sie ihre Aussagen zur Wirksamkeit einer Methode nach schulenübergreifenden akzeptierten Verfahren auf der Basis der Falldokumentation belegen können. Sie sind grundsätzlich als Bereicherung und Differenzierung zu verstehen und nicht als Zersplitterung oder Chaos abzuwerten. Auf der Basis dieses Vorverständnisses sind sie in gemeinsamer Forschungsanstrengung zu vergleichen. An der zu entwickelnden Wissenschaft Psychotherapie liegt es, für diesen Ansatz den Fragen adäquate Forschungsmethoden aufzubauen. Im Teil C gehen wir auf die hier aufgeworfenen Grundfragen ein.

Teil A. Historische Wiederholungen des Scheiterns, Psychotherapie als eigenständige praktische und wissenschaftliche Disziplin anzuerkennen

In unseren ersten Vorgesprächen zu dritt kristallisierte sich 1988 zunehmend die folgende, zentrale Frage heraus: Warum hat die Psychoanalyse seit den 20er Jahren – später unterstützt durch andere Psychotherapie-

Richtungen – vergeblich die Anerkennung als Wissenschaft angestrebt,
obwohl die von Freud selbst 1926/27 gelieferte Begründung dafür bereits
sehr überzeugend ist? Wir versuchen in einem ersten Punkt das Wesentliche seiner Konzeption kurz zusammenzufassen. In einem zweiten
Punkt zeichnen wir einige psychotherapiehistorische Ereignisse aus der
Schweiz nach und versuchen das Scheitern anhand dieser Beispiele zu
erklären. Unsere Lösungs- und Umsetzungsvorstellungen aus der Zeit
vor der Charta fassen wir in einem dritten Teil zusammen.

1. Das Konzept Freuds

Die Argumentation Freuds läuft darauf hinaus, dass die Methode der
Psychoanalyse, die freie Assoziation, eine Methode sui generis sei, welche in keiner andern Wissenschaft angewendet und dem Gegenstand,
dem bewussten und unbewussten menschlichen Seelenleben, angemessen sei. Es ist die psychoanalytische Methode, die erstmals einen neuen
wissenschaftlichen Zugang zur Subjektivität des Menschen bahnte, der
sich bisher zwangsläufig naturwissenschaftlicher Objektivierung ver-
schloss und lediglich philosophischer Kontemplation oder Spekulation
zugänglich war. Aus dieser von fast allen Analytikern konsequent angewandten Methode der freien Assoziation entwickelte die Psychoanalyse
die Theorie der Behandlungstechnik, die heute weniger einheitlich und
durch mehrere, voneinander abweichende Theorien der Behandlungstechnik ersetzt ist (vgl. Wallerstein, 1988). Die methodisch so gewonnenen Daten werden in der Theorie des menschlichen Seelenlebens in
Form von Konzepten über die mentalen Prozesse gespeichert und nach
wissenschaftlichen Kriterien systematisiert.

Durch die freie Assoziation als Methode sui generis führte Freud
eine neue Wissenschaft ein, die er in erster Linie als Forschungsmethode und erst in zweiter als Therapiemethode bezeichnete: „Psychoanalyse ist der Name 1. eines Verfahrens zur Untersuchung seelischer Vorgänge, welche sonst kaum zugänglich sind; 2. einer Behandlungsmethode neurotischer Störungen, die auf diese Untersuchung gründet;
3. einer Reihe von psychologischen auf solchem Wege gewonnenen
Einsichten, die allmählich zu einer neuen wissenschaftlichen Disziplin
zusammenwachsen" (Freud, 1923, S. 211). 1926 führte Freud diesen
Gedanken weiter: „In der Psychoanalyse bestand von Anfang an ein
Junktim zwischen Heilen und Forschen, die Erkenntnis brachte den Erfolg, man konnte nicht behandeln, man gewann keine Aufklärung, ohne
ihre wohltätige Wirkung zu erleben. Unser analytisches Verfahren ist

das einzige, bei dem dieses Zusammentreffen gewahrt bleibt ... Diese Aussicht auf wissenschaftlichen Gewinn war der vornehmste, erfreulichste Zug der analytischen Arbeit" (1927, S. 293).

Die Begründung für die sog. Laienanalyse („Laien = Nichtärzte und die Frage ist, ob es auch Nichtärzten erlaubt sein soll, die Analyse auszuüben" [1926, S. 209]) ist folglich primär eine wissenschaftliche: Die Theorie des menschlichen Seelenlebens wird dann angereichert, wenn Geisteswissenschaftler oder „hervorragende Persönlichkeiten"[1] das ihnen zur Verfügung gestellte Forschungsmittel selbst handhaben können: „Als ‚Tiefenpsychologie', Lehre vom seelisch Unbewussten, kann sie (die Psychoanalyse als Wissenschaft, die Autoren) allen Wissenschaften unentbehrlich werden, die sich mit der Entstehungsgeschichte der menschlichen Kultur und ihrer grossen Institutionen wie Kunst, Religion und Gesellschaftsordnung beschäftigen. Ich meine, sie hat diesen Wissenschaften schon bis jetzt ansehnliche Hilfe zur Lösung ihrer Probleme geleistet, aber dies sind keine Beiträge im Vergleich zu dem, was sich erreichen liesse, wenn Kulturhistoriker, Religionspsychologen, Sprachforscher usw. sich dazu verstehen werden, das ihnen zur Verfügung gestellte neue Forschungsmittel selbst zu handhaben" (Freud, 1926, S. 283). Deshalb werden wir „die Mitarbeit von Personen, die in den Geisteswissenschaften vorgebildet sind, nie entbehren können" (Freud, 1927, S. 295).

Die psychoanalytische Form der interdisziplinären Forschung ist so gesehen eine ganz spezifische: Die gemeinsame Wurzel ist die Methode der freien Assoziation, die, weil sie „etwas Neues und Eigenartiges, was nur mit Hilfe neuer Einsichten – oder wenn man will, Annahmen – begriffen werden kann" (1926, S. 216), zuerst an sich selbst erlebt werden muss (eigene Analyse für alle Analytiker).

Entscheidend ist für Freud das Verhältnis von Wissenschaft und Therapie sowie dasjenige der Theorie des menschlichen Seelenlebens zur Theorie der Behandlungstechnik. Wird die Forschungsmethode konsequent durch ihre Therapeuten angewendet, ermöglicht sie den Aufbau neuer psychotherapeutischer Erkenntnisse für die Theorie des menschlichen Seelenlebens wie für die Theorie der Behandlungstechnik. Steht hingegen die Forschungsmethode nicht mehr im Zentrum der Behandlung und werden lediglich bereits bekannte Konzepte der Theorie des menschlichen Seelenlebens auf konkrete Probleme eines

---

[1] Darauf basiert der österreichische „Genieparagraph" im österreichischen Psychotherapiegesetz bezüglich Ausnahmen der Zulassung zur Psychotherapieausbildung.

Patienten angewandt („besprochen"), mag es zwar beim Patienten zu neuen Erkenntnissen kommen und mag dies theoretisch auch die eine oder andere theoretische Annahme einer Richtung bestätigen, zu eigentlich neuen Erkenntnissen kommt es aber nicht.

Steht die Methode nicht mehr im Zentrum der Behandlung, ist die Erkenntnisgewinnung eine andere: Es entwickelt sich dann kein Prozess aufgrund des assoziativen Ablaufs, der von den Störungen des Patienten unabhängig in der Therapie analysiert werden kann. Dieser ist aber zentral, weil nur so der Patient und der Psychotherapeut *aufgrund der Veränderungen dieses Prozesses* Veränderungen auf anderen Ebenen – z. B. der Ebene der Störungen – ursächlich und wiederholt beobachten und somit erforschen können. Dies meint Freud – nebst dem Beitrag der Laienanalyse für die Wissenschaft –, wenn er vor dem fiktiven Richter seiner Schrift sagt: „. . . ich will nur verhindert wissen, dass die Therapie die Wissenschaft erschlägt" (Freud, 1927, S. 291).

Entscheidend ist, dass keine Diskrepanz zwischen Forschen und Therapie entsteht und die verschiedenen Formen der Erkenntnisgewinnung voneinander getrennt und transparent gemacht werden (vgl. Teil C).

2. Spaltungen und gescheiterte Dialoge

Bekanntlich hat seit Freuds historischem Durchbruch bis heute eine Verästelung im Sinne von Spaltungen in der Psychotherapie stattgefunden. Während man wertneutral sagen kann, dass die ersten Abspaltungen von Jung und Adler noch ein Konzept der Theorie des Seelenlebens betroffen haben – nämlich die Bedeutung von Sexualität –, betrifft die nachfolgend beschriebene Spaltung von 1930 bereits die Theorie der Behandlungstechnik, also methodische Probleme.

2.1. Spaltung 1930

1930 trennten sich in einer Nacht-und-Nebel-Aktion 17 Ärzte von der Schweizerischen Gesellschaft für Psychoanalyse. Leitfiguren waren Prof. Brun und Dr. Odermatt, zwei bestausgewiesene Psychoanalytiker. Eine 30seitige Schrift fasst die Gründe der beiden zusammen und wurde von einem Erben, weil nie veröffentlicht und von den beiden Verfassern nie zur Veröffentlichung bestimmt, der Schweizerischen Gesellschaft für Psychoanalyse geschenkt. Die Annahme, dass diese Spaltung mit der Laienanalyse in Zusammenhang stand, erweist sich aus dieser theoretischen Schrift als falsch. Hingegen scheint die Spaltung ganz wesentlich mit Unterschieden in der Theorie der Behandlungstechnik der Mitglieder zusammengehangen zu haben. So waren Brun und Odermatt behandlungstechnisch bereits bei der Bearbeitung des Prozesses und arbeiteten konfliktorientiert mit Übertragung und Widerstand, wodurch sich die Therapien dieser Gruppe verlängerten.

Eine andere Gruppe blieb in ihrer Theorie der Behandlungstechnik unsystematischer und versuchte nach dem vorgängigen topologischen Konzept Unbewusstes bewusst zu machen (vgl. Cremerius, 1984). Sie beachteten den Prozess wenig oder nicht und hatten folglich viel kürzere Therapien. Die Geschwindigkeit, mit der sie ihre Therapieerfolge erreichten, feierten sie als Beweis dafür, dass ihre Methode wirksamer sei als die Methode der Minderheit von Brun und Odermatt.

Der Kampf zwischen diesen beiden Gruppen eskalierte über einen längeren Zeitraum und führte zu endlosen theoretischen Diskussionen. Die „Heilungen" der schnell therapierenden Gruppe hielten aber nicht lange an und führten zu Rückfällen bzw. zu Symptomverschiebungen. Die andere Gruppe befürchtete durch diese Misserfolge in einen schlechten Ruf zu geraten. Diese Angst scheint zum Eklat geführt zu haben, so dass die 17 Ärzte aus der Schweizerischen Gesellschaft austraten und eine ärztliche Gesellschaft für Psychoanalyse gründeten. Die abgespaltene Gesellschaft endete sieben Jahre nach Beginn im Jahre 1937.

Rückblickend könnte man sagen, dass die eine Gruppe Freuds Aussage von 1916/17 nicht oder noch nicht realisierte, dass „die auf Symbolkenntnis ruhende Deutung . . . keine Technik (ist), welche die assoziative ersetzen oder sich mit ihr messen kann. Sie ist eine Ergänzung zu ihr und liefert nur in sie eingefügt brauchbare Resultate" (S. 152).

2.2. Kommission für Psychotherapie und Jungs Integrationsversuch 1936

Anfang der dreissiger Jahre setzte die Schweizerische Gesellschaft für Psychiatrie eine Kommission für Psychotherapie ein. Diese Kommission hatte den Auftrag, Grundzüge der psychotherapeutischen Arbeit zu formulieren. Dazu schreibt Irene Vetter-Lüscher 1995: „Sie gingen damit nicht anders vor als Jahrhunderte zuvor Galileo Galilei, welcher sich mit den Handwerkern und Technikern in den Schiffswerften zusammentat und aus dem Erfahrungsschatz der Praktiker heraus die moderne Wissenschaft entwickelte."

1936 wurde Jung Präsident dieser Kommission und organisierte den ersten Psychotherapiekongress in Basel. Es wurden 14 Punkte formuliert, in denen gemäss Jung alle Therapeuten, „die nach den Richtlinien psychologischer Analyse arbeiten, übereinstimmen könnten."[2]

In seiner Begrüssungsansprache zum 10. internationalen ärztlichen Kongress für Psychotherapie von 1938 in Oxford erörterte Jung die Grundidee dieser Kommission: Psychotherapie finde zwar einerseits ihren Ausdruck in sehr unterschiedlichen Theorien, andererseits aber verfolge „jeder Psychotherapeut in seiner praktischen Arbeit eine Linie, die mehr oder weniger allen seinen Kollegen gemeinsam ist" (Jung, 1938, Bd. 10, §§ 1069–1073).

Wie Jung selbst in Oxford sagte, sind die 14 Punkte „als lauwarmer Kompromiss verspottet worden, der über die fürchterlichsten Meinungsverschiedenheiten hinweggleite". Später scheint eine Medizinalisierung der Psychotherapie eingetreten zu sein.

2.3. Szondis Integrationsversuch Anfang der 50er Jahre

Szondi versuchte in den frühen 50er Jahren Freuds Idee der „analytischen Hochschule" (Freud, 1927, S. 289) umzusetzen und forderte – neben der genauen methodischen Unterscheidung von ursächlichen und sog. indirekten Verfahren – vergeblich ein Studium der Psychotherapie aus verschiedenen Wissenschaften – hauptsächlich der Medizin und der Psychologie.

Die „Krise der Tiefenpsychologie" sah Szondi 1963 „einerseits durch die Einseitigkeit der nur-naturwissenschaftlichen, kausal mechanistischen Denkart der Psychoanalyse, andrerseits durch die Grenzenlosigkeit der mythisch-mystischen finalen Anschauungsart der Analytischen Psychologie" begründet (S. 18). Szondi hoffte, dass durch die Auseinandersetzung mit dem Urgrund der Tiefenpsychologie und mit dem Wesen der Tiefe überhaupt eine vereinte Tiefenpsychologie entstehe.

2.4. Mitte der 70er Jahre: Arbeitsgemeinschaft psychotherapeutischer Ausbildungsinstitute Zürichs

Ein weiterer Anlauf zur Verständigung unter den Schulen und zur Anerkennung der Psychotherapie wurde 1976 mit einem Entwurf der

---

[2] Der Begriff „Psychologie" entspricht nicht dem der heutigen universitären Psychologie.

„Arbeitsgemeinschaft psychotherapeutischer Ausbildungsinstitute Zürichs" gemacht. In wenigen Sätzen wurde dort Voraussetzung, Basisausbildung und „Ausbildung zum Psychotherapeuten" niedergelegt. Letztere bestand aus den drei Säulen der Ausbildung (eigene Analyse/Selbsterfahrung, Theorie und Supervision), die in ein und derselben Methode zu absolvieren waren. Dies bezeichnen wir heute als integrale Ausbildung. Neu war, dass man inhaltlich schulübergreifend über die Ausbildung sprach.

Die Arbeitsgruppe scheiterte u. a., weil erneut eine Gruppierung mit dem Anspruch auftrat, „fünfmal schneller therapieren zu können als die Therapeuten der analytischen Schulen" (J. Vetter, pers. erlebt). Dieses Mal waren es Verhaltenstherapeuten, und die Verkürzung der Behandlungsdauer resultierte aus der Ausklammerung des unbewussten Bereichs.[3] Erneut wurde nicht erkannt, dass Verschiedenes miteinander verglichen wurde, das sich in der Zielsetzung fundamental unterscheidet. Ziel kann aber nicht sein, die Unterschiede zu bewerten, sondern diese Unterschiede aufzuzeigen und gemeinsam in die Wissenschaft Psychotherapie einzuordnen (vgl. dritter Teil).

2.5. Versuch der beruflichen Anerkennung in den 80er Jahren

In den 80er Jahren zeigte sich, dass die Entwicklung in den Schweizer Kantonen – obwohl sich die erste kantonale Verordnung für die selbständige Ausübung des Berufs noch mit den integralen Anforderungen der Arbeitsgemeinschaft der psychotherapeutischen Ausbildungsinstitute Zürichs deckte – nur zögernd und teilweise einer fundierten Ausbildung entgegenlaufend vorankam.

Die Misserfolge des Schweizer Psychotherapeuten-Verbands (SPV), die Schulen zusammenzubringen, scheint uns weitgehend im Versuch begründet zu sein, dass die psychotherapeutische Ausbildung überwiegend durch quantitative Anforderungen bestimmt wurde. Der differenzierte Lösungsversuch der 70er Jahre mit den drei Säulen und den spe-

---

[3] Auch die Hypnose war sowohl eine Forschungs- als auch eine Therapiemethode, die schnelle Erfolge hatte, deren therapeutische Veränderungen aber nicht anhielten, weil die unbewussten Oppositionstendenzen des Patienten nicht beachtet und behandlungstechnisch übersprungen wurden: Die unbewussten Oppositionstendenzen der Patienten waren stärker als ihr bewusster Wunsch, sich dem Hypnotiseur und der in Aussicht gestellten Heilung hinzugeben, was geschichtlich zur Ersetzung der Hypnose durch die Methode der freien Assoziation führte.

zifischen Erfordernissen z. B. bezüglich Supervision oder Integralität wurde nicht mehr konsequent angewendet und durch globale quantitative Erfordernisse ersetzt.

Weder der Schweizer Psychotherapeuten-Verband (SPV), der die Schulen zusammenbringen wollte, noch die Arbeitsgemeinschaft psychotherapeutischer Ausbildungsinstitute Zürichs, die einen gemeinsamen Standard der Ausbildung etablieren wollte, hatten Erfolg mit ihren Anliegen.

Der SPV erreichte 1981 vor dem obersten Gericht die Anerkennung der Wissenschaftlichkeit des Psychotherapeutenberufs. 1986 erreichte er die Anerkennung der Unabhängigkeit des Psychotherapeutenberufes von der medizinischen Anordnung. Es ist aber nicht gelungen, diese Erfolge auf wissenschaftlicher und kassenrechtlicher Ebene umzusetzen. Dabei rächte sich, dass überwiegend nur über quantitative Anforderungen Einigkeit erzielt wurde, die inhaltliche Diskussion und dadurch der Aufbau einer auch nach aussen erkennbaren Berufsidentität der Psychotherapeuten aber vernachlässigt wurde.

3. Überlegungen vor der Einberufung der ersten Konferenz der Ausbildungsinstitutionen

Damit stand für uns zunehmend fest, dass Spaltungen wesentlich die Durchsetzung einer Anerkennung als Wissenschaft behindern. Die gleichen Konflikte, die intern zu Spaltungen führen, stören so lange auch die Zusammenarbeit unter den Schulen, als nicht erkannt wird, dass die Konfliktlösungsstrategie durch Spaltung überholt ist. Die gesellschaftliche Anerkennung der Psychotherapie kann folglich erst dann erreicht werden, wenn die aus den erwähnten Spaltungen resultierenden psychotherapeutischen Richtungen als eigenständige Richtungen wieder miteinander kommunizieren und offen und transparent über ihre methodischen und theoretischen Grundlagen sprechen (Sandler et al., 1989) und diese auch austauschen und damit Einblick in ihre Praxis auf der Basis einer ausreichenden Anzahl Falldokumentationen ermöglichen.

Als Schlussfolgerungen aus dem historischen Ablauf sahen wir, dass folgende vier Gesichtspunkte qualitativ und quantitativ diskutiert und angestrebt werden müssen:

1) Weil die Ausbildner die Vermittler der Methode sind, müssen wir bei deren Graduierungsverfahren beginnen, und zwar der Integralität wegen sowohl bei den AusbildnerInnen als auch bei Lehr- und

KontrollanalytikerInnen (SupervisorInnen). Diese müssen in der Lage sein, die drei Säulen der Ausbildung (eigene Analyse/Selbsterfahrung, Theorie und Supervision) aufeinander abgestimmt, d. h. integral und auf wissenschaftlichem Niveau vermitteln zu können. Zum wissenschaftlichen Niveau dieser Phase gehört, dass der Supervisor in der Lage sein muss, aufgrund der Interaktion mit dem supervidierten Kollegen und dessen Mitteilungen auf die abwesende Interaktion zwischen diesem und dem Patienten schliessen zu können.

Dies ist die erste Stufe eines privaten, schulinternen Beforschens der Methode. Sie sollte formal einheitlich und für alle Schulen verbindlich geregelt werden.

2) In einer zweiten Phase soll jede Schule intern Analysen oder Therapien in Form von umfassenden Falldarstellungen zur Verifikation bzw. Falsifikation sowohl ihrer Theorie der Behandlungstechnik als auch ihrer Theorie des menschlichen Seelenlebens für alle ihre interessierten Mitglieder transparent und damit die Wirksamkeit der Behandlungen erklärbar machen.

Diese zweite Stufe des bereits öffentlicheren Beforschens der Methode und deren Theorien sollte baldmöglichst vereinbart werden. Diese interne Transparenz vermindert grössere Unterschiede im theoretischen Kenntnisstand der Mitglieder wesentlich und schärft das Problembewusstsein.

3) In einer dritten Phase soll das Setting dieser so institutionalisierten Form der Überprüfung von Therapieverläufen auch gegen aussen, d. h. gegenüber andern therapeutischen Schulen transparent gemacht und die Ergebnisse ausgetauscht werden. In dieser Phase wird dann gemeinsame Forschung möglich, welche immer klarer die methodischen und theoretischen Gemeinsamkeiten und Unterschiede aufscheinen lässt.

Wirkliches Vertrauen unter den Schulen und von der Öffentlichkeit kann vermutlich erst auf dieser Stufe erreicht werden.

Damit der psychotherapeutische Prozess nicht von aussen mit ungeeigneten Methoden beurteilt wird, soll dieser durch eine *psychotherapiespezifische Berufsethik* geschützt werden, die durch eine Standeskommission gegen innen und aussen vertreten wird. Die ethische Betrachtungsweise soll auch verhindern, dass die vermehrte Beschäftigung mit methodischen Fragen den Mensch aus dem Zentrum verdrängt. Zentrales Anliegen ist, dass der psychotherapeutische Prozess vor inneren und äusseren Eingriffen geschützt wird.

Der erste Schritt, diese Vision zu realisieren, war die Einberufung einer Konferenz der Schweizerischen Ausbildungsinstitutionen im Juni 1989.

Teil B. Die Inhalte der Schweizer Psychotherapie-Charta

1. Vorbereitungen, Unterzeichnung und Ratifizierung

Am 10. März 1993 erfolgte die feierliche Unterzeichnung des Dokumentes, das als Schlussstein einer jahrelangen Entwicklung und als Grundstein einer neuen Ära dienen soll. Wissend um die vielen Fehlschläge früherer Jahre war ein zwar aufwendiges, aber letztlich lohnendes Prozedere gewählt worden:

Die Idee, ein gemeinsames Grundlagenpapier auszuarbeiten, entstand an der ersten Konferenz der Schweizer Ausbildungsinstitutionen im Juni 1989, zu der die Delegiertenkammer des Schweizer Psychotherapeutenverbandes (SPV/ASP) alle damals bekannten Ausbildungsinstitutionen eingeladen hatte. Die Institutionen mussten graduierte Ausbildner schicken, damit der nötige Sachverstand gesichert war.

Aufgrund dieses Beschlusses arbeiteten die Vertreter folgender Verbände und Institutionen einen Basistext aus: Schweizerische Gesellschaft für Psychoanalyse (SGPsa), Schweizerische Gesellschaft für analytische Psychologie (SGfAP), C.-G.-Jung-Institut Zürich, Institut International de Psychoanalyse et de Psychothérapie Charles Baudouin (IIPB), Schweizerische Gesellschaft für Schicksalsanalytische Therapie (SGST), Stiftung Szondi-Institut, Schweizerische Gesellschaft für Individualpsychologie nach Alfred Adler (SGIPA), Institut für Psychoanalyse (IfP), Schweizerischer Verein für Gestalttherapie (SVG), Schweizerische Gesellschaft für Transaktionsanalyse (SGTA), Institut für Ausbildung in humanistischer Psychotherapie (AHP), Schweizer Psychotherapeutenverband (SPV), Psychoanalytisches Institut Zürich (PSZ), Schweizerische Gesellschaft für Gesprächspsychotherapie (SGGT) und Schweizerische Gesellschaft für Bioenergetische Analyse und Therapie (SGBAT).

Zur Erarbeitung des Textes bildeten wir Arbeitsgruppen mit Delegierten aus den verschiedenen Ausbildungsinstitutionen. Diese erarbeiteten, z. T. gestützt auf umfangreiche Unterlagen, welche die einzelnen Ausbildungsinstitutionen eingereicht hatten, Entwürfe bezüglich verschiedener Fragestellungen. Diese wurden in sechs Sitzungen der Konferenz der psychotherapeutischen Ausbildungsinstitutionen zum grössten gemeinsamen Nenner verarbeitet.

Das Papier, das da entstand, wurde von den Vertretern laufend ihren Verbands- und Institutionsgremien vorgelegt. Abweichende Meinungen wurden in der nächsten Sitzung eingearbeitet. Die Textentwicklung lief im Konsensverfahren. In dieser Phase konnte sich nur noch beteiligen, wer beim Start dabei war. Einstimmig wurde der Text 1991 verabschiedet.

Nun ging der Text nochmals durch alle mitarbeitenden Institutionen und Verbände, die darüber zu entscheiden hatten, ob er in dieser Fassung für sie akzeptabel ist. So wurde dieses Grundlagenpapier in den Ausbildungsinstitutionen und Fachverbänden einer Ratifizierung durch alle Mitglieder unterzogen, so dass die Vertragsunterzeichnung auf dem demokratischen Beschluss der jeweiligen Vereinigungen basiert.

Dies war uns wichtig, damit die Charta nicht nur ein Funktionärspapier bleibt. Diese Phase löste in vielen Institutionen interne fundamentale Diskussionen aus, die teilweise für diese sehr aufschlussreich und klärend waren, teilweise eigentliche Zerreissproben auslösten. In manchen Institutionen führte diese Phase auch zu wesentlichen Verbesserungen des Ausbildungsangebotes.

Da die Charta als vertrauensbildende Massnahme zwischen den Schulen und Richtungen konzipiert ist, musste ein Prozedere entwickelt werden, wie sich die Unterzeichnungswilligen gegenseitig das Vertrauen aussprechen oder aber entziehen konnten. Dieser Vorgang erfolgte in der Zeit von 1991–1993: Das Prozedere verlief so, dass jede Institution ihre Unterlagen zu folgenden vier Hauptkriterien einreichten: Das Ausbildungscurriculum, das Graduierungsverfahren für Ausbildner, eine Liste der Ausbildner und den Nachweis über ihre Forschungstätigkeit bezüglich ihrer Methode. Die Unterlagen wurden in sieben Konferenzen geprüft, diskutiert und dann über die Unterschriftsberechtigung der Institution oder des Verbandes abgestimmt. Die Reihenfolge der Behandlung erfolgte nach der geschichtlichen Ancienneität – angefangen mit der Schweizerischen Gesellschaft für Psychoanalyse.

Als Hauptkriterien kristallisierten sich zwei wichtige Fragen heraus: Die Ausbildungsstätte muss ihre Form der Forschung oder zumindest die Forschungsplanung darlegen können. Dazu gehört auch, dass eine psychotherapeutische Schule sowohl über eine anthropologische Theorie (Menschenbild) wie über eine Theorie der Behandlungstechnik verfügt. Beides muss den angehenden PsychotherapeutInnen vermittelt werden. Zum zweiten muss die Institution in der Lage sein, a) ein Ausbildungsprogramm aufzustellen, das den ausgehandelten hohen Anforderungen entspricht, b) den KandidatInnen die Durchführung zu garantieren und c) deren vollständige erfolgreiche Absolvierung zu verlangen und zu überprüfen.

Wir wollten allen Ausbildungsinstitutionen, die vertrauenswürdig
sind, die Unterzeichnung der Charta offenhalten. So konnten sich in
dieser Phase auch neue Institutionen melden oder solche, die an der
Ausarbeitung nicht teilgenommen hatten, mit Zielen und Inhalt der
Charta aber einverstanden waren.

Wir unterschieden dabei zwischen vier Arten von Antragstellern:
A) solche, die alle Bedingungen bereits erfüllten; B) solche, die ab Unterzeichnung ihre Ausbildungsgänge den Normen der Charta anpassen;
C) solche, die erst provisorisch (mit Vorbehalt) oder nur als Weiterbildung unterzeichnen können, weil sie erst im Laufe der Jahre alle Bedingungen erfüllen können, und D) solche, die abgewiesen werden mussten. Das erforderliche Stimmenmehr wurde auf 75% der Stimmenden
angesetzt. Stimmberechtigt und für das Quorum massgebend waren in
der ersten Runde nur diejenigen Institutionen, die an der Ausarbeitung
des Vertragstextes beteiligt waren.

Unterzeichnen konnten schliesslich 27 Ausbildungsinstitutionen
und Verbände, deren 6 unter Vorbehalt. Vier Bewerber waren abgewiesen worden oder zogen ihre Bewerbung zurück.

2. Die Ziele der Charta

In der Präambel steht die Hauptzielrichtung: „Die vorliegende Charta
stellt eine Übereinkunft der unterzeichnenden Ausbildungsinstitute,
Ausbildungsinstitutionen (1) und Fachverbände der Psychotherapeuten
und Psychotherapeutinnen (2)[4] dar. Der Text beantwortet die folgenden
Grundfragen:

– Wie fassen wir die eigenständige fachliche Identität der Psychotherapie so, dass die Feststellungen von den verschiedensten Therapierichtungen anerkannt werden können? (Teil A)

– Welche minimalen Elemente und Inhalte müssen die Ausbil-
dungslehrgänge der Ausbildungsinstitutionen resp. -institute enthalten,
damit sie die Anforderungen einer integralen psychotherapeutischen
Spezialausbildung (Fachausbildung) erfüllen? (Teil B)

Die Beantwortung dieser Fragen stellt eine vertrauensbildende
Massnahme dar:

– gegen innen: Es wird angestrebt, dass jede psychotherapeutische
Schule von den andern Schulen weiss und anerkennt, dass sich diese ähn-

---

[4] Fachverbände sind schulenspezifische sowie regionale schulenübergreifende PsychotherapeutInnenverbände.

lich intensiv mit ähnlichen Fragen auseinandersetzen. Es geht um die gegenseitige Anerkennung der verschiedenen Schulen untereinander.

– gegen aussen: Die Verwirrung von Kantonen und Kassen bezüglich der Frage, was eine integrale psychotherapeutische Spezialausbildung ist, soll fachlich kompetent und repräsentativ geklärt werden, damit in der ganzen Schweiz übereinstimmende Lösungen gefunden werden, welche auch dem Wesen der Psychotherapie entsprechen und ihr als Wissenschaft ermöglichen, sich weiter zu entwickeln.

Dabei soll die Autonomie der Ausbildungsinstitutionen in möglichst grossem Umfang erhalten bleiben." (Charta, S. 2)

Schon 1989 war ein Kerngedanke, dass die Vielfalt der Ansätze einerseits und der wissenschaftlich begleitete Austausch ihrer Erkenntnisse andererseits die Weiterentwicklung dieser Forschungsdisziplin und Praxis vorantreiben soll.

3. Inhalte der Charta

3.1. Definitionen

Als Definition für „Psychotherapie" wurde nach eingehender Diskussion verschiedener Vorschläge folgende Formulierung gewählt:
„Psychotherapie" ist eine Heilbehandlung, die

1) den leidenden Menschen in dessen leibseelischer Ganzheit innerhalb der konkreten Lebenssituation und lebensgeschichtlichen Entwicklung anspricht und
2) die seelisch-geistigen (psychischen) Behandlungstechniken oder -vorgehensweisen in ein ganzheitliches therapeutisches Prozessmodell resp. Behandlungskonzept einbaut und von diesem her laufend reflektiert" (Charta, S. 4).

3.2. Diskussion der Interessen an Psychotherapie und ihren Anwendungsgebieten

Interessen, die zur Anwendung von Psychotherapie führen, können aus vier Quellen stammen (Charta, S. 6):

(1) Aus kurativem Interesse, um Leidenszustände zu verstehen, zu verändern, zu lösen oder doch zu lindern;

(2) aus Forschungsinteresse, um den Erkenntnisschatz zu erweitern,

a) über den Menschen, sein Zusammenleben und die gegenseitige Einflussnahme zwischen Menschen untereinander und zwischen Menschen und ihrer Welt und

b) darüber, welche Konstellationen im gesamtgesellschaftlichen Kontext Leidensprozesse und Erkrankungen auslösen oder verstärken, resp. welche Veränderungen Linderung schaffen können (interdisziplinärer Ansatz);

(3) aus emanzipatorischem Interesse, um Selbsterkenntnis und Selbsterfahrung zu fördern, damit die Potentiale, d. h. die Lebenskräfte (von innen) und Lebensmöglichkeiten (Umstände) des einzelnen oder ganzer Gemeinschaften (z. B. Familie) besser ausgeschöpft werden können;

(4) aus manipulativen Interessen, um sich Vorteile über andere Menschen zu erwirken (missbräuchliche Anwendung).

Erst in den folgenden Jahren wurde die Tragweite der Tatsache bewusst, dass der Charta ethische Bestimmungen oder Standesregeln fehlen. Im Punkt „missbräuchliche Anwendung" ist deren Notwendigkeit bereits antizipiert worden. Dies wurde seither nachgeholt: Standesregeln für alle Charta-Unterzeichner wurde im Sommer 1995 verabschiedet und eine Standeskommission der Charta-Verbände gewählt.

Wenngleich der Hauptakzent in der Definition auf die Heilbehandlung gelegt wurde, sind unter den verschiedenen Interessensausrichtungen in der Charta weitere Anwendungsgebiete dargestellt worden.

3.3. Das Berufsbild und die Verschränkung von Praxis und Wissenschaft

Zum Berufsbild des Praktikers wird ausgeführt:

„Ein professionell, nach wissenschaftlichen Gesichtspunkten arbeitender Psychotherapeut bedient sich reflektierend modellhafter Vorstellungen über Therapieverläufe (...), welche ihm Entscheidungshilfen, Handlungsanweisungen und Bewertungskriterien liefern" (Charta, S. 4).

Die Verschränkung von Praxis und Wissenschaft wird besonders hervorgehoben:

„Psychotherapie als *Wissenschaft und wissenschaftlich fundierte Praxis* beinhaltet die Erforschung („Psychotherapieforschung") und den reflektierten Einsatz von Wirkfaktoren (Psychotherapie als Praxis), welche für leidende Menschen Bedingungen schaffen, die ihnen wachstumsfördernde Neuorientierungen und korrigierende emotionale und kognitive Neuerfahrungen in der Beziehung zu sich selbst sowie zur Mit- und Umwelt ermöglichen" (Charta, S. 4).

Diese Verschränkung von Praxis und Wissenschaft ergibt sich aus dem Selbstverständnis resp. der These, wie Psychotherapie wirkt:

„Agens jeder Psychotherapie ist die therapeutische Beziehung, die nur *zwischen* Menschen entstehen kann.[5] Je nach Schule wird dem Therapeuten eine unterschiedliche Wirkweise zugeschrieben. Entsprechend ihrer *anthropologischen Theorie* (anthropologische Grundlage der Schule) wird er auf bestimmte Behandlungsregeln *(Theorie der Technik)* verpflichtet. In allen psychotherapeutischen Schulen ist der Psychotherapeut verpflichtet, einen Prozess in Gang zu setzen resp. das Klima zu schaffen, in dem ein Prozess in Gang kommen kann, der es dem Patienten bzw. Klienten ermöglicht, sein Verhalten, Wollen und Fühlen neu zu ordnen und dadurch sein Leben vermehrt im Sinne der ihm seelisch entsprechenden Vorstellungen, Wünsche und Ziele im Rahmen der gesellschaftlichen Möglichkeiten und Erfordernisse einsetzen zu können" (Charta, S. 5).

Anschliessend werden auch die Anwendungsgebiete von Psychotherapie bestimmt.

3.4. Der Wissenschaftsbegriff der Charta

Das erste Fazit der Überlegungen und Resultate aus der Sichtung der Vorstellungen aller Psychotherapieschulen ist, „dass sich die sonst wissenschaftstheoretisch geforderte völlige Trennung von Forscher und Forschungsgegenstand nicht durchführen lässt, ... Der Einbezug des Subjektiven ist das wesentlich Eigene der Psychotherapie, auch aus wissenschaftstheoretischer Sicht" (Charta, S. 7).

Damals wurde daraus der Schluss gezogen, dass „für die Arbeit in der Psychotherapieforschung die Psychotherapeutenausbildung, insbesondere die gründliche Selbsterfahrung, Voraussetzung" ist. Denn „Selbsterfahrung heisst, sich der Behandlungsform resp. Forschungsmethode selber zu stellen und ihre Wirkungen an sich selbst zu erfahren" (Charta, S. 7).

---

[5] Unter Psychotherapie kann nur ein Verfahren subsumiert werden, das diese Beziehung ins Zentrum stellt, also weder medikamentöse noch maschinelle Verfahren als entscheidenden Wirkfaktor ansieht.

Noch nicht geklärt, aber bereits angetönt ist hier eine Unterscheidung von zweierlei Forschung im Feld der Psychotherapie. Es gibt eine systematische Datenerhebung am Menschen (teilnehmende Beobachtung), die als Forschung bezeichnet werden kann und muss. Die psychotherapeutisch gewonnene Erfahrung ist die eigentliche Empirie. Die Ebene der Systematisierung und Auswertung dieser gesammelten, empirischen Daten verfährt nach anderen Forschungsmethoden. Wir kommen in Teil C darauf zurück.

Stark betont die Charta immer wieder die Interdisziplinarität des Ursprunges psychotherapeutischen Denkens, wobei dieses als eine Art Schmelztiegel der verschiedenen Erkenntnisse aufgefasst wird: „Psychotherapie ist ihrer Entwicklungs- und ihrer Wirkgeschichte nach ein eigenständiges Gebiet. Sie soll weiterhin Anreicherungen aus allen möglichen Quellen erhalten. Sie hat die Erkenntnisse anderer Wissenschaften aber in ihr eigenes Verständnis und ihre eigenen Konzepte zu integrieren. Daher fordern wir auch, dass die Ausbildnerfunktion mit theoretischem und klinischem Arbeiten im Feld der Psychotherapie gekoppelt sein muss. Die Aufgabe der psychotherapeutischen Theoriebildung kann keiner andern Disziplin delegiert werden" (Charta, S. 8).

3.5. Die Ausbildungsstandards

3.5.1. Die Qualifikation der PsychotherapeutInnen

Der Psychotherapeutenberuf ist ein *Zweitberuf*. Die Charta bestimmt die Grundberufe (Vorbildung: Grundstudium und klinisches Praktikum), die Zugang zur Spezialausbildung ermöglichen. Sie legt die Ausbildungsstandards und die persönliche Eignung als Kriterien für den Psychotherapeutenberuf fest:

a) Vorbildung
Erstens braucht es eine *Qualifikation, wissenschaftlich* arbeiten, resp. wissenschaftliche Arbeiten adäquat verstehen zu können. Eine akademische Ausbildung, die näher oder weiter vom späteren Berufsfeld angesiedelt sein kann, ist *Grundvoraussetzung* für die Zulassung zu einer psychotherapeutischen Spezialausbildung. Die Charta betont auch, dass „Kandidaten während einer gewissen Anzahl von Jahren in ihrem angestammten Beruf (Erstberuf) praktisch gearbeitet haben sollen und ihren Lebensunterhalt unabhängig von ihrer Ausbildung zum Psychotherapeuten bestreiten können. Da die Eignung zum Psychotherapeuten erst

gegen Ende der Spezialausbildung beurteilt werden kann, ist diese Existenzsicherung absolut notwendig" (Charta, S. 11).

Zweitens braucht es ein klinisches Praktikum, um eine breite Erfahrung mit Menschen zu sammeln, die an unterschiedlichsten Krankheitsbildern leiden.

b) Spezialausbildung

Erst die *Spezialausbildung* (Weiterbildung) qualifiziert zum Zweitberuf PsychotherapeutIn. Sie muss *Selbsterfahrung, Theorie, praktische Arbeit mit PatientInnen und Supervision* dieser Arbeit in einem Rahmen enthalten, der garantiert, dass die Ausbildungselemente *in ihrem Bezug zueinander reflektiert* werden: Nur dann sprechen wir von einer *integralen* Spezialausbildung.

– Die *Selbsterfahrung* (mindestens 300 Sitzungen) ist auch das Kernstück, um die Eignung des/der KandidatIn für diesen Beruf mit diesem selber herauszuarbeiten resp. die fehlende Eignung zu ergründen und zu thematisieren.

– Die Theorie (mindestens 400 Stunden) muss neben einer methodenbezogenen Krankheitslehre eine Methodentheorie inklusive Interventionslehre beinhalten, deren Anwendung und Wirkung in der Selbsterfahrung erlebt, vielleicht auch erlitten wird. Auf die inhaltlichen Anforderungen an diese Theorie kommen wir in Teil C 1.1. im Kontext mit ihrer Bedeutung für die Forschung zurück.

– Die *praktische Arbeit* soll breite Erfahrungen ermöglichen. Es sind zumindest sechs Patienten unter Supervision zu behandeln – wovon mindestens zwei langdauernde und einige kurzdauernde Behandlungen erwartet werden, bevor die Ausbildung abgeschlossen werden kann.

– Die *Supervision* (Minimum 250 Sitzungen) reflektiert die Zusammenhänge zwischen gelehrter Theorie, Therapeutenpersönlichkeit und Behandlungsinterventionen. Die SupervisorInnen (mindestens zwei verschiedene, die nicht mit dem Selbsterfahrungstherapeuten identisch sein dürfen), müssen daher mit der entsprechenden Methode fundiert vertraut sein und sich selber in der entsprechenden Methode als LehrtherapeutIn qualifiziert haben.

c) Die Eignung

Die angesprochene *persönliche Eignung* wird in den Ausbildungsgängen laufend beobachtet. Dabei soll dem Aspekt der persönlichen Stabilität und der ethischen Zuverlässigkeit ein besonderes Gewicht zukommen.

d) Psychotherapierelevantes Grundlagenwissen

Der weitere Aufbau der Psychotherapie in der Schweiz im Rahmen der Ausbildungskommission der Charta brachte die Erkenntnis, dass wir ein weiteres Element zwischen Grund- und Spezialausbildung einfordern – und auch anbieten – müssen, um die spezifische Qualität der Psychotherapie auch in Zukunft erhalten und weiterentwickeln zu können: Der angehende Psychotherapeut braucht ein breitgefächertes *interdisziplinäres psychotherapierelevantes Grundlagenwissen*, das er in einem Ergänzungsstudium erwerben kann und dessen Stoff sich nach den Anforderungen der Spezialausbildung richtet. Wir berichten über diese Einrichtung in Teil C 1.2.

Der Grundstein für diese Idee findet sich schon im Charta-Text in der Diskussion über die Interdisziplinarität der psychotherapeutischen Wissenschaft.

3.5.2. Die Qualifikation der LehrtherapeutInnen

Aufgrund der Beschreibungen der einzelnen Ausbildungsschritte wird die Bedeutung der Qualifikation der Lehrtherapeuten für Selbsterfahrung, Theorie und Supervision deutlich. Insbesondere der Supervisor hat eine spezifische Lehrfunktion und hat den Kandidaten zur Integration von Selbsterfahrung, Praxiserfahrung, Wissen und Können in der gewählten Methode anzuregen. Deshalb muss er über fundierte Kenntnisse in der Methode, deren Theorie und viel praktische Eigenerfahrung verfügen, worüber er sich auszuweisen hat. Er muss auch in der Lage sein, über das vorgelegte Material die stattgefundene Interaktion zwischen dem Ausbildungskandidaten und dessen Patienten zu erfassen.

Auf diesem Hintergrund formuliert die Charta Kriterien für die Qualifikation der Lehrtherapeuten. Von ihnen wird verlangt:

1) abgeschlossene psychotherapeutische Ausbildung in der entsprechenden Ausbildungseinrichtung;

2) mindestens 5 Jahre hauptberufliche (d. h. mind. 50%) praktische Arbeit als PsychotherapeutIn.

Für Supervisoren gelten mindestens folgende zusätzliche Anforderungen:

3) Nachweis einer einschlägigen Fort- oder Weiterbildung zur Lehrperson;

4) Voraussetzung für Supervision und Lehrtätigkeit ist eigenes wissenschaftliches Arbeiten. Darin muss der Supervisor nachweisen, dass

er imstande ist, eine Verbindung zwischen der Theorie und der praktischen Arbeit seiner Methode herzustellen.

3.6. Die Anerkennung von Ausbildungsinstitutionen

Auch die Kriterien, die eine Institution erfüllen muss, um als Anbieterin von Spezialausbildung in Psychotherapie anerkannt zu werden, sind in acht Punkten detailliert aufgelistet. Dabei wird zwischen Ausbildungsinstitutionen, die eine integrale Ausbildung anbieten können, und Fortbildungsinstitutionen unterschieden, die eine Zusatzqualifikation für bereits ausgebildete Psychotherapeuten anbieten.

Schliesslich werden noch Kriterien für den qualifizierenden Fachverband aufgestellt, der selber keine Ausbildung anbietet, sich aber dennoch in seinen Aufnahmeregelungen den Charta-Normen unterstellt.

Teil C. Umsetzungsprozesse und Perspektiven der Charta

Über die ursprüngliche Zielsetzung der vertrauensbildenden Plattform hat sich die Charta in den 2 Jahren ihres Bestehens rasch hinausentwickelt. In diesem Teil geht es uns darum aufzuzeigen, was auf ihrem Boden konkret an Zusammenarbeit und Abmachungen entstanden ist (Kap. 1). Anschliessend diskutieren wir einige Ergebnisse unseres Nachdenkens über Identität, Eigenständigkeit und Wissenschaftlichkeit der Psychotherapie (Kap. 2).

1. Konkretes Vorgehen der Charta-Forschungspolitik

1.1. Probleme des schulenübergreifenden Diskurses

Forschung erfolgt in der Dialektik von Theoriebildung (Systematisierung von Erkenntnissen), Überprüfung ihrer Tauglichkeit und Umbau resp. Erweiterung der Theorie. Vom Gegenstand her gesehen, geht es darum zu klären, wie jede Schule ihre Theorie des Menschen, der Behandlungsmethode und der Interaktion gestaltet. Deshalb gehen wir in der Charta auch davon aus, dass jede Richtung über eine Methode verfügt, die genau definiert ist und deren Anwendung auf der Basis einer eigenen Theorie erfolgt. Damit die schulspezifischen Theorien (vgl. Abb. 3, Ebene der Theoriebildung) beforscht und die Resultate schulenübergreifend diskutiert werden können, müssen die entsprechenden Therapieverläufe auch dokumentiert und transparent gemacht werden (vgl. Abb. 2, Ebenen 1 und 2).

Wenn so viele und so verschiedene Therapierichtungen zusammenarbeiten, ist es naheliegend, dass jede dazu neigt, die Termini (Seiffert, 1969) ihres psychotherapeutischen Bezugssystems zu verwenden. Aus diesem Grund sind die Begriffe der Charta nicht immer ganz einheitlich angewandt, so dass z. T. analoge Termini verschiedener Systeme im Chartatext auftreten. In der schulenübergreifenden wissenschaftlichen Diskussion ist diesem Problem besondere Beachtung zu schenken. Die begriffliche Klärung wird erleichtert, wenn anhand der Dokumentation konkreter Therapieverläufe über die verschiedenen Elemente der Theorie gesprochen werden kann.

1.2. Die sechs wichtigsten Entscheide zwischen 1993 und 1995

Nach der Unterzeichnung befasste sich die durch die Charta gegründete Ausbildungskommission mit Grundsatz- und Detailfragen zur Durchführung und Weiterentwicklung der Chartabestimmungen. Um diese Aufgaben zu bewältigen, wurde eine Organisation aufgebaut: Siehe Abb. 1. Sie bildet derzeit die wichtigste Plattform der Zusammenarbeit. Beschlossen wurden Konkretisierungen und Aktionen in den Bereichen Ausbildung (1.2.1., 1.2.2.)[6] und Zulassung (1.2.4.), Ethik (1.2.5.) und Forschung (1.2.1., 1.2.2., 1.2.3., 1.2.6.).

1.2.1. Transparenz und Dokumentation

Aus den genannten Gründen einigten sich die Charta-Institutionen darauf, dass die Überprüfung der Wissenschaftlichkeit und der Wirksamkeit der Methoden innerhalb drei Jahren von den Institutionen organisiert sein muss. Sie soll mittels dokumentierter Therapieverläufe (z. B. mittels Falldarstellungen) erfolgen, die *institutsintern* allen interessierten Mitgliedern zugänglich sein sollen. Solange die Transparenz über den gesamten Therapieverlauf (inkl. Katamnese) erhalten ist, bleibt es jeder therapeutischen Schule überlassen, wie sie das Setting dieser Überprüfung gestalten will, damit es den theoretischen Erfordernissen der Methode gerecht wird.

---

[6] Die Zahlen verweisen auf die folgenden Erläuterungen.

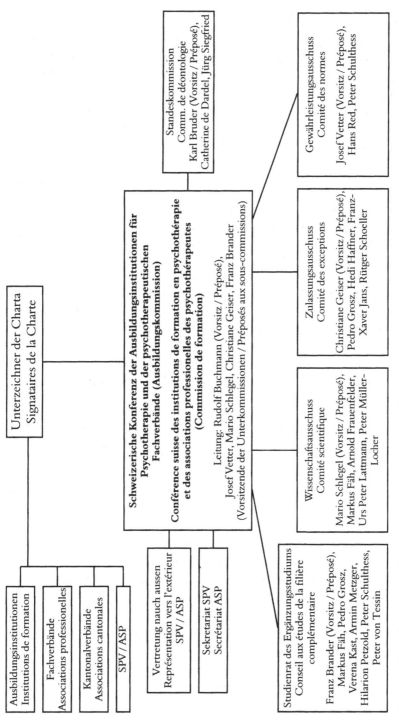

Abb. 1. Organigramm der Charta / Organigramme de la Charte

1.2.2. Zwei Umfragen

Die Charta-Unterzeichner beschlossen, mittels zwei Umfragen, welche
teilweise mit den Fragen des Ansuchungsverfahrens in Österreich kon-
gruent sind, Informationen zu den Grundlagen ihrer jeweiligen Methode, ihrer wichtigsten Theorien (aller 3 Ebenen) und ihrer Forschungspraxis zu sammeln und gemeinsam auszuwerten. Die Umfragen dienten
unter anderem auch als Vorbereitung für den ersten wissenschaftlichen
Charta-Kongress im Mai 1996 in Zürich.

1.2.3. Der Charta-Kongress und die Forschungskolloquien

Als weiterer Schritt beschlossen die Charta-Unterzeichner die Institutionalisierung von wissenschaftlichen Kongressen und regelmässig statt-
findenden Forschungskolloquien. Dadurch eröffnet sich die Möglichkeit einer wissenschaftlichen Plattform für den Austausch zwischen den
Schulen und akademisch etablierten Psychotherapieforschern, welche
ebenfalls an der Erforschung psychotherapeutischer Prozesse, seiner
Veränderungen und deren therapeutischen Ergebnissen interessiert sind,
und zwar bezugnehmend auf die jeweiligen Methoden und ihre Theorie.

1.2.4. Die Definition des Eintrittsniveaus zur
psychotherapeutischen Spezialausbildung und der
interdisziplinäre Zugang

Als weitere entscheidende Weichenstellung seit der Unterzeichnung
der Charta 1993 fand eine kontrovers geführte Klärung der Details über
die Zulassung zur psychotherapeutischen Spezialausbildung statt. Sie
endete mit der Definition des Eintrittsniveaus, das von den Erfordernissen der Spezialausbildung her bestimmt wird. Das Eintrittsniveau ist
grundsätzlich an ein Universitätsstudium gebunden. Die interdisziplinär fehlenden Ausbildungsinhalte müssen bis zur Erreichung dieses
einheitlichen Niveaus im psychotherapierelevanten Grundwissen auf
Hochschulniveau ergänzt werden.

Dieses Wissen vermittelt ein von allen Charta-Unterzeichnern gemeinsam getragenes Ergänzungsstudium Psychotherapiewissenschaft.
Hier werden auch Ausbildungsinhalte, ihre Wissenschaftstheorie und
anderes vermittelt, welche das zukünftige Forschungsbewusstsein der
Ausbildungskandidaten stärken soll. Dadurch ist der interdisziplinäre
Zugang zur psychotherapeutischen Ausbildung ermöglicht. Dies garantiert den Ausbildungsinstitutionen den Zugang zu verschiedenen Wis-
sensgebieten und Forschungstraditionen.

1.2.5. Die Ethik-Charta

Nach dreijähriger intensiver Vorarbeit konnte im Herbst 1995 der Text der Standesregeln für die Charta-Unterzeichner verabschiedet werden. Da Standesregeln im Chartavertrag nicht vorgesehen waren, musste dieser Text dieselben Stufen durchlaufen wie die Psychotherapie-Charta (vgl. Teil B 1.). Zur Zeit ist der Text bei den Verbänden und den Institutionen, die ihn durch ihre Mitglieder ratifizieren lassen. Nach der Unterzeichnung im Herbst 1996 werden die Standesregeln für alle PsychotherapeutInnen gültig sein, deren Vereinigungen unterzeichnet haben.

Die Bestimmungen der Ethik-Charta leiten sich konsequent aus der Wissenschaftlichkeit der Psychotherapie ab. Die Beurteilung dessen, was in einem konkreten Fall ethisch ist oder nicht, muss auf dem Hintergrund der angewandten Methode, ihrer Metatheorie sowie der Theorie der Behandlungstechnik bestimmt werden. Aus diesem Grund brauchen wir eine psychotherapiespezifische Berufsethik. Die Ethik-Charta verpflichtet die Unterzeichner denn auch, eigene Schiedsgerichte (Standeskommissionen) zu bestellen, die neu den Ausbildungsinstitutionen zuzuordnen sind (Vetter, 1995).

Die Ethik-Charta bildet den Grundrahmen, innerhalb dessen die einzelnen Vereinigungen und Institutionen ihre eigenen, eventuell verschärfenden Bestimmungen und Formulierungen entwickeln können. Die Standeskommission der Charta hat zunächst nur Beratungs-, Koordinations- und evtl. Schlichtungsaufgaben wahrzunehmen. Auch kann sie als Rekursinstanz angesprochen werden.

Die Standesordnung schützt den Patienten (vor Missbräuchen oder Übergriffen aller Art), aber auch den Therapeuten (vor falschen Anschuldigungen, Angriffen von aussen oder Pressionen z. B. bezüglich Schweigerecht/-pflicht). Zudem ist darauf zu achten, dass auch die Forschung die ethischen Gesichtspunkte würdigen und respektieren muss (vgl. C 2.4.).

Zusammen mit der Psychotherapie-Charta bilden die Standesregeln ein tragendes Element der Strukturqualität der Psychotherapie – einem Kriterium der in der Öffentlichkeit zunehmend geforderten Qualitätssicherung. Diese Strukturqualität muss auch für die Therapieforschung Gültigkeit erlangen.

1.2.6. Qualitätsmanagement

Zur Zeit erarbeiten Vertreter der Charta-Institutionen unter der Führung des Schweizer Psychotherapeutenverbandes SPV/ASP eine

Grundhaltung und ein Konzept für ein internes Qualitätsmanagement in der Psychotherapie. Zur Diskussion steht, dass die Charta-Unterzeichner die Entwicklung eigener auf die Therapiemethode zugeschnittener Qualitätsmanagement-Ansätze, die Vernetzung mit den anderen Institutionen im Rahmen der schulenübergreifenden Forschungskultur und die Ergänzung des Curriculums mit neuen Inhalten (Prozessforschung, Qualitätsmanagement) vorantreiben. Wichtige Kriterien sollen dabei sein, dass die Qualität gefördert und nicht nur kontrolliert wird; dass das Qualitätsmanagement für jede Psychotherapierichtung spezifisch entwickelt wird und dass dieses auf dem Wissen der Praktiker aufgebaut wird (Fäh, 1995).

Die Forschungsvoraussetzungen, welche die Aussagekraft der bisherigen Outcome-Forschung und den Erfolg von Qualitätskontrolle in Frage stellen, haben zur Überzeugung geführt, dass die Psychotherapeuten mit einer anderen Philosophie des Qualitätsmanagements an die Kassen herantreten müssen. Dies ist durchaus möglich, weil die Kassen im Zuge des marktwirtschaftlichen Denkens an psychotherapeutischer Forschung interessiert sind. Die grösste Krankenkasse der Schweiz hat zugesichert, bei den Grundlagen für Qualitätsmanagement-Konzepte mitzuarbeiten und über Fragen der Qualitätsförderung und der Wirtschaftlichkeit der psychotherapeutischen Leistungen zu diskutieren. Nach dem neuen Krankenversicherungsgesetz müssen die Verbände der Leistungserbringer mit den Krankenversicherern Verträge über die Qualitätssicherung abschliessen.

2. Wissenschaftsbegriff und Forschungsbereiche der Psychotherapie

2.1. Die wissenschaftliche Eigenständigkeit der Psychotherapie

Grundlegend für jede Wissenschaft ist die Frage nach dem Gegenstand und nach den ihm angemessenen Forschungsmethoden. Forschungsgegenstand der Psychotherapie (siehe Abb. 2) ist a) der Mensch (insbesondere sein Seelenleben), wie er sich unter diesem Vorgehen dem forschenden Therapeuten erschliesst, b) die Interaktion zwischen dem Therapeuten und dem Patienten und c) die Behandlungsmethode inkl. Interventionslehre.

Innerhalb der verschiedenen Psychotherapierichtungen wurde in diesem Sinne schon lange geforscht. Vernachlässigt wurde aber der systematische Austausch und die systematische Verarbeitung der Resultate, unter anderem aus Gründen, die wir im Teil A dargestellt haben. Das riesige Potential dieser Erkenntnisse wird uns dann bewusst, wenn wir uns vor Augen halten, wie die Anwendung psychotherapeutischer Methoden zu Theorien geführt hat, welche die Kultur unseres Jahrhunderts wesentlich prägten. Kulturschaffende aller Bereiche haben es geschätzt, dass die Psychotherapierichtungen, die hinter der Charta stehen, die Seele nicht in eine „black box" verbannten, sondern im Gegenteil den „Zugang zu den wirklich bedeutsamen Aspekten des psychischen Lebens, das heisst zu den einzigartigen individuellen Motiven, Erinnerungen und gegenwärtigen Erfahrungen des Menschen" (Brenner, 1982, S. 11) sicherten und der Gesellschaft zugänglich machten.

Es kann also nicht bestritten werden, dass die Psychotherapiemethoden immer schon auch als Forschungsmethoden angewendet wurden und dass eine breite wissenschaftliche und öffentliche Diskussion über ihre Erkenntnisse stattgefunden hat. Auch ihr Einfluss auf die Forschungsmethoden und Theorien anderer Wissenschaften vom Menschen war und ist immer noch sehr befruchtend.

Unser Ziel ist weder eine Neuerfindung des Forschungsinstrumentes noch eine ideale einheitliche Technik oder Theorie herausfinden zu wollen (vgl. Cremerius, 1984). Es geht vielmehr darum, dass alle psychotherapeutischen Richtungen forschungsmässig gut dokumentiert sind, um deren Resultate abzuwägen und in einen wissenschaftlichen Diskurs einfliessen zu lassen. Dies gilt für alle drei eingangs erwähnten Forschungsgegenstände.

Die Gewinnung der Erkenntnisse erfolgt über verschiedene Stufen oder Ebenen, die *jede für sich selber schon einen eigenständigen Wert hat.* Auf einer ersten Ebene erschliesst sich der Forschungsgegenstand (Mensch/ Seelenleben, Methode und Interaktion) *in der therapeutischen Situation.* Diese braucht eine Theorie der Praxis, um Erkenntnisgewinnung zu ermöglichen (Forschung in der Praxis).

Die Resultate dieser Forschungsebene werden auf einer zweiten Ebene gesammelt, verglichen, ausgewertet und zu einer Theorie des Menschen, einer Theorie der Behandlungsmethoden und einer Theorie der Interaktion ausgebaut (s. Abb. 3, schulenspezifische Forschung).

Auf einer dritten Ebene sind die Resultate der Schulen resp. methodenspezifischen Forschungsresultate zu sammeln und systematisch zu vergleichen; und dies immer bezüglich aller drei Gegenstände (s. Abb. 2, schulenübergreifende Forschung).

Warum keine Forschungsmethode auf der ersten Ebene adäquat forschen kann, deren Forscher ausserhalb der therapeutischen Situation steht, begründen wir unter 2.1.1.

Wenn gesundheitsökonomische Fragestellungen untersucht werden, kann und muss ein anderer Ansatzpunkt zum Tragen kommen. Wir gehen darauf in Kapitel 2.2.3. ein.

2.1.1. Die therapeutische Situation

Psychotherapie ist wesentlich durch die therapeutische Beziehung bestimmt. Dadurch ist das Erleben und dessen Verknüpfung mit dem Erkennen des Patienten *und* des Therapeuten im therapeutischen Prozess der entscheidende Teil der Therapie. Die Persönlichkeit des Therapierenden stellt als subjektiver Faktor eine Interaktionsmöglichkeit zur Verfügung, welche eine Basis für erkennende und heilende Erfahrung darstellt. Der Einsatz deutender Verfahren (Hermeneutik), die Deutung der Zusammenhänge (Reaktionen, Assoziationen etc.) beim Patienten und die daraus folgende Synthese führt zu Erkenntnissen sowohl beim Therapeuten wie beim Patienten und fördert bei diesem zugleich den Heilungsprozess. Hier wird sichtbar, dass wissenschaftliche Psychotherapie durch Erkennen heilt und durch Heilen erkennt. So erhält der Therapeut Einsicht in das Zusammenspiel der psychischen und somatischen Wirkkräfte sowohl im Individuum wie auch zwischen den Individuen. Werden diese Erkenntnisse systematisch dokumentiert, liefern sie die auf der nächsten Ebene beforschbaren Grunddaten. In der Abb. 3 werden diese Abläufe durch die beiden Kreise dargestellt. Der eine beschreibt die therapeutische Interaktion, der andere läuft zusätzlich noch über die Forschung (Erkennen, Theoriebildung). An der Darstellung des Interaktionskreises wird auch sichtbar, wie sich das therapeutische Gespräch vom normalen zwischenmenschlichen Gespräch unterscheidet, indem der Verlauf durch die zugrundeliegende Theorie und Methode mitbestimmt wird. Auch das ärztliche Gespräch kann – sofern es sich nicht auf eine Psychotherapiemethode beruft – unter diesem Gesichtspunkt nicht als therapeutisches Gespräch gelten.

2.1.2. Schlussfolgerungen für die Forschungsmethoden

Das Erfordernis, dass Subjekt und Objekt im Zusammenhang untersucht werden müssen, da eine vollständige *methodische* Trennung in der Forschungssituation grundsätzlich unmöglich ist, erfordert eine *eigene wissenschaftliche Methode*, welche die Untersuchung des Prozesses und seiner Ergebnisse unter Einbezug der subjektiven, objektiven und kommunikativen Faktoren möglich macht. Von jeder Behandlungsmethode, die in der Psychotherapie immer auch die Forschungsmethode ist, muss gefordert werden, ihre Tauglichkeit in bezug auf den Forschungsgegenstand zu reflektieren und in einer *ausformulierten Forschungstheorie* überprüfbar zu machen. Die Tatsache, dass die Forschungsresultate in dieser Formulierung explizit als vom Forschungsinstrument (der Methode) abhängig gesehen werden (vgl. Kries, 1992), spricht nicht gegen die Wissenschaftlichkeit dieses Ansatzes, sondern entspricht dem Wissenschaftsverständnis, wie es die neuere Erkenntnistheorie entwickelt hat (Topitsch, 1972; Habermas, 1969).

Die nomothetische positivistische Forschung forscht auf dem Hintergrund eines anderen Menschenbildes, d. h. einer anderen Definition des Forschungsgegenstandes. Gewisse Psychologen definierten ihren Forschungsgegenstand anders, indem sie den seit der Antike spannungsgeladenen Begriff der Seele oder des menschlichen Seelenlebens durch eine „black box" ersetzt haben. Die Folge dieses Vorgehens ist aber, dass die nomothetisch orientierte Forschung gar keine andere Wahl hat, als das Schwarze ihrer Box durch Statistik zu kompensieren (Kessler, 1993). Diese Forschung der nomothetisch orientierten Psychologie beforscht somit nur einen bestimmten Ausschnitt von Phänomenen. Solange sich Psychotherapie mit dem Seelenleben, dem ganzen Subjekt und nicht nur mit reproduzierbaren Reaktionsmustern befasst, hat sie eine andere Gegenstandsdefinition ihrer Forschung als die positivistisch orientierte Psychologie. Sie kommt deshalb auch zu anderen Resultaten und muss auf anderen Forschungsmethoden bestehen.

2.1.3. Die Eigenständigkeit leitet sich aus der Methode ab

Dieses *eigenständige Vorgehen (Methode)* zur Untersuchung und Datenerhebung *während* der Interaktion durch den Therapeuten bei sich selber, beim Patienten und hinsichtlich des interaktiven Prozesses, *macht die Psychotherapie zur eigenständigen Wissenschaft.* Dadurch entsteht eine unaufhebbare Dialektik zwischen Begegnung mit dem Patienten, deren Interpretation und der simultanen Reflexion des eigenen Erlebens des Therapeuten in der therapeutischen Beziehung als Weg zur Objektivierung. Hier erfordert die Methode des Sich-in-Beziehung-Setzens den Einsatz von Werkzeugen wie intuitives Verstehen und Einfühlung. Diese Wahrnehmungen werden laufend kritisch reflektiert. *Der systematische und kritisch reflektierte Einbezug des Subjektiven* gehört zum wesentlich Eigenen der Wissenschaft Psychotherapie. Die Psychotherapie unterscheidet sich dadurch von den Wissenschaften, welche beanspruchen, ihr

Objekt ausserhalb des Subjektes zu haben (z. B. Naturwissenschaften oder objektivierende Psychologie).

2.1.4. Die Komplexität des Forschungsgegenstandes erfordert eine komplexe Betrachtungsweise in der Forschung

Die ausserordentlich hohe Komplexität des therapeutischen Prozesses entsteht aber nicht nur dadurch, dass eine Vielzahl von Informationen auf verbaler, nonverbaler und emotionaler Ebene intern und extern zu berücksichtigen sind. Es kommt noch eine weitere Ebene hinzu, in der schwer beeinflussbare irrationale Ereignisse stattfinden, welche je nach Therapiemethode mehr oder weniger zum gemeinsamen Gegenstand der Untersuchung des Therapeuten und Patienten werden können. Zu diesen Ereignissen gehören z. B. Träume. Die Daten aus Therapien sind geschichtlicher Natur und gründen auf einer einmaligen Beziehung. Sie sind darum *prinzipiell* nicht wiederholbar. Immerhin werden aber prinzipielle Muster der PatientInnen, der TherapeutInnen und der Interaktion erkennbar, welche Gegenstand des wissenschaftlichen Interesses sind.

Der therapeutische Prozess wird durch die Verwobenheit aller das menschliche Sein umfassenden Ebenen *ein Stück reales Leben,* das sich zu therapeutischen Zwecken in einem dafür geeigneten speziellen Rahmen und nach speziellen Regeln abspielt. Die Komplexität, die sich daraus ergibt, kann nie ganz durchschaut werden, weder im Ganzen noch in ihren Elementen. Auch eine genaue Voraussagbarkeit des Therapieverlaufes ist darum aus prinzipiellen Gründen nicht möglich. Für die Therapie und für die Therapieforschung gilt, dass durch die Reduktion der Komplexität etwas Wesentliches verlorenginge. Wir gerieten dadurch in die Situation, Probleme zu lösen, die wir nicht haben, und Probleme zu haben, die wir nicht lösen.

In der psychotherapeutischen Praxis geht es oft gerade darum, Probleme, welche eine scheinbar einfache Lösung haben, in einen komplexeren Zusammenhang zu stellen und aus dieser Perspektive Fragen zu formulieren. Damit durch das Auffinden der wirklichen Störfaktoren eine Besserung stattfinden kann, werden auch Reduktionen der Komplexität, welche durch die Patienten gemacht werden (z. B. Suche nach Sündenböcken) in Frage gestellt. Dadurch erst wird eine realistischere Sicht der Problematik möglich.

Für den Umgang mit der hohen Komplexität des psychotherapeutischen Prozesses auf der praktischen und der theoretischen Ebene hat die wissenschaftliche Psychotherapie eigene Anschauungen entwickelt. Diese haben aus der heutigen Perspektive mit Konzepten der neueren Systemtheorie eine verblüffende Ähnlichkeit. So sagte Jung bereits 1935, „dass die Psychotherapie nicht eine einfache und eindeutige Methode ist, als welche man sie zuerst verstehen wollte, sondern es hat sich allmählich herausgestellt, dass sie in gewissem Sinne ein dialektisches Verfahren ist, das heisst ein Zwiegespräch oder eine Auseinandersetzung zwischen zwei Personen. Dialektik war ursprünglich die Unterredungskunst der antiken Philosophien, wurde aber schon früh zur Bezeichnung des Verfahrens zur Erzeugung neuer Synthesen. Eine Person ist ein psychisches System, welches im Falle der Einwirkung auf eine andere Person mit anderen psychischen Systemen in Wechselwirkung tritt. Diese vielleicht modernste Formulierung des psychotherapeutischen Verhältnisses von Arzt und Patient hat sich, wie ersichtlich, weit entfernt von der anfänglichen Meinung, dass die Psychotherapie eine Methode sei, die irgend jemand zur Erreichung eines gewollten Effektes in stereotyper Weise anwenden könne. Es sind nicht spekulative Bedürfnisse, welche diese ungeahnte und – ich darf wohl sagen – unwillkommene Erweiterung des Horizontes herbeiführten, sondern die harten Tatsachen der Wirklichkeit" (Jung, 1935, GW 16 § 1). Über das Spezifische der psychotherapeutischen Methode sagt Jung weiter: „Der Therapeut ist nicht mehr das handelnde Subjekt, sondern ein Miterlebender eines individuellen Entwicklungsprozesses" (Jung, 1935, GW 16 § 7). Diese Zitate von Jung belegen wie diejenigen von Freud im Kapitel A, dass die Psychotherapie einen eigenen wissenschaftlichen Ansatz entwickeln musste. Hier zeigt sich auch, wie sich dieser Ansatz aus der *Praxis* heraus entwickelt hat. Diese historische Rückblende bestätigt die Feststellung von Polkinghorne 1992, dass *Praktiker ein eigenes System der Erzeugung von Wissen* entwickelt haben, das auf dem direkten Umgang mit PatientInnen aufbaut.

Auch bei der theoretischen Betrachtung der methodischen Erfordernisse ergeben sich durch die Unmöglichkeit einer vollständigen Trennung von Subjekt und Objekt faszinierende Fragestellungen. So sagt Jung über die Psychologie (Fussnote 1), bei der Subjekt und Objekt letztlich auch nicht zu trennen sind, sie sei „Bewusstwerdung des psychischen Prozesses, aber in tieferem Sinne keine Erklärung desselben, indem alle Erklärung des Psychischen nichts anderes sein kann als eben der Lebensprozess der Psyche selber. Sie muss sich als Wissenschaft aufheben, und eben gerade darin erreicht sie ihr wissenschaftliches Ziel. Jede Wissenschaft hat ein Ausserhalb ihrer selbst; nicht so die Psychologie, deren Objekt das Subjekt aller Wissenschaft überhaupt ist" (Jung, 1954, GW 8 § 429). Als logische Konsequenz ist auch der folgende Satz von Jung zu verstehen: „Und mit dem Bilde, das der denkende Mensch von seiner Welt erschafft, verändert er sich selber auch" (Jung, 1931, GW 8 § 696). Aus diesen Überlegungen heraus kann der Wissenschaftsbegriff nicht so unreflektiert verwendet werden, wie dies teilweise die positivistisch orientierten Wissenschaften tun.

2.1.5. Erkenntnistheoretische Probleme der schulspezifischen Forschung

Schwierig ist auch, die Ergebnisse einer Behandlung zu objektivieren, weil sie zwangsläufig durch die Brille einer Theorie gesehen werden. Ein Beispiel ist das Verschwinden oder Auftauchen von neuen Krankheitsbildern in den Diagnosesystemen im Verlaufe dieses Jahrhunderts. So braucht es einerseits für die Wahrnehmung gewisser Phänomene eine vorgängige Theorie. Anderseits können gewisse Phänomene auch durch eine Theorie erst in die Welt gesetzt werden. Diese Wechselwirkung bildet den Inhalt der erkenntnistheoretischen Diskussion. Ohne eine auf Erfahrung und Interpretation dieser Erfahrung hin entstandene Sichtweise, kann nichts wahrgenommen werden. Diese Sicht muss aber immer kritisch in Frage gestellt werden (Habermas, 1969). Ein Mittel dazu ist der Diskurs mit Vertretern anderer Sichtweisen oder Ansichten. In diesem Diskurs geht es darum, offen zu sein bei gleichzeitiger Orientierung am eigenen System. Adaptationen von Elementen der Methoden und Theorien können weiterführen. Eine „Allgemeine Psychotherapie", die Einheitlichkeit anstrebt, verhindert aus diesen erkenntnistheoretischen Überlegungen geradezu die Weiterentwicklung der Psychotherapie.

3. Das Problem der Forschungsmethoden

In der Abb. 2 werden die Felder der Psychotherapieforschung nach Forschungsgegenständen und nach den Ebenen des Forschungsaufbaus in ihrem Zusammenhang dargestellt. Auf den unterschiedlichen Ebenen braucht es unterschiedliche Forschungsmethoden. Zu jedem Feld A1–C3 muss eine vernetzte Psychotherapieforschung Aussagen dokumentieren, sie zueinander in Bezug bringen und Erkenntnisse daraus ziehen. Es ist undenkbar, dass diese Forschung ohne Vernetzung der bestehenden und die Schaffung neuer Forschungsträger zu bewältigen ist. Zur Verdeutlichung der Darstellung führen wir einige Stichworte zu den Resultaten, die in den verschiedenen Feldern gemeint sind, an (A1–C3) und besprechen anschliessend einige erste Hinweise und Gedanken zu den Problemen der Forschung auf diesen drei Ebenen.

Felder der Psychotherapieforschung			
Gegenstände / Ebenen	A Mensch Therapeutischer Prozess	B Therapeutische Beziehung (Interaktion)	C Behandlungs- methode
1 Therapeutische Situation	A1	B1	C1
2 Schulspezifische Forschung	A2	B2	C2
3 Schulübergreifende (vergleichende) Forschung	A3	B3	C3

Abb. 2. Felder der Psychotherapieforschung

Auf der Ebene der therapeutischen Situation sind die Beobachtungen systematisiert zu erfassen, so dass Erkenntnisse über den Menschen, den therapeutischen Prozess, die Behandlungsmethode und über die therapeutische Beziehung (Interaktion) ermöglicht werden. Auf der Ebene der schulspezifischen Forschung werden aus diesen Beobachtungen Erkenntnisse bezüglich der schulspezifischen Theorie entwickelt:

A2. Anthropologie und Krankheitslehre, evtl. Diagnose und Indikationstheorie, reflektiert auf die Theorien in B2 und C2.
B2. Theorie der therapeutischen Beziehung und Interventionslehre bezogen auf die Theorien in A2 und C2.
C2. Methodenspezifische Wirkfaktoren, reflektiert auf die Theorien in A2 und B2.

Auf der Ebene der schulenübergreifenden Forschung werden aus der Dokumentation der Beobachtungen und Erkenntnisse und dem Vergleich der Theorien vergleichende und differentielle Theorien entwickelt:

A3. Vielfalt oder Uniformität des Menschen; allgemeine Krankheitslehre, differentielle Diagnostik.
B3. Verhältnis der Methode zur Persönlichkeit des Therapeuten und des Patienten, allgemeine versus spezifische Wirkfaktoren und Prozessen in der therapeutischen Beziehung, differentielle Indikation etc.

C3. Individuelle versus methodenspezifische Wirkfaktoren, Prozesse, differentielle Wirksamkeit, allgemeine therapeutische Grundelemente (gemeinsamer Fundus) und deren Variabilität, Interferenzen etc.

Diese Fragestellungen sind teilweise nur durch hochkomplexe Forschungssysteme beantwortbar. Erst sie werden uns aber die Vielfalt der Realität näherbringen. Wir fügen nun zu einzelnen Feldern noch Stichworte zu forschungsmethodisch relevanten Gesichtspunkten an.

3.1. Die schulspezifische Forschung

a) Die Ebene der therapeutischen Situation (s. Abb. 2, Ebene 1): Die Behandlungsmethoden lösen einen Prozess im Patienten und seiner Mitwelt aus (soziales Netzwerk; Petzold 1995). Im Rahmen dieses Prozesses entstehen Beobachtungen und Erkenntnisse. Das ist die erste Ebene der Erkenntnisgewinnung. Diese spezifischen Erkenntnisse entstehen nur durch die Anwendung spezifischer Methoden. Durch keine andere können dieselben Erkenntnisse entstehen.

b) Die Ebene der Theoriebildung (s. Abb. 2, Ebene 2): Als nächstes kommt die Systematik und Einordnung der Beobachtung des „was", „wie" und „ob" es wirkt. Dieser Vorgang erfolgt im wissenschaftlichen Diskurs. Das Einbauen in die Theorie führt zu einer Erkenntnis des Ganzen.

Hier stellt sich auch das Problem, wie die Beobachtungen aus der Praxis der Psychotherapie in ein wissenschaftliches Lehrgebäude eingebaut werden. Ein Problem besteht erfahrungsgemäss darin, dass Erkenntnisse aus den Therapien in der psychotherapeutischen Öffentlichkeit eher unsystematisch mitgeteilt werden. Vor allem fliessen solche Erkenntnisse in die Ausbildung ein, wo sie dann mehr oder weniger tradiert werden. Erst bei der theoretischen Reflexion und bei einer Einordnung in das ganze Gebäude und einer Falsifizierung, Differenzierung oder Bestätigung entsteht Wissenschaft. Deshalb muss der Weg von der Behandlungspraxis zur Theorie immer dokumentiert und wissenschaftlich reflektiert werden, um der Gefahr der Mythenbildung zu begegnen.

c) Theorie des menschlichen Seelenlebens (s. Abb. 2, Feld A1): Hier entsteht jenseits der Diskussion der Forschungsmethode die kritische Frage, ob der „Forschungsgegenstand Mensch" überhaupt einheitlich ist. Ohne diese Frage kritisch zu überprüfen besteht die Gefahr, nur vermeintlich zu Gesetzmässigkeiten zu kommen, die auf alle Menschen therapeutisch anwendbar seien. Unsere Gegenthese lautet, dass unterschiedliche Zugänge (Behandlungsmethoden) notwendig sind, weil wir unterschiedliche Menschen behandeln. Auch innerhalb einer Schulmethode gestalten verschiedene Menschen, entsprechend ihren persönlichen Gegebenheiten andere Therapieverläufe. Die Methode hat sich an diesen unterschiedlichen Abläufen zu orientieren. Ob „Verschiedene Therapien" zwangsläufig verschiedene Therapiemethoden bedeutet, ist eine interessante Fragestellung.

d) *Theorie des Prozesses und der Behandlungsmethode* (s. Abb. 2, Felder B2 und C2): Die Beforschung der therapeutischen Ebene beinhaltet auch, was zwischen Therapeuten und Patienten geschieht (Prozessforschung

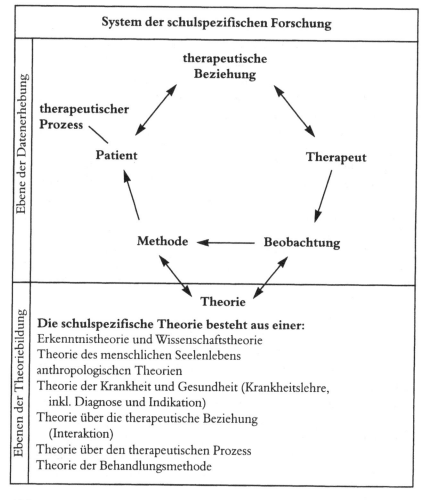

Abb. 3. System der schulspezifischen Forschung

innerhalb der Beziehung). Werden diese Erkenntnisse systematisiert, erhalten wir eine Behandlungstheorie. Diese Forschungen können durch
den Therapeuten und durch aussenstehende Vertreter oder Experten der
gleichen methodischen Richtung anhand von Daten, welche vom Therapeuten aus dem Prozess mitgeteilt werden, erfolgen. Elektronische Aufnahmen können je nach Fragestellung hilfreich sein. Die Supervision arbeitet teilweise auch nach diesem Prinzip, sie ist darum eine Art der wissenschaftlichen Überprüfung der Methoden und Theorien.

3.2. Vergleichende Psychotherapieforschung[*]

Eine weitere Forschungsebene ist die schulenübergreifende Beforschung der Therapiemethoden. Es geht hier u. a. um die Beforschung der
Wirkfaktoren und der zugrundeliegenden Theorien. Auf *dieser* Ebene
sind gemeinsame *Forschungsmethoden* anzustreben, nicht bei der Methodenvielfalt der Behandlungen und primären Datenerhebung. Diese Forschung beforscht als Metaforschung die Praxis der Psychotherapie auf
der Datenbasis der schulspezifischen Psychotherapieforschung. Auch
eine Rückkoppelung der Ergebnisse von der schulenübergreifenden Forschung auf die schulspezifische Forschung ist durch eine Übersetzung in
die entsprechende Theorie nötig, damit die Ergebnisse auf die Weiterentwicklung der Methode einen Einfluss haben können. In diesem Bereich
ist die Psychotherapieforschung methodisch stark gefordert. An dieser
Stelle ist eine enge Zusammenarbeit zwischen Forschern und Praktikern
unabdingbar. Diese Forderung ist auch aus wissenschaftstheoretischer
Sicht nötig. Die auf dem Hintergrund der Systemtheorie entstandenen
Theorien der Komplexität machen deutlich, „dass sich die herkömmliche Methodologie der empirischen Psychologie nicht sinnvoll auf Prozesse des Werdens anwenden lässt . . ." (Schneider, 1995). Die Behauptung der Professoren für Klinische Psychologie in der Schweiz, dass die
Psychotherapie eine Anwendung der Psychologie und darum eine Technologie sei, wird von den meisten Praktikern zurückgewiesen. Diese
Auffassung stimmt selbst für die psychologischen Praktiker nicht. So
schreibt Polkinghorne 1992: „Die modernistische Auffassung, dass Praktiker der Psychologie Anwender sind von Forschungsergebnissen, ist keine zutreffende Beschreibung der tatsächlichen Praxis. Praktiker haben
ein eigenes System der Erzeugung von Wissen entwickelt, das auf dem
direkten Umgang mit Klienten aufbaut. (. . .) Es gibt jetzt zwei Wissen-

---

[*] Siehe Abb. 2, Ebene 3.

schaften der Psychologie: die modernistische Wissenschaft, die hauptsächlich von akademischen Forschern betrieben wird, und die Wissenschaft der Praxis, die in erster Linie von praktisch tätigen Psychologen betrieben wird" (Polkinghorne, 1992, zitiert nach Schneider). Bei der gegenseitigen Annäherung zwischen der universitären Welt und der Welt der psychotherapeutischen Praktiker könnten die neuen Paradigmen der Komplexität (Systemtheorie) hilfreich sein, weil sie ideelle Entsprechungen haben (Gegenposition vgl. Plänkers, 1995).

Momentan wird von gewissen Vertretern der universitären Psychologie (Grawe und Braun, 1994) an einer „psychotherapeutischen Kern-Messbatterie" gearbeitet. Diese soll direkt aus der Ebene der schulübergreifenden Forschung in die Ebene des therapeutischen Prozesses eingreifen, indem die Patienten laufend über die Therapie befragt werden. Es ist bei den meisten Therapierichtungen nicht möglich, Messinstrumente (Fragebögen) direkt an den Patienten anzulegen, da diese störend in den Prozess resp. in die therapeutische Beziehung eingreifen würden. Ferner ist bei den meisten Therapierichtungen von der Behandlungstheorie her ein direkter Eingriff in den Therapieprozess falsch. Die Störung des Prozesses wäre gesundheitlich für den Patienten nicht zu verantworten und würde die Methode zerstören. Resultate solcher Messung auf dieser Ebene sind zudem äusserst fragwürdig, da sie vor allem Artefakte messen würden. Die schulenübergreifende Forschung muss mit dem Material arbeiten, welches auf der Ebene der schulspezifischen Forschung anfällt (Daten, welche von den Therapeuten aus den Therapien mitgeteilt werden), oder es müssen Daten ausserhalb der Therapien erhoben werden, welche sich nicht auf die Therapie beziehen, sondern den Zustand des Patienten untersuchen. Die Resultate können mit Ergebnissen verglichen werden, welche aus der Therapie stammen. Der aussenstehende Untersucher muss mit der untersuchten Methode, ihren Wirkungen und der Theorie vertraut sein, weil er sonst weder relevante Daten erheben noch den Prozess verstehen kann.

3.3. Die Forschung im ökonomischen Kontext

Die Formen qualitativer Einzelfallforschung sind für die Entwicklung der Psychotherapie relevant (Condrau, 1995; Mertens, 1995) und für die Verbesserung der Behandlungstechnik zugunsten der Patienten äusserst wichtig und daher bis heute im Vordergrund gestanden. Genügt hat uns Praktikern diese Forschung, weil die Wirksamkeit für die Patienten und die Therapeuten jederzeit erlebbar und somit evident (Condrau, 1995) war. Vorwürfe, welche behaupten, der Nachweis der Wirksamkeit sei ungenügend, sind deshalb unfair. Die Praktiker haben die Wirksamkeit tagtäglich erlebt und gleichzeitig einen grossen Beitrag zur Volksgesundheit geleistet. Der Vorwurf des ungenügenden Nachweises der Wirksamkeit erscheint hauptsächlich als Vorwand, um die eigenen Therapiemethoden in eine günstige Marktposition zu plazieren.

Legitim hingegen ist das Interesse von Staat und Versicherungen am wirtschaftlichen Einsatz ihrer Gelder. Forschung im ökonomischen Kontext ist aber keine Psychotherapieforschung, sondern ökonomische Forschung, die mit ihren Methoden das „Produkt" von Psychotherapien beforscht. Mögliche Messgrössen wären z. B. die Häufigkeit und Schwere von Erkrankungen vor und nach einer Psychotherapie oder, etwas ungenauer, die Verursachung von volkswirtschaftlichen Kosten vor und nach einer Psychotherapie. Die neue gesetzliche Situation in der Schweiz bietet hierzu die Möglichkeit. Hier ist das Black-Box-Verfahren angebracht, weil der Inhalt nicht interessiert, sondern nur der Input (Therapie) und der Output (Kostenersparnis und bessere Gesundheit).

Die schulspezifische und die schulenübergreifende Forschung muss sich, um die Ebenen nicht zu vermischen und um den Fallen des eigenen Interesses besser entgehen zu können, auf die Qualität der Prozesse und auf die schulspezifischen Zielsetzungen beschränken. Wie einige Publikationen zeigen (z. B. Meyer et al., 1991; Grawe, 1994, und wie die Kritik durch Mertens, 1995 oder Rüger, 1994 aufzeigt), sind Schlussfolgerungen auf ökonomische Fragen nicht objektiv, weil sie im Interessenkonflikt mit den von ihnen vertretenen methodischen Richtungen stehen.

3.4. Die Bedeutung der Zieldefinition der Psychotherapie für die Forschung

Für die Öffentlichkeit besteht ein dringlicher Bedarf an Zieldefinitionen der psychotherapeutischen Behandlungen. Weil die Definition von Gesundheit nicht wertfrei ist, muss dieses Ziel in einem öffentlichen Diskurs definiert werden (Schlegel, 1995). Da das Festlegen von Werten keine wissenschaftliche Frage darstellt, kann diese nicht an die Wissenschaft delegiert werden. Das Ziel sollte aus einem ethischen Diskurs der Psychotherapeuten heraus vorgeschlagen und in der breiten Öffentlichkeit diskutiert werden. Während für die Öffentlichkeit ein gesundheitliches Interesse an der Zieldefinition besteht, ist sie für die Forschung ein Referenzpunkt.

So stellt sich z. B. die Frage, ob die Gesellschaft die Wertepluralität will oder ob die Ziele der Psychotherapie nur einem Wertsystem, konkret der illusionären (aus Gründen der Symptomverschiebung) kurzfristigen Rentabilität untergeordnet werden sollen. Wenn die Psychotherapeuten diese Diskussion nicht von sich aus anfangen, werden die Versicherungen von sich aus und nach kurzfristigen finanziellen Gesichtspunkten festlegen, wie weit sie Psychotherapie finanzieren, was mit der Bezahlung von immer niedrigeren Stundenzahlen für die Behandlungen bereits versucht wird. Dies ist nicht nur für die Patienten und die Volksgesundheit einschneidend, sondern auch für die Entwicklung der Psychotherapie als Wissenschaft.

3.5. Die psychotherapiespezifische Ethik in der Forschung

Die zeitlich nach der Ausbildungs-Charta geschaffene Ethik-Charta ist in ihrer Konsequenz auch auf die Wissenschaft Psychotherapie anzuwenden. Ihr Kern ist der unabdingbare Schutz des therapeutischen Prozesses und damit auch des Patienten sowie des Therapeuten. Um alle Missverständnisse zu vermeiden, sei betont, dass mit dem Schutz des Prozesses nicht nur Datenschutz gemeint ist. So sind z. B. alle Arten von Übergriffen von Seiten des Therapeuten Störungen oder Zerstörungen dieses Prozesses. Auch die Beforschung dieses Prozesses muss sich dieser Ethik unterordnen. Folglich ist eine Beforschung der Wirksamkeit durch einen direkten Eingriff von aussen in den therapeutischen Prozess auch aus der Sicht der berufsspezifischen Ethik der Psychotherapie nicht statthaft (vgl. von Heydwolff, 1995).

3.6. Widerstand eines Teils der Praktiker gegen die Forschung

Die Diskussionen in den Psychotherapieverbänden zeigte, dass sich bei einem Teil der Praktiker eine gewisse Skepsis gegen Psychotherapieforschung ausdrückte (Mattanza, 1995). Wir erklären uns dieses Phänomen damit, dass die eigene Arbeit und Theorienbildung von den Praktikern nicht als Forschung wahrgenommen wird, dies wahrscheinlich, weil sie sich nicht als Forscher definieren. Ein anderer Grund besteht darin, dass Forschung mit der gesetzlich geforderten Ergebnisforschung assoziiert wird, welche für die praktische Arbeit als unnötig empfunden wird (Legitimationsforschung). Ein weiterer Grund besteht teilweise zu Recht darin, dass durch die Forschung Eingriffe in den therapeutischen Prozess befürchtet werden. Ins Gewicht fällt auch, dass die Therapeuten davon ausgehen, diese Forschung aus dem eigenen Sack bezahlen zu müssen, und dass ihre eigene Person dabei beforscht wird.

Das Verhältnis vom Forscher zum Therapeuten kann Ängste auslösen, weil es nicht geklärt ist und einzelne Forscher als Gegner der Therapeuten aufgetreten sind. In dieser Situation reagieren die einen mit einer Identifikation mit dem Aggressor und befürworten unkritisch ungeeignete Projekte. Andere können sich nicht damit identifizieren und lehnen diese Forschung ab. Wir müssen dafür sorgen, dass das Öffnen der Forschung nicht spaltend wirkt, sondern dass die verschiedenen Forschungsebenen wieder wissenschaftlich korrekt zusammengebracht werden.

Diese Herausforderung hat eine dritte Gruppe angenommen und besinnt sich auf die eigenen Stärken. Dabei entdecken sie die Schwächen der nomothetisch orientierten positivistischen Forschung, nämlich den inadäquaten Eingriff in den therapeutischen Prozess bei manchen Forschungsprojekten und den mangelnden Zugang zur Praxis. Wenn eine valide Psychotherapieforschung zustande kommen soll, dann sind die etablierten Forscher auf die Zusammenarbeit mit den Praktikern angewiesen, was einige Psychotherapieforscher erkannt haben und mit uns Praktikern die Zusammenarbeit suchen.

Das Wichtigste aber ist der Bewusstseinswandel, der langsam stattfindet. Indem der Wert unseres Expertenwissens wissenschaftlich und auch wissenschaftstheoretisch aufgewertet wird, wird eine wissenschaftliche Kommunikation auf gleichberechtigter Ebene mit der etablierten universitären Forschung möglich. Die Hierarchie wird von einer Partnerschaft abgelöst. Dieses Bewusstsein aufzubauen ist ein wichtiger Teil der Arbeit der Leute, welche die Charta in die Realität umsetzen. Auch das schulenübergreifende Kommunikationsmittel einer wissenschaftlichen Zeitschrift der Psychotherapieverbände leistet hier einen Beitrag.

4. Die Vielfalt der Richtungen

4.1. Heilung ausserhalb der Wissenschaft

Die Ausübung heilenden Tuns gehört geschichtlich gesehen zum normalen menschlichen Gemeinschaftsleben, es gab immer schon Methoden, psychische und körperliche Leiden zu heilen. Diese Methoden haben sich im Verlaufe der Zeit geändert. Die einschneidendste Änderung fand durch den Übergang in die moderne individualisierte westliche Gesellschaft statt. Der Unterschied zu den (noch) nicht individualisierten Gesellschaften beschreibt Lévi-Strauss so: „Während eine psychoanalytische Heilung darauf basiert, dass der Patient von seinem individuellen Mythos geheilt wird, der aus Elementen seiner eigenen Vergangenheit besteht, ergibt sich die Heilung beim Schamanismus daraus, dass der Patient den sozialen Mythos übernimmt, der aus seiner kollektiven Tradition stammt" (Lévi-Strauss, zitiert nach Sudhir Kakar, 1984). In den weniger individualisierten Gesellschaften ist die Psychotherapie demzufolge auch kaum vorhanden. Mit zunehmendem Individualisierungsgrad tauchen neue „westliche" Leidenszustände auf und dadurch auch das Bedürfnis nach individueller Psychotherapie (India Today, März 1989).

Teilweise funktioniert die Rückführung in den kollektiven Mythos für Gläubige in der westlichen Gesellschaft auch heute noch. Durch die Rückführung in den Mythos von Religionssystemen mittels bestimmter Methoden, wie z. B. Gebet, Beichte oder Busse erfahren sie Linderung oder sogar Heilung (Gegenthese zur Aufklärung).

4.2. Abgrenzung der wissenschaftlichen Psychotherapie

Wissenschaftliche Psychotherapie besteht aber nicht darin, das Heil in einem Wertsystem, respektive in einer Rückführung in ein solches zu suchen. Sie bietet keine Religion und auch keinen Religionsersatz. Sie gründet auf dem Anspruch der Aufklärung. Unter dem Anspruch der Aufklärung verstehen wir eine kritische und auch selbstkritische Haltung gegenüber allen Erkenntnissen. Auch die Aufklärung selbst muss kritisch hinterfragt und als historisch gewachsene kollektive Vorstellung oder Überzeugung erkannt und reflektiert werden (Horkheimer und Adorno, 1969; s. auch 2.1.5., Erkenntnistheoretische Probleme der schulspezifischen Forschung). Erst durch diese Hinterfragung kann Psychotherapie den Anspruch auf Wissenschaftlichkeit erheben. Für den Patienten ergibt sich letztlich daraus, dass er die Unsicherheit nach Möglichkeit aushalten muss, keine festen Punkte zu haben.

Die Methoden der Rückführung in kollektive Mythen entfalten je nach Individualisierungsgrad des Bewusstseins auch eine mehr oder weniger starke Wirkung. Die Wissenschaftlichkeit einer Methode kann daher nicht von deren Wirksamkeit abgeleitet werden (Wunder sind am effizientesten). Die Wissenschaftlichkeit entscheidet sich an der An-

wendung einer wissenschaftlichen Methode, der kritischen wissenschaftlichen Reflexion, der Transparenz, dem öffentlichen Diskurs, der
Falsifizierbarkeit des Theoriegebäudes und der Logik.

4.3. Die Vielfalt wissenschaftlicher Psychotherapiemethoden

Auch in der modernen westlichen Gesellschaft bestehen Tendenzen zu
alleinseligmachenden neuen Ideologien. Ein weltweit akzeptierter Wert
stellt das Geldverdienen (Koch, 1996) und der Konsum dar. Die Ideologie, die freie Marktwirtschaft bringe Ordnung in diese komplexe Welt,
hat schon fast religiöse Züge angenommen und weist sich dadurch als
neuer Mythos aus. In seinem Sinn brächte Anpassung an die Leistungs-
gesellschaft das Heil. Anpassung als Heil ist ein altes Bedürfnis des
Menschen. Wenn nur dieses Ziel gelten sollte, bräuchte es nur noch
eine Form der Psychotherapie, welche diese Anpassung vornehmen
kann.

In einer Gesellschaft mit Wertepluralismus sind unterschiedliche
Therapien notwendig. Neben dem Wertepluralismus sehen wir aber
noch weitere Gründe, die von der Entstehung und von der Verbreitung
her für den Methodenpluralismus sprechen: Viele Wissensgebiete oder
Wissenschaften haben ihre eigenen Psychotherapiemethoden geschaffen. Es geht um die Anwendung eines Teils des jeweiligen Gebietes zu
Heilzwecken und um die Ausarbeitung der dazugehörigen Theorie aus
der methodischen Anwendung ihrer Mittel. So entstand beispielsweise
aus der Anwendung von Musik zu Heilzwecken die Musiktherapie, aus
der Soziologie, der Sozialarbeit und der Sozialpsychiatrie die Milieu-
und Familientherapie usw. Ein Teil der heutigen Hochschulpsychologie
hat ihre Therapiemethode aus der Lernforschung abgeleitet. Um als
wissenschaftliche Psychotherapiemethoden zu gelten, muss von allen
Richtungen der Nachweis erbracht werden, dass sie über eine hinreichend definierte Behandlungsmethode mit einer konsistenten Theorie
des Menschen (anthropologische Theorie, Metatheorie usw.), der darauf bezogenen Behandlungstechnik und Interaktion verfügen, auf deren Grundlage sie ihre Methode beforschen. Solange sie diese Bedingungen nicht erfüllen, ist ihre Entwicklung erst in einem vorwissen-
schaftlichen Stadium.

Als These ist davon auszugehen, dass auch die Patienten ihre bevor-
zugten Ausdrucks- und Kommunikationsformen besitzen, entsprechend derer sie sich eher durch die eine oder andere Therapieform an-
sprechen lassen.

5. Epilog: Die neue Zusammenarbeit

Die gegenseitige Anerkennung der Richtungen in der Charta ist eine wichtige Basis für die Weiterentwicklung der eigenständigen Wissenschaftlichkeit der Psychotherapie. Die gemeinsame Umsetzung der gemeinsam festgelegten Inhalte, welche auch anstrebt, die wissenschaftliche Psychotherapie im schweizerischen Gesundheitswesen zu etablieren, hat eine interne Öffentlichkeit geschaffen. Diese ist ein wichtiges Gefäss für diesen Entwicklungsprozess, da es den Diskurs zwischen den Schulen ermöglicht. Durch Umfragen, welche durch den Wissenschaftsausschuss der Ausbildungskommission (s. Abb. 1) gemacht werden, legen die Schulen u. a. ihr Wissenschaftsverständnis, ihre Forschungsprojekte, die Menschenbilder, Persönlichkeits- und Entwicklungstheorien, Störungs-, Krankheits- und Gesundheitstheorien, Methoden, Behandlungstheorien und Behandlungstechniken dar. Dies geschieht in verschiedenen Arbeitsgruppen, welche an wissenschaftlichen Kongressen (1. Kongress 96) ihren Stand der Diskussion bekanntgeben, und an den geplanten Forschungskolloquien.

Es ist das erklärte Ziel, eine gemeinsame Wissenschafts- und Forschungskultur aufzubauen; die ersten Schritte und institutionellen Konkretisierungen sind mit grossem Engagement bereits gemacht worden.

Literatur

Brenner Ch (1986) Elemente des seelischen Konflikts. S. Fischer, Frankfurt/ Main

Buchmann R (1985) Pädagogik und Menschenwürde, Bd 1. Haupt, Berlin

Charta (1991) Charta für die Ausbildung in Psychotherapie. Hrsgg. von der Schweizerischen Konferenz der Ausbildungsinstitutionen für Psychotherapie und der psychotherapeutischen Fachverbände

Cremerius J (1984) Vom Handwerk des Psychoanalytikers: Das Werkzeug der psychoanalytischen Technik, Bd 1 und 2. Fromann-Holzboog, Stuttgart, S. 23 ff, 167 ff

Condrau G (1995) Psychotherapie auf dem Prüfstand. Schweizerische Ärztezeitung 76: 1354–1363

Fäh M (1995) Wissenschaftliches Qualitätsmanagement in der Psychotherapie – eine Herausforderung an die psychotherapeutischen Praktikerinnen. Vortrag, gehalten am 2. 9. 1995 an der Ausbildungskommission der Schweizerischen Konferenz der Ausbildungsinstitutionen für Psychotherapie und der psychotherapeutischen Fachverbände

Freud S (1916/17) Vorlesungen zur Einführung in die Psychoanalyse. GW
    Bd 11

Freud S (1923) Psychoanalyse und Libidotheorie. GW Bd 13

Freud S (1926) Zur Frage der Laienanalyse. GW Bd 14

Freud S (1927) Nachwort zur „Frage der Laienanalyse". GW Bd 14

Gadamer HG (1960) Wahrheit und Methode. JCB Mohr, Tübingen

Grawe K, Braun U (1994) Qualitätskontrolle in der Psychotherapiepraxis.
    Z Klin Psychologie 23/4: 242–267

Grawe K, Donati R, Bernauer F (1994) Psychotherapie im Wandel. Von der
    Konfession zur Profession. Hogrefe, Göttingen

Habermas J (1969) Erkenntnis und Interesse. In: Habermas J (Hrsg) Technik
    und Wissenschaft als Ideologie. Suhrkamp, Frankfurt/Main

Heydwolff A von (1995) Positivismus für die Normseele. Psychother Forum
    [Suppl] 4: 174–177

Horkheimer M (1969) Dialektik der Aufklärung. S. Fischer, Frankfurt

Jung CG (1931) Analytische Psychologie und Weltanschauung. GW Bd 8

Jung CG (1935) Grundsätzliches zur praktischen Psychotherapie. GW Bd 16

Jung CG (1938) Begrüssungsansprache zum zehnten internationalen ärztlichen
    Kongress für Psychotherapie in Oxford (1938). GW Bd 10

Jung CG (1954) Theoretische Überlegungen zum Wesen des Psychischen. GW
    Bd 8

Jain M, Bhargava S (1989) The indian male mid-life Blues. India Today Vol XIV
    No. 6, 16–31 March 1989 pp 162–170

Kaiser E (1993) Quantitative Psychotherapieforschung – modernes Paradigma
    oder Potemkinsches Dorf? Forum der Psychoanalyse 9: 348–366

Kakar Sudhir (1984) Schamanen, Heilige und Ärzte: Psychotherapie und tradi-
    tionelle indische Heilkunst. Biederstein, München

Koch U (1996) Brauchen PolitikerInnen PsychotherapeutInnen? Psychother
    Forum [Suppl] 1: 28–34

Kries AO (1992) Die Technik der freien Assoziation: Der methodische Schlüs-
    sel zu den Ergebnissen der Psychoanalyse. Zeitschr f Psychoanaly Theorie
    und Praxis 7 (3): 256–266

Lévi-Strauss C (1967) Die Wirksamkeit der Symbole. In: Lévi-Strauss C, Struk-
    turale Anthropologie. Deutsch von Hans Naumann. Suhrkamp, Frankfurt/
    Main

Mattanza G (1995) Jungianer und Psychotherapieforschung. Diplomarbeit,
    C. G. Jung Institut, Zürich

Mertens W (1995) Die neue Forschungskultur in der Psychotherapie. Psycho-
    ther Forum [Suppl] 4: 180–186

Mertens W (1995) Psychoanalyse auf dem Prüfstand? Eine Erwiderung auf die
    Metaanalyse von Klaus Grawe. Quintessenz, Berlin München

Meyer AE (1994) Über die Wirksamkeit psychoanalytischer Therapie bei psy-
    chosomatischen Störungen. Psychotherapeut 1994, 39: 298–308

Meyer AE, Richter R, Grawe K, Graf v d Schulenburg JM, Schulte B (1991) Forschungsgutachten zu Fragen eines Psychotherapeutengesetzes im Auftrag des Bundesministeriums für Jugend, Familie, Frauen und Gesundheit. Universitätskrankenhaus Hamburg-Eppendorf

Petzold HG (1995) Weggeleit, Schutzschild und kokreative Gestaltung von Lebenswelt – Integrative Arbeit mit protektiven Prozessen und sozioökologischen Modellierungen in einer entwicklungsorientierten Kindertherapie. In: Metzmacher B, Petzold HG, Zaepfel H, Therapeutische Zugänge zu den Erfahrungswelten des Kindes. Theorie und Praxis der integrativen Kindertherapie, Bd. 1. Junfermann, Paderborn

Plänkers T (1995) Kann die Systemtheorie eine Metatheorie für psychoanalytische Theorie und Praxis sein? Zeitschr f Psychoanaly Theorie und Praxis, Jahrgang 10, 1995, 1

Polkinghorne DE (1992) Postmodern epistemology of practice. In: Kvale S (ed) Psychology and postmodernism. Sage, London, pp 146–165 (zit nach Schneider 1995)

Rüger B (1994) Kritische Anmerkungen zu den statistischen Methoden in Grawe, Donati und Bernauer: Psychotherapie im Wandel. Von der Konfession zur Profession. Zsch Psychosom Med 40: 368–383

Sandler J, Dreher AU, Drews S (1989) Ein Ansatz zur psychoanalytischen Konzeptforschung – illustriert am Beispiel des psychischen Traumas. Zeitschr f Psychoanaly Theorie und Praxis 4 (4): 308

Schlegel M (1995) Psychotherapie als Ökologie der Seele oder die Vielfältigkeit der Seele und der Psychotherapie-Kultur. Psychother Forum [Suppl] 3: 132–135

Schneider H (1995) Forschung durch praktisch tätige PsychotherapeutInnen: Wie anpacken? Psychother Forum [Suppl] 3: 186–190

Seiffert H (1969) Einführung in die Wissenschaftstheorie 1. Information über die Information. Informationssoziologie. CH Beck, München

Szondi L (1956) Schicksalsanalytische Therapie, 5. Buch der Schicksalsanalyse. Huber, Bern Stuttgart

Topitsch E (1972) Das Verhältnis zwischen Sozial- und Naturwissenschaften. In: Topitsch E (Hrsg) Logik der Sozialwissenschaften. Kiepenheuer & Witsch, Köln

Tschuschke V, Kächele H, Hölzer M (1994) Gibt es unterschiedlich effektive Formen von Psychotherapie? Psychotherapeut 39: 281–297

Vetter J (1995) In: Renate Hutterer-Krisch (Hrsg): Fragen der Ethik in der Psychotherapie. Springer, Wien New York, 535–543

Vetter-Lüscher I (1995) Aus der Vorgeschichte der „Charta für die Ausbildung in Psychotherapie". Psychother Forum [Suppl] 3: 98–99

Wallerstein RS (1988) One Psychoanalysis or many? Int J Psycho-Anal 69: 5–21

Psychotherapie – auf dem Weg zu einer Wissenschaft der methodischen Reflexion subjektiver Beschädigungen im Rahmen der sozialen Lebenswelt

Manfred Steinlechner

1. Was ist eine Wissenschaft?

Unter „Wissenschaft" verstehe ich die methodische Organisation eines beliebigen Gegenstandsbereiches aus der menschlichen Welt zum Zweck der neugierigen Erkundung und zur Herstellung von Ergebnissen, die von anderen Menschen prinzipiell überprüfbar sind.

Diese Ergebnisse sind nicht „Wahrheiten" im Sinne endgültiger Aussagen über die „Wirklichkeit", sondern vielmehr Konstrukte über die uns mit unserem evolutionären Kategorienapparat zugänglichen Ausschnitte aus der Wirklichkeit. Diese Konstrukte müssen einer Falsifizierung prinzipiell zugänglich sein, um wiederum Irrtümer über Wirklichkeitsausschnitte abzutragen.

Die Frage, was eine Wissenschaft ist, läßt sich also weder durch eine Eingrenzung auf bestimmte Gegenstandsbereiche beschreiben (wie es z. B. eine Leber ist);

noch durch eine Eingrenzung auf bestimmte Ergebnisse (wie es z. B. Hypothesen über den Zusammenhang von übertriebenem Alkoholgenuß und Lebererkrankungen sind);

schon gar nicht durch die jeweils machtpolitisch orientierten Organisationsformen des Personals, das Wissenschaft betreibt;

auch nicht durch eine Orientierung an der technischen Umsetzungsmöglichkeit wissenschaftlicher Erkenntnisse (wie z. B. der Apparatemedizin)

und ebensowenig durch ökonomische Überlegungen von gesellschaftlichen Subsystemen (z. B.: wenn Psychotherapie keine Wissenschaft ist, müssen die Krankenkassen auch nicht unterstützend bezahlen).

Wissenschaft ist eine organisierte Tätigkeit von Menschen in beliebigen Gegenstandsbereichen der Welt und muß der Falsifizierung ihrer Interpretationen oder Hypothesen zugänglich sein.

Diese organisierte Tätigkeit von Menschen bedarf freilich nicht nur einer Zielbestimmung (nämlich überprüfbare Interpretationen oder Hypothesen zu formulieren), sondern zudem auch dem jeweiligen Gegenstandsbereich angemessene Methoden, die selbst wiederum der Überprüfung zugänglich sein müssen.

Wissenschaft ist eine mögliche Praxis von Menschen. Als ihr nichthintergehbares Apriori sei einerseits das Verstehen genannt, denn wenn jemand etwas erklären will, muß man es vorher verstanden haben; andererseits die Sprachgemeinschaft der Wissenschaftler, hinter die man nur um den Preis einer Privatsprache gelangen kann.[1]

2. Engführungen des Wissenschaftsbegriffs

Suchen wir einen Gegenbegriff zu wissenschaftlich gewonnenen Erkenntnissen, ist an den Begriff des Dogmas zu denken. Dogmen sind geoffenbarte Wahrheiten, die keine weitere Hinterfragung mehr zulassen, weil sie beanspruchen, Endgültiges auszusagen.

Dogmatische Ansätze in den Wissenschaften gibt es freilich auch: nämlich dort, wo beispielsweise das Exaktheitsideal einer gewissen Betrachtungsweise von Naturwissenschaft (etwa im Logischen Positivismus) als das einzig zugelassene Methodenideal aufgefaßt wird, demgegenüber dann alle anderen wissenschaftlichen Zugänge zu Gegenstandsbereichen als nichtwissenschaftlich begriffen werden.

Durchaus aufklärerisch gegen Reste des metaphysischen Denkens gerichtet, galt dem Logischen Empirismus Wissenschaft nur mehr als logische Zuordnung von Sätzen zu in der Empirie beobachtbaren Tatsachen.

Ziel dieses Unterfangens waren sogenannte Protokollsätze, die nicht weiter zerlegbar schienen und in dem beobachteten Faktum selbst wurzeln sollten. In dieser Vorstellung von Wissenschaft wird diese zu einem System sinnvoller Protokollsätze, wobei nach dem jungen Wittgenstein der logische Sinn eines Satzes in der Methode seiner Verifikation liegt.

Diese Verifikation kann nach Wittgenstein nur wiederum durch die logische Struktur des Satzes selbst erfolgen, da Sinn und logische Struk-

---

[1] Vgl. Apel KO (1976) Transformation der Philosophie, Bd. 1 und 2. Frankfurt

tur für ihn dasselbe bedeuten. So galten ihm schließlich nur die empirisch überprüfbaren Aussagen der Naturwissenschaften als sinnvoll.[2]

Wir können hier folgendes feststellen: Wenn wir die pluralen Möglichkeiten, Wissenschaft zu bestimmen, auf Korrespondenzsätze zwischen Sätzen und Tatsachen verengen, ergibt sich daraus notwendig, daß alle alternativen Möglichkeiten, Wissenschaft zu denken und zu betreiben, nun nicht mehr wissenschaftlich (in diesem dogmatischen Sinn) sein können.

Freilich läßt sich diese Verengung auf Korrespondenztheorien nochmals verengen, indem mit Otto Neurath eine weitere Engführung des Begriffs Wissenschaft durchgeführt wird: Er meinte nämlich, daß „auf dem Hintergrund einer als Sprachkritik betriebenen Kritik der Erkenntnis vom Gegebenen gar nicht geredet werden darf. Gegenstand der wissenschaftlichen Überlegungen seien Sätze, die nicht mit dem verglichen werden können, was jedem Individuum als persönlich Gegebenes erscheint, weil dieses sich einer intersubjektiven Überprüfung von vornherein entzieht. Vergleichbar seien allein Sätze mit Sätzen".[3] Wissenschaft wird nunmehr enggeführt auf die Widerspruchsfreiheit theoretischer Satzsysteme.

Über diesen Engführungen hat der logische Empirismus freilich die Empirie verloren: „Man kam zu der Einsicht, daß Wissenschaft niemals mit der Erfahrung beginnen kann, da man immer schon Selektionsprinzipien, d. h. theoretische Konzeptionen haben muß, ehe man wissen kann, was unter allem grundsätzlich Beobachtbaren man tatsächlich beobachten will. Naturgesetze stammen demnach vom Forscher, sie sind Annahmen über die Natur, aber keine Naturgegebenheiten."[4]

Die Relativitätstheorie und die Quantentheorie stützen diesen Befund: Eine vom Beobachter unabhängige Außenwelt läßt sich nicht objektiv beobachten.

An diesem Punkt der Einsicht läßt sich auch der Weg gehen, das Subjekt in die Wissenschaften wieder einzuführen.

In der dogmatischen Verhärtung aber wird ein anderer Weg beschritten:

Ein Vorrecht der Wahrheit von Protokollsätzen gegenüber anderen Sätzen wurde mit Neurath aufgegeben, damit aber auch der Wahrheits-

[2] Wittgenstein L (1973) Tractatus logico-philosophicus. Logisch-philosophische Abhandlung. Frankfurt

[3] In: Hülst D, Tjaden KH, Tjaden-Steinhauser M (1973) Methodenfragen der Gesellschaftsanalyse. Frankfurt, S. 17

[4] In: Holzkamp K (1973) Kritische Psychologie. Frankfurt, S. 82

begriff selbst, denn wenn Widerspruchsfreiheit einzelner Sätze das methodische Kriterium wird, war auch ein widerspruchsfrei konzipiertes Wahngebilde in diesem Sinn kompatibel. Dies bedeutete eine fundamentale Spaltung: Der Begriff von Wissenschaft war so weit eingeengt, daß es um Widerspruchsfreiheit von empiriefreien Sätzen ging.

Wenn unter diesem Gesichtspunkt alle anderen wissenschaftlichen Zugänge alles mögliche, aber jedenfalls nicht Wissenschaft waren, so konnte beispielsweise für das Aushandeln von Gerechtigkeitsfragen oder Sinnfragen oder Textinterpretationsfragen eine Orientierung an Wahrheitsfähigkeit nicht mehr behauptet werden.

Was dieser auf naturwissenschaftliche Widerspruchsfreiheit und Effizienz eingeschränkte wissenschaftliche Weg etwa für die Medizin bedeutete, beschreibt Wesiack wie folgt: „Sie mußte mit dieser Festlegung und Einengung auf die naturwissenschaftliche Methode aber mit einer Reduzierung ihres Geltungs- und Wirkungsbereichs auf den rein organischen und funktionellen (also im Grunde maschinellen) Aspekt des menschlichen Körpers und mit einer Spaltung in eine objektivierende naturwissenschaftlich-technische und krankheitszentrierte Medizin einerseits und in eine patientenorientierte ärztliche Kunst andererseits bezahlen ... Die Spaltung geht so weit, daß die theoretischen Bezugssysteme nicht mehr miteinander in Übereinstimmung gebracht und die Sprachen nicht mehr ineinander übersetzt werden können. So vermag z. B. das theoretische Bezugssystem der naturwissenschaftlichen Klinik die Begriffe ‚Erlebnis‘, ‚Gefühl‘, ‚Übertragung‘ usw. ebensowenig zu integrieren wie das der Psychoanalyse die Meßwerte von ‚Stoffwechselvorgängen‘, ‚Kreislaufgrößen‘ und ähnlichem.“[5]

Freilich verschweigt Wesiack an dieser Stelle, daß beide auseinandergefallenen Bereiche der Medizin gemeinsam die Orientierung am psychischen Leid für Jahrzehnte als nichtwissenschaftlich exkommunizieren.

Interpretatorische Verfahren werden, wenn überhaupt, nur dann als wissenschaftlich angesehen, wenn sie sich mit der Auslegung von Texten beschäftigen; die in sich gespaltene Medizin vereinigt sich in der Unvorstellbarkeit, daß seelisches Leid hermeneutischen Strategien zugänglich sein könnte. Somit wird der Psychotherapie in gutmeinenden Auffassungen der Status einer Lebenshilfe, in weniger gutmeinenden Auffassungen hingegen derjenige der Kurpfuscherei zugeschrieben.

---

[5] In: Wesiack W (1980) Psychoanalyse und praktische Medizin. Stuttgart, S. 311

Dahinter steckt ein monistisches Methodenideal: Alle Gegenstandsbereiche der Welt sollten sich dem objektivistischen Methodenideal der
Naturwissenschaften beugen, weil dort, wo Natur mit naturwissenschaftlichen Methoden erkundet wird, Erkenntniserfolge nachgewiesen
werden können, die sich zudem in Technologien umsetzen lassen. Daß
dieser Erfolg mit einer Abspaltung ganzer Lebensbereiche und mit einer
katastrophischen Ausbeutung von Ressourcen verbunden ist, wird unter dem Gesichtspunkt dieses Methodenideals selbst eine nicht wahr-
heitsfähige Privatmeinung.

Tatsächlich läßt sich nicht leugnen, daß es keine Humanwissen-
schaft gibt, die auch nur annähernd eine ähnliche Kausalitätskraft oder
Effizienz erreicht hätte wie etwa physikalische Theorien; es gibt keine
Quantentheorie oder Relativitätstheorie der Gesellschaft oder der
Psyche. Daraus lassen sich freilich verschiedene Schlüsse ziehen.

Gehe ich wieder vom objektivistischen Methodenideal aus, werde
ich zur Auffassung kommen, daß sich die Humanwissenschaften nur in
dem Maße als ähnlich effizient entwickeln werden, in dem sie die naturwissenschaftliche instrumentelle Rationalität auf ihre Gegenstandsbereiche verwenden.

Dies ist in sich logisch: Haben wir nämlich den Wissenschaftsbegriff
dogmatisch auf eine einzige Methodologie verengt, können Nichtwis-
senschaften eben nur durch Übernahme dieser Methodologie auch zu
Wissenschaften werden. Diesem „szientistischen Selbstmißverständnis"
(Habermas) ist schließlich auch Freud in seiner Absicht, naturwissenschaftliche Methoden auf Erfahrungen aus der Lebenswelt zu übertragen, erlegen.[6]

Dies ist freilich nicht der einzig mögliche Schluß aus der Betrachtung der mangelnden Effizienz und Voraussagbarkeit humanwissen-
schaftlicher Erkenntnisse. Ich kann nämlich auch zur Auffassung kommen, daß sich gesellschaftliche Systeme oder psychische Mechanismen
gar nicht nach dem naturwissenschaftlichen Methodenideal bestimmen
lassen, weil ihr Gegenstandsbereich gar nicht auf Natur zielt, sondern
auf die Lebenswelt des Menschlichen, das sich den Naturwissenschaften ähnlichen exakten Theorien und Voraussagen prinzipiell entzieht,
was freilich nicht heißt, daß die methodische Bearbeitung der Lebenswelt nicht Wissenschaft ist.

Der Methodenpurismus der Naturwissenschaften wurde zwar von
Naturwissenschaftlern wie Erwin Schrödinger als unzureichend erkannt, wenn er meint: „Ohne es uns ganz klarzumachen und ohne da-

---

[6] Vgl. Habermas J (1973) Erkenntnis und Interesse. Frankfurt

bei immer ganz streng folgerichtig zu sein, schließen wir das Subjekt der Erkenntnis aus aus dem Bereich dessen, was wir an der Natur verstehen wollen. Wir treten mit unserer Person zurück in die Rolle eines Zuschauers, der nicht zur Welt gehört, welch letztere eben dadurch zu einer objektiven Welt wird."[7]

Wir können auch sagen: Freilich kann Metaphysik erfolgreich sein; der Glaube an eine objektive Welt, erzeugt durch die Exkommunikation des beobachtenden Subjekts, ist erfolgreiche Metaphysik. Daß erfolgreiche Metaphysik sich aber als normatives Paradigma selbstmißversteht, ist das dogmatische und unhaltbare Moment dieser Metaphysik. Während durch die Quantentheorie auf subatomarer Ebene eine objektive Wirklichkeit aufgegeben wurde, sind Medizin und akademische Psychologie weiterhin dem objektivistischen Methodenideal verpflichtet. Was freilich im Nachkriegsdeutschland und -österreich auch ein aufklärerisches, weil gegen die nationalsozialistische „Weltanschauungspsychologie" gerichtetes Unterfangen war und von daher eine gesellschaftspolitische Legitimation erhielt, ist heute eine Verkennung des Gegenstandsbereichs Lebenswelt und der dieser angemessenen Methoden.

3. Die subjektiven Defekte im Rahmen der sozialen Lebenswelt als Gegenstandsbereich der Psychotherapie

Arnold Gehlen bestimmt die Lebenswelt der Menschen als Dialektik von Externalisierung, Objektivierung und Internalisierung.[8]

Im gemeinsamen Tun erzeugen wir die Welt, in der wir handeln (Externalisierung), wobei diese erzeugte Welt uns in der Gestalt beliebiger Objektivationen entgegentritt, die, einmal gesetzt, eine faktische Beharrungskraft entwickeln und in Form von Institutionen auch objektive Gewalt über die Menschen entwickeln. Wirklichkeit wird also zu einem Konstrukt, dessen Konstruiertheit durch Vergessen oder durch Ideologie verschleiert werden kann.

Indem der Mensch in mühsamen Sozialisationsprozessen die faktischen Plausibilitätsstrukturen der konstruierten Wirklichkeit verinnerlicht (Internalisierung), erschließt er sich in eben dem Maße jene Ob-

---

[7] In: Appleyard B (1992) Der halbierte Mensch. München, S. 285

[8] Gehlen A (1976) Der Mensch. Seine Natur und seine Stellung in der Welt. Wiesbaden

jektivationen, die sich wiederum durch diese Internalisierung an Beharrungsvermögen steigern. Weil Externalisation, Objektivation und Internalisierung keine internen Standards von Vernunft oder Humanität garantieren, muß darüber in der Sprache verhandelt werden.

Die symbolische Repräsentation der sozialen Lebenswelt im Medium der Sprache wird zum zentralen Garanten der Intersubjektivität, die sich über die wechselseitige Verhandlungsbereitschaft zur „Reziprozität der Perspektiven und der Kongruenz der Relevanzsysteme" (Schütz) konstituiert.[9] Eine durch objektivistische Methodenideale entsubjektivierte Lebenswelt wäre eben keine mehr, sondern stellte den Versuch ihrer Naturalisierung dar.

Die soziale Konstitution der Lebenswelt beschreibt der späte Wittgenstein wie folgt: „Ist, was wir ‚einer Regel folgen' nennen, etwas, was nur ein Mensch einmal in seinem Leben tun könnte? Es kann nicht ein einziges Mal ein Mensch einer Regel folgen. Es kann nicht ein einziges Mal nur eine Mitteilung gemacht, ein Befehl gegeben oder verstanden worden sein etc. Einer Regel folgen, eine Mitteilung machen, einen Befehl geben, eine Schachpartie spielen, sind Gepflogenheiten (Bräuche, Institutionen). Einen Satz verstehen heißt, eine Sprache verstehen."[10]

Dies heißt mindestens zweierlei: Zum einen ist der methodische Solipsismus eines Wissenschaftlers ohne Subjekt als unhaltbar erwiesen; zum anderen kann einer einer Regel nur unter den Bedingungen der Privatsprachlichkeit folgen, was den Gegenstandsbereich der Psychotherapie im Rahmen der Lebenswelt beschreibt. Einer Regel folgen ist eine Praxis im Rahmen der Kommunikationsgemeinschaft einer Lebenswelt. So wird das Sprachspiel der Lebenswelt zu einer „Einheit von Sprachgebrauch, leibhaftem Ausdruck, Verhaltenspraxis und Welterschließung. Alles Sinnverstehen der Menschen – und insofern auch alles selbstverständliche Verstehen – gehört nach Wittgenstein in den Zusammenhang eines Sprachspiels."[11]

Der Gegenstandsbereich der Psychotherapie ist die Erforschung und Heilung einer konflikthaften oder defekten Einheit von Sprachgebrauch, leibhaftem Ausdruck, Verhaltenspraxis und Welterschließung, die im immer schon sprachlich verfaßten sozialen Lebensraum als Defizienz der Intersubjektivitätsfähigkeit imponiert.

---

[9] Schütz A (1974) Der sinnhafte Aufbau der sozialen Welt. Eine Einleitung in die verstehende Soziologie. Frankfurt

[10] Wittgenstein L (1975) Philosophische Untersuchungen. Frankfurt, S. 127

[11] Apel KO (FN 1) Bd. 1, S. 321

Die Psychotherapie erforscht beschädigte Lebenspraxis im Kontext beschädigter Sprachspiele, wobei verschiedene Forschungsrichtungen der Psychotherapie verschiedene Gegenstandsschwerpunktsetzungen treffen, wie etwa die Gestalttherapie den leibhaften Ausdruck oder eine linguistisch orientierte Psychoanalyse das beschädigte Sprachspiel.

Die soziale Lebenswelt, in der schon der Fötus mittels der gesellschaftlich vermittelten Triebregulation in der pränatalen Mutter-Kind-Dyade einsozialisiert wird, ist der nichthintergehbare Gegenstandsbereich der Wissenschaft Psychotherapie.

Dies bestreitet die szientistische Methodenorientierung, indem sie Konflikte und Defekte der Sprachspiel-Lebenswelt unter dem Gesichtspunkt beschädigter Natur rekonstruieren will, was zum praktischen Handlungsergebnis eine je neue Generation von Neuroleptika zur Folge hat. Während bei organischen Defekten eine naturwissenschaftliche Betrachtungsweise dem Gegenstandsbereich angemessen erscheint, wird bei der Überschreitung dieser Betrachtungsweise in die Defektstrukturen der Lebenswelt eine Naturalisierung und Entsubjektivierung dieser Lebenswelt erzeugt.

Ein Grenzbereich instrumenteller Verfügung über Menschen wäre dann zum Forschungsparadigma erhoben, einem subjekthaft strukturierten Gegenstandsbereich seine Essenz entzogen.

Die Genauigkeit der dann möglichen Voraussagen freilich beträfe uns nicht, weil sie ja unter Exkommunikation des Menschlichen zustandegekommen wäre.

Gegen den Status der Psychotherapie als eigenständiger Wissenschaft lassen sich noch einige andere, wenn auch schwächere Einwände formulieren.

Ein erster Einwand könnte lauten, daß Psychotherapie sich auf keinen abgrenzbaren Gegenstandsbereich der uns erkennbaren Wirklichkeit bezieht. Dies ist nicht der Fall. Psychotherapie bezieht sich auf den Menschen, insofern er an lebensgeschichtlich verursachten psychischen Krankheiten im Rahmen der Sprachspielgemeinschaft der sozialen Lebenswelt leidet. Damit ist zugleich mitgesagt, daß sich Psychotherapie auf keine anderen Gegenstandsbereiche bezieht, weder auf Steine (wie z. B. die Geologie) noch auf chemische Verbindungen (wie z. B. die Molekularbiologie).

Die zweite Möglichkeit eines Einwands, daß es sich bei der Psychotherapie um keine Wissenschaft handelt, besteht darin, daß es sich bei ihr um einen Gegenstandsbereich handelt, der schon von einer anderen Wissenschaft in gleicher oder effizienterer Weise bearbeitet wird. Dies wäre dann der Fall, wenn man zeigen könnte, daß die naturwissenschaftliche Medizin den Gegenstandsbereich der lebensgeschichtlich psychisch Erkrankten in ihrer Wissenschaft bereits abgedeckt hat.

Dies zu zeigen ist nicht möglich. Nachdem sich die naturwissenschaftlich orientierte Medizin mit der gesellschaftlich vermittelten Natur bzw. den krankhaften Veränderungen dieser vermittelten Natur beschäftigt, sich hingegen die Psychotherapie mit der Geschichte eines Menschen und den Erkrankungen seiner Psyche im Zusammenhang mit dieser Geschichte im Rahmen der sozialen Lebenswelt beschäftigt, zielen die beiden Richtungen Medizin und Psychotherapie auf verschiedene Gegenstandsbereiche.

Aber auch die Geschichtswissenschaften sind kein möglicher Konkurrent, neigen diese doch zur verallgemeinernden Betrachtung der Geschichte und nicht zur Beschäftigung mit den krankhaften psychischen Veränderungen der Lebensgeschichten.

Auch die Seelsorge scheidet als möglicher Mitbewerber aus, sowohl was den eingeschränkten Gegenstandsbereich als auch das Ziel betrifft. Seelsorge beschäftigt sich mit allen Sorgen, und das Ziel ist ein religiöses.

Medizin, Geschichtswissenschaften und Seelsorge haben bis zum heutigen Tag aus der Natur ihres jeweiligen Gegenstandsbereichs keine eigenständigen Erkenntnisse zur Fragestellung nach dem psychisch-lebensgeschichtlich Erkrankten beigetragen, auch wenn manche Mediziner, Geschichtswissenschaftler oder Seelsorger in ihrer Funktion als wissenschaftlich tätige Psychotherapeuten sich dazu geäußert haben oder Schulrichtungen, wie z. B. die Psychoanalyse durch den Mediziner Freud, gegründet haben. Dies geschah nicht, weil der Betreffende z. B. Mediziner war, sondern weil er sich einem anderen Gegenstandsbereich zugewendet hat.

Ein dritter Einwand, daß Psychotherapie keine Wissenschaft wäre, ist dann vorstellbar, wenn man zeigen kann, daß die Psychotherapie keine falsifizierbaren Hypothesen erzeugt.

50 Jahre Psychotherapieforschung haben nicht nur eine Unzahl von miteinander konkurrierenden Interpretationen und Hypothesen erzeugt (auch diese Konkurrenz der Hypothesen ist eine Voraussetzung von Wissenschaft), sondern auch zahlreiche Hypothesen widerlegt.

Forscher auf der ganzen Welt, von den großen Zentren Chikagos bis nach Uppsala, arbeiten beständig wie ihre Kollegen aus der Medizin oder Physik an diesem Unterfangen.

Die nächste Möglichkeit, daß es sich bei der Psychotherapie um keine Wissenschaft handelt, wäre dann gegeben, wenn das Personal keine anerkannten wissenschaftlichen Ausbildungen bzw. Standards zur Erforschung ihres Gegenstands hätte.

Die Lehrstuhlinhaber für Psychotherapie auf der ganzen Welt erfüllen dieselben Qualifikationsanforderungen wie ihre Kollegen auf anderen Lehrstühlen, und die praktisch tätigen Psychotherapeuten sind im selben Maße auf ihren Beruf wissenschaftlich vorbereitet wie z. B die praktischen Ärzte. Daß praktische Ärzte in der Regel ebensowenig oder ebensoviel forschen wie praktizierende Psychotherapeuten, sagt weder etwas über den wissenschaftlichen Status der Medizin noch über denjenigen der Psychotherapie aus.

Die Ausbildung des praktizierenden psychotherapeutischen Personals ist ja zudem im österreichischen Psychotherapiegesetz geregelt.

4. Die Psychotherapie als Wissenschaft der methodischen Reflexion von Konflikten und Defekten der Subjekte in der Sprachspiellebenswelt

Die Psychotherapie erfüllt alle zeitgenössisch anerkannten Kriterien, eine Wissenschaft zu sein, sofern man unter Wissenschaft nicht die dogmatische Metaphysik des Szientismus versteht.
Sie hat einen abgegrenzten Gegenstandsbereich: das lebensgeschichtlich vermittelte psychische Leid im Rahmen der Lebenswelt;
sie hat einen Gegenstandsbereich, mit dem sich andere Wissenschaften nicht beschäftigen;
sie kommt zu eigenständigen Interpretationen und Hypothesen, die der Falsifizierung und Weiterentwicklung zugänglich sind;
sie hat ein hochqualifiziertes Personal, das alle Standards der Universitätsforschung ebenso erfüllt wie alle anderen Wissenschaftsbereiche.

Wissenschaftsmethodologisch handelt es sich bei ihr um eine hermeneutisch vorgehende Wissenschaft ohne Berührungsängste zu Methoden der empirischen Sozialforschung insofern, als daß zur Darstellung ihrer Ergebnisse, aber auch zur Überprüfung ihrer Hypothesen neben tiefenhermeneutischen Methoden auch empirisch-analytische Methoden ihren Platz haben, soweit deren reduktionistischer Standpunkt mitreflektiert wird.

Ihr Fakultätsstatus ist im besten Sinn des Wortes interdisziplinär: Sie steht am Schnittpunkt zwischen Sozial, Geistes- und Naturwissenschaften, gehört aber keiner dieser Einteilungen eindeutig zu, weil der Gegenstandsbereich – die lebensgeschichtlich vermittelten psychischen Erkrankungen der Menschen im Rahmen der Lebenswelt – in alle drei übergeordneten Bereiche hineinfällt.

Die Wissenschaft Psychotherapie ist allerdings vor zwei Verzerrungen zu warnen, von denen die eine über ihren Gegenstandsrahmen hinausgerät, während die andere hingegen unterhalb der Komplexität ihres Gegenstandsrahmens bleibt. Kategorienfehler sind dort zu beobachten, wo Psychotherapeuten die soziale Lebenswelt als vergrößerte Ausgabe psychischer Strukturen betrachten. Soweit dies geschieht, wird ein konstitutiver Anteil der sozialen Lebenswelt – die Internalisierung von Objektivationen im Rahmen des Sprachspiels – als Metaebene der Lebenswelt mißverstanden, was zu Kurzschlüssen in Betrachtung gesellschaftspolitischer oder lebensweltlicher Konstitutionsbedingungen führt.

Unterkomplex hingegen wird die Wissenschaft Psychotherapie dann, wenn sie die Einheit von „Sprachgebrauch, leibhaftem Ausdruck, Verhaltenspraxis und Welterschließung" zugunsten eines dieser Momente suspendiert und dieses Moment verabsolutiert.

Insofern sich diese Einheit und in weiterer Folge die Beschädigung dieser Einheit nicht unter dem Gesichtspunkt des Sinns oder des Leibs oder der Sprachbeschädigung allein verständlich machen läßt, bezahlt eine auf Abgrenzung erpichte Submethode ihre schärferen Grenzen mit theoretischer und praktischer Unterkomplexität.

Ich habe diesen Text deshalb „Auf dem Wege . . ." genannt, weil wir eine psychotherapeutische Theorie, die diese Einheit in Theorie und Praxis zu reflektieren weiß, erst als Forschungsprogramm, aber noch nicht als Ergebnis kennen.

Doch lassen sich auf der Basis des Besprochenen mögliche Schwerpunkte zukünftiger Forschungsprogramme umreißen.

Um der Einheit von Sprachgebrauch, leibhaftem Ausdruck, Verhaltenspraxis und Welterschließung im Rahmen der sozialen Lebenswelt einen theoretisch angemessenen Komplexitätscharakter zu geben, bedürfen wir

a) der Fortsetzung der Säuglingsforschung, um frühe dyadische Einigungsprozesse verstehen zu können;

b) der Fortsetzung des Verständnisses von Exkommunikationen und deren Folgen aus dem intersubjektiv geteilten Sprachspiel;

c) einer Aufarbeitung der Fragestellung, wie sich Triebpotentiale in der gesellschaftlich vermittelten Dyade mit Affekten und Bedürfnisstrukturen zum leibhaften Ausdruck amalgamieren und
welche kognitiven Prozesse und Lernfähigkeiten die Möglichkeit zur Verhaltenspraxis der Externalisierung optimieren oder minimieren;

d) einer Klärung der Frage, in welcher Weise z. T. unbewußte Ich- und Über-Ich-Strukturen gemeinsam mit den kognitiven Strukturen der moralischen Urteilsfähigkeit zu Steuerungsmedien einer reziproken Intersubjektivität werden können;

e) einer Klärung der Fragestellung, in welcher Weise subjektive Sinn- und Interpretationsstrukturen konflikt- und defektvermeidende Welterschließungsmöglichkeiten vermitteln;

f) im Rahmen einer genauen Entwicklungspsychologie der weiteren Klärung der Fragestellung nach gelungenen und mißlungenen sozialen Lebensweltbedingungen für identitätsverbürgende versus diffusionierende Bedingungen der genannten Einheit besonders in der Adoleszenz, aber auch in allen anderen Lebensaltern;

g) der weiteren Erforschung günstiger oder ungünstiger (Herrschafts-) Bedingungen der sozialen Lebenswelt zur Entwicklung einer zwanglosen Einheit von Sprachspiel, leibhaftem Ausdruck, Verhaltenspraxis und Welterschließung.

Das entscheidende Bewegungsmoment zur weiteren Entwicklung all dieser und anderer Fragestellung ist die Bereitschaft der einzelnen Theorierichtungen der Psychotherapie, einerseits voneinander, andererseits von den anderen Humanwissenschaften zu lernen.

Abgrenzungsbedürfnisse nach außen und innen, verständlich aus alten Verfolgungs- und Feindschaftsgefühlen, sind mit Sicherheit der Weiterentwicklung der Wissenschaft Psychotherapie am meisten hinderlich.

Am vorläufigen Ende einer solch breiten Forschungsstrategie muß nicht notwendigerweise eine Einheitswissenschaft Psychotherapie unter Preisgabe der einzelnen Schulen stehen; Einheit bedarf es vielmehr im gemeinsamen Interesse, alte Mythen zu verabschieden, um im Dialog mit den umgebenden Wissenschaften zu einer starken Begründung der eigenen Sache zu kommen.

Eine Einheit in der Hinsicht zu suchen, daß alle Wirkmomente von Psychotherapien unter dem Überbegriff „Allgemeine Psychotherapie" zusammengefaßt werden, erscheint insofern problematisch, als daß die Zusammenfassung bekannter Wirkfaktoren aus verschiedenen Theorietraditionen nicht ein gemeinsames Bestes, sondern ein sich erst zu Bewährendes Neues ergeben.

Einheit bedarf es vielmehr dort, wo es um eine in verschiedenen theoretischen Annäherungen gemeinsame Suche nach einer Theorie des Subjekts im Rahmen der sozialen Lebenswelt geht, die die oben geforderte Komplexität schließlich einbringt; um Handlungs- und

Diagnosestrategien, die der Komplexität der (Entwicklungs-)Theorien entsprechen; und um eine sich eigenständig entwickelnde (tiefen)hermeneutische Methodologie mit der Absicht selbstbewußter Dokumentation ohne Minderwertigkeitsgefühl gegenüber szientistischer Dogmatisierung von Wissenschaft.

Kritische Perspektiven zu Psychotherapieforschung und -praxis

Zum kompensatorischen Charakter von Forschung, Praxis und Ausbildung

Robert Hutterer

> Psychotherapie ist eine undefinierte Methode,
> angewandt auf unspezifische Probleme
> mit unvoraussagbaren Ergebnissen.
> Wir empfehlen für diese Methode eine strenge Ausbildung.
> (Victor Raimy, 1950)

Diese von Raimy dokumentierte humorvoll gemeinte Aussage eines Teilnehmers an einer Konferenz für Psychotherapie enthält bei aller Übertreibung einen wahren Kern: Der Psychotherapeut hat es in der Praxis stets mit einer nicht-eliminierbaren Zone der Unbestimmtheit zu tun. Er ist in der Ausübung seiner Methode in der therapeutischen Situation mit Unsicherheit, mit Einzigartigkeit und Wertkonflikten konfrontiert, die die Kompetenz, Urteilskraft und Kreativität des Therapeuten in besonderer Weise herausfordern. Die moderne Psychotherapie hat im wesentlichen den Charakter einer praktischen Kunst nicht verloren, auch wenn die wissenschaftliche Forschung unübersehbare Fortschritte erzielen konnte. Sie verdankt ihre Existenz den revolutionären Entdeckungen von Sigmund Freud, dessen Einfluß bis in die gegenwärtige Theorie und Praxis reicht. Dutzende von therapeutischen Methoden wurden entwickelt und der moderne Psychotherapeut ist eine Art „weltlicher Priester" geworden. Ein Teil der neuen Methoden sind in den Entdeckungen von Freud verankert, andere haben ihren Ausgangspunkt in verschiedenen alternativen theoretischen Ansätzen. Die moderne Psychotherapie ist eine Dienstleistung geworden, die auf veränderte gesellschaftliche Bedingungen reagiert: Die Destabilisierung sinnstiftender Sozialsysteme und Glaubenssysteme, die Komplexität der Arbeits- und Alltagswelt sind nur einige soziologische Faktoren, die der Psychotherapie eine unver-

zichtbare Funktion gegeben haben. Die individuelle und psychische Bewältigung der immer schneller wechselnden Herausforderungen des
modernen Lebens ist trotz hoher materieller Versorgung ein entscheidendes Kriterium der Lebensqualität geworden. Die öffentliche Aufmerksamkeit für Fragen der Lebensqualität, die Bereitstellung von entsprechenden Dienstleistungen und finanzieller Unterstützung sind Anforderungen, mit denen auch die Gesellschafts- und Gesundheitspolitik
ständig konfrontiert ist.

In der Spannung zwischen Kunstfertigkeit und Wissenschaft hat die
Psychotherapieforschung eine vermittelnde Funktion. Bei ihren Bemühungen, sich als Profession zu legitimieren, muß die Psychotherapie –
so wie alle Formen der modernen Wohlfahrt wie Medizin, Krankenpflege,
Lehren und Sozialarbeit – eine rationale Basis für ihre Interventionen zur
Verfügung stellen, die auf einem durch Forschung gesicherten Bestand an
Wissen steht. Besonders die empirisch-quantitative Psychotherapieforschung hat hier wichtige Beiträge geleistet und neue Sichtweisen und Fragestellungen ermöglicht. Die empirischen Kontroll- und Vergleichsstudi-
en werden als höchster wissenschaftlicher Standard präsentiert und fügen
sich glatt in das naturwissenschaftlich-technologische Denken unserer
Zeit. Die Förderung öffentlichen Problembewußtseins zur Psychotherapie, die Entwicklung und wissenschaftliche Bestätigung von psychotherapeutischen Methoden, die Legitimierung von Psychotherapie und die
Notwendigkeit eines Qualitätsmanagements sind Bereiche, die von der
empirischen Psychotherapieforschung aufgegriffen wurden. Mit zunehmenden Erfolgen der Psychotherapieforschung machten sich allerdings
Phänomene bemerkbar, die auch kritisch betrachtet werden müssen: Die
empirisch-quantifizierende Psychotherapieforschung scheint bei allen
unbestreitbaren Fortschritten einen Entwicklungsstand und ein Pro-
blembewußtsein erreicht zu haben, die sie zunehmend auch auf ihre eigenen Grenzen hinweist. Die Anzeichen mehren sich, daß die Leistungsfähigkeit der empirischen Forschung zu manchen Fragen erschöpft ist.
Die Hinweise auf diese Grenzen und Anomalien können jedoch leicht ge-
leugnet werden, weil mit der Leistungsfähigkeit und den Erfolgen der empirischen Forschung auch die Hartnäckigkeit des Vorurteils gestiegen ist,
daß sie die *Forschungsmethode erster Wahl für die Lösung jeglicher Fragen zur Psychotherapie* sei. Hier sind die Gefahren der Überschätzung, der Überinterpretation, ja sogar des Mißbrauchs empirischer Forschungsergebnis-
se durch eine verkürzte und plakative Argumentation verbunden. Es erhebt sich hier die Frage, ob die empirische Psychotherapieforschung den
komplexen und vielfältigen Aufgaben im Zusammenhang mit der Entwicklung der modernen Psychotherapie gerecht werden kann.

Die Entwicklung der Psychotherapieforschung ist auch die Geschichte der zunehmenden Bewußtmachung der Komplexität ihres Gegenstandes: Mit zunehmender Transparenz psychotherapeutischer Prozesse zeigte sich auch ihre Komplexität. Die Anfänge der empirischen Psychotherapieforschung lassen sich bis in die Zeit Freuds zurückverfolgen. Freuds Skepsis und Vorbehalte gegenüber Forschung, die sich auch der Statistik bediente, war bekannt. Trotzdem haben Behandlungszentren, die mit psychoanalytischen Trainingsinstituten verbunden waren, begonnen, seit ca. 1920 systematisch Daten über Behandlungserfolge zu sammeln. Diese Studien können als Vorläufer der modernen Psychotherapieforschung angesehen werden (vgl. Strupp und Howard, 1992). Noch 1934 stellte Freud in einem Brief an Paul Rosenzweig, der ihm verschiedene Reprints von experimentellen Studien zu psychoanalytischen Behauptungen zusandte, folgendes fest: „Ich habe Ihre experimentellen Studien zur Überprüfung psychoanalytischer Lehrsätze mit Interesse gelesen. Ich kann nicht viel Wert auf solche eine Bestätigung legen, weil die Fülle von verläßlichen Daten, auf denen diese Lehrsätze beruhen, sie unabhängig gegenüber experimenteller Überprüfung machen. Aber, es kann nicht schaden" (vgl. Talley et al., 1992). Die amerikanische Psychotherapieforschung in den vierziger und fünfziger Jahren durch Rogers und seine Mitarbeiter wandte sich in erster Linie gegen den Mythos, der psychotherapeutische Prozeß sei ein geheimnisvoller und undurchschaubarer Vorgang. Die Verwendung von Tonbandaufzeichnungen brachte neue Möglichkeiten objektiver Forschung, die es schließlich auch erlaubte, relevante Prozeß- und Wirkkonstellationen zu beschreiben. Eysencks Herausforderung, daß die Durchführung von Psychotherapie nicht effektiver ist, als ihre Unterlassung, hat einige Forschergenerationen beschäftigt (Eysenck, 1952). Aber schließlich wurden überzeugende Beweise und Demonstrationen ihrer generellen Wirksamkeit erbracht: Psychotherapie ist wirksam, Menschen bei der Überwindung ihres seelischen Leidens zu einem Ausmaß zu helfen, das schneller und substantieller ist als Veränderungen, die von den unterstützenden Elementen ihrer Umgebung herleitbar sind. Dieses Ergebnis ist allerdings relativiert durch den Umstand, daß nicht alle Therpaieformen in ähnlicher Weise erforscht wurden. Neue Therapien tauchten mit einer Schnelligkeit auf, denen die Prozeduren des empirisch-quantitativen Forschens nicht folgen konnten. (Lambert und Bergin, 1992). Ein weiteres unerschöpfliches Thema der Psychotherapieforschung betrifft die Beziehung zwischen Therapeut und Klient. Die Herausforderung wurde in diesem Zusammenhang in folgender Weise formuliert: Die Beziehung ist nicht nur eine notwendige Grundlage der

Therapie, sondern birgt in sich alle wesentlichen Mechanismen und
Potentiale für psychische Heilung und Veränderung – ein Gedanke, der
etwa in dem Statement über die notwendigen und hinreichenden Bedingungen therapeutischer Veränderung zum Ausdruck kam (Rogers,
1957). Durch dieses Statement erhielt die Psychotherapieforschung im-
mense Impulse, die einerseits zu zahlreichen, sie bestätigenden Befunden führten (vgl. Orlinsky und Howard, 1986), andererseits auch kritische Befunde brachte, die die weitere thematische Dynamik der Forschung bestimmten. Der Befund, daß Therapeuten in der Realisierung
einer Beziehung höchst unterschiedlich kompetent vorgehen, stellte die
Uniformitätsannahme bezüglich Therapeuten und Klienten in Frage
(Kiesler, 1966) und führte zu einem neuen Thema über die Wirksamkeit der Psychotherapie: Psychotherapie führe zur Besserung mancher
und zum Schaden anderer Klienten. (Lambert et al., 1986). Die Komplexität des Unternehmens „Psychotherapieforschung" wurde zunehmend bewußt. Schließlich kam auch die Bedeutung der therapeutischen
Beziehung in das Kreuzfeuer der Polemik: Es müssen komplexere Beziehungen zwischen Therapeuten, Patienten und Techniken angenommen werden, der Hinweis auf eine wirkende Beziehung sei zu einfach;
eine Beziehung sei nicht ausreichend – vielleicht sogar unnötig, wenn
auch förderlich. Bezeichnenderweise hatte diese Annahme keine direkte Bestätigung durch Forschung, sondern entstammte aus einer Neu-
interpretation früherer Forschungsarbeiten, die zu einer schwächeren
Betonung der therapeutischen Beziehung gelangte (vgl. Stubbs und
Bozart, 1994). Trotzdem ist diese Annahme bis heute Grundlage von
Forschung und überzeugter Argumentation geblieben. Die Hartnäckigkeit dieser Behauptung scheint eher Ausdruck des Wunsches zu sein,
daß man mehr über diese Beziehung wissen und sagen können sollte,
als ein Ergebnis sorgfältiger Erforschung eines komplexen Phänomens
zu sein. Schließlich führte der Versuch der empirischen Psychotherapieforschung, die nun vor Augen liegende Komplexität zu bewältigen, zur
– beinahe heroischen – Frage: Welche Behandlung durch wen ist am ef-
fektivsten für diese konkrete Person mit diesen spezifischen Problemen
unter diesem besonderen Set von Umständen? (vgl. Paul, 1967). Ein
großes Ausmaß an Energie und Anstrengung wurde so auf die vergleichende Therapieforschung bzw. auf die Erforschung von sogenannten
differentiellen Effekten gelegt. Die Ausbeute dieser Forschung war erstaunlich mager bzw. ambivalent (Lambert und Bergin, 1992). Das auf-
fallendste und gleichzeitig verwirrendste Ergebnis war das Phänomen
gleicher Wirksamkeit verschiedener Therapien: Verschiedene Methoden scheinen ähnliche Ergebnisse über unterschiedliche Prozesse zu er-

möglichen. Die Frage nach dem gemeinsamen Faktor verschiedener Therapieformen brachte nun wieder die therapeutische Beziehung stärker ins Gespräch, nun unter dem Titel „unspezifische Wirkfaktoren". Auffallend an der gegenwärtigen Psychotherapieforschung ist, daß zur Frage der unterschiedlichen Wirkung spezifischer Methoden und Techniken die Forschung fragmentiert ist, die Ergebnisse schwer verallgemeinerbar und es nur wenige Replikationen von Untersuchungen gibt. Die Möglichkeiten der experimentell-quantitativen Forschung scheinen hier beinahe erschöpft zu sein. Die Vielschichtigkeit ist vermutlich mit den Mitteln der empirisch-quantitativen und experimentellen Forschung nicht mehr adäquat zu verarbeiten. Die Fragestellungen der Forschung haben einen Komplexitätsgrad erreicht, der das bekannte Dilemma der empirisch-experimentellen Forschung „Relevanz oder Strenge" mit voller Schärfe wieder aufwirft. Nicht zufällig mündet die Einschätzung der Entwicklung und des Ertrags der hypothesen-testenden Psychotherapieforschung deshalb in der Aussage: Wir wissen immer weniger mit immer größerer Verläßlichkeit (vgl. Mahrer, 1988). Die überzeugendsten Leistungen hat die empirische Psychotherapieforschung bei der Bestätigung der generellen Wirksamkeit der Psychotherapie erbracht. In den frühen Tagen der Psychotherapieforschung wurde eine Forschungsstrategie, deren Design von einem Gruppenvergleich ausgingen, fast nicht hinterfragt. Diese Strategie war vernünftig, weil die dominierenden Fragen allgemeine waren, die sich typischerweise auf die allgemeine Effektivität der Psychotherapie richteten. Dieser Trend in der Forschung wurde stimuliert durch die Herausforderung, die Wirksamkeit der Psychotherapie gegenüber spontaner Remission zu demonstrieren. Die Meta-Analysen von zahlreichen Vergleichsstudien haben erbracht, daß Psychotherapie ein wirksames Mittel zur Heilung und Linderung seelischer Leiden ist. Mailing und Howard (1994) stellen sogar fest, daß – bezogen auf den Bereich medizinischer Methoden und Techniken – Psychotherapie die am besten dokumentierte Interventionsform ist. Das wohl eindeutigste Ergebnis der Meta-Analysen ist, daß es keinen weiteren Grund mehr gibt, die Frage nach der allgemeinen Wirksamkeit von Psychotherapie zu erforschen.

Die traditionelle Psychotherapieforschung ist deshalb nicht überflüssig geworden, sondern ihre Stärken und ihre Notwendigkeit müssen differenzierter gesehen werden. Sie ist unverzichtbar, wenn es darum geht, die Güte neuer Psychotherapiemethoden zu beurteilen, vor allem in Verbindung mit der Erteilung von Berechtigungen, die einen Zugang zu öffentlichen Geldern eröffnet. Die Überprüfung der Überlegenheit der Behandlung mit einer neuen (oder bislang unüberprüften) psychotherapeutischen Methode gegenüber der Unterlassung einer Behandlung ist ein Kriterium, das eine Methode zusammen mit einer differenzierten Theorie auf eine rationale Grundlage stellt. Für die allgemeine Qualitätssicherung der tatsächlich in der Praxis durchgeführten Behandlungen scheinen allerdings andere Formen empirischer Forschung günstiger und aussagekräftiger zu sein als Vergleichsstudien. Denn gerade Untersuchungen auf diesem forschungsmethodischen Niveau sind oft mit einer Künstlichkeit verbunden, die ihre Ergebnisse für die sachliche Begründung etwa der Krankenkassenfinanzierung einer psychotherapeutischen Behandlung nur begrenzt brauchbar machen. Seligman – bekannt geworden durch sein Konzept der „erlernten Hilflosigkeit" (Seligman, 1979) und ehemaliger Präsident der Abteilung für Klinische Psychologie der American Psychological Association – formulierte es unlängst sehr eindeutig und prägnant: „Die Wirksamkeitsstudie ist die falsche Methode für die empirische Bestätigung von Psychotherapie, wie sie tatsächlich geschieht, weil sie zu viele wesentliche Elemente von dem, was im Feld passiert, wegläßt" (Seligman, 1995, S. 996).

Eine jüngst publizierte Studie (Consumer Reports, November 1995) versuchte diese Probleme zu umgehen und ein realistisches Bild von ehemaligen Psychotherapieklienten zu gewinnen. Die Stärke dieser Studie ist ihr Realismus, da sie von Daten ausgeht, die 1. aus dem Feld tatsächlich durchgeführter Behandlungen gewonnen wurden, und 2. von Personen stammen, die zumindest soweit an die Möglichkeit der Linderung ihrer seelischen Beeinträchtigungen durch professionelle Hilfe glaubten, daß sie sich freiwillig in eine entsprechende Behandlung begaben. Ich möchte hier die wesentlichen Ergebnisse dieser Studie zusammenfassen, um zu zeigen, welche Implikationen Studien dieser Art für die Frage der Finanzierung der Psychotherapie durch Krankenkassen und für allgemeine Strategien der Qualitätssicherung erbringen können.

Die Consumer-Reports-Studie

Durchführung und Ergebnisse

Die Studie wurde Ende 1995 vom Consumer Reports vorgelegt, einer amerikanischen Konsumentenzeitschrift mit geschätzten 180.000 Lesern, die die Qualität von Waren, Produkten und Dienstleistungen testet und darüber berichtet. Sie trifft u. a. Aussagen zu verschiedenen Aspekten der Wirksamkeit von Psychotherapie und ist vermutlich die umfangreichste Studie dieser Art. Es ist bei dieser Untersuchung auch schwer möglich, einen systematischen Fehler durch einseitige Interessen oder Vorerwartungen zu unterstellen, da der Consumer Reports keine eigennützigen Interessen hinsichtlich Medikation, Psychotherapie, ärztlicher Behandlung oder Krankenkassen betreibt. Die Zeitschrift wird von der Consumers Union (eine Art Konsumentengewerkschaft) herausgegeben. Sie akzeptiert keine Werbung und ist weder auf staatliche Zuschüsse, noch auf das Wohlwollen von pharmazeutischen Konzernen oder einschlägigen Berufsvereinigungen (wie z. B. die American Psychological Association) angewiesen (Seligman, 1995). Die Testergebnisse sind patentamtlich geschützt, und es ist nicht erlaubt, sie für Geschäfts- oder Werbezwecke zu verwenden.

7000 Personen antworteten auf Fragen zur Behandlung psychischer Probleme wie nach Dauer und Frequenz der Behandlung, Medikation, Art und Ausmaß der Störungen und Probleme, Kosten, Deckung durch Versicherungen, psychischer Zustand vor und nach der Behandlung und ähnliches. 4100 von diesen gaben irgendeine Kombination von Behandlung bei einem professionellen Berater oder Psychotherapeuten („mental health professional"), einem Praktischen Arzt oder Hausarzt („family doctor") und Selbsthilfe-Gruppe an. Von den 2900 Personen, die einen „Psycho"-Spezialisten mit irgendeiner Art von Beratungs- oder Psychotherapiequalifikation aufsuchten, gingen 37 Prozent zu einem Psychologen, 22 Prozent zu einem Psychiater, 14 Prozent zu einem Sozialarbeiter und 9 Prozent zu einem Eheberater (der Rest von 18 Prozent waren Spezialisten mit anderen Ausgangsberufen). 1000 Personen suchten mit ihren psychischen Problemen einen Praktischen Arzt auf. Die Probleme, die sie in Behandlung brachten, waren vorwiegend klassische Störungen wie Depressionen, verschiedene Angststörungen, Panikattacken im Zusammenhang mit Konfliktsituationen und Streß wie Eheprobleme, Probleme mit Kindern, Arbeit, Verlust von nahen Personen, Alkohol, Problemen mit Drogen- und Medikamentenmißbrauch. 34 Prozent hatten schwere psychische Beeinträchtigungen, wurden mit ihrem Leben kaum fertig oder erlebten es durch die psychischen Leiden als sehr schwierig.

Für die Auswertung wurde ein komplexer Meßwert für die Therapieeffektivität kreiert, der sich aus drei Komponenten zusammensetzte: spezifische Verbesserungen hinsichtlich jener Symptome und Probleme, die sie in die Psychotherapie führten (Anlaßsymptome), Zufriedenheit mit der Behandlung durch die Psychotherapeutinnen und Psychotherapeuten; globale Besserung hinsichtlich des allgemeinen psychischen und emotionalen Zustandes zum Zeitpunkt der Befragung, verglichen mit dem Beginn der Psychotherapie. Die Studie brachte eine

Reihe von interessanten Ergebnissen, die eine Orientierung zu verschiedenen Aspekten der Wirksamkeit und sinnvollen Anwendung psychotherapeutischer Behandlung erlaubt (Consumer Reports, November 1995; Seligman, 1995):

Psychotherapie bewirkt substantielle Veränderungen

Bei psychischen Belastungen psychotherapeutische Behandlungen
durchzuführen, macht einen Unterschied. Die Behandlung durch professionelle Psychotherapeuten ist in sehr substantieller Weise wirksam:
Die meisten der an der Untersuchung beteiligten Klienten erfuhren
durch die Psychotherapie eine deutliche Linderung ihrer psychischen
Beeinträchtigungen. Von jenen Klientinnen und Klienten, denen es vor
Beginn der Psychotherapie sehr schlecht ging und die aufgrund ihrer
psychischen Leiden kaum mit ihren Leben fertig werden konnten, gaben 87% eine Besserung in Richtung sehr gut („das Leben ist so, wie ich
es gerne habe"), gut („ich hatte keine ernsthaften Beschwerden") oder
zumindest wechselhaft („ich hatte meine Höhen und Tiefen") an. Sogar
92% jener, die ihren psychischen Zustand vor Beginn der Psychotherapie als ziemlich schlecht einschätzten und aufgrund dessen ihr Leben
für gewöhnlich als beträchtlich schwierig erlebten, zeigten dieselben
Besserungen. Diese Ergebnisse decken sich mit bisherigen Studien zur
Effektivität von Psychotherapie, die zeigten, daß Psychotherapie insgesamt und allgemein gesehen wirksam und heilsam ist (Lambert und
Bergin, 1994; vgl. auch Grawe, 1992).

Keine Psychotherapiemethode ist der anderen überlegen

Keine spezifische Psychotherapiemethode stellte sich als wirksamer heraus als eine andere. Dieses Ergebnis ist konform mit bereits vorliegenden Forschungen (z. B. Luborsky et al., 1975), die jedoch von den Arbeiten von Grawe u. a. teilweise in Frage gestellt wurden (Grawe, 1992,
Grawe u. a., 1994). Bei der Consumer-Reports-Studie muß in Rechnung gestellt werden, daß im Feld angewandte Methoden beurteilt wurden, die nicht einem standardisierten „treatment manual" folgten, sondern durch eklektische und experimentelle Momente adaptiert wurden.
Die Ergebnisse sind daher Aussagen über Vergleiche von methodischen
Grundorientierungen oder methodischen Schwerpunkten im Feld.

Längere Therapien sind wirksamer

Längerfristige Psychotherapien führten zu einer deutlicheren Linderung
von psychischen Leiden als Kurztherapien. Dieses Ergebnis stellte sich im
statistischen Sinn als besonders robust und gesichert heraus. Die Verbes-

serung psychischer Leiden ist eine Funktion der Behandlungsdauer. Klientinnen und Klienten, die länger als sechs Monate in psychotherapeutischer Behandlung blieben, erfuhren einen größeren Nutzen als jene, die die Behandlung früher beendeten. Eine Behandlungsdauer von länger als zwei Jahren brachte nicht nur die besten Ergebnisse, sondern auch die größte Steigerung von Umfang und Qualität des Behandlungserfolges.

Wirksame Psychotherapien gehen über Symptomreduktion hinaus

Die Veränderungen von psychischen Störungen durch längere Therapie betraf nicht nur die spezifischen Probleme und Symptome, die die Klientinnen und Klienten in die Therapie führten (Anlaßsymptome). Nicht nur die Besserung der Anlaßsymptome fiel durch Langzeittherapie deutlicher aus als durch Kurztherapien, sondern es kam auch zu einer deutlicheren Verbesserung der allgemeinen psychischen Funktionsfähigkeit in vielfältiger Weise: soziale Beziehungsfähigkeit, Arbeitsproduktivität, Umgang mit Alltagsstreß (Arbeits- und sozialer Bereich), Lebensfreude, Einsicht und Entwicklung, Selbstwert und Selbstvertrauen, Linderung von Niedergeschlagenheit (persönlicher Bereich). Von den länger als 6 Monate Behandelten gaben fast 50 Prozent mehr als kürzer Behandelte eine substantielle Besserung in den Anlaßsymptomen an, fast 90 Prozent mehr im Arbeitsbereich und sozialen Bereich und 70 Prozent mehr im persönlichen Bereich (vgl. Seligman, 1975).

Besserung durch Psychotherapie auch ohne Psychopharmaka

Psychotherapie allein war genauso wirksam wie Psychotherapie in Verbindung mit Psychopharmaka und zwar unabhängig davon, welche psychische Störung vorlag. 40 Prozent der befragten Personen, die Hilfe bei psychischen Problemen suchten, erhielten Medikamente, und 60 Prozent von diesen gaben an, daß dies sehr hilfreich war. Allerdings gaben auch 50 Prozent der Patienten mit Medikation Probleme mit dieser an, wie zum Beispiel Schläfrigkeit und Gefühle der Desorientierung. Obwohl diese Probleme der Fachwelt gut und seit längerem bekannt sind, wurden 20 Prozent der Patienten mit Medikation auf das Problem der Nebenwirkungen von den verschreibenden Ärzten weder aufmerksam gemacht, noch wurde es mit ihnen diskutiert. Auffallend war weiters, daß vierzig Prozent der Patienten mit Medikation Psychopharmaka länger als ein Jahr erhielten und 25 Prozent länger als zwei Jahre, obwohl von einem Teil der verabreichten Präparate bekannt war, daß ihre langfristige Einnahme zu Gewöhnungseffekten führt, die eine Erhöhung der Dosis erfordern, und von einem anderen Teil der Präparate, daß

nach zweimonatiger Verabreichung ihre Wirksamkeit der eines Placebo-
Präparats kaum übersteigt.

Qualifizierte Psychotherapeuten
sind im Behandlungserfolg überlegen

Die Linderung von psychischem Leiden war aufgrund einer Behandlung bei einem professionelle Psychotherapeuten am stärksten ausgeprägt und zwar unabhängig davon, welchen Ausgangsberuf sie hatten:
Psychiater, Psychologen und Sozialarbeiter unterschieden sich nicht
voneinander hinsichtlich der hohen Güte ihrer Behandlung, sofern sie
eine psychotherapeutische Behandlung durchführten. Ein Großteil der
Personen, die Hilfe bei psychischen Problemen suchten, erfuhren ein
gewisses Ausmaß an Besserung unabhängig davon, ob sie sich an professionelle Psychotherapeuten, Eheberater oder an einen „family doctor" (vergleichbar mit unserem Praktischen Arzt bzw. „Hausarzt")
wandten. Die Wirksamkeit der Behandlung bei Eheberatern und Praktischen Ärzten war jedoch deutlich geringer. (Da der „marriage counse-
lor" in der Mehrzahl der amerikanischen Bundesstaaten keine geschütz-
te Bezeichnung ist und nicht mit einer standardisierten Ausbildung verbunden ist, stehen sie hier für eine Personengruppe, von der geringere
psychotherapeutische Kenntnisse auf sehr uneinheitlichem Niveau angenommen werden kann; vgl. Consumer Reports, November 1995).

Ärzte konnten kurzfristig mit Medikamenten helfen

Vierzehn Prozent der Personen, die in der Studie erfaßt wurden, wandten sich mit psychischen Problemen ausschließlich an ihren Arzt (Praktischer Arzt). Sie waren im Durchschnitt weniger psychisch belastet als
jene, die einen psychotherapeutischen Spezialisten aufsuchten. In der
Regel war die Behandlung kürzer (weniger als zwei Monate), und es
war sehr wahrscheinlich, daß sie Psychopharmaka erhielten (83 Prozent
von diesen). Fast die Hälfte dieser Patienten erhielten Medikamente
ohne Gespräche. Die Ärzte erzielten mit dieser Form der Behandlung
kurzfristig ähnliche Verbesserungen bei ihren Patienten wie Psychotherapeuten, bei längerer Behandlungsdauer konnte jedoch keine zusätzliche Besserung erzielt werden. Der Behandlungserfolg stagnierte,
während bei einer längerfristigen Behandlung durch Psychotherapeuten (länger als 6 Monate) eine deutlich zusätzliche Verbesserung erreicht werden konnte. Nur 50 Prozent der Arzt-Patienten waren mit ihrer Behandlung sehr zufrieden gegenüber 62 Prozent jener, die von einem Psychotherapeuten behandelt wurden obwohl die Arzt-Patienten
von Anfang an leichtere Probleme hatten als die Psychotherapie-Klien-

ten. Die Ärzte überwiesen ihre Patienten mit psychischen Problemen nur zu einem Viertel an psychotherapeutische Spezialisten. Nur die Hälfte der sehr schwer gestörten Patienten wurden überwiesen. 60 Prozent der Patienten mit Panikstörungen oder Phobien wurden niemals überwiesen, obwohl spezifische Therapien für diese Störungen bekannt sind. Es gab eine bedeutende Anzahl von Klagen über die Ärzte (Hausärzte, Praktische Ärzte): 22 Prozent der Befragten gaben an, daß ihr Arzt keine emotionale Unterstützung angeboten hat; 15 Prozent sagten, daß sich ihr Arzt bei der Besprechung emotionaler Probleme unwohl zu fühlen schien; 18 Prozent gaben an, daß ihr Arzt zu beschäftigt war, um Zeit zum Reden zu haben. Insgesamt erwiesen sich die Ärzte bei der Behandlung psychischer und emotionaler Störungen den professionellen Psychotherapeuten unterlegen.

Aktive Klienten erzielen stärkere Besserung
Klienten, die aktiv an ihre psychotherapeutische Behandlung herangingen, profitierten deutlicher von der Behandlung. Damit sind Personen gemeint, die quasi als aktive „Konsumenten" und „Shopper" am Psychotherapiemarkt auftraten. Sie erkundigten sich über Behandlungsmethoden und Erfahrungen bei früheren Klienten, „probierten" erst einige Psychotherapeuten, bevor sie „kauften" (Erstgespräche bei verschiedenen Psychotherapeuten), fragten nach Erklärungen und un- klaren Begriffen bzw. Diagnosen, sagten nur selten Sitzungen ab und besprachen auch negative Gefühle mit ihren Psychotherapeutinnen und Psychotherapeuten.

**Beschränkungen durch Krankenkassen
schmälern Behandlungserfolg**
Klienten einer psychotherapeutischen Behandlung, deren Therapeutenwahl oder Therapiefrequenz und Therapiedauer von der Finanzierung und Deckung durch eine Krankenversicherung begrenzt und eingeschränkt wurde, zeigten signifikant geringere Verbesserungen als jene, die von derartigen Einschränkungen nicht betroffen waren. Für die Psychotherapie aus der eigenen Tasche zahlen zu müssen, war für viele eine Härte: 21 Prozent gaben die Kosten als Grund für einen Therapieabbruch an.

Folgerungen, Konsequenzen und Implikationen

Folgende Konsequenzen, Implikationen und Überlegungen für die Finanzierung von Psychotherapie können an diese Studie angeschlossen werden:

Die Notwendigkeit psychotherapeutischer Spezialisten
In der Untersuchung spiegeln sich auch Phänomene wider, die aus
dem Behandlungsalltag lange bekannt sind. Als erste Anlaufstelle für
Beschwerden jeglicher Art (auch psychischer Probleme) ist der Praktische Arzt oft überfordert, sowohl was die Behandlung psychischer
Störungen anbelangt, aber auch was die Diagnose und Überweisung
angeht. Die Studie zeigt, daß eine kurzfristige Linderung – meist auch
mit Hilfe von Medikamenten – in einem gewissen Ausmaß möglich
ist, jedoch die Behandlungsfortschritte, die psychotherapeutische Spezialisten erreichen, bei weitem nicht erzielen. Psychotherapie kann
medikamentöse Behandlung teilweise ersetzen, teilweise kann auf zusätzliche und ergänzende Medikation verzichtet werden, ohne daß
Qualitätseinbußen zu erwarten sind. Langfristige psychotherapeutische
Behandlung erzielt qualitative und quantitative Behandlungserfolge,
die der Behandlung von psychischen Beeinträchtigungen durch andere Professionisten im Gesundheitswesen überlegen sind. Die Ergebnisse der Studie belegen die Notwendigkeit von psychotherapeutischen Spezialisten ebenso wie die Notwendigkeit, psychotherapeutische Basisqualifikationen (z. B. psychotherapeutische Diagnostik) auch
in anderen Gesundheitsberufen (z. B. bei Ärzten) auszubilden und zu
erweitern.

Die Dauer der psychotherapeutischen Behandlung
Aus den Ergebnissen der Studie kann eindeutig gefolgert werden, daß
die Begrenzung der Dauer der psychotherapeutischen Behandlung
aus sachlichen Gründen nicht gerechtfertigt ist. Selbst bei einer linearen
und verkürzten Argumentation, die nur auf die „medizinisch notwendige" Reduzierung abzielt, muß entgegengehalten werden,
daß sich bei den Befragten jene Symptome, die sie in die Therapie
geführt haben (Anlaßsymptome), bei längerer Therapiedauer deutlicher reduzierten als bei kürzerer. Darüber hinaus ergaben sich bei
längeren Therapien komplexe Besserung, die als Schutz gegenüber
Wiedererkrankung interpretiert werden kann. Bemerkenswert ist
ferner das Ergebnis, daß Patienten, deren Versicherung u. a. die Dauer
der psychotherapeutischen Behandlung begrenzte, geringere Besserungswerte zeigten als Patienten ohne Begrenzung. Der Consumer
Reports trifft daher die Feststellung, daß „die begrenzte Deckung
der Psychotherapie durch Krankenkassen und der neue Trend in der
Krankenbehandlung – die Schwerpunktverlagerung zu den Kurztherapien – irregeleitet sein mag" (Consumer Reports, November 1995,
S. 734).

Art und Ausmaß der Besserung bei längeren Therapien

Die Ergebnisse zeigen, daß nicht nur die Anlaßsymptome bei längerer Therapiedauer sich deutlicher reduzieren als bei kürzerer, sondern sich auch andere, komplexe Änderungen der allgemeinen psychischen Funktionsfähigkeit deutlich stärker ausprägen wie etwa die soziale Beziehungsfähigkeit, Arbeitsproduktivität, Umgang mit Alltagsstreß, Lebensfreude, Selbstwert und Selbstvertrauen und die Linderung von Niedergeschlagenheit. Diese Faktoren stehen je nach Grundstörung in komplexen Wechselwirkungen mit abgrenzbaren Symptomen. Besserungen in diesen Bereichen stellen einen qualitativen Sprung im Leben des Betroffenen dar, da sie zu einer Eigendynamik in Richtung höherer „psychischer Lebensqualität" führen, die der beste Schutz vor Rückfällen und Wiedererkrankung ist. Eine verkürzte Kosten-Nutzen-Argumentation mit demagogischen Überschriften wie „Lebensfreude auf Krankenschein" mißversteht nicht nur die Komplexität psychischer Erkrankungen, sondern übersieht die möglichen Folgekosten einer bloßen Symptomreduktion, die bei wiederholten Rückfällen („Chronifizierung" der Rückfälligkeit) entstehen. Auch hier scheint die Selbstregulierung gegenüber der standardisierten – und damit dem individuellen Patienten nicht gerecht werdenden – Begrenzung der Therapiedauer oder Sitzungsfrequenz überlegen. Denn die Ergebnisse dieser Studie zeigen, daß in der Regel „nur" jene Klientinnen und Klienten dazu neigen, längere Therapien in Anspruch zu nehmen, die mit mehr und stärkeren Beschwerden eine Psychotherapie beginnen.

Psychotherapie auf Krankenschein mit Einschränkungen

Für den Praktiker nicht überraschend ist das Ergebnis, daß Beschränkungen der Therapiedauer, -frequenz und der freien Therapeutenwahl den Therapieerfolg signifikant schmälern. Denn äußere Einschränkungen sind in der Situation psychischer Beeinträchtigungen höchst wirksame „Motivationskiller". Bürokratische Hürden stören die Zugangsmotivation zur Therapie ebenso wie die Durchhalte- und Verweilmotivation, die beim psychisch Kranken zumindestens in den ersten Phasen der Behandlung ohnehin fragil sein kann. Ein weiteres Ergebnis dieser Studie kann hier in Beziehung gesetzt werden: Klienten, die „aktive Shopper" sind, sich über Behandlungsmöglichkeiten informieren, Therapeuten „testen" und versuchen, den für sie „besten" Spezialisten zu finden, haben höhere Besserungswerte als passive Klientinnen und Klienten. Bei Einschränkungen hinsichtlich der freien Therapeutenwahl, Dauer und Frequenz der Therapie, kann der Patient *von vornherein* nicht die subjektiv für ihn „beste" Behandlungsmöglichkeit in Anspruch nehmen, wodurch die selbst-regulierenden Momente der Praxis nicht positiv zur Geltung kommen können. Einschränkungen oder bürokratische Hürden sind für einen optimalen Behandlungserfolg kontraproduktiv. Diese Ergebnisse zeigen auch, daß sich die Krankenkassen nicht als außenstehende Finanziers betrachten können, sondern mitwirkender Teil des Behandlungssystems sind, der auch den Behandlungserfolg beeinflußt. Durch ungünstige „Verwaltung" psychischen Leidens und Verbürokratisierung des Zugangs zur Psychotherapie kann seine Heilung wesentlich geschmälert und gebremst werden. Wenn andererseits das aktive Suchen, Entscheiden nicht behindert wird (sondern vielleicht sogar gefördert) und der Patient selbst an der Auswahl der „optimalen Behandlung" (Therapeutenpersönlichkeit) beteiligt ist, kann dadurch ein Potential an Hoffnung und Motivation mobilisieren, das der allgemeinen Demoralisierung, die mit psychischen Beeinträchtigungen oft verbunden ist, entgegenwirken kann.

Zuweisung und optimale Behandlungsmöglichkeiten als Strategie des Qualitätsmanagements

Die Ergebnisse der Studie rechtfertigen nicht die Favorisierung einer oder einiger Methoden gegenüber anderen. Klientinnen und Klienten, die verschiedene psychotherapeutische Behandlungsmethoden in Anspruch nahmen, unterschieden sich nicht im Behandlungserfolg. Das bedeutet vermutlich nicht, daß die Wirkweise – das Muster der Besserungen und Veränderungen bei allen Methoden gleich ist. Jedoch ist anzunehmen, daß durch den eklektischen und experimentell-adaptiven Charakter psychotherapeutischer Behandlung im Feld, die verschiedenen Methoden ihre jeweiligen Schwächen gegenüber anderen Methoden kompensieren können, so daß insgesamt der Behandlungserfolg auch bei unterschiedlicher methodischer Vorgangsweise gesichert ist. Eine Zuweisung und Kanalisierung von Patienten aufgrund einer Indikationsstellung für eine bestimmte Methode könnte weniger erfolgversprechend sein als eine Unterstützung jener selbstregulierenden Mechanismen, die zu der für den jeweiligen Klienten optimalen Therapeutenpersönlichkeit führt. Es scheint deshalb diskutierenswert, daß Krankenkassen wie Psychotherapeuten (Psychotherapievereine und -verbände) ihre Klientinnen und Klienten dazu ermutigen, die für sie „beste" Behandlungsmöglichkeit aktiv zu suchen. Damit würde die Wahrscheinlichkeit steigen, daß Patienten eine subjektiv „passende Therapeutenpersönlichkeit" finden und damit das Potential an sog. unspezifischen Wirkfaktoren (z. B. Warmherzigkeit, Sympathie, Sicherheit und weitere Beziehungsfaktoren) erweitern (mit einigen einschränkenden

Überlegungen z. B. bezüglich oftmaligen Therapieabbrechern, deren Psychodynamik auf Beziehungsvermeidung angelegt ist).

Es spricht einiges dafür, beim Zugang zur psychotherapeutischen Behandlung eine derartige positive Ermutigungs- und Auswahlstrategie gegenüber einer Zuweisung aufgrund einer Indikationsstellung für eine spezifische Methode zu favorisieren. Als Teil eines Qualitätsmanagements, die die Selbstregulierung im Behandlungsfeld unterstützt, wäre diese Strategie hinsichtlich Effektivität und Kosten gegenüber einer bürokratisch-einschränkenden Kontrolle vermutlich überlegen.

Die Daten, die Grundlage dieser Studie waren, stammen aus dem Feld und aus dem Behandlungsalltag. Klientinnen und Klienten, die tatsächlich eine psychotherapeutische Behandlung aufnahmen, gaben Auskunft und Informationen über verschiedene Aspekte der Behandlung. Die Studie hat eine Reihe von Vorteilen gegenüber Kontroll- oder Vergleichsstudien (vgl. Seligman, 1995): Psychotherapie, die im Feld durchgeführt wird, hat keine fixe Dauer. Klientinnen und Klienten beenden die Psychotherapie bei ausreichender Besserung oder aus anderen Gründen (Unzufriedenheit, Kosten etc.). In herkömmlichen Vergleichsstudien wird die Psychotherapie bei allen Patienten nach einer fixen und begrenzten Anzahl von Sitzungen beendet (normalerweise ungefähr 12 Sitzungen). Die Behandlung im Feld ist *adaptiv und selbstregulierend*. Praktiker nehmen Änderungen der Standardmethode hinsichtlich Dauer, Setting und Variation der Techniken vor. Das eklektische und experimentelle Element ist ständiger Begleiter des Praktikers, der auf Patienten mit unterschiedlicher Individuallage trifft, während die Kontrolle der Bedingungen in herkömmlichen Vergleichsstudien die Standardisierung der Methoden verlangt („treatment manuals"). Ein weiterer Unterschied betrifft die Auswahl der Psychotherapeuten, die in der Vergleichsuntersuchung von Patientenseite passiv ist (Zuordnung nach dem Zufall), im Feld jedoch oft eine aktive Selektion, die nach mehr oder weniger eingehender „Prüfung" verschiedener Möglichkeiten mit dem Ziel erfolgt, einen „passenden" Spezialisten zu finden. Weiters trifft der psychotherapeutische Praktiker im Feld auf komplexe und multiple Probleme bzw. Diagnosen, während Vergleichsstudien in der Regel die Begrenzung auf eine Diagnose verlangen. Dementsprechend ist der Praktiker im Feld auch mit Besserungen vielfältiger Art und auf verschiedenen Ebenen konfrontiert, die einzelne Symptome und auch die generelle psychische Funktionsfähigkeit betreffen, während Vergleichsstudien auf die Symptomreduktion in einem definierten Zielkriterium fokussieren (vgl. Seligman, 1995). Insgesamt scheinen Umfragen und Untersuchungen zur psychotherapeutischen Behandlung von

der Art, wie sie der Consumer Reports vorgelegt hat, relevante Daten zu
jener Art der Behandlung zu bringen, die Klientinnen und Klienten, die
auf die Kostenübernahme durch Versicherungen und Krankenkassen
angewiesen sind, in der Regel im Feld antreffen. Herkömmliche Vergleichsstudien erlauben allgemeine Aussagen über Wirksamkeit von
Methoden oder definierte Techniken im Vergleich etwa zu nicht-behan-
delten Kontrollgruppen. Man muß vermutlich damit rechnen, daß bestimmte Techniken oder Methoden, die sich in Vergleichsstudien als
sehr wirksam erwiesen haben, am freien „Markt – beim Patienten –
nicht ankommen können. Umgekehrt können Methoden, die in Vergleichsstudien nur einen geringen Vorteil gegenüber unbehandelten Patienten zeigten, durch die selbstregulierenden Faktoren im Feld eine
deutliche Wirksamkeit entfalten (z. B. durch sensible Anpassung und
„Einstellung" einer Technik auf die spezielle Situation von Klientinnen
und Klienten, Kombination mit anderen Techniken, Attraktion von auf
die Methode besonders „ansprechbare" Patienten durch die selbst-
selektiven Mechanismen in der Praxis).

Neben der – auch im Zusammenhang mit der Consumer-Reports-
Studie anklingenden – Kritik der empirisch-experimentellen Forschung, die zur Aufwertung von anderen Formen der Forschung innerhalb der empirisch-analytischen Forschung führte (z. B. Korrelations-
studien), ist jedoch besonders im letzten Jahrzehnt eine zunehmende
Unzufriedenheit mit der traditionellen Forschung zum Vorschein gekommen. Um das Wissen substantiell weiterentwickeln zu können,
müßten mehrere verschiedene Methoden angewandt werden (methodologischer Pluralismus) – vor allem die sogenannten „alternativen qualitativen Methoden, die in der hermeneutisch-phänomenologischen
Tradition ihren Ursprung haben. Selbst Pioniere der empirischen Psychotherapieforschung haben sich rückblickend kritisch geäußert. Carl
Rogers, der nicht nur seinen eigenen Ansatz durch sorgfältige Forschung weiterentwickelt hat, sondern auch unbestrittene Beiträge für
die Forschung im allgemeinen liefert, beurteilte die wissenschaftliche
Standardmethode als überholt und obsolet. Es führe dazu, daß Psychotherapie objektiver aussieht als sie ist. Der Ertrag der orthodoxen Psychotherapieforschung sei winzig im Vergleich zur Anstrengung. Wir
bekämen zu viel Pseudo-Wahrheiten durch die empirische Forschung,
wie sie derzeit betrieben wird. Es sei notwendig, eine neue Sicht der
Wissenschaft des Menschen zu bilden, die mit der menschlichen Erfahrung zusammenstimmt und nicht von ihr getrennt ist. Dazu sei es nötig,
die subjektiven Erfahrungen von Patienten und Therapeuten miteinzu-
beziehen (vgl. Bergin und Strupp, 1972). An anderer Stelle führt er wei-

ter aus: „Ich habe immer gespürt, daß eine tiefe Studie des Einzelfalles gegenüber einer oberflächlicheren Studie der Mittelwerte vieler Fälle vorzuziehen ist, wenn das Ziel ist, Einsicht in einen Prozeß zu gewinnen" (Rogers, 1972, 313). Eine neue Sicht der Forschung, die von erfahrungsnahen Daten ausgeht, verlangt auch das Überdenken des Objektivitätsbegriffes. Die traditionelle empirische Forschung assoziiert Objektivität mit distanzierter Beobachtung von vielen Fällen und die Feststellung von Kennparametern. Die Verallgemeinerbarkeit von Erkenntnissen und die Ausschaltung von Verzerrungen einzelner Beobachtungen bzw. bei verschiedenen Forschern wird davon erwartet. Diese Sichtweise ruht auf der Annahme, daß es einen stets wirksamen menschlichen Faktor gibt, der die Realitätsverarbeitung verzerrt und stört. Der persönliche und subjektive Faktor ist dabei eine Quelle von Fehlern, aber niemals ein Führer zu Wahrheit. Eine alternative Sicht von Objektivität fokussiert dagegen auf einen zunehmend engeren Kontakt mit der Realität, die niemals vollständig in den empirischen Daten zum Ausdruck kommt. Die Forschung zielt auf die Erkenntnis von verborgenen und tieferen Strukturen der Realität. Der Wissenschaftler, der seine Forschung aus dem Bezugsrahmen eines reflektierten Selbst unternimmt, ist in der Lage, einen engeren Kontakt mit einer (noch) verborgenen Realität aufzunehmen und bedeutsame Erfahrungen vollständiger, mit einer größeren Berücksichtigung von inneren und äußeren Hinweisen und Anhaltspunkten zu erfassen (Hutterer, 1990). Es geht nicht darum, Probleme durch Verallgemeinerung zu lösen. Auch die Naturwissenschaften (Physik, Chemie) und die Medizin haben ohne die Repräsentativität der Stichprobe Fortschritte gemacht. Denn sie haben sich eher auf die Wiederholbarkeit von Beobachtungen durch unabhängige Beobachter und die Entwicklung einer Serie von Fällen – einer nach dem anderen – verlassen (vgl. Colby in Strupp, 1973).

Kritiker haben darauf hingewiesen, daß die Forschung durch die Übernahme von inadäquaten Methoden aus der naturwissenschaftlichen Medizin zum Teil von falschen Voraussetzungen ausginge. In der pharmazeutischen Forschung etwa entwickeln Universitäten neue Medikamente, die durch klinische Studien geprüft werden, bevor sie an den Praktiker weitergehen. Alle Schlüsselfiguren der modernen Psychotherapie machten ihre wichtigen Entdeckungen zuerst in der Praxis, bevor manche von ihnen ihre Methoden durch systematische Forschung überprüften. Für den Praktiker ist empirisch-experimentelle und quantitative Forschung oft irrelevante Forschung. Die Kluft zwischen Forschung und Praxis ist eine permanent diskutierte Schwachstelle der empirisch-quantitativen Forschung. Die Spannung zwischen Forscher und Praktiker in der hypothesentestenden Forschung ist verständlich, wenn man sich folgendes vor Augen hält: Der Forscher ist meist nicht Quelle von Inspiration, indem er den Praktiker mit neuen, brauchbaren und handlungsrelevanten Theorien versorgt, sondern Konsument der Ideen des Praktikers, die er einer strengen wissenschaftlichen Prüfung zuführt. Die Forschung hinkt der Praxis nach. Die Funktion des Forschers ist eher, die Praxis und die darin angewandten Theorien im Sinne des Falsifikationsmodells zu „diskreditieren", oder – wenn dies nicht gelingt – höchstens zu tolerieren. „Im besten Fall ist die Hypothese einer Studie ein enges, in den Brennpunkt genommenes Fragment einer bestehenden Theorie. Berichte über die Forschungshandhabung und Messungen sind notwendigerweise technisch und detailliert, so daß andere Forscher beurteilen können, ob die Ergebnisse auf die Theorie gerichtet sind. So ist es nicht überraschend, daß Forschungsberichte dem Praktiker wenig anbieten, was neu ist, und viel, was nur am Rande für die Praxis relevant ist" (Stiles, 1994, 155). Tatsächlich gibt es eine beträchtliche Evidenz, daß psychotherapeutische Praktiker Forschungsartikel entweder nicht lesen oder sie nicht für ihre Arbeit als relevant betrachten (McLeod, 1994). In einer Untersuchung von Morrow-Bradley und Elliot (1986) hatten die befragten Psychotherapeuten durchschnittlich ca. 15 Jahre Erfahrung, eine beträchtliche Erfahrung als Forscher und auch eine hohe Empfänglichkeit für einschlägige Publikationen (75% von ihnen hatten im letzten Monat einen Forschungsartikel gelesen). Trotzdem gaben sie fortlaufende Erfahrungen mit ihren Klienten, Supervision, Eigentherapie und Praxisbücher als weitaus bedeutsamere „Informationsquellen" für ihre eigene Praxis an als Forschungsartikel. Hans Strupp, Altmeister der Psychotherapieforschung kann deshalb auch feststellen, „daß die Erforschung der Psychotherapie einen relativ kleinen Einfluß auf die klinische Praxis hatte, ein Zustand, der von Forschern ständig beklagt wird (Strupp, 1973, 730). Auch wenn es einige Forschungsarbeiten geben mag, die bei den psychotherapeutischen Praktikern gut bekannt sind, „es ist unwahrscheinlich, daß sie ihre Praxis sehr viel ändern. Psychotherapeuten werden weiterhin ihrer klinischen Erfahrung und ihren klinischen Mentoren vertrauen. Mit Ausnahme von wenigen therapeutischen Innovatoren, ist die Art, in der Psychotherapeuten Psychotherapie praktizieren, dadurch bestimmt, wo sie ausgebildet wurden" (Luborsky, 1972, 125). Und weiters: „Die traditionellen Bestimmungsfaktoren des praktischen Stils von Psychotherapeuten basieren nicht auf quantitativer Forschung" (S. 126).

Die Grenzen der traditionellen empirisch-experimentellen Psychotherapieforschung hinsichtlich Praxisrelevanz und Umgang mit Komplexität führen zu einer neuen Herausforderung – nämlich, klinisch bedeutsame Forschungs- und Lernstrategien zu entwerfen und anzuwenden. Es ist bezeichnend, daß eine Gruppe von führenden Psychotherapieforschern bereits Anfang der siebziger Jahre darauf hingewiesen haben, daß die Überbetonung von großangelegten klinischen Wirksamkeitsstudien den Wert von Forschung für klinische Praktiker begrenzt (Bergin und Strupp, 1972). Trotzdem ist diese Kritik nicht ernst genommen worden zugunsten einer Anpassung an ein Ideal einer strengen Wissenschaft – ein Anspruch, der selbst für die Naturwissenschaften nicht vollständig gültig ist. Der Atomphysiker Robert Oppenheimer hat bereits 1956 davor gewarnt, sich nach einer Physik als strenge Wissenschaft zu orientieren, die es nicht mehr gibt und die völlig unzeitgemäß ist (Oppenheimer, 1956). Die Vernachlässigung der Prozeßforschung, die ein Versuch ist, die dem therapeutischen Prozeß unterliegenden Veränderungsmechanismen zu entdecken, wurde so von der Wirksamkeitsforschung zurückgedrängt. Die Motive dafür sind vermutlich in einem Mißverständnis zu suchen, wie Fortschritt in den Naturwissenschaften zu erreichen ist, und andererseits in der Annahme, Wissenschaft sollte sich mit Voraussage und Kontrolle beschäftigen und nicht mit Erklärung. Die jüngste Generation der Psychotherapieforscher hat sie in den letzten Jahren aufgegriffen und die Berührungsängste mit der alternativen qualitativen Forschung verloren. Ob es entdeckungsorientierte, explorative, deskriptive, narrative oder Kritische-Ereignis-Forschung genannt wird, es sind kreative Versuche, die Komplexität der therapeutischen Phänomene von einer Vielfalt an Perspektiven her zu erfassen. Nach der Bestätigung der allgemeinen Wirksamkeit von Psychotherapie ist nun wichtig, Detail- und Schlüsselkompetenzen beim Praktiker zu fördern. Die erfahrungsnahe Erfassung von Veränderungsmechanismen, die Identifikation von kritischen Ereignissen und die Beschreibung von Prozeßzuständen und Veränderungsmuster beim Patienten sind jene Forschungsziele, die einen unmittelbaren Bezug zur Praxis aufweisen. Denn daß eine spezielle Methode der Psychotherapie für den durchschnittlichen Klienten effektiv ist, ist nur von geringem Wert für den praktizierenden Psychotherapeuten, der mit der Frage konfrontiert ist, wie es mit jenem Klienten weitergehen kann, der in diesem Moment vor ihm sitzt. Die konstante Anpassung der Interventionen und therapeutischen Handlungen in Beziehung zum von Moment zu Moment ablaufenden Veränderungen beim Klienten ist die tägliche Aufgabe des Psychotherapeuten. Dieses Phänomen berührt jene Zone der Unbestimmbarkeit, die das Handeln in komplexen Situationen charakterisiert. Die Aufgabe der Forschung ist es hier, kausale Beziehungen oder „Variablen", die der Psychotherapeut durch eigene Handlungen und Entscheidungen beeinflussen kann, zu identifizieren. „Der Kliniker möchte Hilfe bei Fehlern, Problemen, Abweichungen vom Erwarteten . . . Ein Wissenschaftler hofft, das Ausmaß an (blindem) Empirizismus in der Kunst zu reduzieren, indem er herausfindet, daß einige akuten Probleme in ihr durch das Verstehen eines darunterliegenden Erklärungsprinzips gelöst werden können" (Colby, 1962, S. 75). Neben der Erforschung komplexer Phänomene ist die Supervision jene Lernsituation, die es auch dem Praktiker ermöglicht, jene Parameter zu identifizieren, die durch ihn selbst beeinflußbar sind, und reflektiertes und kompetentes Handeln in bezug zu einem konkreten Klienten zu entwickeln. Die Supervision (oder verschiedene Formen der Supervision) wird dadurch auch zur adäquatesten Strategie für ein Qualitätsmanagement. Die Ausbildung ist die Initialzündung, in der der angehende Psychotherapeut verschiedene Formen des Lernens und der Gestaltung (Design) und Bewältigung der therapeutischen Situation erwirbt. Die Praxis und Supervision sind jene Felder, die dem Psychotherapeuten helfen, die vorerst komplexe Unbestimmtheit einer therapeutischen Situation zu reflektieren, transparent zu machen und zu strukturieren, um sich mit neuen Sichtweisen, Formen des Situationserlebens und flexiblen Handlungsmöglichkeiten in Beziehung zu einem konkreten Einzelfall zu setzen. Forschung und Supervision erhalten so dieselben anspruchsvollen Ziele und Grundlagen. Beide setzen voraus, daß kompetente professionelle Praxis einen Kern an Kunstfertigkeit besitzt. Diese Kunstfertigkeit ist Ausdruck einer Art des Wissens und der Situationserfassung, die sich von der üblichen Auffassung professionellen (technologischen) Wissens unterscheiden. Es ist nicht geheimnisvoll, sondern streng in seiner eigenen Art. Es entspricht der Kunst und Geistesgegenwärtigkeit der Improvisation, die die Kennerschaft der Qualitäten und Möglichkeiten jener Elemente voraussetzt, mit denen und in deren Kontext improvisiert wird – jedoch ohne auf vorangehende intellektuelle Operationen zurückgreifen zu müssen (vgl. Schön, 1983, 1987). Wie sagte doch Victor Raimy: „Psychotherapie ist eine undefinierte Methode . . ."

Literatur

Bergin AE, Strupp HH (1972) Changing Frontiers in the Science of Psychotherapy. Aldine, Atherton, Chicago New York

Colby KM (1962) Discussion of Papers on therapist's Constribution. In: Strupp HH, Luborsky L (eds) Research in Psychotherapy, Vol. II. American Psychoanalytical Association, Washington, pp 95–101

Consumer Reports (1995, November) Mental Health: Does therapy help? pp 734–739

Eysenck HJ (1952) The effects of psychotherapy. An evaluation. Journal of Consulting Psychology 16: 319–324

Talley F, Strupp HH, Butler SF (eds) (1992) Psychotherapy Research and Practice. Bridging the Gap. Basic Books, New York

Grawe K (1992) Psychotherapieforschung am Beginn der neunziger Jahre, Psychologische Rundschau 43: 132–162

Grawe K, Donati R, Bernauer F (1994) Psychotherapie im Wandel. Von der Konfession zur Profession. Hogrefe, Göttingen Bern Toronto

Hutterer R (1990) Authentic Science. Some Implications of Carl Rogers' Reflections on Science. Person-Centered Review 5: 57–76

Kiesler DJ (1966) Some myths of psychotherapy Research and the Search for a paradigm. Psychological Bulletin 65: 110–136

Lambert MJ, Bergin AE (1994) The effectiveness of psychotherapy. Handbook of Psychotherapy and Behavior Change, 4th edn. Wiley, New York pp 143–189

Lambert MJ, Shapiro DA, Bergin AE (1986) The effectiveness of psychotherapy. In: Garfield SL, Bergin AE (eds) Handbook of psychotherapy and behavior change, 3rd edn. Wiley, New York, pp 157–212

Lambert MJ, Bergin AE (1992) Achievments and Limitations of Psychotherapy Research. In: Freedheim DK (ed) History of Psychotherapy. A Century of Change. American Psychological Association, Washington, pp 360–390

Luborsky L (1972) Research Cannot Yet Influence Clinical Practice. In: Strupp HH, Bergin AE (eds) Changing Frontiers in the Science of Psychotherapy. Aldine, Atherton, Chicago pp 120–127

Luborsky L, Singer B, Luborsky L (1975) Comparative studies of psychotherapies. Archives of General Psychiatry 32: 995–1008

Mahrer AR (1988) Discoverey-oriented psychotherapy research: Rationale, aims, and methods. American Psychologist 43: 694–702

Maling SM, Howard KI (1994) From Research to Practice to Research to . . . In: Talley PF, Strupp HH, Butler SF (eds) Psychotherapy Research and Practice, Bridging the Gap. Basic Books, New York

McLeod J (1994) Doing Counselling Research. Sage, London

Morrow Bradley C, Elliott R (1986) Utilization of psychotherapy research by practicing psychotherapists. American Psychologist 41(2): 188–97

Oppenheimer R (1956) Analogy in Science. American Psychologist 11(3): 127–135

Orlinsky DE, Howard KI (1986) Process and outcome of psychotherapy. In: Garfield SL, Bergin AE (eds) Handbook of psychotherapy and behavior change: an empirical analysis, 2nd edn. Wiley, New York, pp 233–282

Paul GL (1967) Strategy of outcome research in psychotherapy. Journal of Consulting Psychology 31: 109–119

Raimy VC (1950) Training in Clinical Psychology. Prentice Hall, New York

Rogers CR (1957) The necessary and sufficient conditions of therapeutic personality change. Journal of Consult Psychol 21: 95–103

Rogers CR (1972) A Research Program in Client-Centered Therapy. In: Brown SR, Brenner DJ, Science, Psychology, and Communication. Teachers College Press, New York

Schön DA (1983) The Reflective Practitioner. Basic Books, New York

Schön DA (1987) Educating the Reflective Pracitioner. Jossev Bass Publ, San Francisco

Seligman M (1979) Erlernte Hilflosigkeit. Urban & Schwarzenberg, München Wien Baltimore

Seligman M (1995) The effectiveness of psychotherapy. American Psychologist 50(12): 965–974

Stiles WB (1994) Views of the Chasm Between Psychotherapy Research and Practice. In: Talley PF, Strupp HH, Butler SF (eds) Psychotherapy Research and Practice. Bridging the Gap. Basic Books, New York

Strupp HH (1973) Psychotherapy: Clinical Research, and Theoretical Issues. Jason Aronson, New York

Strupp HH, Howard KI (1992) A Brief History of Psychotherapy Research. In: Freedheim DK (ed) History of Psychotherapy. A Century of Change. American Psychological Association, Washington, pp 309–334

Stubbs JP, Bozarth JD (1994) The dodo bird revisited: A qualitative study of psychotherapy efficacy research. Journal of Applied and Preventive Psychology (Invited article) 3(2): 109–120

Psychotherapie und Wissenschaft

Beobachtungen einer Profession[1]

Ludwig Reiter und Egbert Steiner

> „Vorstellungen existieren um der Begründung und Legitimierung,
> und das meint vor allem: um der Verläßlichkeit des Handelns willen.
> Entgegen dem äußeren Anschein stellen sie das eigentlich Faktische
> einer Kultur dar. Eine Norm wird in der Praxis eher verletzt, als daß
> ihre Geltung an sich in Frage gestellt würde. Dem Handeln dagegen
> wohnt, indem es eine Vorstellung in die Tat umsetzt und sich dabei
> gleichsam von der Basis löst, stets ein Moment der Unsicherheit inne;
> es bewirkt Bewegung, stellt einen ersten Schritt in die Zukunft, also
> quasi in ‚Neuland' dar und erscheint insofern immer
> mit einem gewissen Risiko behaftet."
>
> Klaus E. Müller, Das magische Universum der Identität

1. Einleitung

Die Entwicklung der Psychotherapie gewann im letzten Jahrzehnt erheblich an Dynamik. In Österreich und vergleichbaren Ländern wurden Gesetzesvorhaben beschlossen oder stehen zur Beschlußfassung an,
in denen die Psychotherapie als eigenständige *Profession*[2] anerkannt wird.

[1] Danksagung: Mehr, als dies einzelne Zitierungen zum Ausdruck bringen,
ist der Erstautor des vorliegenden Beitrages Michael B. Buchholz zu Dank verpflichtet. Die Diskussion mit ihm über psychotherapeutisches Handeln unter
professionstheoretischen Gesichtspunkten ging in den Beitrag in mehrfacher
Hinsicht ein. Ebenfalls zu danken ist den Hörerinnen und Hörern der von
L. Reiter im Wintersemester 1995/96 an der Universität Wien gehaltenen Vorlesung zum Thema „Die professionelle Identität des Psychotherapeuten" für die
lebhafte Diskussion der vorgetragenen Thesen. Weiters gilt unser Dank Gerda
Klammer, Stella Reiter-Theil und Roland Schleiffer für wertvolle Hinweise.

[2] Profession (lat. professio: öffentl. Erklärung, Bekenntnis): 1. Profeß (neulat. von lat. profiteri = öffentlich erklären, bekennen, sich zu etwas bekennen
oder für etwas ausgeben), das Bekenntnis, Ordensgelübde eines Mönches oder

Damit tritt die Psychotherapie in den Kreis von Professionen ein, die seit längerer Zeit etabliert sind und bereits einen besser gesicherten Status haben. Diese neue Lage der Psychotherapie bedeutet in mehrfacher Hinsicht eine Herausforderung und es stellt sich die Frage, ob nicht bisher kaum verwendetes Wissen zur Beschreibung dieser Situation herangezogen werden sollte. Obwohl das Schrifttum über den wissenschaftlichen Status der Psychotherapie und das Theorie-Praxis-Problem in den letzten Jahren erheblich angewachsen ist, bewegt sich die Diskussion oft in längst bekannten Bahnen.[3] Wir sind der Ansicht, daß eine Kontextverschiebung der Diskussion Impulse für eine produktive Fortsetzung geben kann. Als Rahmen für eine den neuen Gegebenheiten angemessene Analyse bieten sich in erster Linie die Erkenntnisse der neueren *Professionsforschung* an.[4] Von besonderer Bedeutung für das Verständnis moderner Professionalität gilt deren Beziehung zur Wissenschaft. Die Auseinandersetzung um das Verhältnis zwischen psychotherapeutischem Handeln und Forschung ist für das Verständnis der „Profession Psychotherapie" zentral, und zwar nicht nur für den Diskurs innerhalb der Profession, sondern auch für das „Bild" der Psychotherapie in der Öffentlichkeit und für die Auseinandersetzung um deren Autonomie und gesellschaftliche Integration.

In der vorliegenden Arbeit stellen wir zunächst die theoretischen Grundlagen unseres Ansatzes dar. In der Folge beziehen wir, aufbauend auf der für systemtheoretische Analysen zentralen Unterscheidung von System und Umwelt, drei Beobachterpositionen:[5]

– Die wichtigste These im ersten Teil des Beitrages, die wir am ausführlichsten behandeln, lautet: Psychotherapie ist ebenso wie Medizin keine Wissenschaft, sondern eine Profession, in deren Umwelt Wissenschaft vorkommt.

---

einer Nonne; z. B. Profeß tun – das Ordensgelübde feierlich ablegen 2. der Beruf, das Gewerbe, Berufsgeschäft, bes. das Handwerk; Profession von etwas machen: etwas berufs- oder handwerksmäßig betreiben; auch es ohne Scheu und öffentlich treiben; professionell: neulat. handwerksmäßig (Heyse, 1910).

[3] Darunter verstehen wir Beobachtungen mittels Unterscheidungen wie wissenschaftlich/vorwissenschaftlich, idiographisch/nomologisch, quantitativ/qualitativ, psychologisch/nicht-psychologisch, latent/manifest, universitär/außeruniversitär, weiblich/männlich, modern/postmodern etc.

[4] Zu den wenigen Arbeiten über Psychotherapie, die explizit unter dem Professionsbegriff veröffentlicht wurden, zählt Sonneck (1990).

[5] Schiepek (1996) spricht in diesem Zusammenhang von der Kontextabhängigkeit der Selbstbeschreibung von Psychotherapie.

– Anschließend beobachten wir therapeutisches Handeln und die beiden Reflexionssysteme Supervision und Forschung als Einheit.
– Schließlich stellen wir Überlegungen an, inwieweit das Gesundheitssystem in seiner Binnendifferenzierung als Einheit betrachtet werden kann.

2. Die Theorie der funktionalen Differenzierung moderner Gesellschaften

Unter Soziologen[6] dürfte weitgehend Konsens darüber bestehen, moderne Gesellschaften als „funktional differenzierte Sozialsysteme" zu beschreiben (Alexander, 1993; Luhmann, 1984; Münch, 1995; Mayntz, 1995; Mayntz et al., 1988; Tyrell, 1978). Diese Theorie wurde insbesondere von systemtheoretisch orientierten Soziologen ausgearbeitet und ist heute vor allem mit dem Namen Niklas Luhmann verbunden. Der Autor beschreibt, wie die Ausdifferenzierung und weitgehende Verselbständigung der verschiedenen Teilsysteme der Gesellschaft jeweils mit der Übernahme einer für die Gesellschaft wichtigen Funktion einherging (Luhmann, 1984, 1988, 1990b, 1995). Die verschiedenen Teilsysteme der Gesellschaft sind insofern *autonom,* als sie ihre Funktion für das Gesamtsystem „selbstreferentiell", d. h. unter Bezugnahme auf *interne* Standards erfüllen. Ihre Beziehung zu anderen Funktionssystemen wird als System-Umwelt-Beziehung charakterisiert, womit insbesondere die Verselbständigungstendenzen in modernen Gesellschaften theoretisch zugänglich werden (Rosewitz und Schimank, 1988). Wesentlich für das Verständnis gesellschaftlicher Vorgänge ist die *Ungleichheit,* aber *Gleichrangigkeit* der Teilsysteme. Jedes Funktionssystem gehört zur Umwelt aller anderen. Zwischen ihnen gibt es kein Verhältnis von Über- oder Unterordnung. Die Teilsysteme bilden eine je spezifische Semantik aus, in vielen Fällen einen binären Code (Leitdifferenz) und ein symbolisch generalisiertes Kommunikationsmedium sowie spezifizierende Handlungsprogramme. Diese geraffte Darstellung soll am Beispiel des „Funktionssystems Wissenschaft" erläutert werden.

---

[6] Wenn in der Folge von Soziologen, Forschern, Psychotherapeuten etc. gesprochen wird, so sind immer auch Soziologinnen, Forscherinnen, Psychotherapeutinnen gemeint.

3. Wissenschaft als soziales System

Wendet man das systemtheoretische Instrumentarium auf die Wissenschaft als ein Funktionssystem moderner Gesellschaft an, so lassen sich
folgende Beziehungsmöglichkeiten unterscheiden (Luhmann, 1990b):

(1) *Funktion als Beziehung der Wissenschaft zum Gesamtsystem der Gesellschaft*

Kein anderes Teilsystem der Gesellschaft (Politik, Wirtschaft, Religion etc.) kann darüber bestimmen, wie die Wissenschaft ihrer an der
Leitdifferenz *wahr/unwahr* orientierten Funktion der Wissensgenerie-
rung nachkommt. In diesem Sinne kann von einer legitimen Indiffe-
renz der Wissenschaft gegenüber der Gesellschaft gesprochen werden.
Im Funktionssystem schließen wissenschaftliche Wahrheitskommunikationen an andere Wahrheitskommunikationen (meist in Form von
Publikationen) an und bringen ihrerseits weitere Wahrheitskommunikationen hervor (Stichweh, 1987). In diesem – und nur in diesem – Sinne ist die Wissenschaft ein geschlossenes System, das allerdings zur Erfüllung seiner Funktionen Ressourcen aus seiner gesellschaftlichen
Umwelt benötigt (finanzielle Mittel, rechtliche Normen, Bildungsvor-
aussetzungen etc.). Der selbstreferentielle Operationsmodus der Wissenschaft bringt es mit sich, daß die „Innenwelt" des Systems für die
Umwelt intransparent bleibt. Die Vorgänge in der Wissenschaft sind für
Akteure in anderen Systemen (z. B. Politiker) letztlich undurchschau-
bar. Die oft beklagte Immunität der Wissenschaft gegenüber externer
Steuerung, die im Extremfall bis hin zur „Umweltinadäquanz" gehen
kann, hängt damit zusammen, daß die für die Weiterentwicklung einer
wissenschaftlichen Disziplin nötigen Informationen von außerhalb
nicht kompetent beurteilt werden können.[7]

(2) *Leistung als Beziehung der Wissenschaft zu anderen Teilsystemen (z. B. Gesundheitssystem)*

Die Leistung der Wissenschaft für andere Funktionssysteme ist stets
an die *Anschlußfähigkeit* in den *aufnehmenden* Systemen gebunden. Wissenschaft produziert einen Überschuß an Wissen nach ihren eigenen
Unterscheidungsmöglichkeiten und es ist die Aufgabe anderer Funktionssysteme, Brauchbares von Unbrauchbarem zu trennen. Die Ver-

---

[7] Neuerdings wird verstärkt über Korrektive solcher Verselbständigungstendenzen nachgedacht (siehe dazu Luhmann, 1984; Münch, 1995; Rosewitz und Schimank, 1988; Willke, 1989).

wendbarkeit von Forschungsresultaten ist somit abhängig von Selektionskriterien, Normen und institutionellen Gepflogenheiten der Systeme, für die Leistungen erbracht werden. Daraus folgt der für unser Thema grundlegende Sachverhalt, daß *wissenschaftliches Wissen eine Konstruktion des Verwenders ist* (Luhmann, 1990b, S. 638).

(3) *Reflexion als Beziehung der Wissenschaft zu sich selbst*

Die Reflexion des Systems Wissenschaft erfolgte über die Ausdifferenzierung von Disziplinen wie Wissenschaftstheorie und Wissenschaftsforschung. Die Wissenschaft wird für diese beiden Disziplinen zur „internen" Umwelt, wodurch eine Steigerung der Komplexität des Gesamtsystems ermöglicht wird (Luhmann, 1984, S. 37).

4. Professionsforschung – eine Typologie

Die Forschungen zum Thema „Profession" und „Professionalisierung"[8] erreichten in den letzten Jahrzehnten die Dimension der „Big Science" (im Sinne von Clark, 1984 und Price, 1974). So ist die Literatur vermutlich selbst für die mit diesem Thema hauptsächlich befaßten Forscher nicht mehr zu überblicken. Zur Orientierung schlagen wir ein Schema vor, das von zwei grundlegenden Unterscheidungen ausgeht und auf diese Weise zu vier Typen der Professionsforschung kommt. Die erste Unterscheidung bezieht sich auf die Frage, ob über Professionen *allgemein* gesprochen wird, ob also die Unterschiede zwischen Professionen und dem „Rest" der Gesellschaft (z. B. allen anderen beruflichen Tätigkeiten) im Zentrum des Interesses stehen, oder ob *einzelne* Professionen beschrieben bzw. die Unterschiede zwischen verschiedenen Professionen analysiert werden. Die zweite Unterscheidung erfolgt in Anlehnung an Dewe et al. (1992a) und Schaeffer (1990) und differenziert zwischen *indikatorischer* Professionsforschung im Sinne der „klassischen" soziologischen Analyse anhand von Merkmalen wie Lizensierung, Berufsethik, Eigenständigkeit, berufsständische Solidarität etc. und der in den letzten Jahren in den Vordergrund getretenen *mikro-*

---

[8] In der Folge gehen wir auf die in der Forschung übliche Unterscheidung von Professionsforschung und Professionalisierungsforschung nicht weiter ein, da sie im Kontext unseres Beitrages nicht erforderlich ist. Wir verweisen auf die umfassende Literatur zum Thema „Deprofessionalisierung" (zur Übersicht siehe Hartmann und Hartmann, 1982) und auf die soziologische Professionskritik (Freidson, 1970a,b).

strukturellen (interaktionstheoretischen) Professionsforschung. Letztere befaßt sich mit konkreten Strukturen und Prozessen professionellen Handelns und kann daher auch als *aufgabenspezifische* Professionstheorie bezeichnet werden, der es um die Rekonstruktion der Logik professionellen Handelns geht (Dewe et al., 1992b).[9] Folgt man diesen Autoren, so
wäre es für die psychotherapeutische Professionsforschung von Interesse, die Besonderheiten psychotherapeutischen Handelns im Unterschied zu bio-medizinischem, pädagogischem etc. Handeln darzustellen (siehe dazu Datler, 1995; Datler und Feldt, 1996; Filz, 1996; Schaeff-
fer, 1992; Schleiffer, 1994a, 1994b; Slunecko, 1996; Wagner, 1996).
Wichtiger erscheint uns jedoch in der gegenwärtigen Situation, die *Einheit* allen psychotherapeutischen Handelns jenseits der Schulgrenzen als
Profession zu bestimmen.

Aus den beiden dargestellten Unterscheidungen ergibt sich ein
Vierfelderschema, das in Abb. 1 wiedergegeben ist. Um zu verdeutlichen, worum es bei den hier vorgeschlagenen grundlegenden Zugangs-
möglichkeiten der Professionsforschung geht, sollen zu jedem Typ einige Beispiele angeführt werden:

Typ 1
Beim ersten Typ klassischer Professionsforschung geht es um die
Differenz zwischen professionellem Handeln und allen anderen For-

| | | Fokus | |
		Gemeinsamkeit aller Profession	spezifische Merkmale einzel- ner Professionen
Forschungs- ansatz	klassisch (indikatorisch)	1	2
	interaktionstheoretisch (mikrostrukturell)	3	4

Abb. 1. Paradigmen der Professionsforschung. – Das Schema ist als Heuristik
konzipiert und analytisch zu verstehen. In der Literatur finden sich häufig
Überschneidungen in einer oder in beiden Dimensionen

---

[9] Die von Alisch (1990) verwendete Unterscheidung in makrosoziale und
mikrosoziale Prozesse der Professionalisierung entspricht weitgehend der zweiten von uns verwendeten Unterscheidung.

men gesellschaftlichen Handelns. Die Frage lautet: Was macht professionelles Handeln aus? Aus der älteren Literatur können hier die Arbeiten von Carr-Saunders („Professions: Their Organization and Place in Society", 1928) und Carr-Saunders und Wilson („The Professions", 1933) genannt werden. Zur neueren Literatur zählt beispielsweise das von Macdonald verfaßte Buch „The Sociology of the Professions" (1995) und vor allem die Arbeiten von Freidson „Professional Powers: A Study in the Institutionalization of Formal Knowledge" (1987) und „Professionalism Reborn" (1994), ebenso Arbeiten zur Berufssoziologie (Luckmann und Sprondel, 1972).

Typ 2

Eine Arbeit des zweiten klassischen Typs ist das von Noel und Jose Parry (1976) verfaßte Buch „The Rise of the Medical Profession". Mit Hilfe soziologischer Kategorien (Klasse, Mobilität, Macht, Status etc.) analysieren die Autoren die Voraussetzungen des eindrucksvollen Aufstiegs der Medizin seit dem Ende des 18. Jahrhunderts in England als Beispiel einer kollektiven sozialen Aufwärtsmobilität. Besondere Beachtung fanden die kritischen Studien von Freidson („Profession of Medicine", 1970a; „Professional Dominance: The Social Structure of Medical Care", 1970b, deutsch 1975). Ein Beispiel für eine kürzlich veröffentlichte Arbeit dieses Typs ist die von Hafferty und Light (1995) verfaßte Studie über die dynamische Entwicklung der Medizin in den letzten Jahrzehnten unter besonderer Berücksichtigung ihrer inneren Differenzierung und der Rolle der Eliten. Für die Profession der Psychotherapie wichtig sind die Arbeiten von Halmos (1972) und North (1974).

Typ 3

Ein Standardwerk des dritten Typs ist das häufig zitierte Buch von Donald A. Schön „The Reflecting Practitioner. How Professionals Think in Action" (1983). Der Autor entwickelt darin eine *allgemeine Theorie professioneller Praxis,* die mittels der detaillierten Analyse der Tätigkeit verschiedener professioneller Gruppen (Supervisoren, Architekten, Ingenieure, Manager) erarbeitet wurde. Die Studie kann als einer der wichtigsten Bausteine einer *Epistemologie* der Praxis angesehen werden. Entsprechend groß ist auch ihre Rezeption in der professionstheoretischen Literatur. Das von Schön vorgeschlagene Konzept der *reflexiven* Praxis stützt sich auf die Ergebnisse der Forschungen anderer Autoren (z. B. auf die von Polanyi 1985 vorgelegte Studie „Implizites Wissen") und integriert diese in eine *Theorie handlungsbezogener Reflexion.*

Typ 4

In diese Gruppe fallen alle Arbeiten, die sich der interaktionstheoretischen (aufgabenspezifischen) Analyse einzelner Professionen widmen. Als Beispiele können die Studien von Schaeffer („Intimität als Beruf", 1988 und „Psychotherapie zwischen Mythologisierung und Entzauberung", 1990) angeführt werden. Erwähnt werden soll an dieser Stelle ein Projekt, das gegenwärtig von M. B. Buchholz gemeinsam mit dem Erstautor des vorliegenden Beitrags zu *professionstheoretischen Fragen der Psychotherapie* durchgeführt wird und das seinen Ausgang bei der Untersuchung der Rolle von Metaphern in der Psychotherapie (Buchholz, 1993, 1994, 1996a) und der Professionalität des Psychoanalytikers nahm (Buchholz, 1996b). In einer Studie über Falldarstellungen in der Psychoanalyse und der systemischen Familientherapie wurde gezeigt, daß in der professionellen Kommunikation häufig Stilmittel und Darstellungsformen herangezogen werden, die auch in der Massenkommunikation Verwendung finden (Buchholz und Reiter, 1996).

5. Grundlegende Merkmale professionellen Handelns

5.1. Definitionen von Professionalität

In der Geschichte der Professionsforschung wurden zahlreiche Definitionsvorschläge gemacht, die das Wesentliche professionellen Handelns charakterisieren sollen. Wir wollen zunächst eine Definition wiedergeben, die von einem systemtheoretischen Professionsforscher vorgelegt wurde (Stichweh, 1992). Sie scheint uns als Ausgangspunkt geeignet, da sie auf die Ausdifferenzierung von Funktionssystemen und die systemtheoretisch grundlegende Unterscheidung von System und Umwelt Bezug nimmt. Der Autor schlägt vor, „daß man vielleicht von einer *Profession* nur dann sprechen sollte, wenn *eine Berufsgruppe in ihrem beruflichen Handeln die Anwendungsprobleme der für ein Funktionssystem konstitutiven Wissensbestände verwaltet* und wenn sie dies in entweder *monopolistischer* oder *dominanter* – d. h. den Einsatz der anderen in diesem Funktionssystem tätigen Berufe steuernder oder dirigierender – Weise tut" (op. cit., S. 40; Hervorhebung im Original). Eine Definition, die in der Tradition der klassischen Professionsforschung steht, gibt Schwendenwein (1990). Abb. 2. stellt jene *Strukturmerkmale* dar, die für die Weiterentwicklung eines Berufes zur Profession vorliegen müssen. Wie in der Definition von Stichweh (1992) ist bei Schwendenwein (1990) das *be-*

- berufsrelevante Forschung
- entsprechende Rechtsgrundlagen
- obligatorische Beachtung gesellschaftlicher Zentralwerte
- obligatorische Beachtung berufsspezifischer Leitziele
- Berufscodex mit von allen aktiven Berufsmitgliedern einzuhaltenden berufsspezifischen Verhaltensregeln
- berufseigene Interessensvertretung
- eigenverantwortliche Fortbildung der aktiven Berufsmitglieder
- konkurrenzlose Ausübung einer für die Gesellschaft wertvollen Tätigkeit

Abb. 2. Strukturmerkmale von Professionen nach Schwendenwein (1990)

rufliche Monopol[10] für die Zuschreibung von Professionalität entscheidend.[11]

In ihrer Theorie der *normativen* Grundlagen professionellen Handelns wies Koehn (1994) darauf hin, daß ein wesentliches Charakteristikum von Professionen in der Zusammenführung folgender Komponenten besteht:

– Der Professionelle ist in besonderem Maße verpflichtet, seinem Klienten auf eine Weise nützlich zu sein, die dessen Individualität und Situation Rechnung trägt.
– Der Professionelle ist Werten verpflichtet, die in sich als gut anerkannt werden wie Gesundheit, Gerechtigkeit etc.
– Diese Werte werden sowohl vom Einzelnen als auch von der Gesellschaft als besonders erstrebenswert angesehen.

Aus dem Zusammentreten der drei Komponenten im professionellen Handeln ergibt sich auch ein besonderes Verhältnis zwischen dem Professionellen und der Gesellschaft: indem sich der Professionelle in *besonderer* Weise loyal gegenüber dem Wohl seiner Klienten verhält, fördert sein Tun gleichzeitig die Verwirklichung allgemein anerkannter Werte.[12]

---

[10] Levold (1995) spricht in diesem Zusammenhang treffend von „Problembesitz".

[11] Soziale Systeme sind im Regelfall gegenüber ihrer Umwelt nicht scharf abgegrenzt. Systemtheoretiker (Krohn und Küppers, 1989) bezeichnen jene Zone, über die weder das System noch die Umwelt vollkommen verfügen kann, als „Rand" eines Systems.

[12] Diese prinzipielle Sichtweise schließt nicht aus, daß der Professionelle im Einzelfall moralische Konflikte lösen muß.

5.2. Die Krise des Modells der „angewandten Wissenschaft"

Im Zentrum der Diskussion um die Professionalität der Psychotherapeuten steht gegenwärtig das Verhältnis von Forschungswissen und professionellem Handeln. Dabei fällt auf, daß von manchen Psychotherapieforschern ein Modell favorisiert wird, das von professioneller Praxis
als angewandter Psychologie ausgeht (Grawe et al., 1994). Dieses Konzept ist jedoch innerhalb der Gruppe der Psychotherapieforscher keineswegs allgemein akzeptiert. So schreibt Greenberg (1994) in einem
Sammelband mit dem programmatischen Titel „Neubewertung der
Psychotherapieforschung", daß nach wie vor unklar ist, wie durch Psychotherapie Veränderungen bewirkt werden. Psychotherapieforschung
findet in einem Bereich etablierter und prosperierender Praxis statt, in
dem eine Vielzahl theoretischer Vorstellungen und Überzeugungen
handlungsleitend, jedoch wissenschaftlich nicht fundiert sind. Greenberg (op. cit.) ist der Auffassung, daß diese Situation für den Forscher
ein Vorteil ist. Er muß nicht von Grund auf eine Wissensbasis für diesen
Bereich aufbauen. Er ist eher in der Lage eines Detektives, der aufzudecken versucht, was bereits geschehen ist, als in der eines Experimen-
tators, der mittels experimenteller Designs die Wirkung bestimmter Variablen untersucht. Dementsprechend sieht der Autor die Psychotherapie als einen Bereich, in dem *Entdeckungen* und nicht *Begründungen*
angebracht sind und warnt vor einer voreiligen Selbstbeschränkung der
Forscher durch ein zu enges Methodenkorsett (op. cit., S. 114). Auch
Hill (1994) beschreibt die Nachteile des traditionellen experimentellen
Designs im Bereich der Psychotherapieforschung und plädiert für deren
Ersatz durch Untersuchungsstrategien, die dem Gegenstand der Untersuchung entsprechen.

    Die dem Modell der „angewandten Wissenschaft" zugrundeliegende
Idee einer „technologischen Rationalität" (Schön, 1983) wird nicht zuletzt deshalb von vielen verworfen, weil das dabei implizierte hierarchi-
sche Verhältnis zwischen Forschung und Praxis als unangemessen gilt.
Auch Luhmann (1990b, S. 648 ff.) betrachtet aufgrund der selbstreferen-
tiellen Geschlossenheit funktionaler Teilsysteme der Gesellschaft das
Modell des logisch gesicherten Wissentransfers als überholt (siehe
Abb. 3). Die intensive Diskussion der Beziehung zwischen Forschung
und Praxis hat dazu geführt, daß die Krise des Konzeptes der angewandten Forschung als allgemeines Modell für professionelles Handeln heute
offenkundig ist. Vor allem Schön (1983, S. 644) weist darauf hin, daß
zahlreiche Probleme, zu deren Lösung wissenschaftliches Wissen eingesetzt werden soll, nicht in klarer Form vorliegen, weshalb die Verwen-

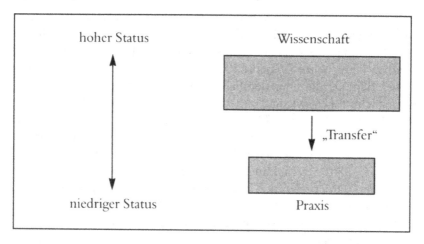

Abb. 3. Schematische Darstellung des Modells „Angewandter Wissenschaft" (Transfermodell) in Anlehnung an Dewe et al. (1992a)

dung eines Ziel-Mittel-Schemas unangemessen ist. Die Ausgangslage des Professionellen ist häufig unstrukturiert und erfordert zunächst eine *„Problemkonstruktion"*, um eine schwierige oder unerwünschte Situation überhaupt in eine *Problemlage* zu verwandeln. Diese Leistung kann nur der Praktiker erbringen, da die Konstruktion den verfügbaren theoretischen Ressourcen oft nicht zu entnehmen ist und die Berücksichtigung einer Vielzahl von Perspektiven erforderlich macht. Konflikthafte oder verwirrende Zielbereiche fallen weitgehend aus dem Rahmen instrumenteller technologischer Lösungsmöglichkeiten und stellen daher das zentrale Element professioneller Praxis dar. Die Problemdefinition ist somit kein technologisches Problem im engeren Sinn und selbst ein definiertes Problem kann sich als technologisch unlösbar erweisen (vgl. dazu für die Situation von Unternehmensberatern Luhmann und Fuchs, 1989, S. 209). Hinzu kommt, daß einmalige Fälle oft außerhalb der Reichweite von Theorien liegen. Statushohe Professionen wie die Medizin trachten noch immer in ihrer Literatur jene Bereiche besonders hervorzuheben, die als *instrumentelle Praxis* beschrieben werden, wogegen jene Tätigkeit, die als *reflexive Praxis* bezeichnet wird, vernachlässigt wird (Ruesch, 1975; Schülein, 1995). Dies gilt auch für die Darstellung jener Bereiche ärztlichen Handelns, die durch *Versuch und Irrtum, Nichtwissen und Durchlavieren* charakterisiert werden können. Der letztgenannte, von der offiziellen professionellen Rhetorik oft ausgeschlossene Anteil, kommt in zahlreichen Romanen und Fernsehserien um so prägnanter zum Ausdruck und verleiht diesen die nötige Spannung. In den letzten

Jahren hat ein Umdenken begonnen, das auch die klassischen Professionen nicht ausnimmt. In den beiden Zeitschriften „Journal of Medicine and Philosophy" und „Theoretical Medicine" wird die Frage, inwieweit Medizin eine (Natur)Wissenschaft ist, kontrovers diskutiert. Es überwiegen Beiträge, die einen deutlichen Unterschied zwischen klinischem Wissen (clinical knowledge) und wissenschaftlichem Wissen postulieren (Bench, 1989). Titel wie „Why medicine cannot be a science" (Munson, 1981) sind ebenso zu finden wie Arbeiten, in denen vorgeschlagen wird, einen erweiterten Wissenschaftsbegriff zu verwenden (Malterud, 1995; Schaffner, 1980). Soweit klinisches Wissen unter Wissenschaft (science) subsumiert wird, finden sich Bezeichnungen wie „medical science" und „practical science" (Maull, 1981). Hunter (1989) bezeichnet die Medizin als „science of individuals", um den Fallbezug ärztlichen Handelns ins Zentrum zu rücken.

5.3. Grundzüge einer Theorie professionellen Handelns

Wie lassen sich die Grundzüge einer Theorie professionellen Handelns darstellen? Schön (1983) beginnt seine vielbeachtete Analyse beim Alltagshandeln, in welchem eher implizites Wissen zum Einsatz kommt. Diesem Typ des „Wissens-im-Handeln" entspricht auch die professionelle Tätigkeit, da hier die Regeln des Handelns ebenfalls nicht vollständig angegeben werden können. Professionalität unterscheidet sich allerdings graduell von Alltagshandeln durch einen höheren Anteil an explizitem Expertenwissen, ohne daß jedoch durch dieses der gesamte Handlungshorizont abgedeckt wird. Charakteristisch ist ferner, daß weder professionelles Handeln noch Alltagshandeln zur Reflexion Anlaß gibt, solange es erfolgreich ist. Erst beim Auftreten von unbekannten Situationen bzw. Schwierigkeiten kommt Reflexion zum Einsatz, die von Schön (op. cit.) im Unterschied zur theoretischen Reflexion als *handlungsbezogene Reflexion* bezeichnet wird. Vielfach muß eine neue Sicht des Problems überlegt werden. Der professionelle Praktiker bezieht sich beim Auftreten von Problemen, die mit Routine nicht zu bewältigen sind, nicht mehr auf vorgegebene Theorien und Techniken, sondern konstruiert eine neue Theorie für den *singulären Fall.*

Das Gemeinsame professioneller Berufe besteht aus der Fertigkeit, *während des Handelns in Bezug auf bestimmte Kriterien und situative Erfordernisse reflektieren zu können.* Erfahrene Praktiker besitzen die Fertigkeit, in komplexen Situationen aus einer großen Informationsfülle das jeweils nützliche zu selektieren, flexibel zu schlußfolgern und vielfältige Perspektiven der Problemlösung offenzuhalten. Schön (op. cit., S. 130) bezeichnet diesen Vorgang als „reflexive Konversation mit einer einmaligen und unstrukturierten Situation". Professionelle gehen bei ihrer Tätigkeit in der Regel von einem Repertoire von Beispielen aus. Der Kliniker greift auf die von ihm früher behandelten Fälle sowie Fallbeispiele aus der Literatur, aus Fallseminaren etc. zurück (vgl. Stiles, 1995). Ein neues Problem wird zunächst als schon bekanntes, im Repertoire vorhandenes, angesehen. Der bekannte Fall dient als *Metapher* für den neuen. Die Unterschiede, die sich im Verlauf der Fallarbeit zunehmend zeigen, werden als *Variationen* des bekannten Falls aufgefaßt. Handlungsbezogene Reflexion besteht in einem ständigen Vergleich der Ähnlichkeiten und Unähnlichkeiten des bekannten mit dem neuen Problem. Dieser Vorgang erfolgt dabei weitgehend ohne Rekurs auf allgemeines Theoriewissen. Der Stellenwert der Reflexion für professionelles Handeln wird durch eine von Schwendenwein (1990) vorgelegte Definition unterstrichen, in der die Reflexionsfähigkeit zum Kriterium für die Erreichung von Professionalität gemacht wird. Abb. 4 stellt die Handlungskomponenten dar, die den *Grad der Professionalität* definieren.

- Berufsethische Reflexion
  Kenntnis und Akzeptanz gesellschaftlicher Zentralwerte, professionsspezifischer Leitziele und Verhaltensregeln sowie deren angemessene Interpretation und situationsadäquate Realisierung
- Subjektbezogene Reflexion
  Situationsbezogene Einschätzung der Arbeits- und Handlungsvoraussetzungen
- Wissenschaftsbezogene Reflexion
  Kenntnis relevanter Theorien und deren wissenschaftliche Absicherung sowie die Möglichkeit, diese als Erklärungs-, Orientierungs- und Entscheidungshilfe heranzuziehen
- Praxisbezogene Reflexion
  Verfügung über ein standardisiertes Repertoire von Fähigkeiten zur Einschätzung der eigenen Fertigkeiten. Dazu gehört die Planung, Durchführung und Evaluierung professionsspezifischer Treatments
- Autobiographische Reflexion
  Fähigkeit des Rückgriffs auf Eigenerfahrung zur Lösung professionsspezifischer Probleme
- Kritische Reflexion
  Fähigkeit zur kritischen Überprüfung von Handlungsvollzügen mit dem Ziel der Revision

---

Abb. 4. Komponenten professioneller Reflexionsfähigkeit nach Schwendenwein (1990)

5.4. Wie handeln Experten?

Eine ebenfalls für die Diskussion um die Beziehung zwischen Psychotherapie und Wissenschaft weitgehend unbenützte Ressource ist die *Ex-
pertenforschung* und die *Wissensnutzungsforschung.* Wenn Mandl et al. (1992;
zitiert nach Gäßler, 1994) feststellen: „Experts are the new heroes of Cognitive Psychology and Educational Psychology", so verweist dies auf die
Tatsache, daß reichlich Forschungsmaterial vorliegt. So ist die Frage, wie
Experten in komplexen und unübersichtlichen Situationen Problemlösungen finden, auch ein zentrales Thema der Artificial-Intelligence-
Forschung, insbesondere im Hinblick auf die Entwicklung und Implementierung von sogenannten „Experten-Systemen" (Smith, 1984; vgl.
dazu auch Ruesch, 1975; Weizenbaum, 1978). Fragt man einen beliebigen Experten, wie er das macht, was er gerade macht, so antwortet er oft:
„Warte, bis ich fertig bin." Eine mögliche Erklärung für die Unwilligkeit
oder Unfähigkeit, einen begleitenden verbalen Kommentar zu ihrer Arbeit zu geben ist, daß ihr „kognitiver Raum" mit der Lösung der Aufgabe
ausgefüllt ist. Eine weitere Erklärung besteht darin, daß praktisches Wissen (performance knowledge) von anderer Art als verbales Wissen (verbal
knowledge) ist und eine Person nicht gleichzeitig auf beide Wissensbe-
reiche „zugreifen" kann. Die Regeln, die ein Experte angibt, sind nicht
notwendig jene, denen er in seiner Tätigkeit folgt. Die von den Experten
angefertigten Selbstbeschreibungen ihrer Handlung sind meist einfacher
als wissenschaftliche Beschreibungen desselben Sachverhaltes durch Beobachter (Luhmann, 1984). Es gibt auch Evidenz dafür, daß die Diskrepanz zwischen verbalisierbarem Wissen und tatsächlicher Aufgabenbe-
wältigung auf mehr als die Unfähigkeit, Prozesse zu verbalisieren,
zurückgeht. Die „Datenstruktur", auf die bei Entscheidungen zugegrif-
fen wird, scheint für einigermaßen präzise und mitteilungsfähige verbale
Berichte unzugänglich.[13] Experten stützen sich in ihrer Arbeit vorwie-

---

[13] Eine weitere Erklärung für die Differenz von verbalen Berichten und
Handlungen besteht darin, daß es unterschiedliche Verarbeitungsmodi bei Entscheidungen bzw. Handlungen gibt, die von Experten situations- und persön-
lichkeitsspezifisch gehandhabt werden. Untersuchungen des Problemlösever-
haltens zeigen, daß es eine Reihe von Dichotomien gibt, die relevant sind. Dazu
gehören folgende Operationmodi: „Rastern" (scanning) vs. Fokussieren, Mu-
stererkennung vs. Analyse, symptomatische vs. topographische Suchstrategien,
abstrakte vs. konkrete, reflexive vs. impulsive und holistische vs. serielle kognitive Stile. Ridderikhoff (1993) konnte in einer Studie an Allgemeinpraktikern
zeigen, daß der Prozeß der Diagnose am besten als Vorgang beschrieben werden

gend auf „idiosynkratische mentale Modelle" und weniger auf allgemein gültige Wissensbestände. Ihr Wissen weist damit eine Struktur auf, die vor allem facettenreiche Kontextbezüge und Problemschemata enthält, die durch Abstraktion aus der praktischen Arbeit gewonnen werden (Mandl et al., 1993).

In Übereinstimmung mit Schön (1983) kritisieren Winograd und Flores (1986) die bis heute dominanten rationalen Problemlösungsmodelle bezüglich des Handelns von Experten, wobei sie auf die Theorie selbstreferentieller Systeme zurückgreifen. Die Definitionsmerkmale praktischen Handelns zeigt Abb. 5. Folgt man der Definition von Gäßler (1994, S. 21) und bezeichnet als Experten „Menschen, die lange in einem bestimmten Fachbereich arbeiten und dann Fähigkeiten und Fertigkeiten entwickeln, die Laien oder Anfänger nicht beherrschen", wird klar, daß eine Gleichsetzung von Experten und Professionellen nicht sinnvoll ist. Expertenschaft kann im Rahmen zahlreicher Berufe erworben werden, die nicht im engeren Sinn den Professionen zuzuordnen sind. Während das Expertenwissen vielfach „moralisch neutral" ist, weißt die „Scientia" des Professionellen eine Bindung an das Wohl des Klienten *und* an gesellschaftlich hochbewertete Ziele auf. Vor allem darauf ist das besondere Vertrauen begründet, das Professionellen entgegengebracht wird (Koehn, 1994; Sulmasy, 1993).

- Man kann Handeln nicht vermeiden
- Man kann während des Handelns nicht zum Zweck der Reflexion „zurücktreten", da sonst Handlungsmöglichkeiten verlorengehen
- Die Folgen eigener Handlungen (Interventionen) können, bedingt durch die selbstreferentielle Geschlossenheit der anderen Systeme, nicht vorhergesagt werden
- Es gibt keine „Stabilität" des Wissens in einer Situation, man muß mit ihr „mitschwimmen". Erst in einer Post-festum-Analyse lassen sich bestimmte relevante Muster bestimmen
- Jede Repräsentation einer Situation ist eine Interpretation, selbst wenn es sich um eine Post-festum-Analyse handelt
- Sprache ist Handeln. Mit der Äußerung von Absichten, Beschreibungen etc. wird eine Situation nicht beschrieben, sondern erzeugt

---

Abb. 5. Merkmale des Expertenhandelns nach Winograd und Flores (1986)

---

kann, den der Autor als „iterative pattern recognition" bezeichnet. Zusammenfassend läßt sich feststellen daß nur ein geringer Zusammenhang zwischen dem besteht, was Personen berichten und dem, was sie tatsächlich (beobachtbar) tun.

6. Psychotherapie und Wissenschaft

6.1. Über Metaphern

Metaphern sind häufig besser als lange Abhandlungen in der Lage, Wesentliches auszudrücken (Ortony, 1979). Sie brauchen allerdings einen Interpreten, der sie durch sein „sehen als" kognitiv konstruiert (Buchholz, 1994). In der Auseinandersetzung um die Beziehung zwischen Forschung und Praxis in der Psychotherapie spielen drei Gruppen von Metaphern eine wichtige Rolle. Bei der Beschreibung der *Beziehung zwischen Personen oder Personengruppen* (Forscher und Praktiker) werden häufig negativ besetzte Metaphern verwendet. So charakterisierte David Olson das Verhältnis zwischen Praktikern und Forschern in der Familientherapie bereits vor zwei Jahrzehnten als „kalten Krieg". Buchholz und Streek (1994) sprechen von einer „Diskurspathologie" (Krankheitsmetapher), Eva Jaeggi (1994) von einer „problematischen Beziehung" bzw. einem „gebrochenen Verhältnis" zwischen den beiden Gruppen. Bei der Beschreibung der *Beziehung zwischen den beiden Arbeitsgebieten* Forschung und Praxis sind die meistverwendeten Metaphern die der „Kluft" und der „Brücke" bzw. des „Brückenbaus" (z. B. Kanfer, 1990; Reiter-Theil, 1991; Weisz et al., 1995; Welter-Enderlin, 1992; Wirsching, 1991). Aber auch andere Begriffe, wie „Spannung", „problematisches Verhältnis", „Dilemma", „Diskrepanz" (Manteufel und Schiepek, 1995) deuten darauf hin, daß die schwierige Beziehung mit der Sache selbst zu tun hat. Von Interesse ist auch die Wahl der Begriffe und Metaphern, wenn es um die *Strategie der Vermittlung zwischen Forschung und Praxis* geht. Da die Idee der „angewandten Wissenschaft" in den letzten Jahren massiv kritisiert wurde, werden zunehmend andere Begriffe verwendet. Manteufel und Schiepek (1995) sprechen von der „Nutzung" theoretischen Wissens in der klinischen Praxis, Langthaler und Schiepek (1995) vom „Praxisbezug der Forschung" bzw. von „wissenschaftlicher Orientierung praktischen Handelns". Hunter (1989) sieht die ärztliche Praxis als „rational undertaking that *uses* science in the care of the ill".

Eine Interpretation der dargestellten Metaphorik könnte lauten: Zwischen Forschung und Praxis besteht notwendigerweise eine Differenz („Kluft"; „inevitable gap"; op. cit.), die anerkannt werden muß. Zwischen den beiden Welten kann aber sinnvollerweise vermittelt werden („Brücke"). Daß dies gegenwärtig nicht oder nicht ausreichend geschieht, liegt nicht an der Sache, sondern an den Personen bzw. Gruppierungen. Es herrscht „Krieg" oder ein anderer pathologischer Zustand („Krankheit"). Die Metaphorik legt es nahe, die gegenwärtigen Schwierigkeiten in erster Linie nicht im Problem selbst, sondern in den Beziehungen der Akteure zu suchen. Dies führt oft zur Feststellung eines moralischen Defizits im Sinne der Mißachtung des anderen. Es liegt dann an der (impliziten) Anthropologie des Lesers, ob er mehr die strukturelle Komponente (z. B. sachfremde Durchsetzung der Gruppeninteressen) oder mehr personenbezogene Motive (z. B. individuelle Pathologie im Sinne eines krankhaften Machtstrebens) für den Zustand verantwortlich macht. Mit anderen Worten: Von der Sache her wäre ein Friedensschluß möglich, wenn die Konfliktparteien ihn nur wollten oder sich zumindest der Tatsache bewußt würden, da sie es sind, die ihn verhindern.

6.2. Psychotherapieforscher klassischen und neuen Typs

Im Schrifttum zur Psychotherapieforschung wird die Unterscheidung zwischen *Psychotherapieforschern klassischen Typs* und *Psychotherapieforschern neuen Typs* zu wenig betont. Im folgenden wird die Skizze zweier Prägnanztypen vorgelegt (nach Reiter, 1995b):[14]

Psychotherapieforscher *klassischen Typs* verbringen den Großteil ihrer Arbeitszeit mit Patienten oder Supervisanden. Sie sind zu einem guten Teil in (privaten) Praxen tätig und haben selten einen höheren akademischen Status. Die Reflexion ihrer klinischen Tätigkeit findet in Form von *Kasuistiken* und/oder *klinisch-theoretischen Schriften* statt. Sie sind häufig als Lehrtherapeuten in das Ausbildungswesen ihrer Vereine eingebunden, in denen sie oft eine wichtige Rolle spielen. Sie referieren auf Tagungen, die vorwiegend von Praktikern besucht werden und veranstalten Seminare und Workshops im Rahmen von Fortbildungsveranstaltungen. Wesentliches Kennzeichen der Forscher klassischen Typs ist somit der enge Praxisbezug und die starke Einbindung in die Aus-, Weiter- und Fortbildung. Publikationen werden in der Regel in Alleinautorschaft verfaßt. Das Freudsche Junktim von Forschen und Heilen hat vor allem für die Mitglieder dieser Gruppe Gültigkeit. Wissenschaftssoziologisch entspricht diese Tätigkeit der „Little Science" („Studierstube") im Sinne von Price (1974).

---

[14] Eine ähnliche Unterscheidung findet sich in der Studie von Jandl-Jager et al. (1996) zum Stand der Psychotherapieforschung in Österreich. Die Autoren unterscheiden in diesen Beitrag zwischen klinischer Theorie (Behandlungskonzepte) und wissenschaftlicher Theorie (Überprüfung klinischer Theorien durch kontrollierte Studien mittels spezifischer Forschungsmethoden). Eine ähnliche Position vertritt Wolf (1995).

Psychotherapieforschung *neuen* Typs konnte sich erst nach ihrem
Eintritt in das Stadium der „Big Science" („Großforschung") im Sinne
von Price (1974) und Clark (1974) entwickeln.[15] Vertreter dieses Typs
finden sich vorwiegend in universitären Einrichtungen; sie sind im fort-
geschrittenen Karrierestadium in der Regel mit höheren akademischen
Titeln ausgestattet, therapieren deutlich weniger Patienten als Psychotherapieforscher klassischen Typs bzw. stehen überhaupt nicht oder
nicht mehr in der therapeutischen Praxis.[16] Sie spielen nur eine geringe
Rolle im Aus- und Fortbildungswesen psychotherapeutischer Vereine.
Innerhalb dieser relativ großen Forschergruppe, die vor allem in der
„Society for Psychotherapy Research" organisiert ist, zeigen sich sehr
unterschiedliche Positionen zu Grundlagen und Methodik der Forschung in diesem Bereich. Diese Diskussion erfaßt auch den Gegenstand der Forschung selbst; so ist Psychotherapie für viele Forscher
keine Einheit. Howard et al. (1992) beschreiben die Schwierigkeit, epidemiologische Befunde, Behandlungsangebote und Ergebnisse der Psychotherapieforschung in einen gemeinsamen Kontext zu stellen. Die
Autoren sind der Auffassung, daß das Feld der Psychotherapie zu heterogen ist, um *eine* Profession zu bilden. Es ist für die Forscher keineswegs klar, welche Interventionen oder Behandlungen als „psychotherapeutisch" gelten können. Die Frage, worin sich das Gespräch eines in
die Psychotherapeutenliste eingetragenen Therapeuten mit seinem Klienten von dem eines Psychiaters oder Lebensberaters hinsichtlich seiner
psychotherapeutischen Wirksamkeit unterscheidet, wird von der Profession nach Meinung der Autoren nicht ausreichend beantwortet. Die
Publikationen der Psychotherapieforscher neuen Typs sind ähnlich wie
in der Medizin überwiegend das Ergebnis von Teamarbeit und weisen
oft mehrere Autoren auf. Die Veröffentlichungen folgen den Standards
der akademischen Wissenschaft und müssen den Kriterien angepaßt
werden, die für Habilitation und Berufung vorgegeben sind.[17] Die
Tätigkeit des Forschers unterscheidet sich von der des Praktikers nicht

---

[15] Als Standardwerk zum gegenwärtigen Erkenntnisstand der Psychotherapieforschung neuen Typs verweisen wir auf das von Bergin und Garfield (1994)
herausgegebene „Handbook of Psychotherapy and Behavior Change". Die
1. Auflage dieses Buches erschien bereits 1971.

[16] Goldfried (1995); zitiert nach Gitzinger-Albrecht (1995).

[17] Aufgrund der Psychotherapiegesetzgebung kam es in den deutschsprachigen Ländern zur Entstehung eines neuen Typs von Zeitschriften, die eigens für
Praktiker gestaltet werden und in denen führende Kliniker und Forscher veröf-
fentlichen (z. B. „Psychotherapie Forum"; siehe dazu ausführlich Reiter 1995a,
1995b).

nur durch unterschiedliche Leitdifferenzen, sondern auch durch die Struktur des professionellen Alltagshandelns (Klüwer, 1988). So schreibt Reines (1991) mit Blick auf die Medizin: „Bench scientists and physicians occupy distinctive sociological niches in the medical research community" (op. cit., S. 185).

6.3. Wissenschaft als Umwelt professioneller Systeme

Die bereits erwähnte zentrale These unseres Beitrags lautet: Psychotherapie ist keine Wissenschaft, sondern eine Profession, in deren Umwelt Wissenschaft – und damit auch Psychotherapieforschung – vorkommt. Aufgrund der unterschiedlichen Funktionen für die Gesamtgesellschaft ergeben sich zwischen Wissenschaft und Psychotherapie (als professionellem Praxissystem) notwendigerweise erhebliche Asymmetrien, die ihren Ausdruck in systemspezifischen Leistungen, Publikumsrollen, generalisierten Codes und Leitdifferenzen finden. Für das Wissenschaftssystem ist als binärer Code wahr/unwahr festgelegt, während die verschiedenen Systeme therapeutischen Handelns anderen Orientierungen folgen (z. B. das Gesundheitssystem der Leitdifferenz krank/gesund). Sowohl Psychotherapie als auch Wissenschaft orientieren sich an ihren systemeigenen Unterscheidungsmöglichkeiten und nicht an der Rationalität des jeweils anderen Systems; in diesem Sinne sind sie autonom.

Professionelle Systeme befassen sich mit „der Bewältigung kritischer Schwellen und Gefährdungen menschlicher Lebensführung" (Stichweh, 1994, S. 296) wobei sie sich an grundlegenden Werten der Gesellschaft orientieren. Wie Professionsforscher hervorheben, kann es bei dieser Tätigkeit keine problemlose „Anwendung wissenschaftlichen Wissens" geben. *Intuition, Urteilsfähigkeit, Risikofreudigkeit und Verantwortungsübernahme* stellen wesentliche Komponenten in Situationen dar, in denen Nichtwissen und Unsicherheit vorherrschen. Professionelle sind in ihrer Tätigkeit daher immer wieder mit Paradoxien konfrontiert (Schütze, 1992). Hinzu kommt ein Dilemma, welches durch das rasch anwachsende, für professionelles Handeln relevante Wissen entsteht: Für den Professionellen wird es zunehmend schwierig, ein unproblematisches Verhältnis zur Praxis zu unterhalten, da in den Handlungsvollzügen mitrealisiert wird, auf wieviel Nichtwissen und Ungewißheit sie beruhen (Stichweh, 1994). Dies führt neben anderen Faktoren dazu, daß angesichts der Vielfalt des Wissens die Relation Handeln/Nichthandeln (und nicht Wissen/Nichtwissen) zum entscheidenden Bezugs-

punkt des Professionellen im Verhältnis zu seinem Klienten wird. Die
von Münch (1995) postulierte „Einheit der Praxis" entspricht dem von
Toellner (1993) beschriebenen „einheitsstiftenden Vorrang des Handelns" nicht nur in der Medizin, sondern auch in der Psychotherapie.
Die Autonomie des Professionellen gegenüber der Wissenschaft wird
von Professionsforschern allgemein als hoch angesehen. So schreibt
z. B. Stehr (1994, S. 355): „Die Mannigfaltigkeit des Expertenwissens
läßt vermuten, daß Experten zwar gelegentlich aus naheliegenden
Gründen die Wissenschaft als kognitive Instanz beanspruchen, daß ihr
„Wissen" aber dieser Instanz nur selten unterworfen ist und daher auch
nicht unmittelbar an wissenschaftlichen Maßstäben gemessen werden
kann."

Die hier vorgestellte Konzeption von Wissenschaft als Umwelt professioneller Systeme stellt jedoch keine Abwertung der Psychotherapieforschung (neuen Typs) dar. Geht man von der Luhmannschen Systemtheorie aus, so folgt daraus keineswegs die Irrelevanz generalisierten
Theoriewissens gegenüber praktizierten Handlungswissens. Es geht
vielmehr um ein angemessenes Verständnis der jeweiligen System-Umwelt-Beziehung *beider* Systeme. In der historischen Entwicklung der
Professionen wurde das Universitätssystem zunehmend zu deren relevanten institutionellen Umwelt. Dieser Umstand und die daraus folgenden Probleme werden gegenwärtig intensiv diskutiert.[18] Uns geht es
in diesem Beitrag entsprechend dem Leitthema des vorliegenden Bandes um eine grundsätzliche Standortbestimmung, die wir vor allem unter Rückgriff auf (systemtheoretische) Professionsforschung vornehmen. Die Schwierigkeit von Psychotherapeuten, sich angesichts der
engen Bindung an ihre Schulen als Mitglieder einer schulenübergreifenden Profession zu sehen, dürfte für den erheblichen Rückstand in
der Diskussion verantwortlich sein. Hier ist darauf hinzuweisen, daß
Grawe et al. (1994) im Titel ihres vieldiskutierten Buches zwar den Begriff „Profession" verwenden, auf die mit diesem Begriff verbundene
Problematik jedoch nirgends eingehen. Die Kenntnis dessen, was eine
Profession ausmacht, wird von den Autoren vorausgesetzt. Wir vertreten jedoch die Ansicht, daß das von Grawe et al. vertretene Konzept von
Psychotherapie als angewandter Psychologie mit allen daraus abgeleiteten Urteilen über bestimmte therapeutische Richtungen eine unzulässi-
ge Ausdehnung einer bestimmten wissenschaftlichen Perspektive auf

---

[18] Für die Psychologie siehe beispielsweise das Heft 2 des „Journal für Psychologie" (1993) mit dem Leitthema „Berufspraxis und Wissenschaft – eine un-
geklärte Beziehung".

ein gesamtes Berufsfeld darstellt und der Komplexität der Profession nicht Rechnung trägt. Damit wird unter anderem die Struktur klinischen Wissens, den Prozeß der Entstehung klinischer Innovationen und den aktuellen Stand der Professionsforschung nicht ausreichend berücksichtigt. Wenn Psychotherapieforscher wie Rudolf (1991) heute kritisch anmerken, daß bislang kaum Ergebnisse der Psychotherapieforschung die psychotherapeutische Praxis erreichen konnten, sollte dies Anlaß sein, über das Verhältnis von Forschung und psychotherapeutischer Praxis anders als bisher nachzudenken. Die dringend nötige Reflexion der Prämissen professionellen Handelns sollte zu einem Grundlagendiskurs führen, wie er in der Medizin seit einiger Zeit stattfindet und wie er in benachbarten Arbeitsgebieten neuerdings beobachtet werden kann (für die Pädagogik siehe z. B. Alisch et al., 1990; Dewe et al., 1992b).[19]

6.4. Das Konzept der „Klinischen Nützlichkeit"

Ausgehend von einer Reihe bibliometrischer Untersuchungen (Reiter, 1991, 1994; Reiter und Steiner, 1994) wurde vom Erstautor des vorliegenden Beitrages eine Studie vorgelegt, die eine empirisch fundierte Antwort auf die Frage gibt, welchen Kriterien Veröffentlichungen in familientherapeutisch-systemischen Zeitschriften genügen müssen, um überhaupt rezipiert, d. h. mehrfach zitiert zu werden. Das wichtigste Ergebnis ist, daß Praktiker die Fachliteratur mittels der Unterscheidung *klinisch nützlich/klinisch nicht nützlich* beobachten (Reiter, 1995a). Abb. 6 zeigt jene Merkmale, die zusammengenommen das Konzept der „Klinischen Nützlichkeit" definieren.

---

[19] Aus Beobachtungen der Lesegewohnheiten von Psychotherapeuten (Welter-Enderlin, 1992) und unveröffentlichten Praktikerbefragungen wissen wir, daß die Ergebnisse der Psychotherapieforschung von Praktikern nicht gelesen werden. Psychotherapieforscher neuen Typs sollten sich mit diesem Faktum auseinandersetzen und die Ergebnisse ihrer Studien in eine Form zu bringen, die Praktikern überhaupt zugänglich ist. Stehr (1994) und Stichweh (1994) haben kürzlich darauf hingewiesen, daß in der Aus-, Fort- und Weiterbildung von Professionellen nichtschriftliche Formen der Kommunikation (Vorträge, Videodemonstrationen etc.) weit wichtiger sind, als die Lektüre von Zeitschriftartikeln und Büchern. Berücksichtigt man zusätzlich die Ergebnisse von Praktikerbefragungen (z. B. Ahlers und Gam, 1989), so wird die Theorie von den „zwei getrennten Welten", in denen Psychotherapieforscher neuen Typs und psychotherapeutische Praktiker leben, unterstrichen.

- die Arbeiten müssen innovativ sein
- es muß ein unmittelbarer Praxisbezug bestehen
- es sollte ein breites Anwendungsgebiet gegeben sein
- die Beiträge sollen auf dem aktuellen Stand der theoretischen und klinischen Entwicklung sein
- die Konzepte dürfen nicht in Widerspruch zum aktuellen Stand der Forschung stehen

Abb. 6. Kriterien der „Klinischen Nützlichkeit" nach Reiter (1995a)

Während sich die ersten vier Kriterien empirisch ermitteln ließen, wurde das letztgenannte Kriterium aufgrund der Beschäftigung des Erstautors mit dem aktuellen Stand der Professionsforschung hinzugefügt. Von Forschern wird unterstrichen, daß das Wissenschaftssystem zur wichtigsten Umwelt professioneller Systeme geworden ist und daß professionelles Wissen heute nicht nur dem Kriterium der Effizienz (Erreichung der angestrebten Ziele) genügen muß, sondern daß die in den praktischen Theorien enthaltenen empirisch gehaltvollen Aussagen einen engen Bezug zum aktuellen Forschungswissen haben sollten.[20] Dewe et al. (1992a) haben sich eingehend mit der Rolle von Forschungswissen im Vollzug professionellen Handelns befaßt und charakterisieren die Beziehung mit Begriffen wie *Relationierung, Resonanz und Reflexion*. An Stelle des gescheiterten Transfermodells wird gegenwärtig davon ausgegangen, daß von seiten der Wissenschaft praktisch-professionelles Handeln in keiner Weise direkt zu beeinflussen ist, sondern daß das Wissensangebot im professionellen Kontext rekonstruiert werden muß. Professionelles Wissen wird aufgefaßt „als ein eigenständiger Bereich *zwischen* praktischem Handlungswissen, mit dem es den permanenten Entscheidungsdruck teilt, und dem systematischen Wissenschaftswissen, mit dem es einem gesteigerten Begründungzwang unterliegt. Im professionellen Handeln *begegnen* sich wissenschaftliches Wissen und praktisches Handlungswissen und machen Professionalität zu einem Bezugspunkt, an dem potentiell die Kontrastierung und Relationierung beider Wissenstypen stattfindet" (op. cit., S. 81, Hervorhebung im Original). Die Geschichte der Psychoanalyse und Psychotherapie veranschaulicht, daß Innovationen vor allem in der Praxis und kaum in Forschungseinrichtungen entwickelt wurden. Wissenschaftliche Begründungen klinischer

---

[20] Ludewig (1988b) behandelt die Frage nach der klinischen Relevanz von Wissen. Das Kriterium des klinischen Nutzens wurde für die systemische Therapie von Loth (1990) und Ludewig (1988a) untersucht.

Erfindungen erfolgten fast immer nachträglich. Wir glauben daher, daß das Wahrheitskriterium am besten in der in Abb. 6 angeführten Form verwendet werden sollte: Klinische Theorien sollen nicht im Widerspruch mit gut begründeten Forschungsergebnissen stehen. Es handelt sich um ein abgeschwächtes Kriterium, das jedoch der Problemlage angemessen ist und klinische Erkenntnisse auch dann als nützlich ansieht, wenn diese noch nicht ausreichend erklärt werden können.[21]

Die dargestellte Problematik soll noch einmal anhand eines Schemas erläutert werden, das vier grundlegende Typen der Beziehung von „klinisch effektivem" und „wahrem" Wissen darstellt (Abb. 7):

Typ 1
Bei diesem Typ handelt es sich um den Idealfall klinischen Wissens, der alle Kriterien klinischer Nützlichkeit (siehe Abb. 6) aufweist. Die Theorien werden für praktisch nützlich gehalten bzw. sind durch Effizienzforschung als solche bestätigt. Sie enthalten ferner keine Aussagen, die durch Forschung widerlegt wurden. Als Beispiel kann der empirisch gehaltvolle Teil der psychoanalytischen Abwehrlehre gelten, der nicht nur für das klinische Handeln der Psychoanalytiker besonders wichtig ist, sondern auch in zahlreichen Studien empirisch geprüft wurde (Cramer, 1991).

Typ 2
Wissen dieses Typs ist zwar durch Forschung gesichert, hat aber für die Arbeit der Praktiker kaum Bedeutung. Die Zuordnung von Wissen

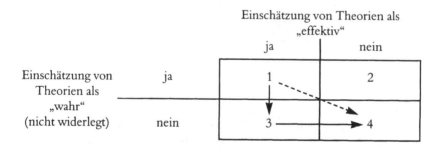

Abb. 7. Beziehung zwischen „klinischer Effektivität" und „Wahrheit" von Theorien

---

[21] Ein Beispiel dafür ist die kürzlich von Shapiro (1995) entwickelte Methode der Traumafolgenbehandlung (EMDR), die von der Autorin empirisch gefunden wurde und deren Effizienz erst wissenschaftlich begründet werden muß.

zu diesem Typ ist jedoch zeitabhängig. Die Erkenntnisse der psychoanalytischen Objektbeziehungstheorie haben das Verständnis von Beziehungsstörungen nachhaltig verändert. Dennoch spielen sie z. B. in der systemischen Therapie, die sich bevorzugt mit Beziehungen beschäftigt, bis heute keine Rolle. Das könnte sich aber innerhalb kurzer Zeit ändern, wenn im systemischen Feld Veränderungen in der klinischen Theorienbildung stattfinden. Einen möglichen Weg der Integration stellt die Schematheorie dar.

Typ 3
Dieser Typ ist der umstrittenste. Während in der Psychoanalyse in der Nachfolge Freuds der Wahrheitsbezug des klinischen Wissens eine Leitvorstellung bildet, herrschte in der Familientherapie unter dem Einfluß des amerikanischen Pragmatismus lange Zeit die Vorstellung, klinische Theorien müßten ausschließlich dem Nützlichkeitskriterium (Effizienz) genügen. Nach der „epistemologischen Wende" (Buchholz, 1990) und der Übernahme des „radikalen Konstruktivismus" als Grundlage der systemischen Therapie wird – mit geänderter Begründung – das Wahrheitskriterium weiterhin als weniger wichtig erachtet.

Typ 4
„Wissen" ist immer geprüftes Wissen. Daher entspricht Typ 4 genaugenommen nicht dem Begriff des Wissens und sollte in professionellen Systemen nicht vorkommen. Alltagswissen („Laienätiologie") ist jedoch reich an „Theorien" dieser Art, die häufig die Grundlage für Selbstbehandlung sind. Sie müssen in der Therapie beachtet werden, da die klinischen Konzepte des Therapeuten an diese Vorstellungen anschließen sollten (Andersen, 1987).

Die Geschichte der Psychotherapie ist reich an Konzepten, die zunächst dem Typ 1 entsprachen, dann aber durch Widerlegung der in ihnen enthaltenen empirisch gehaltvollen Aussagen dem Typ 3 zugeordnet werden mußten. Beispiele dafür sind die „Krebspersönlichkeit" und die Spezifitätstypologien in der Psychosomatik (z. B. „Ulcuspersönlichkeit") und der systemischen Familientherapie (z. B. „manisch-depressive Familie"). Umfassende Forschungen konnten zeigen, daß die in diesen Begriffen behauptete Spezifität nicht existiert. Dennoch arbeiten zahlreiche Kliniker weiterhin mit diesen Konzepten. Wissen des Typs 3 scheidet mit zeitlicher Verzögerung aus dem professionellen Wissensbestand aus. Der Weg ist in Abb. 7 mittels der ausgezogenen Pfeile dargestellt. Anhand des Schemas kann auch die Bedeutung von Forschung für professionelles Wissen illustriert werden. Diese kann im besten Falle als *kritische Instanz* dazu benützt werden, daß der in Abb. 7 mittels eines strichlierten Pfeils dargestellte Pfad „gegangen" wird: Widerlegte Teile von Theorien werden rasch aus dem Korpus des professionellen Wissens ausgeschieden. Dies entspräche einem modernen Professionsverständnis mit kürzeren Zyklen der Wissenserneuerung.

6.5. Die Renaissance der Kasuistik

Sowohl in der Medizin als auch in der Psychotherapie fand in den letzten Jahren eine intensive Auseinandersetzung mit der Bedeutung und Neubewertung klinischer Falldarstellungen statt (z. B. Davison und Lazarus, 1994; Mahony, 1993; Stuhr und Deneke, 1993). Autoren wie Gäßler (1994) und Spiro et al. (1987) stellen dar, wie professionelle Praktiker die für ihre Tätigkeit nötige Flexibilität nicht durch theoretisches Lehrbuch-Wissen, sondern durch eine größere Zahl von Fällen (eigene, veröffentlichte etc.) erwerben. Dieser Tatsache wird in den Ausbildungscurricula zur Psychotherapie Rechnung getragen. Hunter (1989) fand mit Blick auf die medizinische Kasuistik eine Formulierung, die auch für die Bedeutung der Falldarstellung in der Psychotherapie Gültigkeit hat: „The individual case is the touchstone of knowledge in medicine, a focus on the particular patient is evident in clinicians habitual skepticism, in their refusal to generalize, and, above all, in their pedagogical and mnemonic use of idiographic, chronological accounts of illness" (op. cit., S. 194). Die Autorin hebt die Bedeutung der Wissensakkumulierung mittels Fallarbeit gegenüber der Wissensvermehrung mittels allgemeinen Theoriewissens hervor: „The body of wisdom that results from the scrutiny of many individual instances (. . .) is not a matter of theoretical principles but the tested accumulation of generalizations: practical guidelines, clinical dogma, rules of thumb" (op. cit., S. 195).

7. Nachbarprofessionen der Psychotherapie

Welche Überlegungen finden sich in der systemtheoretischen Literatur über Nachbarprofessionen der Psychotherapie (Medizin, Psychologie, Pädagogik, Sozialarbeit) hinsichtlich der gewählten Abgrenzung und Selbstbestimmung ihres professionellen Handelns? Zentral für ein gesellschaftliches Funktionssystem ist nach Luhmann die Herausbildung

- Der Code muß der Funktion eines Systems entsprechen, indem er diese in eine Leitdifferenz übersetzt.
- Der Code muß den Funktionsbereich des Systems vollständig erfassen.
- Der Code muß in Richtung auf die Umwelt selektiv sein.
- Der Code muß nach innen hin informativ sein, ohne das System un-irritierbar festzulegen.
- Der Code muß offen für Ergänzungen (Programme) sein.
- Der Code muß Kriterien dafür anbieten, welche Seite der beiden Codewerte anschlußfähig ist.

Abb. 8. Die Merkmale eines Codes nach Luhmann (1995)

eines zweiwertigen Codes, der das gesamte Spektrum des Systems abdeckt. Funktionssysteme weisen binäre Schematismen auf, deren beide Seiten in unterschiedlichem Ausmaße systemintern anschlußfähig sind. Wir stellen im folgenden kurz dar, inwieweit es in den genannten vier Systemen zur Herausbildung eines zentralen Codes gekommen ist bzw. was als Leitdifferenz im System verwendet wird. Festzuhalten ist, daß diese Codes beobachterdefinierte Unterscheidungen und damit auch veränderbar sind. Abb. 8 beschreibt die notwendigen Merkmale eines Codes.

Im allgemeinen gilt, daß die historisch älteren Funktionssysteme (Religion, Wirtschaft, Recht, Medizin, Wissenschaft) einen binären Code, die jüngeren (Pädagogik, Sozialarbeit) hingegen andere Formen von Leitdifferenzen aufweisen. Bei der Entwicklung von Leitdifferenzen handelt es sich um einen evolutionären Prozeß. Es „überleben" jene Kodierungen, die sich als unentbehrlich darstellen und in der Folge die Möglichkeiten anderer Funktionssysteme begrenzen (Luhmann, 1988).

7.1. Medizin

Folgt man den Argumenten Luhmanns (1990a), so ist das System der Krankenbehandlung ein autonomes Funktionssystem der Gesellschaft, auch wenn es in vielen seiner Vollzüge strukturell an finanzielle Transaktionen, Wissenschaft, Rechtsanwendung etc. gekoppelt ist. Die Ausdifferenzierung des Funktionssystems Medizin über die Herausbildung eines asymmetrisch gebauten Codes (krank/gesund) erfolgte durch den Verzicht, einen Gesunden als möglicherweise krank zu behandeln. Nur Krankheit ist für Ärzte instruktiv, die Gesundheit gibt nichts zu tun. Sie reflektiert nur das, was fehlt, wenn jemand krank ist.

Entsprechend gibt es viele Krankheiten, aber nur eine – undifferenzierte – Gesundheit (Luhmann, 1990a, S. 186 f.; Galtung, 1994). Dies ist unter anderem ein Grund, warum in der Gesundheitsvorsorge („gesundes Leben") die Medizin *neben* einer Reihe anderer Disziplinen wie Ernährungswissenschaften, Psychologie, Ökologie, etc. steht. Die Medizin kann über Gesundheit soviel oder sowenig aussagen wie andere Disziplinen.

Von besonderem Interesse für das hier abgehandelte Thema ist die Stellung der Psychiatrie. Sie kann als jenes System professionellen Handelns definiert werden, welches *psychische Systeme* mittels der Leitdifferenz krank/gesund beobachtet und behandelt. Daß dieses seit mehr als 200 Jahren anhaltende Unternehmen bislang nur teilweise erfolgreich war, zeigt der fortdauernde Grundlagendiskurs, der die Geschichte der Psychiatrie begleitet, sowie die Bemühung vor allem der universitären Psychiatrie, diese als Teil der Bio-Medizin zu definieren. Diese vielfach als „Re-Biologisierung" der Psychiatrie bezeichnete Abgrenzungsstrategie sollte besser als Übergang in einen reduktionistischen Empirismus beschrieben werden (Karlsson und Kamppinen, 1995; Mooij, 1995; Schleiffer, 1994a).[22] Das Entstehen der Profession „Psychotherapie" kann man im Zusammenhang mit dem dargestellten Prozeß sehen.

7.2. Psychologie

In der Psychologie gibt es ausgeprägte Tendenzen, „angewandter" psychologischer Forschung den Status der „Psychological Profession" zuzuschreiben (Peterson und Peterson, 1994). Im deutschen Sprachraum vertreten Grawe und andere Autoren ebenfalls diesen Standpunkt. Nach Grawe et al. (1994) ist Psychotherapie nichts Spektakuläres, sondern eine Behandlungsmöglichkeit neben anderen für einen bestimmten Bereich von Krankheitszuständen (op. cit., S. IX f.). Sie ist durch die Anwendung psychologischer Beeinflussungsmethoden definiert, wobei die damit verbundenen Fragen und Antworten Gegenstand des Psychologiestudiums sind. In der Ausbildung zum Klinischen Psychologen sind diese Grundfragen durch eine gründliche Einführung in die Psychologie der einzelnen psychischen Störungen, die auch der medizi-

---

[22] Das Bemühen, dem psychischen System über seine strukturelle Koppelung an organische Systeme „beizukommen", ist aufgrund der Selbstreferentialität beider Systeme schwierig (Schleiffer, 1995).

nisch-psychiatrischen Klassifikation entsprechen, abgedeckt. Grawe et al. (op. cit.) kritisieren die unzureichende Ausbildung von Ärzten in Psychologie und Psychotherapie, wobei die bestehenden Strukturen die meisten psychologisch interessierten Mediziner in psychoanalytische Therapieausbildungen führen, eine Therapierichtung, die „keinen Bezug auf den Kenntnisstand der empirischen Psychologie nimmt. (...) Diese Verquickung zwischen Berufsstand und therapeutischer Orientierung führt dazu, daß Psychologen im Durchschnitt bessere Therapien durchführen als Ärzte, denn die Behandlungsformen, in denen die Psychologen mehrheitlich ausgebildet werden, sind im Durchschnitt bedeutend wirksamer als psychoanalytische, und zwar bei einem weiten Bereich psychischer und psychosomatischer Störungen" (op. cit., S. 19). Auch der Großteil der anderen psychotherapeutischen Schulen wird nachhaltig kritisiert. In dieser Argumentation übergehen die Autoren jedoch ein Problem, das innerhalb der Psychotherapieforschung zunehmend diskutiert wird und für die Beurteilung der Relevanz der Forschungsresultate wichtig ist: In welchem Verhältnis stehen die „experimentellen Psychotherapien" zu „klinischen Psychotherapien" in den Praxen der Therapeuten und in den Institutionen (siehe dazu Clarke, 1995; Hengeller et al., 1995; Weisz et al., 1995)?

7.3. Pädagogik

Unter Erziehung versteht man die Änderung von Personen durch spezialisierte Kommunikation im Unterschied zur „natürlichen" Sozialisation. Es handelt sich um absichtsvolle Kommunikation zur Verbesserung der psychischen Systeme der Erzogenen (Luhmann und Schorr, 1992). Das Erziehungssystem bildete *keinen* zweiwertigen Code aus (Luhmann, 1991, 1992b). Es ist die *Erziehungsabsicht,* die Kommunikation im System anschlußfähig macht und die Einheit des Erziehungssystems symbolisiert. Erziehung setzt voraus, daß es jemanden gibt, der sie nötig hat. Dieses Gegenüber ist das Kind, dessen kulturelle Erfindung im Mittelalter Aries (1975) ausführlich beschrieb. Wie ist Erziehung dann trotzdem möglich und woher nehmen die Erzieher den Mut, mit der Kommunikation zu beginnen? Luhmanns Antwort ist, daß dies erst durch das Konstrukt des Kindes – als eines noch nicht erwachsenen Wesens, das der Erziehung bedarf – in der uns vertrauten Form möglich wurde. Die Pädagogik bedarf des Konzeptes des Kindes (Zöglings) wie die Medizin des Konzeptes der Krankheit, um die Systemgrenzen und zulässigen Kommunikationen zu bestimmen.

7.4. Sozialarbeit

Die Frage, ob Sozialarbeit den Status einer Profession hat bzw. ein funktionales Teilsystem der Gesellschaft ist, wird kontrovers diskutiert (Stichweh, 1992; Schütze, 1992). Folgt man der Argumentation Baeckers (1994), so läßt sich ein funktionales Teilsystem der Gesellschaft bestimmen, das der Autor als „Soziale Hilfe" bezeichnet und das sich über den binären Code „Helfen / Nichthelfen" definiert. Dabei geht es nicht um Nachbarschaftshilfe, sondern um professionelle Hilfe. Der positive Wert in diesem System ist „Helfen". Alle Vollzüge zielen auf Defizitkompensation. „Helfen ist eine Kommunikation, die darüber informiert, daß ein Defizit besteht, mitteilt, daß ein Defizit behoben werden soll und verständlich macht, daß zwischen dem bestehenden Defizit und seiner Behebung (. . .) ein kontingenter Zusammenhang besteht" (op. cit., S. 99). Helfen ist der positive Wert, wenn bereits Hilfe gegeben wird, ist weitere Hilfe leichter möglich.

8. Ist die Psychotherapie ein Funktionssystem der Gesellschaft?

Nach den in Abb. 8 dargestellten Kriterien verfügt Psychotherapie derzeit über keinen allgemein anerkannten eigenen Code und keine umfassende Theorie der Profession. Professionstheoretisch bedeutsame Sachverhalte wurden in den verschiedenen Schulen eher implizit thematisiert. Seit der Aufklärung wurde immer wieder versucht, den Code der Medizin zu übernehmen und auf psychische Systeme anzuwenden (*psychisch krank/psychisch gesund;* Fried und Agassi, 1983). Dieser Code ist jedoch innerhalb der Psychotherapie keineswegs allgemein akzeptiert. Im Selbstverständnis der Psychotherapeuten erstreckt sich deren professionelle Tätigkeit weit über den durch diese Leitdifferenz begrenzten Bereich hinaus. Die damit zusammenhängende Vielfalt der in der Psychotherapie verwendeten Krankheitsbegriffe wurde umfassend von Pritz und Petzold (1992) zusammengestellt.[23] Es scheint derzeit nicht

---

[23] Exemplarisch dafür ist eine Stellungnahme der psychotherapeutischen Fachvereinigungen Österreichs, in der auf folgende Bereiche hingewiesen wird (§ 1 Abs 1 PthG):
– die Behandlung psychosozial und psychosomatisch bedingter Verhaltensstörungen und Leidenszustände, die zugleich krankheitswertig im Sinne des ASVG sind;

einmal möglich, Psychotherapie eindeutig von psychosozialer Beratung abzugrenzen. In diesem Sinne bezeichnet Schleiffer (1995) die Psychotherapie treffend „als Ärgernis des Krankenversorgungssystems".[24] Auch ein anderer „Kandidat" für einen primären Code ist derzeit nicht auszumachen. Dies ist kein Widerspruch zur Tatsache, daß seit Freud in den verschiedenen psychotherapeutischen Schulen unterschiedliche Leitdifferenzen handlungssteuernd sind. Für die Psychoanalyse ist dies *unbewußt/bewußt*[25] („Wo Es war, soll Ich werden"), für die humanistischen Schulen ist das Konzept der Reifung zentral. Die strukturelle Familientherapie nach Minuchin orientiert sich an *dysfunktional/funktional*. Für die neuere Systemtherapie gilt die Differenz *Problem(system)/kein Problem(system)*. Historisch war die von Psychotherapieforschern beschriebene Unterscheidung *YAVIS/nicht-YAVIS* (young, attractive, verbal, intelligent, social) ein implizites Kriterium. Für die Mehrzahl der Schulen dürfte weiters als binäre Codierung *nicht autonom/autonom* in Frage kommen. Eine schulenübergreifende Theorie der Psychotherapie, die in Zukunft sowohl für die Reflexion der Praxis als auch für die Herausbildung einer einheitlichen Leitdifferenz bedeutsam ist, ist erst in Umrissen zu erkennen. Die Pionierarbeit auf diesem Gebiet ist das von J. D. Frank (1961) verfaßte Buch „Persuasion and Healing".[26]

Die Analyse traditioneller Nachbardisziplinen der Psychotherapie zeigt, daß eine mehr oder minder enge Verwandtschaft zu verschiedenen Teilsystemen besteht. Traditionell – und dem folgt auch die Diskussion in Österreich – ist die Nähe zur Medizin und deren binären Schematismus sowohl in der psychotherapeutischen Praxis als auch in den gesetzlichen Vorgaben am ausgeprägtesten. Gleichzeitig wird jedoch klar, daß dieser

---

– die Behandlung psychosozial und psychosomatisch bedingter Verhaltensstörungen und Leidenszustände, die nicht krankheitswertig im Sinne des ASVG sind;

– Maßnahmen zur Förderung der Reifung, Entwicklung und Gesundheit des Behandelten, die sowohl mit einer Krankenbehandlung Hand in Hand gehen, als auch präventiv im Sinne der Gesundheitsvorsorge wirken können.

[24] Vgl. dazu für die gegenwärtige österreichische Situation Kletter (1995).

[25] Luhmann und Fuchs (1989) analysieren diese Unterscheidung aus systemtheoretischer Sicht.

[26] Reiter-Theil (1988, 1993) konnte zeigen, daß die in verschiedenen Schulen verwendeten Leitdifferenzen in unterschiedlicher Weise mit den ethischen Grundprinzipien therapeutischen Handelns verknüpft sind. Auf der Ebene der „letzten Werte" im Sinne von Rokeach (1973) fanden Reiter und Steiner (1976) eine Wertetrias (Liebesfähigkeit, Freiheit, Selbstachtung), die von Psychotherapeuten aller Richtungen als bedeutsam angesehen wird.

Schematismus Psychotherapie nur unzureichend faßt. Man kann sich nun die Frage vorlegen, ob nicht das System der Psychotherapie über die anschlußfähige Zweitcodierung *psychologisch behandelbar/psychologisch nicht behandelbar* ausreichend abgegrenzt werden kann. Eine Diskussion dieser Fragestellung liegt außerhalb der Reichweite dieses Beitrages, wäre aber für die Fortsetzung der Diskussion von Interesse.[27] Die klinische Psychologie hat den medizinischen Code weitgehend übernommen, es zeigen sich jedoch auch Weiterentwicklungen. Peterson und Peterson (1994) beziehen sich in ihrer Diskussion über die Psychologie als Profession auf Schön (1983) und dessen Kritik am Modell der angewandten Wissenschaft. Mit dem Begriff „Personal-Professional Reflexivity" beschreiben sie, wie persönliche Angelegenheiten in der Supervison, bei der Analyse der Gegenübertragung etc. auch dazu verwendet werden können, die professionelle Situationen der praktizierenden Psychologen besser zu verstehen. Professionelle Reflexivität bedeutet zweierlei: zum einen ist es die konkrete Hilfe für den Professionellen in seiner Arbeitssituation, zum anderen die Sammlung und Diskussion von Wissen im Rahmen von Vorträgen, Tagungen, Arbeitsgruppen, Publikationen etc. (Peterson und Peterson, 1994, S. 15). Die Nähe von Psychotherapie und Pädagogik wurde in der Literatur umfassend thematisiert (Datler, 1995; Schaeffer, 1992; Schleiffer, 1994a, 1994b). Könnte der „Absicht zu erziehen" als Leitdifferenz der Pädagogik die „Absicht zu therapieren" in der Psychotherapie entsprechen? Von Interesse für die Beziehung zwischen Psychotherapie und Sozialarbeit ist die Arbeit von Schütze (1992). Der Autor vertritt die These, daß Sozialarbeit „Trendsetter" einer künftigen Entwicklung anderer Professionen sein könnte und stellt dar, daß die Besonderheiten der Sozialarbeit nicht Defizite einer „zu spät gekommenen oder nicht voll entwickelten Profession (seien), die das Unglück hatte, ein zu diffuses Gesamtproblemfeld bearbeiten zu müssen", sondern daß Sozialarbeit aufgrund der Komplexität und Vielschichtigkeit ihrer Problembereiche eine besondere Sensibilität bezüglich professioneller Paradoxien entwickelte (op. cit., S. 162). Da die traditionellen Professionen, insbesondere die Medizin, an ihre Paradigmengrenzen stoßen, werden sie zunehmend mit ähnlichen Problemen konfrontiert. Hinzu kommt, daß Wissensexplosion, Technisierung, Veränderung der Organisationsstrukturen, Ressourcenknappheit, Verlust von Definitions- und Kontrollmonopolen etc. dazu führen, daß es nach Auffassung Schützes (op. cit.) zu Desorientierung und Fragwürdigwerden von Routinen

---

[27] Die Zweitcodierung behandelbar/unbehandelbar scheint sich in einigen Bereichen der Bio-Medizin zu bewähren.

kommt. Die so entstehende Gesamtsituation erzwingt Veränderungen. Verfahren der methodischen Selbstvergewisserung und der supervisorischen Selbstreflexion, wie sie in der Sozialarbeit seit langem etabliert sind, könnten Vorbildfunktion für die – aus der Sicht der Sozialarbeit – „stolzen" Professionen (Medizin, Psychosomatik) sein.

9. Praxis, Supervision und Forschung als Einheit

Der Hauptteil unseres Beitrages war der *Differenz* zwischen professioneller Praxis und Forschung gewidmet. Das dabei verwendete systemtheoretische Instrumentarium erlaubte es, Unterschiede prägnant darzustellen, die in der psychotherapeutischen Literatur vielfach verwischt werden. Aber auch für unseren Ansatz gilt: Man kann auch anders beobachten.[28] Im folgenden werden wir die Beobachterperspektive wechseln und professionelle psychotherapeutische Praxis, Supervison und Forschung als *Einheit* beobachten. Psychotherapie wäre aus dieser Sicht die Einheit von Praxis und systematischer Reflexion. Die genannten Reflexionssysteme sind *ungleich,* in ihrer Leistung für die professionelle Praxis jedoch *gleichwertig.* Diese Perspektive ist deshalb von besonderer Bedeutung, weil der Gesetzgeber eine besonders enge Beziehung zwischen psychotherapeutischer Praxis und Forschung vorsieht. Damit wird ein intensiver Kontakt zwischen zwei Systemen angeregt, die bislang weitgehend unverbunden nebeneinander existierten.

Reflexionssystem I: Supervision
In allen psychotherapeutischen Richtungen wurde und wird *Supervision* eingesetzt. Insofern ist das Verfahren konstitutiver Bestandteil der Profession selbst. Es dient explizit der Reflexion der Arbeit des einzelnen oder einer Gruppe von Psychotherapeuten mit Hilfe eines erfahrenen Therapeuten und leistet damit einen kontinuierlichen und wesentlichen Beitrag für die interne Differenzierung des jeweiligen Therapieansatzes. Supervision als „generalisiertes Reflexionsverfahren" leistet, was für Professionelle unmittelbar wichtig ist: die fallbezogene Diskus-

---

[28] Der Wechsel der Beobachterperspektive kann am Beispiel der Beobachtung des „Menschen" demonstriert werden. In der Systemtheorie wird der Mensch als „psychophysisches Systemarrangement" gesehen (Fuchs, 1994, S. 29). Es ist auch möglich, sich darüber verständigen, „daß der Einzelmensch als Einheit im Raum beobachtet und als Teilnehmer in der Kommunikation, als Person, bezeichnet werden kann" (Luhmann, 1992a).

sion und Differenzierung lokaler klinischer Theorien und Konzepte.[29] In dieser Leistung liegt auch die Attraktivität des Modells der Supervison für andere Professionen wie Sozialarbeiter, Pädagogen und Manager. Ferner ist das „Format" von Supervision dem der Psychotherapie sehr ähnlich. Supervision, Fallseminar und Intervision sind Maßnahmen innerhalb der Psychotherapie, die sich auch als Methoden der Qualitätssicherung[30] bewährt haben (Richter, 1994, S. 234).

Reflexionssystem II: Forschung
In der historischen Entwicklung der Psychotherapie entstand im System selbst zunehmender Reflexionsbedarf, um die eigenen Operationen und Strukturen zu begreifen (Kordy, 1995; Orlinsky und Russel, 1994; Steiner, 1986). Selbstbeschreibung, als Anfertigung semantischer Artefakte, ermöglicht dem System das Erkennen seiner Autonomie. Die wissenschaftliche Theorienbildung hat jedoch nicht nur theoretische Ziele, sondern auch politisch-praktische Konsequenzen. Psychotherapie ändert sich infolge ihrer systematischen Beschreibung.[31] Die Selbstreflexion der Profession Psychotherapie mittels Forschung ermöglicht größere Freiheitsgrade, als dies der Fall wäre, wenn sich die Selbstbeschreibungen überwiegend auf Religion, Moral, Medizin, Pädagogik etc. stützen würden.

Der Wechsel der Beobachtungsperspektive von *Differenz* auf *Einheit* regt uns an, über die zukünftige Binnendifferenzierung der Psychotherapie nachzudenken. Ein mögliches Szenario wäre eine Entwicklung, in der die Universitäten eine Schlüsselrolle übernehmen und in der es zur Herausbildung zweier die Entwicklung beeinflussender Gruppierungen kommt (Stichweh, 1994). Das Ergebnis wäre nicht die Dominanz der universitären Forscher über die außerhalb der Universitäten tätigen psychotherapeutischen Praktiker, sondern eine *Balance* zwischen einer den akademisch-wissenschaftlichen Werten verpflichtete Gruppierung ei-

---

[29] Was Supervision leistet, ist auch Gegenstand der Psychotherapieforschung (Beutler und Kendall, 1995; Holloway und Neufeldt, 1995; Kächele, 1992).

[30] Neben den genannten Verfahren ist ein wichtiges Element zur Qualitätssicherung in der Psychotherapie eine geeignete Routinedokumentation (Lairaiter, 1994; Grawe und Braun, 1994; Steiner, 1991). Weiters dienen auch die im Kontext der Qualitätssicherung unter der Bezeichnung „Selbstevaluationsprojekte" durchgeführten erweiterten Falldokumenationen, -auswertungen und -diskussionen in „Qualitätszirkeln" der Reflexion der professionellen Arbeit vor allem in Teams (Badelt, 1995).

[31] Wir folgen hier der Argumentation Luhmanns (1988).

nerseits und einer praktizierenden Gruppierung andererseits. Letztere würde nur zum Teil an den Universitäten arbeiten, ihren Status aber der Tatsache verdanken, daß sie die Kernrolle der professionellen Tätigkeit im exzellenter Weise praktiziert und ihre in der Praxis gesammelten Erfahrungen in Publikationen niederlegt sowie supervisorisch tätig ist. Diese Struktur findet sich am ausgeprägtesten in der Medizin, wo es zur Entwicklung zweier verschiedener Kommunikationssysteme gekommen ist („clinical-" vs. „research-disciplines" im Sinne von Thorne, 1973; zitiert nach Stichweh, 1994, S. 286). Es gibt gute Gründe für die Annahme, daß sich ein vergleichbarer Prozeß auch in der Psychotherapie abspielen könnte. Entwicklungen in diese Richtung werden diskutiert (Peterson und Peterson, 1994, S. 24). Damit würden sich stabile Problemlösungen herausbilden und die gegenwärtige Statusunsicherheit und Strukturlosigkeit beendet. Für ein klinisches Arbeitsgebiet ist es unerläßlich, daß das klinische Erfahrungswissen in systematischer Weise auch von jenen Personen reflektiert wird, die selbst psychotherapeutisch arbeiten. Erst die Koppelung des Systems der Praktiker/Forscher (Personen mit hoher Kompetenz in der professionellen Kernrolle und der Fähigkeit zur praxisnahen wissenschaftlichen Reflexion) mit jenem System, das sich in einer funktionalen Distanz zur therapeutischen Tätigkeit dem „Erkennen von Regularitäten" widmet (Luhmann, 1990b, S. 694), ermöglicht die Überwindung der gegenwärtigen, teilweise dysfunktionalen Dissoziation. Das Herstellen praxisnaher Theorien für klinisches Handeln wäre dann ebenso angesehen wie das theoretische Modellieren der klinischen Realität. Damit fände das von Freud beschriebene „Junktim von Forschen und Heilen", das auf der individuellen Ebene kaum mehr durchführbar ist, seine Realisierung auf der institutionellen Ebene.

10. Gesundheit als zukünftige Leitvorstellung?

Abschließend wechseln wir erneut die Beobachterposition und stellen Überlegungen an, wie das Gesundheitssystem als Einheit gesehen werden kann. Gesundheit als Existenzfrage beschäftigt die Menschen seit Jahrtausenden und es fehlte nicht an Versuchen, sie positiv zu definieren. Der Vorschlag der WHO stieß jedoch auf anhaltende Kritik.[32] In

---

[32] Nach dem Postulat der WHO ist Gesundheit ein Zustand vollkommen körperlichen, geistigen und sozialen Wohlbefindens und nicht allein das Fehlen von Krankheit und Gebrechen. Die Kritik führte in der Folge zur Überarbeitung der Definition.

letzter Zeit wurden vermehrt Anstrengungen unternommen, zu gut begründeten und umfassenden Charakterisierungen von Gesundheit zu gelangen (z. B. Hellström, 1993). Ein Vorschlag stammt von Galtung (1994), der Gesundheit in den Kontext der *Menschenrechte* stellt und empirisch unter Bezugnahme auf menschliche Grundbedürfnisse rechtfertigt. Becker (1995) legte kürzlich eine Definition *psychischer* Gesundheit vor, die sich auf Forschungsmaterial stützt. Die von Simon (1995) beschriebenen Probleme einer zu engen Gesundheitsdefinition können vermieden werden, wenn man Gesundheit nicht als Gegenteil von Krankheit definiert, sondern im Sinne einer allgemeinen Adaptationsleistung (Pörn, 1993). Die Diskussion um Lebensqualität in der Medizin weist in diese Richtung. In diesem Zusammenhang sollte hervorgehoben werden, daß der Gesetzgeber in Österreich auf einer anderen Differenz von Krankheit und Gesundheit als die traditionelle Medizin aufbaut. In der Psychotherapie wird, dem WHO-Postulat folgend, Gesundheit als bio-psycho-soziales Wohlbefinden definiert: § 1 des PthG regelt den Umfang der psychotherapeutischen Berufsausübung, wobei in den Erläuterungen (Kirein et al., 1991, S. 119) explizit darauf hingewiesen wird, daß damit eine Beschränkung der Psychotherapie auf den Kernbereich der Krankheitsbehandlung eine unerwünschte Einschränkung darstellen muß. Die in § 1 PthG gewählte Formulierung „psychosozial oder auch psychosomatisch bedingte Verhaltensstörungen und Leidenszustände" zielt auf das bio-psycho-soziokulturelle Paradigma ab, das ein Zusammenwirken der in der Definition genannten Faktoren postuliert, wobei das Zusammenspiel dieser Komponenten psychotherapeutisch entsprechend beeinflußt werden kann. Dies gilt nicht nur bei der Krankenbehandlung, sondern auch in der Gesundheitsvorsorge und -förderung (op. cit., S. 120). Dieser Standpunkt hat sowohl in der gesundheitspolitischen Diskussion wie auch innerhalb der Medizin selbst in den letzten Jahren unter dem Konzept der *Gesundheitsförderung*[33] zunehmend an Bedeutung gewonnen. Der Diskurs könnte ein Indikator dafür sein, daß es zur Ausbildung eines übergeordneten Funktionssystems kommt, dessen anschlußfähige Code-Seite *Abwesenheit von Gesundheit, Wohlbefinden oder Lebensqualität* sein könnte. Auf diese Weise könnten auch jene Komponenten psychotherapeutischer Schulen, die als implizite Glückslehren[34] bezeichnet werden können, Eingang finden. Die gegenwärtigen Leitdifferenzen psychotherapeutischer Schulen (unbewußt/bewußt, nicht autonom/autonom etc.) würden dann den

---

[33] Vgl. dazu die Arbeiten von Pelikan et al. (1993) und Piribauer (1995).
[34] Prof. Walter Spiel – mündliche Mitteilung.

Stellenwert von Zweitcodierungen erhalten. Medizin und Psychotherapie könnte neben anderen Berufsgruppen bzw. Disziplinen als eigenständige Subsysteme, die auf jeweils spezifischen Zweitcodierungen
von „Gesundheit" aufbauen, eine Einheit bilden. Beobachtet man aus
dieser Perspektive, so folgt die eingangs beschriebene Ungleichheit,
aber Gleichrangigkeit als Kennzeichen moderner Gesellschaften auch
für Systeme in diesem Bereich. Dieser Sachverhalt erfordert ein neues
Verständnis von Professionalität, das Abschied von der Dominanz des
ärztlichen Experten nimmt (Freidson, 1970b). Der Kontext dieser Entwicklung ist die Evolution der Funktionssysteme in der Moderne, die
sich von einer starken zu einer schwachen Asymmetrie hin entwickelt.
Die Einheit der Ordnung beruht dann „deutlicher als je zuvor auf *Bista-
bilität,* auf zweiseitigen Anknüpfungsmöglichkeiten und damit auf einer
offenen Zukunft" (Luhmann, 1988, S. 61). Damit wird die Möglichkeit
des Wechsels wichtiger als die Festlegung von Zuständen. Für die Medizin bedeutet dies, daß für ärztliches Handeln in der Zukunft nicht nur
Krankheit anschlußfähig sein könnte, sondern auch Gesundheit. Gegenüber dem von Pörn (1993) und anderen Autoren vorgeschlagenen
Konzept wäre dies eine andere Möglichkeit der Weiterentwicklung des
Gesundheitswesens.

11. Schluß

Psychotherapie ist keine neue Wissenschaft vom Menschen, sondern
wie die Medizin eine Profession, in deren Umwelt Wissenschaft eine
immer größere Bedeutung erlangt. Die systematische Reflexion psychotherapeutischer Erkenntnisse fand Eingang in die Wissenschaften
vom Menschen und hatte weitreichende Auswirkungen auf seine
Selbstdeutung. Psychotherapie*forschung* stellt eines der beiden für die
Praxis wichtigen Reflexionssysteme dar. Die gegenwärtigen Auseinandersetzungen um die Rolle der Forschung für das professionelle Handeln kann als Zwischenstadium in der Herausbildung stabiler und
funktionaler Strukturen angesehen werden. Es erschien uns wichtig,
nacheinander drei Beobachterpositionen einzunehmen: Während wir
zunächst die Differenz zwischen Profession und Wissenschaft unter
Berücksichtigung des aktuellen Forschungsstandes beschrieben, beobachteten wir anschließend therapeutische Praxis, Supervison und Forschung als Einheit. Ein nochmaliger Wechsel der Perspektive betonte
schließlich die mögliche Einheit des Gesundheitssystems. Diese Veränderung unseres Standpunktes erfolgte mit Bedacht, um einen systema-

tischen Beitrag zur Fortsetzung der Diskussion zu leisten. Die Entwicklungsdynamik der Psychotherapie beschleunigte sich in den letzten Jahren durch die Gesetzgebung und anderer Faktoren in einer vorher nicht für möglich gehaltenen Weise. In diesem Stadium sind Spannungen und Unsicherheit unvermeidlich. Unser Beitrag ist in erster Linie analytischer Natur, verzichtet aber nicht auf die Einbeziehung empirischer Erkenntnisse. Mittels der neueren Systemtheorie konnten Unterscheidungen zur Darstellung gebracht werden, die anders nicht zu gewinnen sind.

Literatur

Ahlers C, Gam E (1989) Systemtherapie: Das Land mit den vielen Möglichkeiten oder: Ein Land ohne Zukunft? Zeitschrift für Systemische Therapie 7: 33–40
Alexander JC (1993) Soziale Differenzierung und kultureller Wandel. Campus, Frankfurt/Main
Alisch LM (1990) Einleitung: Professionalisierung und Professionswissen. In: Alisch LM, Baumert J, Beck K (Hrsg) Professionswissen und Professionalisierung. Braunschweiger Studien zur Erziehungs- und Sozialarbeitswissenschaft, Braunschweig, S. 9–76
Alisch LM, Baumert J, Beck K (1990) (Hrsg) Professionswissen und Professionalisierung. Braunschweiger Studien zur Erziehungs- und Sozialarbeitswissenschaft, Braunschweig
Andersen T (1987) The reflecting team: Dialogue and meta-dialogue in clinical work. Family Process 10: 176–189
Aries P (1975) Geschichte der Kindheit. Hanser, München
Badelt C (Hrsg) (1995) Qualitätssicherung in den Sozialen Diensten. Wissenschaftliche Landesakademie für Niederösterreich, Krems
Baecker D (1994) Soziale Hilfe als Funktionssystem der Gesellschaft. Zeitschrift für Soziologie 23: 93–110
Becker P (1995) Seelische Gesundheit und Verhaltenskontrolle. Hogrefe, Göttingen
Bench RJ (1989) Health science, natural science, and clinical knowledge. The Journal of Medicine and Philosophy 14: 147–164
Bergin AE, Garfield SL (1994) Handbook of psychotherapy and behavior change, 4th edn. Wiley, New York
Beutler LE, Kendall PC (1995) Introduction to the Special Section: The Case for Training in the Provision of Psychological Therapy. Journal of Consulting and Clinical Psychology 63: 179–181
Buchholz MB (1990) Die unbewußte Familie. Springer, Berlin Heidelberg New York
Buchholz MB (1993) (Hrsg) Metaphernanalyse. Vandenhoeck & Ruprecht, Göttingen

Buchholz MB (1994) Die Rolle der Metapher in der Konstruktion einer psychotischen Biographie. In: Buchholz MB, Streek U (Hrsg) Heilen, Forschen, Interaktion. Psychotherapie und qualitative Sozialforschung. Westdeutscher Verlag, Opladen, S. 291–325

Buchholz MB (1996a) Metapher der „Kur". Studien zum therapeutischen Prozeß. Westdeutscher Verlag, Opladen

Buchholz MB (1996b) Psychoanalytische Professionalität. Andere Anmerkungen zu Grawes Herausforderung. Manuskript (zur Veröffentlichung eingereicht)

Buchholz MB, Reiter L (1996) Auf dem Weg zu einem empirischen Vergleich epistemischer Kulturen in der Psychotherapie. In: Bruns G (Hrsg) Soziologische Ansichten der Psychoanalyse. Westdeutscher Verlag, Opladen

Buchholz MB, Streek U (1994) (Hrsg) Heilen, Forschen, Interaktion. Psychotherapie und qualitative Sozialforschung. Westdeutscher Verlag, Opladen

Carr-Saunders AM (1928) Professions: Their Organization and Place in Society. Clarendon Press, Oxford

Carr-Saunders AM, Wilson PA (1933) The Professions. Clarendon Press, Oxford

Clark TN (1974) Die Stadien wissenschaftlicher Institutionalisierung. In: Weingart P (Hrsg) Wissenschaftssoziologie 2. Determinanten wissenschaftlicher Entwicklung. Fischer Athenäum, Frankfurt/Main, S. 105–121

Clarke GN (1995) Improving the Transition From Basic Efficacy Reserch to Effectiveness Studies: Methodological Issues and Procedures. Journal of Consulting and Clinical Psychology 63: 718–725

Cramer P (1991) The Development of Defense Mechanisms. Theory, Research, and Assessment. Springer, Berlin Heidelberg New York

Datler W (1995) Bilden und Heilen. Auf dem Weg zu einer pädagogischen Theorie psychoanalytischer Praxis. Zugleich ein Beitrag zur Diskussion um das Verhältnis zwischen Psychotherapie und Pädagogik. Mathias Grünewald Verlag, Mainz

Datler W, Felt U (1996) Psychotherapie – eine eigenständige Disziplin? In: Pritz A (Hrsg) Psychotherapie – eine neue Wissenschaft vom Menschen. Springer, Wien, S. 45–73

Davison GC, Lazarus AA (1994) Clinical Innovation and Evaluation: Integrating Practice with Inquiry. Clinical Psychology: Science and Practice 1: 157–168

Dewe B, Ferchhoff W, Radtke FO (1992a) Auf dem Weg zu einer aufgabenzentrierten Professionstheorie pädagogischen Handelns. In: Dewe B, Ferchhoff W, Radtke FO (Hrsg) Erziehen als Profession. Zur Logik professionellen Handelns in pädagogischen Feldern. Leske und Budrich, Opladen, S. 7–20

Dewe B, Ferchhoff W, Radtke FO (1992b) Erziehen als Profession. Zur Logik professionellen Handelns in pädagogischen Feldern. Leske und Budrich, Opladen

Filz A (1996) Psychiatrie und Psychotherapie. In: Pritz A (Hrsg) Psychotherapie – eine neue Wissenschaft vom Menschen. Springer, Wien, S. 249–262

Frank JD (1961) Persuasion and Healing. A Comparative Study of Psychotherapy. John Hopkins Press, Baltimore. Deutsch: Die Heiler. Klett-Cotta, Stuttgart (o. J.)

Freidson E (1970a) Profession of Medicine. A Study in the Sociology of Applied Knowledge. Harper and Row, New York

Freidson E (1970b) Professional Dominance: The Social Structure of Medical Care. Atherton Press, New York. Deutsch: Dominanz der Experten. Zur sozialen Struktur medizinischer Versorgung. Urban & Schwarzenberg, München, Berlin, Wien (1975)

Freidson E (1987) Professional Powers: A Study of the Institutionalization of Formal Knowledge. University of Chicago Press, Chicago

Freidson E (1994) Professionalism Reborn: Theory, Prophecy and Policy. University of Chicago Press, Chicago

Fried Y, Agassi J (1983) Psychiatry as Medicine. Martinus Nijhoff, The Hague

Fuchs P (1994) Der Mensch – das Medium der Gesellschaft? In: Fuchs P, Göbel A (Hrsg) Der Mensch – das Medium der Gesellschaft? Suhrkamp, Frankfurt/Main, S. 15–39

Galtung J (1994) Menschenrechte – anders gesehen. Suhrkamp, Frankfurt/Main

Gäßler B (1994) Psychotherapeuten als Experten. Roderer, Regensburg

Gitzinger-Albrecht I (1995) Therapeutisches Handeln zwischen Traum und Wirklichkeit. Psychotherapeut 40: 381–383

Grawe K, Braun U (1994) Qualitätskontrolle in der Psychotherapiepraxis. Zeitschrift für Klinische Psycholgie 23: 242–267

Grawe K, Donati R, Bernauer F (1994) Psychotherapie im Wandel. Von der Konfession zur Profession. Hogrefe, Göttingen

Greenberg L (1994) The Investigation of Change. Its Measurement and Explanation. In: Russel RL (Hrsg) Reassessing Psychotherapy Research. Guilford, New York, S. 114–143

Hafferty FW, Light DW (1995) Professional dynamics and the changing nature of medical work. Journal of Health and Social Behavior, Extra Issue: 132–153

Halmos (1972) Beichtväter des 20. Jahrhunderts. Theologischer Verlag, Zürich

Hartmann H, Hartmann M (1982) Vom Elend der Experten: Zwischen Akademisierung und Deprofessionalisierung. Kölner Zeitschrift für Soziologie und Sozialpsychologie 34: 193–223

Hellström O (1993) The importance of a holistic concept of health for health care. Examples from the clinic. Theoretical Medicine 14: 325–342

Henggeler SW, Schoenwald SK, Pickrel SG (1995) Multisystemic Therapy: Bridging the Gap Between University- and Community-Based Treatment. Journal of Consulting and Clinical Psychology 63: 709–717

Heyse JCA (1910) Fremdwörterbuch. 19. Aufl., Hahnsche Buchhandlung, Hannover

Hill CE (1994) From an Experimental to an Exploratory Naturalistic Approach to Studying Psychotherapy Process. In: Russel RL (Hrsg) Reassessing Psychotherapy Research. Guilford, New York, S. 144–165

Holloway EL, Neufeldt SA (1995) Supervision: Its Contribution to Treatment Efficacy. Journal of Consulting and Clinical Psychology 63: 207–213

Howard KI, Lueger R, Schank D (1992) The Psychotherapeutic Delivery System. Psychotherapy Research 2: 164–180

Hunter KM (1989) A science of individuals: Medicine and casuistry. The Journal of Medicine and Philosophy 14: 193–212

Jaeggi E (1994) Die problematische Beziehung zwischen Psychotherapeuten und Psychotherapieforschung. In: Buchholz MB, Streek U (Hrsg) Heilen, Forschen, Interaktion. Psychotherapie und qualitative Sozialforschung. Westdeutscher Verlag, Opladen, S. 107–120

Jandl-Jager E, Presslich-Titscher E, Springer-Kremser M, Maritsch F (in Vorbereitung) Heilen und Forschen. Zum Stand der wissenschaftlichen Psychotherapie in Österreich

Kächele H (1992) Die Persönlichkeit des Psychotherapeuten und ihr Beitrag zum Behandlungsprozeß. Zschr. psychosom. Medizin 38: 227–239

Kanfer FH (1990) The scientist-practitioner connection: A bridge in need of constant attention. Professional Psychology: Research and Practice 21: 264–270

Karlsson H, Kamppinen M (1995) Biological Psychiatry and Reductionism. British Journal of Psychiatry 167: 434–438

Kierein M, Pritz A, Sonneck G (1991) Psychologen-Gesetz, Psychotherapie-Gesetz. Kurzkommentar. Orac, Wien

Kletter M (1995) Psychotherapie und Verfahren in Leistungsachen. Soziale Sicherheit 1995 (1): 25–31

Klüwer J (1988) Die Konstruktion der sozialen Realität. Wissenschaft: Alltag und System. Vieweg, Braunschweig

Koehn D (1994) The Ground of Professional Ethics. Routledge, London

Kordy H (1995) Does psychotherapy research answer the questions of practitioners, and should it? Psychotherapy Research 5: 128–130

Krohn W, Küppers G (1989) Die Selbstorganisation der Wissenschaft. Suhrkamp, Frankfurt/Main

Lairaiter AR (1994) Dokumentation psychotherapeutischer Fallverläufe. Zeitschrift für Klinische Psychologie 23: 236–241

Langthaler W, Schiepek G (1995) (Hrsg) Selbstorganisation und Dynamik in Gruppen. Lit-Verlag, Münster

Levold T (1995) Problemsystem und Problembesitz: Reflektionen über die Wechselwirkung zwischen dem Diskurs der sexuellen Gewalt und der institutionellen Praxis des Kinderschutzes. Manuskript

Loth W (1990) „Therapie" und „Evaluation" – nützlich, schön, respektvoll? Zeitschrift für systemische Therapie 8: 41–48

Luckmann T, Sprondel WM (1972) Berufssoziologie. Kiepenheuer & Witsch, Köln

Ludewig K (1988a) Nutzen, Schönheit, Respekt – Drei Grundkategorien für die Evaluation von Therapien. System Familie 1: 103–114

Ludewig K (1988b) Welches Wissen soll Wissen sein? Zeitschrift für systemische Therapie 6: 122–127

Luhmann N (1984) Soziale Systeme. Grundriß einer allgemeinen Theorie. Suhrkamp, Frankfurt

Luhmann N (1988) Frauen, Männer und George Spencer Brown. Kölner Zeitschrift für Soziologie 17: 47–71

Luhmann N, Fuchs P (1989) Reden und Schweigen. Suhrkamp, Frankfurt/Main

Luhmann N (1990a) Der medizinische Code. In: Luhmann N, Soziologische Aufklärung 5. Konstruktivistische Perspektiven. Westdeutscher Verlag, Opladen, S. 183–195

Luhmann N (1990b) Die Wissenschaft der Gesellschaft. Suhrkamp, Frankfurt/Main

Luhmann N (1991) Das Kind als Medium der Erziehung. Zeitschrift für Pädagogik 37: 19–40

Luhmann N (1992a) Stellungnahme. In: Krawietz W, Welker M (Hrsg) Kritik der Theorie sozialer Systeme. Auseinandersetzungen mit Luhmanns Hauptwerk. Suhrkamp, Frankfurt/Main, S. 371–386

Luhmann N (1992b) System und Absicht der Erziehung. In: Luhmann N, Schorr KE (Hrsg) Zwischen Absicht und Person. Suhrkamp, Frankfurt, S. 102–124

Luhmann N (1995) Die Kunst der Gesellschaft. Suhrkamp, Frankfurt/Main

Luhmann N, Fuchs P (1989) Reden und Schweigen. Suhrkamp, Frankfurt/Main

Luhmann N, Schorr KE (1992) (Hrsg) Zwischen Absicht und Person. Fragen an die Pädagogik. Suhrkamp, Frankfurt/Main

Macdonald KM (1995) The Sociology of the Professions. Sage, Newbury Park

Mahony PJ (1993) Freud's cases: Are they valuable today? International Journal of Psycho-Analysis 74: 1027–1033

Malterud K (1995) The legitimacy of clinical knowledge: Towards a medical epistemology embracing the art of medicine. Theoretical Medicine 16: 183–198

Mandl H, Gruber H, Denkl A (1993) Kontextualisierung von Expertise. In: Mandl H, Dreher M, Kornadt HJ (Hrsg) Entwicklung und Denken im kulturellen Kontext. Hogrefe, Göttingen, S. 203–227

Manteufel A, Schiepek G (1995) Das Problem der Nutzung moderner Systemtheorien in der klinischen Praxis. Zeitschrift für Klinische Psychologie, Psychopathologie und Psychotherapie 43: 325–347

Maull N (1981) The practical science of medicine. The Journal of Medicine and Philosophy 6: 165–182

Mayntz R (1995) Zum Status der Theorie sozialer Differenzierung als Theorie sozialen Wandels. In: Müller HP, Schmid M (Hrsg) Sozialer Wandel. Suhrkamp, Frankfurt/Main, S. 139–150

Mayntz R, Rosewitz B, Schimank U, Stichweh R (1988) Differenzierung und Verselbständigung. Zur Entwicklung gesellschaftlicher Teilsysteme. Campus, Frankfurt/Main

Mooij A (1995) Towards an anthropological psychiatry. Theoretical Medicine 14: 295–303

Müller KE (1987) Das magische Universum der Identität. Campus, Frankfurt/Main

Münch R (1995) Dynamik der Kommunikationsgesellschaft. Suhrkamp, Frankfurt/Main

Munson R (1981) Why medicine cannot be a science. The Journal of Medicine and Philosophy 6: 183–208

North M (1974) Mythos und Wirklichkeit der Psychotherapie. Urban & Schwarzenberg, München, Berlin, Wien

Orlinsky DE, Russel RL (1994) Tradition and change in psychotherapy research. In: Russel RL (Hrsg) Reassessing Psychotherapy Research. Guilford, New York, S. 185–214

Ortony A (ed) (1979) Metaphor and Thought. Cambridge University Press, Cambridge

Parry N, Parry J (1976) The Rise of the Medical Profession. Croom Helm, London

Pelikan J, Demmer H, Hurrelmann K (1993) (Hrsg) Gesundheitsförderung durch Organisationsentwicklung. Konzepte, Strategien und Projekte für Betriebe, Krankenhäuser und Schulen. Juventa, Weinheim

Peterson DR, Peterson RL (1994) Ways of Knowing a Profession: Toward an Epistemiology for the Education of Professional Psychologists. Manuscript

Piribauer F (1995) Qualitätsmanagement für Psychotherapeuten. Psychotherapie Forum 3: 186–196

Polany M (1985) Implizites Wissen. Suhrkamp, Frankfurt/Main

Pörn I (1993) Health and Adaptedness. Theoretical Medicine 14: 295–303

Price, DJ de Solla (1974) Little science, Big science. Suhrkamp, Frankfurt/Main

Pritz A, Petzold H (1992) Der Krankheitsbegriff in der modernen Psychotherapie. Junfermann, Paderborn

Reines BP (1991) On the locus of medical discovery. The Journal of Medicine and Philosophy 16: 183–209

Reiter L (1991) Wissenschaft als System. Über Reputation in der deutschsprachigen Familientherapie und systemischen Therapie. Systeme 5: 117–131

Reiter L (1994) Wissenschaft als praxisbezogener Selektionsprozeß. Zeitschrift für systemische Therapie 12: 13–21

Reiter L (1995a) Das Konzept der „Klinischen Nützlichkeit". Theoretische Grundlagen und Praxisbezug. Zeitschrift für systemische Therapie 13: 193–211

Reiter L (1995b) Klaus Grawe und/oder Sigmund Freud? Psychotherapie Forum 3: 215–221

Reiter L, Steiner E (1976) Allgemeine Wert- und Zielvorstellungen von Psychotherapeuten und Beratern. Praxis der Psychotherapie 21: 80–91

Reiter L, Steiner E (1994) Klinische Synergetik und Selbstorganisation: Ein wissenschaftliches Feld fomiert sich. Systeme 8 (1): 52–66

Reiter-Theil S (1988) Autonomie und Gerechtigkeit. Das Beispiel der Familientherapie für eine therapeutische Ethik. Springer, Berlin Heidelberg New York

Reiter-Theil S (1991) Arbeit am Brückenbau: Die Kluft zwischen Forschung und Praxis in der Familientherapie. System Familie 4: 62–71

Reiter-Theil S (1993) Wertefreiheit, Abstinenz und Neutralität? Normative Aspekte der Psychoanalyse und Verhaltenstherapie. In: Eckensberger LH, Gähde U (Hrsg) Ethische Norm und empirische Hypothese. Suhrkamp, Frankfurt/Main, S. 302–327

Richter R (1994) Qualitätssicherung in der Psychotherapie. Zeitschrift für Klinische Psychologie 23: 233–235

Ridderikhoff J (1993) Problem-solving in general practice. Theoretical Medicine 14: 343–363

Rokeach M (1973) The Nature of Human Values. The Free Press, New York

Rosewitz B, Schimank U (1988) Verselbständigung und politische Steuerbarkeit gesellschaftlicher Teilsysteme. In: Mayntz R, Rosewitz B, Schimank U, Stichweh R (1988) Differenzierung und Verselbständigung. Zur Entwicklung gesellschaftlicher Teilsysteme. Campus, Frankfurt/Main, S. 295–329

Rudolf G (1991) Die Beziehung zwischen Psychotherapieforschung und psychotherapeutischer Praxis. In: Buchheim P, Czierpka M, Seifert T (Hrsg) Psychotherapie im Wandel. Lindauer Texte zur Fort- und Weiterbildung. Springer, Berlin Heidelberg New York, S. 113–129

Ruesch J (1975) Knowledge in Action. Communication, Social Operations, and Management. Jason Aronson, New York

Schaeffer D (1988) Intimität als Beruf. Biographische Interviews mit Psychotherapeuten. In: Brose HG, Hildenbrand B (Hrsg) Vom Ende des Individuums zur Individualität ohne Ende. Leske und Budrich, Opladen, S. 161–178

Schaeffer D (1990) Psychotherapie zwischen Mythologisierung und Entzauberung. Therapeutisches Handeln im Anfangsstadium der Professionalisierung. Westdeutscher Verlag, Opladen

Schaeffer D (1992) Tightrope Walking. Handeln zwischen Pädagogik und Therapie. In: Dewe B, Ferchhoff W, Radtke FO (Hrsg) Erziehen als Profession. Zur Logik professionellen Handelns in pädagogischen Feldern. Leske und Budrich, Opladen, S. 200–229

Schaffner KF (1980) Theory structure in the biomedical sciences. The Journal of Medicine and Philosophy 5: 57–97

Schiepek G (1996) Psychotherapie als Wissenschaft? In: Pritz A (Hrsg) Psychotherapie – eine neue Wissenschaft vom Menschen. Springer, Wien

Schleiffer R (1994a) Zur Unterscheidung von Erziehung und (Psycho-)Therapie. Manuskript

Schleiffer R (1994b) Zur Unterscheidung von Erziehung und Therapie bei dissozialen Kindern und Jugendlichen. Heilpädagogische Forschung 20: 2–8

Schleiffer R (1995) Zur Unterscheidung von (Sonder-)Erziehung und (Psycho-)Therapie. Antrittsvorlesung an der Universität Köln, Manuskript

Schön DA (1983) The Reflecting Practitioner. How Professionals Think in Action. Basic Books, New York

Schülein JA (1995) Psychoanalyse als Institution. Vortrag im Rahmen des Symposions „Psychoanalyse im Kontext – soziologische Erkundungen", 4. 3. 1995, Bremen

Schütze F (1992) Sozialarbeit als „bescheidene" Profession. In: Dewe B, Ferchhoff W, Radtke FO (Hrsg) Erziehen als Profession. Zur Logik professionellen Handelns in pädagogischen Feldern. Leske und Budrich, Opladen, S. 133–170

Schwendenwein W (1990) Profession, Professionalisierung, professionelles Handeln. In: Alisch LM, Baumert J, Beck K (Hrsg) Professionswissen und Professionalisierung. Braunschweiger Studien zur Erziehungs- und Sozialarbeitswissenschaft, Braunschweig, S. 359–381

Shapiro F (1995) Eye Movement Desensitization and Reprocessing. Principles, Protocols, and Procedures. The Guilford Press, New York

Simon FB (1995) Die andere Seite der Gesundheit. Ansätze einer systemischen Krankheits- und Therapietheorie. Carl-Auer-Systeme Verlag, Heidelberg

Slunecko T (1996) Einfalt oder Vielfalt in der Psychotherapie. In: Pritz A (Hrsg) Psychotherapie – eine neue Wissenschaft vom Menschen. Springer, Wien, S. 293–321

Smith PM (1984) An Exploration of Shared Knowledge about Procedures Used in Fault Diagnosis Tasks. In: Trappl R (ed) Cybernetics and Systems Research 2. Elsevier, New York, S. 697–702

Sonneck G (1990) (Hrsg) Das Berufsbild des Psychotherapeuten. Kosten und Nutzen der Psychotherapie. Facultas, Wien

Spiro RJ, Vispoel WL, Schmitz JG, Samarapungavan A, Boerger AE (1987) Knowledge acquisition for application: Cognitive flexibility and transfer in complex context domains. In: Britton BK, Glynn SM (eds) Executive control processes in reading. Lawrence Erlbaum, Hillside NJ, S. 177–199

Stehr N (1994) Arbeit, Eigentum und Wissen. Zur Theorie von Wissensgesellschaften. Suhrkamp, Frankfurt/Main

Steiner E (1986) Problemorientierte Forschung am Institut für Ehe- und Familientherapie. In: Reiter L (Hrsg) Theorie und Praxis der systemischen Familientherapie. Facultas, Wien, S. 147–153

Steiner E (1991) Zur praktischen Evaluation systemischer Therapie. In: Reiter L, Ahlers C (Hrsg) Systemisches Denken und therapeutischer Prozeß. Springer, Berlin Heidelberg New York, S. 243–262

Stichweh R (1987) Die Autopoiesis der Wissenschaft. In: Baecker D, Markowitz J, Tyrell H, Willke H (Hrsg) Theorie als Passion. Suhrkamp, Frankfurt/Main, S. 447–481

Stichweh R (1992) Professionalisierung, Ausdifferenzierung von Funktionswissen, Inklusion. In: Dewe B, Ferchhoff W, Radtke FO (1992) Erziehen als Profession. Zur Logik professionellen Handelns in pädagogischen Feldern. Leske und Budrich, Opladen, S. 36–48

Stichweh R (1994) Wissenschaft, Universität, Profession. Suhrkamp, Frankfurt/Main

Stiles WB (1995) Stories, tacit knowledge, and psychotherapy research. Psychotherapy Research 5: 125–127

Stuhr U, Deneke FW (1993) (Hrsg) Die Fallgeschichte. Beiträge zu ihrer Bedeutung als Forschungsinstrument. Asanger, Heidelberg

Sulmasy DP (1993) What's so special about medicine? Theoretical Medicine 14: 27–42

Toellner R (1993) zitiert nach Wiesing U (1994) S. 282

Tyrell H (1978) Anfragen an die Theorie der gesellschaftlichen Differenzierung. Zeitschrift für Soziologie 7: 175–193

Wagner E (1996) Psychotherapie als Wissenschaft in Abgrenzung von der Medizin. In: Pritz A (Hrsg) Psychotherapie – eine neue Wissenschaft vom Menschen. Springer, Wien, S. 219–247

Weizenbaum J (1978) Die Macht der Computer und die Ohnmacht der Vernunft. Suhrkamp, Frankfurt

Weisz JR, Donenberg GR, Han SS, Weiss B (1995) Bridging the Gap Between Laboratory and Clinic in Child and Adolescent Psychotherapy. Journal of Consulting and Clinical Psychology 63: 688–701

Willke H (1989) Systemtheorie entwickelter Gesellschaften. Juventa, Weinheim

Welter-Enderlin R (1992) Die Kluft von Forschung und Praxis in der Familientherapie. Ergebnisse einer Befragung von Praktikerinnen und Praktikern. Kontext 21/22: 37–52

Wiesing U (1994) Style and responsibility: Medicine in postmodernity. Theoretical Medicine 15: 277–290

Winograd T, Flores F (1986) Understanding Computers and Cognition. Ablex Publishing, Norwood, N. J.

Wirsching M (1991) Ergebnisprotokoll des zweiten Entwicklungskollgiums „Weiterbildung als Brücke zwischen Forschung und Praxis" (Freiburg, 21.–23. 6. 1991). System Familie 4: 245–248

Wolf M (1995) Psychoanalytische Organisationsentwicklung und klinische Soziologie. Vortrag im Rahmen des Symposions „Psychoanalyse im Kontext – soziologische Erkundungen", 4. 3. 1995, Bremen

Psychotherapie als Wissenschaft?

Günter Schiepek

1. Die Kontextabhängigkeit der Selbstbeschreibung von „Psychotherapie"

Um es vorwegzunehmen: Die Frage, ob „Psychotherapie" eine eigenständige wissenschaftliche Disziplin „ist", vermag ich nicht zu beantworten. Sie scheint in Österreich politische Bedeutung zu haben, und sollte daher auch von den an diesem politischen Diskurs Beteiligten verhandelt und entschieden werden.

Antworten sind sicher mehrere möglich, allein schon deshalb, weil „Psychotherapie" nicht „ist", sondern „wird". Praxisformen, Ausbildungskonzepte, Sprachspiele, Verwaltungs- und Zulassungsformen befinden sich im Fluß, in einem Fluß, der jede Art von Festschreibung alsbald wieder unterspült und mit sich reißt. Betrachtet man „Psychotherapie" als soziales Diskurssystem (sensu Foucault, 1976), so sind es vor allem die Selbstbeschreibungen, die das System über sich erzeugt, welche wesentlich zu Stabilisierungen und Veränderungen dieses Diskurssystems beitragen. Ähnlich den vielfältigen Formeln des „Management by ..." finden sich auch hier formelhafte, komplexitätsreduzierende Selbstbeschreibungen, nebeneinander, übereinander, nacheinander: „Psychotherapie als ..." „... Kunsthandwerk", „... Technologie", „... Entwicklungsstimulation von Schemata", „... Krankenbehandlung", „... Hilfe zur Selbsthilfe", „... Persönlichkeitsentwicklung", „... Normierungs- und Kontrollinstrumentarium", „... Hilfe zur Gestaltung von Lebensstil und Lebensführung", „... emanzipatorischer Prozeß" und eben auch „... als wissenschaftliche Disziplin".

Es gilt, nach dem Sinn, nach den Funktionen und Konsequenzen zu fragen, die es haben kann, Psychotherapie in einem bestimmten gesellschaftlichen und politischen Kontext so und nicht anders (oder auch: so und zugleich anders[1] zu beschreiben. Dies ist die Aufgabe der Diskurs-

---

[1] Interessant und bedeutsam sind meist die Antinomien, die Widerspruchs-

analyse (vgl. Foucaults „Genealogie" und „Archäologie" von Diskursen). Unter dieser Perspektive fällt es schwer, aristotelische Fragen nach dem „Wesen" und „Sein" von Psychotherapie zu stellen. Vielmehr liegt es – wie gesagt: unter dieser Perspektive – nahe, historisch-kontextuelle Dekonstruktion zu betreiben, was immer auch bedeutet, Selbstbeschreibungen von Psychotherapie auf ihre ethische Dimension, auf die Verantwortung auch anderer Beschreibungsmöglichkeiten (Kontingenz) hin zu befragen.

Kontingenz und Vielfalt von Beschreibungsmöglichkeiten haben also ihre ethische Bedeutung. Darüber hinaus scheinen sie notwendig, weil es immer unterschiedliche Anwendungs- und Entstehungszusammenhänge von Therapiekonzepten gab, weil Indikationen, Therapeuten und Klientenpersönlichkeiten verschieden sind, weil noch immer keine „grand unifying theory" der Psychotherapie vorliegt. So sind es je nach Kontext andere Unterschiede, die einen Unterschied machen und so ist es auch hier die Einheit von Diversifikation, Selektion und Stabilisierung, die die Evolution vorantreibt.

Am deutlichsten werden diese Sachverhalte, wenn man die realen Etablierungsverhältnisse psychotherapeutischer Behandlungs- und Ausbildungsangebote betrachtet. Sie bestimmen sich durch sehr unterschiedliche Faktoren, z. B. Bedarf, regionale Verfügbarkeit, Image und Renommée, Moden, historisch gewachsene Pfründe und Strukturen, Preise, Rechtslagen, „Wissenschaftlichkeit", etc. Mit Bezug auf Luhmanns Gesellschaftstheorie (z. B. 1987) könnte man diese multifaktorielle Komplexität so interpretieren, daß „Psychotherapie" keinem einzelnen funktional ausdifferenzierten gesellschaftlichen Teilsystem in ausschließlicher Weise zugehört. Sie ereignet sich in einem Überschneidungsbereich von „Wissenschaft", „Gesundheitssystem", „(Markt-) Wirtschaft" und „Erziehungs- bzw. Bildungssystem", eventuell sogar zusätzlich im funktional nicht ausdifferenzierten Bereich „ganzheitlicher" Privatheit.[2]

---

konstellationen psychosozialer Arbeit, vgl. Rappaport (1985), Keupp (1987), Schiepek (1992).

[2] In Psychotherapien kann der Mensch das Gefühl bekommen, daß er „umfassend" verstanden wird. Es findet prinzipiell kein Ausschluß von Themen (Beziehung, Kindheit, Beruf, Selbstsein in allen Gefühls- und Denkschattierungen), keine funktionale Segmentierung statt. In dieser Hinsicht ähnelt Psychotherapie der Kommunikation in privaten Beziehungen (Freundschaften, Partnerschaften). Auch hier wird der Mensch zumindest prinzipiell nicht als Funktionsträger behandelt. Andererseits gibt es in der Psychotherapie trotzdem Rollen, z. B. die des Patienten oder des eigenaktiven Akteurs, des Krankenversicherten oder des Privatzahlers: Antinomien auch hier.

Jedes dieser Funktionssysteme verfügt über eigene Operationslogiken, Codes und Semantiken. Je nachdem, welchen Code man anlegt (z. B: „Zahlung/Nicht-Zahlung" im Rahmen des Wirtschaftssystems, „gesund/krank" im Rahmen des Gesundheitssystems, „wahr/falsch" im Rahmen des Wissenschaftssystems), wird Psychotherapie zur Ware, zur Technik der Krankenbehandlung, zum Gegenstand sowie vielleicht sogar zur Methode wissenschaftlichen Erkenntnisgewinns, zum Vehikel der Gestaltung (Bildung) von Biographie und Persönlichkeit, schließlich – abseits aller funktionalen Differenzierung – zum Ort persönlicher Begegnung. Jedes „System" benutzt seine eigene Semantik, benutzt seine eigenen Sprachspiele. Manchmal greift ein System auch auf die Semantik bzw. Rhetorik eines anderen Systems zurück, z. B. wenn es darum geht, mit dem Image der Wissenschaftlichkeit den Marktwert eines therapeutischen Ausbildungsangebots zu erhöhen, oder eine Chance zur Persönlichkeitsentwicklung als Krankenbehandlung bezahlt zu bekommen.

Solche semantischen Übergriffe bescheren uns hybride Sprachspiele, werden von den Akteuren meist aber bewußt und zweckhaft eingesetzt. Sie täuschen nicht darüber hinweg, daß die einzelnen Funktionssysteme operational geschlossen funktionieren, d. h. nur mit Bezug auf ihre eigene Logik und ihre eigenen Werte operieren. Beispielsweise geht es dem Wirtschaftssystem auch dann um Kapitalerträge und Marktanteile, wenn es sich der „Wissenschaftlichkeit" als Werbeträger bedient. Die – wie Luhmann sagt – „harte" operative Schließung der funktionalen Teilsysteme ist ein wesentlicher Grund dafür, warum unter der Perspektive des einen die Perspektive des anderen Systems leicht aus dem Blick gerät. Beispielsweise fällt es dem „Wissenschaftler" (hier verstanden als Funktionsträger) schwer nachzuvollziehen, daß andere Psychotherapie nicht als Wissenschaft oder Wissenschaftsanwendung (Technologie), sondern z. B. als Wirtschaftsunternehmen oder unter ästhetischen Gesichtspunkten, z. B. als Kunsthandwerk betrachten. Der in die tägliche Krankenversorgung eingebundene Praktiker versteht nicht, welchen konkreten Nutzen die meisten Psychotherapiestudien für ihn haben sollten. Er versteht nicht mal deren Sprache, steht ihnen daher kritisch distanziert gegenüber und wendet sich an seinesgleichen.

Psychotherapie ist also in mehrere funtionale Teilsysteme der Gesellschaft eingebunden, erfordert daher eine entsprechende multiperspektivische Auseinandersetzung. Nur unter anderem ist Psychotherapie in das Wissenschaftssystem eingebunden. Dies nicht etwa in dem Sinne, daß Psychotherapie eine wissenschaftliche Disziplin sei, sondern in dem Sinne, daß die psychotherapeutische Praxis, ihre Konzepte, Methoden und Versorgungsstrukturen unter wissenschaft-

lichen Gesichtspunkten beurteilt, verhandelt und beforscht werden
können.

2. Interdisziplinäre Kooperation in der Psychotherapieforschung

Die bisher angestellten Überlegungen machen deutlich, daß es unterschiedlicher Disziplinen bedarf, um sinnvolle, d. h. nicht einseitige oder
schiefliegende Aussagen über Psychotherapie zu machen. Diese Notwendigkeit wird noch unterstrichen, wenn wir der inzwischen breit akzeptierten Konzeptualisierung des psychotherapeutischen Veränderungsprozes-
ses als bio-psycho-soziales System folgen. Psychotherapieforschung ist
ein interdisziplinäres Unterfangen, an dem sich Psychologen, Mediziner,
Biologen (z. B. Neurobiologen, Immunologen, Endokrinologen), Soziologen, Rechts- und Verwaltungswissenschafter (z. B. zur Analyse von
Versorgungsstrukturen), Philosophen (z. B. zu Fragen der Ethik und der
Erkenntnistheorien), aber auch Physiker und Informatiker (z. B. zur Mo-
dellierung und Analyse nichtlinearer selbstorganisierender Prozesse) beteiligen sollten. Es verhält sich hier wie bei allen einigermaßen komplex
gelagerten Problemen unserer Gesellschaft, z. B. Ökologie, Energiever-
sorgung, Verkehr und Mobilität, etc.: ohne interdisziplinäre Kooperation
kommt man kaum mehr weiter, bleiben sowohl Erkenntnisfortschritt als
auch Problemlösungen in unnötiger Weise behindert. Disziplinäres Ter-
ritorialdenken ist nicht mehr angesagt (etwa nach dem Motto: die Psychotherapie gehöre zur Medizin oder gehöre zur [Klinischen] Psychologie).
Genau aus diesem Grunde halte ich auch eine genuine Spezialausbildung
zum Psychotherapieforscher nicht für zielführend.

Natürlich muß es Spezialisierungen im Bereich der Psychotherapie
geben, denn keine der eben genannten Disziplinen gewährt hierfür hin-
reichende Kenntnisse und Fertigkeiten. Dennoch warne ich vor
Schmalspurstrategien: Erstens sollten Psychotherapieforscher auch Psy-
chotherapiepraktiker sein und – damit der Forschungs-Praxis-Aus-
tausch im Fluß bleibt – innerhalb bestimmter Grenzen auch umgekehrt. Für die Ausbildung bedeutet dies, ein „Scientist-Practitioner-
Modell" zu realisieren, bei dem praktische und wissenschaftliche
Qualifikationen zunächst parallel erworben[3] und im Laufe der Ausbil-

---

[3] Aus didaktischen Gründen halte ich allerdings auch bei einem Scientist-
Practitioner-Modell einen Einstieg über die Praxis, also ein Primat der praktischen
Erfahrung, für sinnvoll.

dung dann unterschiedliche Schwerpunktsetzungen möglich werden. Zweitens gilt es, die angesprochene interdisziplinäre Kooperation zu organisieren. Hierfür sind Forschungseinrichtungen notwendig, die am besten an bestehende psychotherapeutische Versorgungseinrichtungen im stationären und ambulanten Sektor angegliedert werden oder eng mit diesen zusammenarbeiten. Von Psychotherapieforschern muß erwartet werden, daß sie sich auf die Förderung interdiszplinärer Kooperation verstehen und in entsprechender Weise teamfähig sind. Ihre Spezialisierung bestünde in einem Generalistentum, bei dem nicht jeder alles kann, sondern das in der Lage ist, die Synergieeffekte von Problemlöseprozessen in Gruppen zu nutzen (z. B. „group-shared-memory", Parallelverarbeitung und konnektionistische Selbstorganisation, Fehlerkorrektur, Emergenz neuer Ideen, etc.; vgl. Gehm, 1995; Badke-Schaub, 1995; Schiepek, Küppers, Mittelmann und Strunk, 1995). Das bereits von Bateson geforderte „multiocular viewing" spielt hierbei eine wichtige Rolle, da aus produktiven Differenzen neue Qualitäten entstehen. Die sich derzeit in der Therapieforschung etablierenden Theorien komplexer Systeme (Selbstorganisation, nichtlineare Dynamik) kommen diesem Trend in optimaler Weise entgegen, da Wissenschaftsprogramm und Gegenstandskonzeptualisierung in der genannten interdisziplinären Richtung unmittelbar zusammenpassen.

Als Ausbildungskonzept über disziplinspezifische Kenntnisse hinaus bietet sich das Modell der *Systemkompetenz* an, das Psychotherapeuten den praktischen, theoretischen und forschungsmethodischen Umgang mit komplexen, bio-psycho-sozialen Systemen und ihrer nichtlinearen Dynamik (z. B. Strukturbildung und Strukturwandel) vermittelt (Manteufel und Schiepek, 1994; Schiepek, 1995). Das Modell legt unter anderem Wert auf kontextbezogene Selbsterfahrung und konstruktives Arbeiten in (Multi-)Helfersystemen bzw. interdisziplinären Kooperationsstrukturen.

3. Das Verhältnis von Psychotherapie und Wissenschaft

Bis jetzt war die Rede von einem bestimmten Wissenschaftsverständnis der Psychotherapie*forschung*. Man könnte natürlich auch auf die Idee kommen, Psychotherapie selbst als Wissenschaft zu betrachten. Freud beispielsweise verstand die psychoanalytische Kur nicht nur als Krankenbehandlung, sondern auch als wissenschaftlichen Erkenntnisprozeß, als Möglichkeit, über das menschliche Seelenleben Aufschluß

zu erhalten. Dies war möglich, weil die Psychonanalyse immer schon
mehr war als nur eine psychotherapeutische Methode, z. B. auch eine
Persönlichkeits- und Pathologietheorie und ein hermeneutisches For-
schungsinstrumentarium (z. B. Fischer, 1989). In der Frühzeit der Verhaltenstherapie wurde das therapeutische Vorgehen als wissenschaftliches Einzelfallexperiment interpretiert (z. B. Shapiro, 1961). Operante
Verstärkerbedingungen wurden gezielt variiert, um vorhersehbare Ver-
haltensänderungen zu erreichen. Später machte dann allerdings Westmeyer deutlich (z. B. 1976), wie wenig sich die psychotherapeutische
Praxis dazu eignet, wissenschaftliche Theorien zu überprüfen. Die erforderlichen Idealisierungsbedingungen sind in der Regel kaum erfüllt.
Die Aktionsforschung ebenso wie systemische Therapieansätze – um
ein drittes Beispiel zu nennen – vertreten ein Forschungskonzept, das
ohne die dualistische Trennung von Gegenstand und Methode, von
Subjekt und Objekt auszukommen versucht. Es verlegt den Erkenntnisprozeß in die systematische Selbstreflektion der an der Praxis beteiligten Subjekte: Praxis und die in ihr eingebauten Reflexionsschleifen
als Wissenschaft.

Trotz dieser Beispiele kommt die Bezeichnung von Psychotherapie
als Wissenschaft oder als wissenschaftliche Disziplin meines Erachtens
einem unzulässigen Kurzschluß gleich. Denn Psychotherapie wird ja in
erster Linie wohl kaum aus reinem Erkenntnisinteresse betrieben,
sondern aus Veränderungsinteresse; Erkenntnis ist dann gewissermaßen der „Beifang" praktischer Arbeit. Mit guten Gründen könnte
man die Zweifel am Wissenschaftscharakter der Psychotherapie noch
weiter treiben. Es steht nämlich sogar in Frage, ob Psychotherapie,
wenn schon nicht oder nur unter ganz bestimmten Bedingungen
selbst Wissenschaft, so doch wenigstens *Anwendung* von Wissenschaft
sei. Nicht nur wissenschaftstheoretische Argumente sprechen gegen
die Auffassung von psychosozialer Praxis als Technologie, d. h. als
Anwendung von Gesetzesaussagen nach dem traditionellen Imple-
mentierungsmodell (Westmeyer, 1979; Schiepek, 1988; Manteufel
und Schiepek, 1995; Reiter, 1995). Auch die praktische Erfahrung und
das persönliche Selbstverständnis vieler Kolleginnen und Kollegen
dürften kaum in Richtung einer Wissenschaftsanwendung oder Technologie gehen. Eine technologische Auffassung von Psychotherapie ist
für die meisten Praktikerinnen und Praktiker heute – anders als zur
Pionierzeit der Verhaltenstherapie in den 70er Jahren – nicht mehr at-
traktiv.

Faktisch ist es meines Erachtens so, daß die Wissenschaft der Praxis
folgt und nicht umgekehrt. Psychotherapiestudien legitimieren bereits

vorher existierende Praxisformen.[4] Forschung und Theoriebildung fungieren eher deskriptiv und rekonstruierend, kaum jedoch präskriptiv. Das sollten sie auch nicht. Ich halte es weder für praktisch gut realisierbar noch für hilfreich und nützlich noch für ökologisch bzw. extern valide, wenn Wissenschaftler Praktikern – z. B. in Form von Therapiemanualen – vorschreiben, was sie tun sollen. Hierbei spreche ich durchaus aus eigener Erfahrung (Schiepek, 1984; Mackinger, 1984; vgl. auch die seit einigen Jahren im Anschluß an die Studien von Schulte in der Verhaltenstherapie geführte Manualisierungsdebatte). Die Funktionen, die z. B. theoretische Modelle für die psychotherapeutische Praxis erfüllen, sind andere als präskriptive und normierende. Sie dienen vielmehr (unter anderem) dazu, Komplexität zu reduzieren, Praktikern Identifikationsmöglichkeiten anzubieten, heuristisch fruchtbare Anregungen zu liefern, Praxis zu kritisieren, Kommunikation und Austausch zu erleichtern (Manteufel und Schiepek, 1995). Aus der traditionell beklagten Kluft zwischen Theorie und Praxis kann unter dieser Perspektive ein praxisrelevanter Mehrwert entstehen. Der Nutzen von Theorien für die Praxis emergiert nicht aus deren Identität, sondern aus ihrer mehrmehrdeutigen Differenz: eine bestimmte Praxisform läßt sich durch mehrere theoretische Konzepte erklären, bzw. eine bestimmte Theorie läßt in der Regel mehrere Praxisvarianten zu. Allein aus diesem Grund wäre eine *Gleichsetzung von Wissenschaft und Praxis* (hier: der Psychotherapie) unproduktiv.

Hinzu kommt, daß psychotherapeutische Praxisformen, die ja außerordentlich heterogen sind, keine *bestimmte* wissenschaftliche Methode implizieren. Zwar gibt es Korrespondenzverhältnisse, z. B. zwischen Psychoanalyse und dialektisch-hermeneutischen Verfahren (s. Fischer, 1989) oder zwischen Verhaltenstherapie und objektivierender, meist linearer Empirie (z. B. Verhaltensbeobachtung, kombiniert mit

---

[4] Das ist übrigens nicht so einfach, wie es klingt. Denn erstens sind auch umfangreiche Evaluationsbemühungen, wie sie z. B. von Grawe, Donati und Bernauer (1994) zusammengestellt wurden, der innerwissenschaftlichen, z. B. methodischen Kritik ausgesetzt (s. Tschuschke, Kächele und Hölzer, 1994; Rüger, 1994). Es ist also fraglich, welche Schlüsse man daraus wirklich ziehen kann. Zweitens stellt es ein ethisches Problem dar, aus Fakten Normen zu machen, d. h. aus der Beschreibung einer historisch, in einigen wenigen Jahrzehnten gewachsenen Praxis- und Befundlandschaft abzuleiten bzw. normativ festzuschreiben, wie diese Landschaft in Zukunft weiterwachsen soll. Drittens legitimiert Wissenschaft in den seltensten Fällen direkt, sondern auf dem Umweg über die Politik, mithin über gegebene Machtverhältnisse (z. B. Gesetze, Verbandsverordnungen, Finanzierungsmöglichkeiten).

traditioneller Statistik) oder zwischen kognitiven Therapien und video-
stimuliertem Recall bzw. mündlichen und schriftlichen Befragungsme-
thoden (Interviews, Fragebögen). Doch sind diese Zuordnungen weder
notwendig noch beständig. Vor allem kann es genau dann spannend
werden, wenn man beginnt, „quer zum Strich" zu bürsten, wenn man
also z. B. Übertragungs- und Gegenübertragungsprozesse in einem ma-
nualisierten verhaltenstherapeutischen Training untersucht oder die
„Kopplung" psychophysiologischer bzw. psychobiologischer Vorgänge
bei Klient/-in und Therapeut/-in in einem psychoanalytischen Inter-
view (z. B. Redington und Reidbord, 1992) oder die Familieninterak-
tion des Klienten in einem einzeltherapeutischen Setting usw. Die Tatsache, daß psychotherapeutische Praxiskonzepte eben keine bestimmten Forschungskonzepte implizieren bzw. zwingend nahelegen, daß also
auch hier Mehr-Mehrdeutigkeit herrscht, ermöglicht wissenschaftliche
Kreativität, und diese kommt letztlich wiederum der Praxis zugute. Eine
Reservierung der Psychotherapie für ein bestimmtes Wissenschaftsverständnis (z. B.: der Psychotherapie sei ein biographisch-hermeneuti-
sches Forschungskonzept, der Medizin ein naturwissenschaftlich-
empirisches angemessen) kann daher nicht als besonders glücklich und
wahrscheinlich auch kaum als konsensfähig gelten, zumal die Eintei-
lungskriterien von Wissenschaftskonzepten selbst fragwürdig sind (z. B.
die alte Einteilung in Geistes- und Naturwissenschaften, vgl. Mainzer,
1994; Schmidt, 1995).

Schließlich besteht für die Psychotherapie zumindest im Moment
noch kein Grund, sich allzu hilflos an die Psychotherapieforschung zu
klammern. Denn wirklich ehern gesichertes Wissen oder endgültig fal-
sifizierte Annahmen gibt es wenig. Die aktuelle Forschung verschiebt
die Befundlage permanent. Als gesichert kann vielleicht gelten, daß Psychotherapie wirkt, d. h. bei den meisten psychischen Störungen und
Problemen hilfreicher und nützlicher ist als keine Psychotherapie (z. B.
„Spontanremission"), daß eventuell doch nicht alle Therapieansätze bei
allen Störungen und in allen Kontexten gleich wirksam sind und vor allem nicht in gleicher Art und Weise wirken (s. Grawe, 1992), daß Lai-
entherapeuten bei vielen Problemen sehr effektiv sind (zum Teil mindestens so effektiv wie professionelle Therapeuten, s. Gunzelmann,
Schiepek und Reinecker, 1987), daß in der Therapeut-Klient-Bezie-
hung ein zentraler Aspekt der psychotherapeutischen Dynamik zu
sehen ist, und daß diese Dynamik schließlich nicht univariat und mono-
faktoriell funktioniert, sondern als Produkt eines komplexen Systems
aus Kognitionen, Emotionen, interaktionell-kommunikativen Prozessen und Kontextbedingungen (vgl. das Generic Model of Psychothera-

py, Orlinsky, Grawe und Parks, 1994). Sicher wird der ein oder andere diesen oder jenen Befund auch noch für unumstößlich halten wollen. Ich beanspruche angesichts Tausender von Befunden der Psychotherapieforschung (s. z. B. Bergin und Garfield, 1994; Mahoney, 1991) hier natürlich weder Vollständigkeit in der Aufzählung akzeptierter Befunde noch eine Rangreihung nach dem Kriterium empirischer Korroboration. Ich möchte nur eine Forschungslandschaft skizzieren, und die kommt mir vor wie ein Flußdelta: viele verzweigte Wasserläufe, breitere und schmälere, schnellere und langsamere, mit Strömungen und Gegenströmungen, mit Verzweigungen und Einmündungen, an vielen Stellen Altwässer, einige fast abgeschnitten und schier ausgetrocknet, andere eben wieder mit neuen Zuflüssen versorgt und von Strömungsdurchbrüchen belebt. Den Untergrund für diese Verzweigungsstruktur bilden nicht nur praktische Heterogenität, sondern auch theoretische Vielfalt und Inkommensurabilitäten. Letztere sind wichtig, weil sie verhindern, daß die Unterschiedlichkeit mancher Ansätze einfach durch Übersetzung oder direkten Vergleich aufgehoben werden kann.

4. Ein mögliches Wissenschaftsprogamm der Psychotherapieforschung

Die Praxis der Psychotherapie führt Wissenschaftlichkeit nicht einfach im Handgepäck mit sich. Will die Psychotherapie ihre Selbständigkeit, ihren gesellschaftlichen Status und ihre Qualität mit Hilfe wissenschaftlicher Forschung verbessern, so muß sie ein angemessenes Wissenschaftsprogamm wählen. Die Wahl bleibt nicht erspart, solange gilt: eine andere Therapieschule, ein anderes Menschenbild, ein anderes Verständnis von Psychotherapie, ein anderes Forschungskonzept. Scheinbar verbindliche Zuordnungen wie: den biographisch-idiographisch-qualitativen Ansatz zur Psychotherapie, den nomothetisch-naturwissenschaftlich-quantitativen Ansatz zur Medizin lösen sich – wie schon erwähnt – bei näherem Zusehen durch anders gelagerte Beispiele (etwa das quantitativ-empirische Programm der Psychotherapieforschung, vor allem der Verhaltenstherapie) auf.

Angemessen dürfte ein Wissenschaftsprogramm sein, das in der Lage ist, auf die Komplexität und Dynamik psychotherapeutischer Prozesse in Modellbildung und Empirie zu reagieren und diese zentralen Dimensionen nicht etwa ausblendet oder ignoriert. Es sollte sich darauf einstellen, daß die Wechselwirkung psychischer, biologischer und sozial-interaktioneller Prozesse ein komplexes System konstituiert, das nicht im Sinne einer „trivialen Maschine" (Input-Output-Mechanismus) von außen steuerbar und auch nur begrenzt prognostizierbar ist. Stattdessen weisen derartige Systeme eine Befähigung zur Selbstorganisation auf, also zu Ordnungs-Ordnungs-Übergängen psychosozialer Muster, die für psychotherapeutische Prozesse zentral sind. Zur Beschreibung derartiger Selbstorganisationsprozesse sind sowohl qualitative wie quantitative Methoden notwendig. Es macht also keinen Sinn, qualitative und quantitative Ansätze gegeneinander auszuspielen, ebenso wie es keinen Sinn macht, idiographische und theoretische Modelle mit einem gewissen Generalisierungsanspruch als Gegensätze zu betrachten. Unterschiedliche Modellierungsverfahren können sich vielmehr in unterschiedlichen Phasen des Forschungsprozesses und unter verschiedenen Fragestellungen ergänzen. Das systemwissenschaftliche Forschungsparadigma stellt hierfür zahlreiche Modellierungsmethoden zur Verfügung (Schiepek, 1991).

Ein angemessenes Verständnis psychotherapeutischer Prozesse macht dynamische Theorien notwendig, die in Form von Computersimulationen zum „Laufen" gebracht werden können. Damit ist eine unmittelbare Interaktion mit diesen dynamischen Prozessen möglich, welche dem Benutzer eine Ahnung von der Bedeutung vermitteln, die Nichtlinearität und Chaos in der Welt der Psychotherapie haben. Annahmen über lineare Einzelzusammenhänge (z. B. Interventionshypothesen) verändern sich nicht nur graduell, sondern qualitativ, sobald sie in komplexe Wirkzusammenhänge eingebunden werden (vgl. z. B. schon Dörner, 1983).

In den modernen Systemtheorien, insbesondere der Synergetik und Chaostheorie, wurde eine Vielzahl nichtlinearer Analyseverfahren entwickelt, welche es erlauben, die Ordnung im Chaos empirischer Psychotherapie-Zeitreihen zu identifizieren (Schiepek und Strunk, 1994; Schiepek, Strunk und Kowalik, 1995). Die nichtlineare Methodik ergänzt die lineare Methodik (z. B. Mittelwertsvergleiche, ARIMA-Modelle) in entscheidender Weise, vor allem seit nun auch Verfahren zur Analyse nichtstationärer Prozesse zur Verfügung stehen. Wenn Selbstorganisation in Psychotherapien eine zentrale Rolle spielt, wie moderne Psychotherapie-Theorien nahelegen (z. B. Schiepek, 1991; Kruse et al., 1992; Schneider, 1992; Schiepek, Fricke und Kaimer, 1992), dann kommt die Forschung ohne die Berücksichtigung von Nichtlinearität und Nichtstationarität nicht mehr aus. Wesentlich für eine systemwissenschaftliche Psychotherapieforschung ist der wechselseitige Bezug bzw. der Vergleich zwischen theoretischen Prozeßmodellen, die z. B. in Form von Computersimulationen realisiert werden, und empirischen

Prozeßbeschreibungen, z. B. in Form von Zeitreihen psychischer, sozialer und biologischer Dynamiken.

Inhaltlich gesehen hat die Psychotherapieforschung der letzten Jahre neben der Bedeutung der Beziehungsgestaltung zwischen Therapeut/-in und Klient/-in auch die der Kontexte, z. B. von Institutionen und (Multi-)Helfersystemen, von partnerschaftlichen, familiären, beruflichen und ökologischen Lebensbezügen der Klienten verstärkt ins Zentrum der Aufmerksamkeit gerückt. Diese Aspekte sind natürlich auch in der Praxis relevant, so daß sich humanökologische bzw. systemische Praxis- und Wissenschaftskonzepte hier optimal ergänzen (z. B. im Bereich der Mehrpersonentherapie, der klientenzentrierten Ressourcenaktivierung, der Moderationstechniken zur Kooperationsförderung, der Organisationsentwicklung psychosozialer Einrichtungen, etc.). Was die Ausbildung betrifft, stoßen wir dabei einmal mehr auf die Notwendigkeit, „Systemkompetenz" zu vermitteln, d. h. den interdisziplinär eingebunden, praktischen und wissenschaftlichen Umgang mit komplexen psychosozialen Systemen. „Systemkompetenz" beinhaltet übrigens auch Möglichkeiten des (konstruktiven) Umgangs von Professionellen mit sich selbst (vgl. Foucaults „Sorge um sich"). In diesem Zusammenhang sollte ein angemessenes Wissenschaftsprogramm der Psychotherapie auch die Entwicklung und Evaluation von Ausbildungskonzepten beinhalten (vgl. z. B. die „kontextuelle Selbsterfahrung" und die Methode der Plan- bzw. Systemspiele, Manteufel und Schiepek, 1994).

Meine persönliche Meinung ist, daß sich organisatorische und finanzielle Investitionen in ein solches Wissenschaftsprogramm lohnen würden.

Literatur

Badke-Schaub P (1995) Kleingruppen und die Bearbeitung komplexer Szenarien. In: Langthaler W, Schiepek G (Hrsg) Selbstorganisation und Dynamik in Gruppen. LIT-Verlag, Münster, S. 222–235

Bergin AE, Garfield SL (eds) (1994) Handbook of Psychotherapy and Behavior Change, 4th edn. Wiley, New York

Dörner D (1983) Empirische Psychologie und Alltagsrelevanz. In: Jüttemann G (Hrsg) Psychologie in der Veränderung. Beltz, Weinheim, S. 13–29

Fischer G (1989) Dialektik der Veränderung in Psychoanalyse und Psychotherapie. Asanger, Heidelberg

Foucault M (1976) Histoire de la Sexualité I. La Volonté de Savoir. (Deutsch: Sexualität und Wahrheit I. Der Wille zum Wissen. Suhrkamp, Frankfurt am Main, 1992)

Gehm T (1995) Selbstorganisierte Untersuchungsdesigns in der Kleingruppen-forschung. Oder: Warum nicht Chaos mit Chaos angehen? In: Langthaler W, Schiepek G (Hrsg) Selbstorganisation und Dynamik in Gruppen. LIT-Verlag, Münster, S. 3–37

Grawe K (1992) Psychotherapieforschung zu Beginn der neunziger Jahre. Psychologische Rundschau 43: 132–162

Grawe K, Donati R, Bernauer F (1994) Psychotherapie im Wandel. Von der Konfession zur Profession. Hogrefe, Göttingen

Gunzelmann T, Schiepek G, Reinecker H (1987) Laienhelfer in der psychosozialen Versorgung: Meta-Analysen zur differentiellen Effektivität von Laien und professionellen Helfern. Gruppendynamik 18(4): 361–384

Keupp H (1987) Eine Gesellschaft im Umbruch – Das „psychosoziale Projekt" im Umbruch? In: Keupp H: Psychosoziale Praxis im gesellschaftlichen Umbruch. Sieben Essays. Psychiatrie Verlag, Bonn, S. 13–54

Kruse P, Stadler M, Pavlekovic B, Gheorghiu V (1992) Instability and Cognitive Order Formation: Self-organization Principles, Psychological Experiments, and Psychotherapeutic Interventions. In: Tschacher W, Schiepek G, Brunner EJ (eds) Self-organization and Clinical Psychology. Springer, Berlin, pp 102–117

Luhmann N (1987) Soziologische Aufklärung IV: Beiträge zur funktionalen Differenzierung der Gesellschaft. Westdeutscher Verlag, Opladen

Mackinger H (1984) Sind Rahmenbedingungen Randbedingungen? Überlegungen zum Bereich stationärer Psychotherapie. Verhaltenstherapie und psychosoziale Praxis 16(4): 543–552

Mahoney MJ (1991) Human Change Processes. The Scientific Foundations of Psychotherapy. Basic Books, New York

Mainzer K (1994) Quanten, Chaos und Selbstorganisation. Philosophische Aspekte des physikalischen Weltbildes. In: Mainzer K, Schirmacher W (Hrsg) Quanten, Chaos und Dämonen. BI Wissenschaftsverlag, Mannheim, S. 21–72

Manteufel A, Schiepek G (1994) Kontextuelle Selbsterfahrung und Systemkompetenz. In: Laireiter T, Elke G (Hrsg) Selbsterfahrung in der Verhaltenstherapie. DGVT, Tübingen, S. 57–79

Manteufel A, Schiepek G (1995) Das Problem der Nutzung moderner Systemtheorien in der klinischen Praxis. Zeitschrift für Klinische Psychologie, Psychopathologie und Psychotherapie 43 (4)

Orlinsky DE, Grawe K, Parks R (1994) Process and Outcome in Psychotherapy – noch einmal. In: Bergin AE, Garfield SL (eds) Handbook of Psychotherapy and Behavior Change, 4th edn. Wiley, New York, pp 270–376

Rappaport J (1985) Ein Plädoyer für die Widersprüchlichkeit: Ein sozialpolitisches Konzept des „empowerment" anstelle präventiver Ansätze. Verhaltenstherapie und psychosoziale Praxis 17: 257–278

Redington DJ, Reidbord SP (1992) Chaotic Dynamics in Autonomic Nervous System Activity of a Patient during a Psychotherapy Session. Biological Psychiatry 31: 993–1007

Reiter L (1995) Das Konzept der „Klinischen Nützlichkeit". Zeitschrift für systemische Therapie 13(3): 193–211

Rüger B (1994) Kritische Anmerkungen zu den statistischen Methoden in „Grawe, Donati und Bernauer: Psychotherapie im Wandel. Von der Konfession zur Profession". Zeitschrift für Psychosomatische Medizin und Psychoanalyse 40: 369–383

Schiepek G (1984) Praxisforschung in stationären psychosozialen Einrichtungen. AVM-Verlag, Salzburg

Schiepek G (1988) Ist Psychotherapie als Technologie rekonstruierbar? Verhaltenstherapie und psychosoziale Praxis 20(1): 5–7

Schiepek G (1991) Systemtheorie der Klinischen Psychologie. Vieweg, Braunschweig

Schiepek G (1992) Zum Selbstverständnis Ökologischer Psychiatrie im Kontext der Postmoderne. In: Gross J, Andresen B, Stark TM (Hrsg) Mensch-Psychiatrie-Umwelt. Psychiatrie-Verlag, Bonn, S. 47–68

Schiepek G (1995) Ausbildungsziel: Systemkompetenz. Klinische Professionalität auf der Grundlage moderner Systemwissenschaft unter Berücksichtigung des Konzepts der Allgemeinen Psychotherapie. In: Reiter L, Brunner EJ, Reiter-Theil S (Hrsg) Von der Familientherapie zur systemischen Perspektive (2. völlig überarbeitete Auflage). Springer, Berlin (im Druck)

Schiepek G, Fricke B, Kaimer P (1992) Synergetics of Psychotherapy. In: Tschacher W, Schiepek G, Brunner EJ (eds) Self-Organization and Clinical Psychology. Springer Series in Synergetics, vol. 58. Springer, Berlin, pp 239–267

Schiepek G, Strunk G (1994) Dynamische Systeme. Grundlagen und Analysemethoden für Psychologen und Psychiater. Asanger, Heidelberg

Schiepek G, Küppers G, Mittelmann K, Strunk G (1995) Kreative Problemlöseprozesse in Kleingruppen. In: Langthaler W, Schiepek G (Hrsg) Selbstorganisation und Dynamik in Gruppen. LIT Verlag, Münster, S. 236–255

Schiepek G, Strunk G, Kowalik ZJ (1995) Die Mikroanalyse der Therapeut-Klient-Interaktion mittels Sequentieller Plananalyse. Teil II: Die Ordnung des Chaos. Psychotherapie Forum 3(2): 87–109

Schmidt SJ (1996) „Wirkliche Realität ist immer unrealistisch" (Franz Kafka). Konstruktivistische Überlegungen zur Empirie. Manuskript, Universität GH Siegen

Schneider H (1992) Theories of Self-organizing Processes and the Contribution of Immediate Interaction to Change in Psychotherapy. In: Tschacher W, Schiepek G, Brunner EJ (eds) Self-organization and Clinical Psychology. Springer, Berlin, pp 268–282

Shapiro MB (1961) The Single Case in Fundamental Clinical Psychological Research. British Journal of Medical Psychology 34: 255–262

Tschuschke V, Kächele H, Hölzer M (1994) Gibt es unterschiedlich effektive Formen von Psychotherapie? Psychotherapeut 39: 281–308

Westmeyer H (1976) Verhaltenstherapie: Anwendung von Verhaltenstheorien der kontrollierten Praxis? In: Gottwald P, Kraiker C (Hrsg) Zum Verhältnis von Theorie und Praxis in der Psychologie. DGVT, Tübingen, S. 9–31

Westmeyer H (1979) Die rationale Rekonstruktion einiger Aspekte psychologischer Praxis. In: Albert H, Stapf KH (Hrsg) Theorie und Erfahrung. Klett-Cotta, Stuttgart, S. 139–161

Psychotherapie als Wissenschaft in Abgrenzung von der Medizin

Elisabeth Wagner

1. Von Psychotherapie, Alice im Wunderland und dem Religionsunterricht

Es mag eine ungewöhnliche Vorgangsweise sein, in einer Einleitung zu schreiben, worum es in einem Artikel nicht gehen soll, doch da die Diskussion um den wissenschaftlichen Charakter der Psychotherapie häufig in verwirrendem Ausmaß mit Ansprüchen oder Ergebnissen der empirischen Psychotherapieforschung, welche die Effektivität von Psychotherapie untersucht, durchsetzt wird, halte ich es für sinnvoll, letzterer zunächst einige Sätze zu widmen und damit eine Abgrenzung vorzunehmen, um mich erst dann den wissenschaftstheoretischen Überlegungen zuzuwenden, als welche Art von Wissenschaft Psychotherapie verstanden werden kann. Ich halte die sorgfältige Trennung dieser Diskursebenen für notwendig, wenn auch bewußt ausgewählte Argumente aus der wissenschaftstheoretischen Diskussion und einzelne Erfahrungen aus der empirischen Outcome-Forschung die jeweils andere Diskursebene durchaus bereichern können.

Der Nachweis der Effektivität von Psychotherapie beherrschte die erste Phase der Psychotherapieforschung und diente hauptsächlich der gesellschaftlichen Legitimation dieser neuen Behandlungsform. Ein wichtiger Ausgangspunkt für diese erste Phase war Eysencks provokante These, daß Psychotherapie nicht wirksamer sei als keine Therapie, was er aus dem Vergleich von Psychotherapieeffekten und Spontanremissionsraten schloß. Diese These ist nicht nur durch unzählige Effektivitätsstudien, sondern auch durch genaue Analysen von Eysencks Originaldaten eindeutig widerlegt worden (für einen Überblick vgl. Tschuschke et al., 1994), so daß die Totalinfragestellung der Wirksamkeit von Psychotherapie von der inzwischen verfügbaren Befundlage „in den Bereich des Ungebildetseins" (Kächele und Kordy, 1992) verwiesen wird. Luborskys Statement „. . . all have won and must have prizes" als Kurzfassung des Ergebnisses, daß für verschiedene Psychotherapieme-thoden quantitativ gleiche Therapieeffekte ermittelt wurde, brachte eine kurzfristige Entspannung, welche durch die scheinbar klare Rei-hung der Berner Studie (Grawe et al., 1994) und ihre konkreten politi-schen Folgen vor allem in der Schweiz und in Deutschland erschüttert wurde.

Anstatt auf die zahlreichen kritischen Argumente, die gegen Grawes Vorgangsweise und seine Schlußfolgerungen vorgebracht und breit pu-bliziert wurden, im konkreten einzugehen, möchte ich dies auf jener metaphorischen Ebene abhandeln, die Luborsky mit seinem Zitat „all have won and must have prizes" vorgegeben hat: Alice, eine Maus, eine Ente, ein Papagei, eine Eule, ein kleinerer Adler, ein Affe, zwei Krabben, zwei Meerschweinchen und ein Dodo steigen tropfnaß und verdrossen aus dem Tränensee und diskutieren, wie sie am besten trocken werden. Auf alle Anregungen von Alice sagt der Papagei: „Ich bin älter als du und weiß es besser", läßt aber konkrete Lösungsvorschläge vermissen. (Auf die Frage, ob man auch dieser Position im aktuellen Chor der Thera-pieschulen eine Stimme zuordnen kann, möchte ich nicht näher ein-gehen.) Nachdem auch der Versuch der Maus, eine „trockene" Ge-schichte zu erzählen, nichts zum Trockenprozeß beigetragen hat, schlägt der Dodo eine „konzentrische Konkurrenz" vor, steckt eine kreisförmi-ge Rennbahn ab und läßt die einzelnen Anwesenden irgendwo entlang der Rennstrecke einzeln Aufstellung nehmen. Ein Startzeichen „Ach-tung, fertig – los" gibt es nicht, jeder läuft los, wann er will, und hört auf, wenn er genug hat, so daß niemand recht weiß, wann der Wettlauf zu Ende ist.

Dieses Szenario ähnelt in frappierender Weise dem Gegenstand der Berner Studie: Verschiedene Psychotherapieschulen haben zu verschie-denen Zeitpunkten und mit unterschiedlicher Intensität mit der empi-rischen Untersuchung von Therapieeffekten begonnen. Aber nur im Wunderland endet dieser Wettkampf nach einiger Zeit (– in der Zwi-schenzeit sind alle trocken) mit dem Schlußpfiff des Dodos und seinem Urteil „Alle haben gewonnen und jeder bekommt einen Preis".

Allerdings möchte ich mich explizit von der Meinung distanzieren, daß Evaluationsforschung eine Fleißaufgabe der einzelnen Psychothera-pieschulen sei. Die Untersuchung von Psychotherapieeffekten ist eine gesellschaftliche und, da es um die Behandlung Kranker und Leidender geht, eine ethische Notwendigkeit. In ihrer Wirksamkeit ungeprüfte

Methoden zur Krankenbehandlung zuzulassen wäre sowohl politisch als auch ethisch unverantwortlich. Ich bin der festen Überzeugung, daß sich Psychotherapiemethoden, wenn sie über einen engen Kreis der Anhängerschaft im Sinne einer Glaubensgemeinschaft hinaus einen Platz in der Krankenversorgung einer Gesellschaft beanspruchen (z. B. durch Inanspruchnahme einer Kassenverrechnung), einer empirischen Kontrolle ihrer Wirksamkeit unterziehen müssen. Sowohl die einzelnen Psychotherapiestudien als auch die Auswertung in Metaanalysen sollten dabei sowohl dem State of the art der Evaluationsforschung entsprechen als auch die spezifischen Charakteristika der jeweiligen Psychotherapiemethode berücksichtigen, um schulenabhängige Untersuchungsartefakte zu vermeiden. So ist es aus wissenschaftstheoretischer Sicht keineswegs verwunderlich, wenn die Verhaltenstherapie, die in der therapeutischen Arbeit konkret auf die Veränderung beobachtbaren Verhaltens abzielt, diese auch in der Evaluation der Therapieeffekte am besten nachweisen kann. In einem ersten Schritt müßte daher der zu messende „Therapieerfolg" entsprechend der psychologischen Begrifflichkeit der einzelnen Therapieschule definiert werden, anstatt zu messen, was sich am einfachsten messen läßt.

Die unterschiedliche „epistemologische Nähe" einer Psychotherapiemethode zu herkömmlichen empirischen Designs kann das Ergebnis bezüglich meßbarer Therapieeffekte beeinflussen; so wurde z. B. vielfach vermutet, daß sich die psychoanalytische Orientierung weniger gut mit der „kontrollierten Studienwirklichkeit" verträgt (vgl. Leuzinger-Bohleber, 1987). Das spricht jedoch die sich in größerer Distanz von einem positivistischen Selbstverständnis befindlichen Therapiemethoden keineswegs von der Verpflichtung zur Konzeption differenzierter, den unterschiedlichen erkenntnistheoretischen Grundlagen und Zielsetzungen angemessener Evaluationsansätze frei (vgl. House, 1980). Wenn die Entwicklung der einzelnen Behandlungskulturen mit der Entwicklung von gegenstandsangemessenen Forschungskulturen einhergegangen wäre, hätte die Berner Studie andere Ergebnisse erbracht. In diesem Sinn verstehe ich auch Kächele, wenn er die Frage, warum es so wenige systematische naturalistische Evaluationen der Langzeit-Hochfrequenz-Psychoanalyse gibt, „den Verantwortlichen der psychoanalytischen Ausbildungsinstitutionen und den psychoanalytischen Lehrstuhlinhabern vorlegen" möchte (vgl. Kächele, 1995).

Bevor ich das Gebiet der Outcome-Forschung verlasse, sei noch einmal explizit darauf hingewiesen, daß es sich bei der Evaluationsforschung um die Anwendung empirischer Sozialforschung auf den Gegenstand der Psychotherapie handelt (Evaluationsforschung wird in vie-

len sozial- und bildungspolitischen Programmen betrieben), aber nichts
über den wissenschaftlichen Charakter der Psychotherapie aussagt.
Wollte man die Effekte des Religionsunterrichts auf Volksschulkinder
evaluieren, würde dies auch nichts zur Klärung des wissenschaftlichen
Charakters der Theologie beitragen.

Zentraler Gegenstand dieses Beitrages soll nun der wissenschaftliche
Charakter der Psychotherapie in Abgrenzung zu dem der Medizin sein.
Freud und bedeutende Theoretiker nach ihm vertraten den Anspruch,
daß es sich bei der Psychotherapie um eine „Naturwissenschaft vom Seelischen" (Hartmann, 1927) handle, und erwarteten, daß sich alle wissenschaftlichen Theorien, einschließlich der psychoanalytischen, dereinst
auf mikrophysikalische Theorien zurückführen lassen würden. Habermas bezeichnete Freuds Versuch, die Psychotherapie an den Maßstäben
der Naturwissenschaft zu messen, als szientistisches Selbstmißverständnis und zeigte auf, daß dadurch die psychoanalytische Beweisführung zu
wenig in ihrer methodischen Eigenständigkeit wahrgenommen wurde.
Ohne die gerade für die Psychoanalyse in extensu geführte wissenschaftstheoretische Debatte hier im Detail nachzeichnen zu wollen, soll
in einem Satz das zentrale Spannungsverhältnis dargelegt werden: Versteht man die Psychoanalyse vorwiegend positivistisch als erklärende
Wissenschaft, kann dies die Entwicklung einer eigenständigen, nicht
biologistisch orientierten Forschungspraxis hemmen. Radikalisiert man
hingegen den hermeneutischen Gesichtspunkt, indem man eine rein
verstehenspsychologische Fundierung psychoanalytischer Erkenntnis
vertritt, beendet dies den intersubjektiven wissenschaftlichen Dialog
und führt durch den Verzicht auf Hypothesenprüfung zur Autarkie eines sich in der Evidenz selbst bestätigenden Verstehens (vgl. Thomä
und Kächele, 1973).
Im folgenden soll nun aber nicht die Abwägung verstehender und
erklärender Anteile der Psychoanalyse oder der Psychotherapie im allgemeinen weiter diskutiert werden (obwohl wir dieser zentralen Denkfigur wieder begegnen werden), sondern die Frage untersucht werden,
inwieweit sich die Psychotherapie in einem wissenschaftstheoretischen
Diskurs von der modernen Medizin abgrenzen läßt und in ihrem theoretischen Hintergrund wie auch dem therapeutischen Handlungsverständnis eine Eigenständigkeit erreicht hat, welche es nicht mehr zuläs-
sig erscheinen läßt, sie als Subdisziplin der Medizin zuzuordnen. Es
gehört nicht viel Phantasie dazu, die Relevanz dieser Abgrenzung auch
im Hinblick auf standespolitische Interessen zu sehen, die den privilegierten Zugang von Ärzten zur Durchführung von Psychotherapie z. B.

in Form eines niedrigeren Ausbildungsstandards und besseren Bedingungen bei der Kassenabrechnung in Frage stellen.

Zu diesem Zwecke soll in einem ersten Teil das wissenschaftliche Selbstverständnis der Medizin dem der Psychotherapie gegenübergestellt werden. Es muß in diesem Zusammenhang nicht extra darauf eingegangen werden, daß sowohl Medizin als auch Psychotherapie in ihrer gesamtgesellschaftlichen Relevanz nicht ausschließlich als Wissenschaften verstanden werden können. Der Arzt, der Zeckenschutzimpfungen verabreicht, betreibt genauso wenig Wissenschaft wie der Psychotherapeut in der konkreten Behandlungssituation. Die Anwendung von Fachwissen zur Problemlösung ist – wiewohl von breiter Bedeutung sowohl für Medizin als auch für Psychotherapie – nicht Merkmal der Wissenschaft, sondern des Handwerks. Um von Wissenschaft sprechen zu können, muß mit einer angebbaren Methode „Wissen geschaffen" werden, ob durch Hypothesenbildung und -prüfung innerhalb einer Versuchsanordnung oder durch deskriptive und begrifflich-konzeptuelle Bearbeitung der unmittelbaren klinischen Erfahrungen.

In einem zweiten Teil wird untersucht, ob angesichts der verschiedenen epistemologischen Positionen, anthropologischen Modelle und nosologischen Klassifikationen der einzelnen Psychotherapieschulen hier schulenübergreifend ein gemeinsames wissenschaftliches Selbstverständnis zu erwarten ist. Es wird sowohl für die Konzeptualisierung des Erkenntnisaktes als auch für den Bereich der klinischen Theorien untersucht, ob sich die Unterschiede zwischen Psychotherapie und Medizin qualitativ von jenen zwischen den einzelnen Psychotherapieschulen abheben, sodann wird die Psychotherapie in ihrem Schwebezustand zwischen idiographischem und nomothetischem Selbstverständnis diskutiert. Zuletzt werden die Tendenzen zur Entwicklung eines gemeinsamen Wissenschafts- und Forschungsverständnisses in der Psychotherapie aufgezeigt.

2. Das wissenschaftliche Selbstverständnis der Medizin

Definiert man die Medizin von ihrem Gegenstand her als die Summe des Wissens über die Erkennung und Beurteilung von Krankheiten des Menschen sowie der Kenntnisse und Fertigkeiten zu ihrer Behandlung, könnte in einem so weit gefaßten Verständnis von Medizin die Psychotherapie als Teil der Medizin betrachtet werden. Diese Zuordnung wird jedoch in dem Moment fragwürdig, als man die Medizin nicht umfassend über ihren Gegenstand, sondern über die Methodik der Forschung

definiert. Letztere hat in den letzten zweihundert Jahren – ausgehend
von durchaus pluralistischen Ansätzen – eine Fokussierung auf die empirisch-analytische Vorgehensweise erfahren, d. h., es wurden verstehende Elemente, welche die Medizin ursprünglich beinhaltete, immer
weiter aus ihr abgedrängt. Bis zum Beginn der Neuzeit verstand sich die
Medizin als Wissenschaft und Philosophie in einem, bezog sich auf die
Welt und den Menschen als Ganzen, während sie sich seitdem, einem
ausschließlich rationalen Kalkül verschreibend unter Ausblendung des
Subjektcharakters des Kranken zunehmend auf die Merkmalssumme
seiner Befunde zentriert (vgl. Viefhues, 1984).

Während im 17. Jahrhundert der Arzt (in Ermangelung anderer dia-
gnostischer Verfahren) seine Aufmerksamkeit noch primär auf die verbalen Darstellungen des Patienten richtete, versuchte die Medizin im
18. Jahrhundert mit der Orientierung an der Lehre Newtons ihrer Praxis jene Gewißheit zu geben, welche die Physik versprach. Gegen Ende
des 19. Jahrhunderts wurden von Ärzten zur Informationsgewinnung
zunehmend „objektivere" Methoden eingesetzt (vgl. Reiser, 1978). Die
Entwicklung dieser Methoden entspricht den epistemologischen Idealen der westlichen Kultur: Das hier vorherrschende empiristische Wissenschaftsverständnis verspricht wahre Erkenntnis nur durch Sinnes-
wahrnehmung, nicht durch Nachdenken.

Die Entwicklung medizinischer Technologie war von ihren Anfängen an geprägt von der Idee, das Körperinnere wahrnehmbar zu machen. Leder (1990) bezeichnet diese Tendenz als „Flucht vor der Interpretation" (– die mit freiem Auge sichtbaren und vom Kranken beschriebenen Symptome müssen vom Arzt interpretiert werden), zeigt
aber auf, daß der Versuch, das hermeneutische Dekodieren von Symbolen durch direkte, „objektive" Wahrnehmung zu ersetzen, zum Scheitern verurteilt ist, da auch die durch das Stethoskop wahrgenommenen
Geräusche und die durch Röntgenstrahlen gefertigten Bilder letztlich
interpretiert werden müssen. Die Rolle des Deutens und Verstehens
wird gerade von den Naturwissenschaften häufig unterschätzt und
fälschlich in die Nähe philosophischer Spekulationen gerückt, wobei
leicht übersehen wird, daß die Auslegung, das Verstehen von Phänomenen (seien es Sinneswahrnehmungen oder numerische Untersu-
chungsergebnisse) als hermeneutisches Prinzip in jedem wissenschaftlichen Tun die Vorbedingung weiterer Schritte ist.

Das Unbehagen bezüglich der Subjektivität persönlicher Wahrnehmung bereitete sodann den Weg für eine zunehmende Mathematisierung der Medizin, womit ebenfalls ein Ideal moderner Wissenschaft in-
korporiert wurde: In Zahlen übersetzt – präzise und intersubjektiv

überprüfbar – schien die Krankheit eine objektive (und besser be-
herrschbare) Form angenommen zu haben. Von einem wissenschaftstheoretischen Standpunkt ausgehend liegt es natürlich nahe, darauf hinzuweisen, daß auch quantitative Daten interpretiert werden müssen
und die zunehmende Mathematisierung die Falle der „misplaced
concreteness" (Leder, 1990) in sich birgt, daß nämlich abstrakte Modelle der Realität für die Wirklichkeit gehalten werden. Dies ist auch der
Angriffspunkt für Wissenschaftskritik im allgemeinen und Medizinkri-
tik im besonderen, worauf aber in unserem Zusammenhang nicht weiter eingegangen werden soll.

Die Austreibung des Subjekts aus der modernen Medizin, das Dogma, daß im Organismus keine anderen Kräfte wirken als die physikalisch-chemischen, die auch Gegenstand anderer Naturwissenschaften
sind, und die damit einhergehende Verdrängung der Philosophie aus
der Heilkunde bilden den Hintergrund, auf dem die psychosomatische
Medizin entstand. In ihr ging es von Anfang an um die Wiederein-
führung des Subjekts, um die „Wiedergewinnung des beseelten Körpers" (vgl. Uexküll, 1991). In theoretischen Überlegungen zur Psychosomatik findet sich daher folgerichtig die Unterscheidung zwischen der
naturwissenschaftlich-kausalgenetischen Analyse der Biomedizin und
dem idiographischen Diskurs der subjektiven Bedeutungen und intentionalen Handlungen. Gegenüber der im Wesen hermeneutischen
Bemühung intentionaler Sinnzuschreibungen für Krankheit (die phänomenologische, daseinsanalytische und tiefenpsychologische Tradition
der psychosomatischen Medizin) herrscht – mit privilegiertem Zugang
zu den wissenschaftspolitisch und ökonomischen Ressourcen – derzeit
eindeutig die biomedizinisch-kausalwissenschaftliche Betrachtungsweise vor (vgl. Tress, Junkert, 1992).

Im folgenden sollen in aller Kürze einige Charakteristika dieses der
Biomedizin zugrundeliegenden Forschungsverständnisses aufgezeigt
werden:

In empirisch-analytischen Wissenschaften werden Hypothesen anhand von Beobachtungen überprüft. Zur Operationalisierung bedarf es
Verknüpfungsregeln, die jedem in der Hypothese verwendeten Begriff
beobachtbare Indikatoren zuordnen. Naturwissenschaften zeichnen
sich dadurch aus, daß den empirischen Sachverhalten theoretische Begriffe und Meßoperationen eindeutig zugeordnet werden können. So
lassen sich in weiten Teilen der Medizin wie in der Physik die Meßoperationen in den Kategorien von Zeit, Raum, Masse direkt aus den theoretischen Konzepten ableiten (vgl. Lorenzen, 1968). Obwohl im Gegen-

satz dazu die in den Human- und Sozialwissenschaften interessierenden Variablen wie Einstellungen, Bedürfnisse, Emotionen nicht direkt
gemessen werden können, wird in den bisher vorherrschenden For-
schungsdesigns vielfach die Logik des Experimentes beibehalten: Es
müssen daher meßbare Variablen definiert werden, denen entsprechend
konkreter theorienimmanenter Hypothesen oder eines vorwissen-
schaftlichen Alltagsverständnisses ein Zusammenhang mit den zugrundeliegenden Phänomenen oder Prozessen unterstellt wird. Schließlich
werden Meßoperationen festgesetzt, ohne mit Sicherheit zu wissen, ob
die darin implizierten Annahmen den interessierenden Phänomenen
überhaupt angemessen sind (vgl. Spielhofer, 1995).

Psychotherapie und Medizin unterscheiden sich also auch in bezug
auf das Verhältnis zwischen Theorie und Praxis. In der Medizin können
wissenschaftliche Befunde häufig direkt in die Praxis implementiert
werden. Manteufel und Schiepek (1995) charakterisieren dieses „Imple-
mentierungsmodell" wie folgt: Ein theoretisches Prinzip wird in der la-
borexperimentellen Grundlagenforschung überprüft, in Analogstudien
in klinische Bezüge eingebaut, im Rahmen kontrollierter Anwendungs-
experimente auf Wirkung und Nebenwirkungen getestet, um dann
nach einigen Stufen praxisbezogener Evaluation „in Serie" zu gehen.
Auf das Verhältnis zwischen psychotherapeutischer Praxis und Theorie
wird unter 5.3 detaillierter eingegangen – daß es mit dem Implementie-
rungsmodell wenig Ähnlichkeit hat, kann jedoch an dieser Stelle vor-
weggenommen werden.

In der biomedizinischen Grundlagenforschung, in der das Experiment ja das unbestritten wichtigste Forschungsmittel darstellt, werden
aus ethischen Gründen bestimmte Fragestellungen im Tierexperiment
bearbeitet. Die Ähnlichkeit der organischen Ebene zwischen Tier und
Mensch läßt hier weitgehende Aussagekraft der Ergebnisse erwarten.
Daß es für die meisten psychischen Erkrankungen kein Korrelat bei Tie-
ren gibt, stellt für die psychiatrische Forschung seit langem ein Handi-
cap dar. Man kann bei der Ratte eine Fettleber erzeugen, aber keine
Schizophrenie. Auf diese Weise verliert auch die medizinische Forschung einen Teil ihres Methodeninventars, wenn sie psychische Phänomene behandelt. Dies erklärt die Randstellung der Psychiatrie und
Psychosomatik innerhalb der Medizin und die in diesen Gebieten traditionell weite Verbreitung phänomenologisch-anthropologischer Positionen wie auch die Implementierung anderer Forschungsmethoden
(z. B. klinisch-biographische Ansätze). In diesem Sinne stellt auch
Janzarik (1994) bei der Abwägung von „Heuristik und Empirie in psychiatrischer Anwendung" fest, daß sich „seelische Individualität realwis-

senschaftlich nicht zureichend erfassen läßt. Sie verlangt heuristische Ansätze und hier insbesondere auch ein hermeneutisches Vorgehen."

Nach den revolutionierenden, v. a. gesellschaftspolitisch motivierten Entwicklungen der Psychiatrie in den sechziger Jahren (wobei bezeichnenderweise einige der entschiedensten Protagonisten der Sozialpsychiatrie ursprünglich der phänomenologisch-anthropologisch orientierten Psychiatrie verpflichtet waren), läßt sich zwischenzeitlich zweifelsfrei feststellen, daß die biologische Psychiatrie, die das „Organ Gehirn" in seiner materiellen, physikalisch-biochemischen Dimension fokussiert, an Bedeutung gewonnen hat; angesichts der Behandlungsmöglichkeiten, welche dieses Forschungsverständnis hervorgebracht hat, ist das auch verständlich. Es soll an dieser Stelle betont werden, daß hier nicht eine Gegenstandsmodellierung durch Entwertung einer anderen gerechtfertigt werden, sondern nur deren Unterschiedlichkeit aufgezeigt werden soll.

Schließlich leugnet auch die biomedizinische Forschung nicht das Bestehen psychischer Faktoren, sie begegnet ihnen allerdings in einer sehr spezifischen Weise: Um z. B. in klinischen Studien dem Versuchsleitereffekt wie auch dem Placeboeffekt auszuschalten, werden doppelblinde Verhältnisse geschaffen: auf diese Weise werden die Auswirkungen des psychischen Geschehens auf die Ergebnisse kontrolliert. Die psychischen Effekte gelten als Störfaktoren in der Auswertung empirischer Befunde und müssen daher durch trickreiches Design gleichsam „ausgefällt" werden.

Das Interessengebiet der Biomedizin hat sich in den letzten Jahren zwar vermehrt in Richtung eines bio-psycho-sozialen Spektrums erweitert, was aber an der naturwissenschaftlich-kausalanalytischen Herangehensweise nichts ändern muß. Exemplarisch seien immunologische Untersuchungen erwähnt, die signifikante Lymphozytentransformationen nach dem Tod eines Ehepartners nachwiesen. Die subjektive Bedeutung des konkreten Partnerverlustes wird dabei nicht berücksichtigt. An ihre Stelle tritt die als Life-Event operationalisierte Verwitwung (vgl. Tress, Junkert, 1992). Trotz Erweiterung der biomedizinischen Kausalanalyse um psychosoziale Zusammenhänge stellt sie damit ein grundsätzlich anderes Wissenschaftsverständnis als die hermeneutische Analyse der Phänomene in ihrer Sinnrationalität dar.

Das wissenschaftliche Selbstverständnis der klinischen Psychologie schließt nahtlos an das soeben für die Schulmedizin beschriebene an, mit all den geschilderten Folgeproblemen bei der Hypothesenbildung, Variablenoperationalisierung und Bewertung von Subjektivem als Störfaktor etc. Das Unbehagen gegenüber dem nomothetischen Modell hat in der Psychologie zwar Tradition, die gegenwärtige klinische Psychologie operiert jedoch – in engem Schulterschluß mit der Medizin – ganz überwiegend im empirisch-analytischen Paradigma. Die zahlreichen Teilbereichstheorien der Psychologie, in denen der Mensch als intentionaler Akteur nicht vorkommt, sondern die das Psychische auf das uns Widerfahrende beschränken, sind aber nicht geeignet, das menschliche Erleben von Intentionalität und Sinn zu rekonstruieren (vgl. Tress, 1988).

3. Wissenschaftstheoretischer Exkurs

Als Modell für die Naturwissenschaft wird vielfach die klassische Physik bemüht, der ein dogmatischer Realismus zugrunde liegt: Es gibt hiernach keine sinnvollen Aussagen über die materielle Welt, die nicht objektiviert werden können. Die Gegenüberstellung von Unentschiedenem und Tatsächlichem stellt im positivistischen Sinn ein Kriterium für die Unterscheidung von Metaphysik und Wissenschaft dar; das Subjekt wird in den Erkenntnisprozeß nicht einbezogen.

Durch die Quantentheorie bzw. die Heisenbergsche Unschärferelation wurde diese positivistische Position innerhalb der Physik nachhaltig erschüttert. Nach Niels Bohr verhalten sich in der Quantentheorie Ort und Impuls eines Teilchens zueinander komplementär, da die Bestimmtheit des Ortes die Bestimmtheit des Impulses ausschließt und umgekehrt. Im Sinne der klassischen Physik müßten beide Eigenschaften zugleich und in ihrer Wechselwirkung bestimmbar sein. Die Unbestimmtheit (Unschärfe) ist eine Folge der Komplementarität.

Weizsäcker (1943) führt aus, daß der Zustand eines Objektes Eigenschaften umfaßt, die sich jeweils mit unterschiedlicher Begrifflichkeit fassen und mit unterschiedlichen Meßinstrumenten einzeln bestimmen lassen. Eine Meßanordnung, die den Ort eines Elektrons bestimmt, schließt eine Meßanordnung aus, die gleichzeitig den Impuls eines Elektrons bestimmt. Durch die Wahl der Meßanordnung bringt sich auch der Forscher als Subjekt ein.

Wenn wir zusammenfassen, daß Komplementarität auf zusammengehörige, einander ergänzende, aber in bezug auf die gleichzeitige Erfassung ausschließende Züge hinweist (je genauer ich eine Qualität eines Zustandes bestimme, um so unbestimmter wird eine andere Qualität dieses Zustandes), wird offensichtlich, daß die Deutung der Quantenmechanik eine neue Reflexion der Leib-Seele-Problematik nahelegt (vgl. Weizsäcker, 1972). Die Kausalanalyse biologischer, aber auch biopsychosozialer Zusammenhänge und die hermeneutische Analyse der Phänomene in ihrer Sinnrationalität fokussieren komplementäre Qualitäten, wobei aus erkenntnistheoretischen Gründen die jeweils andere Position nur unbestimmt wahrgenommen werden kann.

Wenn der Arzt den Patienten nach herkömmlicher positivistischer Methode untersucht, defokussiert er zwangsläufig die seelische Dimension, indem er seine Aufmerksamkeit objektivierbaren Eigenschaften des kranken Organs statt der hermeneutisch zu erfassenden Sinnrationalität des Kranken zuwendet. Aus dem soeben entwickelten Verständnis von Komplementarität heraus muß das nicht heißen, daß er die seelische Dimension leugnet, sondern lediglich, daß sie sich mit seiner Methode nicht aufhellen läßt, sie somit indeterminiert bleibt. Entscheidet sich der Arzt hingegen für die Fokussierung der seelischen Dimension einer Krankheit, wird der Zustand wiederum nur teilweise erfaßt, da in diesem Fall die somatische Position nur unbestimmt wahrgenommen wird (vgl. Küppers, 1992).

Da der funktional-kausalanalytische und der intentional-hermeneutische Zugang epistemologisch nahezu unabhängige Ebenen von Erkenntnis darstellen und Erklärungen nur innerhalb einer Ebene existieren, „möge der psychologische Forscher darauf verzichten, den Menschen in all seinen Facetten in einem Forschungsprogramm auf einmal erfassen zu wollen" (Jüttemann und Thomä, 1987). Gleiches ist natürlich für den Forscher in der Medizin zu fordern.

4. Konzeptualisierung des therapeutischen Handelns

Die bisherige wissenschaftstheoretische Reflexion von Medizin und Psychotherapie hat grundlegende Unterschiede im wissenschaftlichen Selbstverständnis der beiden Disziplinen aufgezeigt. Dennoch könnte man – gerade wenn beide Disziplinen nicht ausschließlich als Wissenschaften, sondern als die systematische Anwendung von Fachwissen zur Behandlung von Menschen mit krankheitswertigen Symptomen verstanden werden – argumentieren, daß der Vorsprung von Medizinern in bezug auf die Psychotherapie (denn ein solcher muß unterstellt werden, wenn der Arzt berechtigt sein soll, ohne die im Psychotherapiegesetz formulierten Voraussetzungen als Psychotherapeut arbeiten zu können) nicht in ihrem theoretischen Fachwissen besteht, sondern in ihrer Erfahrung im Umgang mit Kranken. Dieses Argument unterstellt eine wesentliche Gleichartigkeit medizinischer und psychotherapeutischer Behandlung, hält aber, wie im folgenden gezeigt werden soll, einer kritischen Betrachtung nicht stand. Wir müssen dazu das Diskussionsfeld des wissenschaftlichen Selbstverständnisses verlassen und uns statt dessen mit der Natur der aus der ärztlichen Praxis erwachsenden Handlungskompetenz beschäftigen.

Diese Kompetenz bedarf nämlich einer etwas differenzierteren Betrachtung, wenn sie in einen anderen Kontext als den der Schulmedizin gestellt wird. Als entscheidendes Merkmal ist zunächst zu nennen, daß sich der Arzt als Handelnder und Experte definiert und als solcher vom Patienten auch wahrgenommen wird. Die Rollenverteilung ist asymmetrisch. Die Medizin ist damit eine monologische Wissenschaft, in der der Arzt weiß und der Patient dem ärztlichen Rat folgt. Es wird so ein Charakteristikum der experimentellen Forschung wiederholt: Wenn das Untersuchungsobjekt wie ein Gegenstand verstanden wird, vollziehen sich Deutung und Realitätsprüfung monologisch (vgl. Wesiack, 1973).

Im Gegensatz dazu handelt es sich bei der Psychotherapie um eine dialogische Wissenschaft, in der Anweisung und (Verhaltens-)Verschreibung zwar vorkommen und in einigen Schulen (v. a. in der Verhaltenstherapie) sogar eine wesentliche Methode darstellen, die aber im Grunde als eine Subjekt-Subjekt-Beziehung konstituiert ist, bei der aus dem Dialog eine intersubjektive Bedeutungsstruktur entsteht. Dieser Aspekt ist aus der modernen Medizin entschwunden: Krankheit hat keinen (inter)subjektiven Sinn und keine Bedeutung und bleibt damit, wenn auch vielleicht behandelbar, unverständlich. Historisch betrachtet stellte dies auch eine bedeutende Leistung der Medizin dar: Sie befreite von den mit Krankheit verbundenen Schuldgefühlen.

Während dem diagnostischen Prozeß in der modernen Medizin ein technisches Handlungsverständnis zugrunde liegt, sind Erkenntnis, aber auch Veränderung (Heilung) in der Psychotherapie eine Funktion des Beziehungshandelns. Das wesentliche therapeutische Agens in der Psychotherapie ist die Beziehung, während es in der Medizin die physikalisch-chemische Manipulation ist. Wenn ein Biomediziner die Erfahrung macht, daß die Begegnung ausreichte, um den Patienten zu heilen, schließt er daraus, daß dieser nicht krank war. Im Gegensatz dazu darf die „zentrale Bedeutung der zwischenmenschlichen Beziehung von Therapeut und Patient für den Therapieerfolg als empirisch bestgestützte Aussage von Psychotherapieforschung gelten" (Czogalik, 1990). Das zwischenmenschliche Geschehen ist damit nicht nur Rahmenbedingung, wie es auch von einem verantwortungsvollen Arzt berücksichtigt wird, sondern selbst eines der wichtigsten Mittel, um therapeutische Veränderung zu bewirken. Darüber hinaus fokussiert die Psychotherapie die subjektiven Krankheitstheorien zuungunsten von

Expertendiagnosen. Die wesentlichsten therapeutischen Handlungs-
und Beziehungskompetenzen sind daher Dialogfähigkeit, verbunden
mit der Offenheit und Neugier, fremde Sinn- und Lebensweltkon-
struktionen in einem gemeinsamen Dialog von im wesentlichen gleichberechtigten Partnern zu erkunden und u. U. neu auszuhandeln und
auszugestalten. Der Psychotherapeut ist somit viel mehr „in" der Therapie, d. h. selbst als Dialogpartner Bestandteil des therapeutischen
Prozesses, als der Schulmediziner oder auch der klinische Psychologe,
die sich mittels Diagnostik und Verschreibung von diesem Dialog
distanzieren. Die für Psychotherapie notwendigen Handlungskompe-
tenzen sind daher völlig anders gelagert als die der Medizin: Sie werden
durch die Sozialisation zum Mediziner und die Beziehungslogik des
ärztlichen Berufes nicht nur nicht gefördert, sondern geradezu verdrängt.

5. Das Selbstverständnis von Psychotherapie in Abgrenzung von der Medizin

Will man Psychotherapie jedoch nicht nur in Abgrenzung von der Medizin, sondern aus sich selbst heraus definieren und beschreiben, wird
man unausweichlich mit der Verschiedenheit der einzelnen psychotherapeutischen Schulen konfrontiert: Sind diese Unterschiede zwischen
den verschiedenen Psychotherapieschulen nun überhaupt von anderer
Art als zwischen Psychotherapie und Medizin?

5.1. Konzeptualisierung des Erkenntnisaktes

Die Unterschiede zwischen den Psychotherapieschulen beschränken
sich nicht auf psychotherapeutische Techniken und klinische Theorien,
sondern finden sich auch in der Konzeptualisierung des Erkenntnisaktes: Daseinsanalytiker werden ihren Erkenntnisprozeß eher phänomenologisch, Psychoanalytiker eher hermeneutisch, Verhaltenstherapeuten teilweise in Anlehnung an die Klinische Psychologie empirisch-analytisch verstehen. Es lassen sich jedoch auch auf erkenntnistheoretischer
Ebene gewisse Gemeinsamkeiten beschreiben: Pieringer (1991) unter-
nahm den Versuch, Aspekte der im philosophischen Diskurs vorherrschenden vier Erkenntnismethoden (phänomenologisch, dialektisch,
empirisch-analytisch und hermeneutisch) in allen Psychotherapieschulen nachzuweisen.

Explizit wird in der Fachliteratur schulenübergreifend vor allem hermeneutisches Erkennen in der Psychotherapie beschrieben, d. h., der Therapeut wird im wesentlichen als Zuhörer und Interpret eines Textes verstanden. Eine besonders ausführliche Auseinandersetzung mit der Hermeneutik findet sich in der psychoanalytischen Literatur einerseits von Psychoanalytikern, andererseits von Philosophen und Wissenschaftstheoretikern, die sich mit den Besonderheiten der Erkenntnis in der Psychoanalyse auseinandersetzen (vgl. Lorenzen, 1974; Gadamer, 1965; Habermas, 1973; Ricoeur, 1969). Unzählige Texte widmen sich der Frage, ob es sich bei der Psychoanalyse um eine spezielle hermeneutische, auslegende Wissenschaft handelt und althergebrachte Interpretationsregeln nur den besonderen Gegebenheiten der Psychopathologie oder der therapeutischen Beziehung angepaßt werden oder ob durch die Annahme des Unbewußten die philologischen und historischen Deutungsregeln um eine Dimension erweitert wurden und dadurch ein originäres theoretisches, erklärendes Paradigma im Sinne des Wissenschaftstheoretikers Kuhn entstand (vgl. Thomä und Kächele, 1973).

Neben diesem Spezifikum der psychoanalytisch-interpretierenden Situation im Vergleich mit einer etwa literaturwissenschaftlichen Textinterpretation ist folgendes Charakteristikum auch für andere Therapiemethoden gültig: Während bei der Textinterpretation der hermeneutische Zirkel in einer imaginierten Interaktion vollzogen wird, besteht zwischen Psychotherapeut und Patient eine reale Interaktion. Psychotherapie wirkt vielfach dadurch, daß sie eingeschliffene Sprachspiele des Klienten in Frage stellt, indem der Therapeut seine eigenen subjektiven Interaktionsformen als „Vorannahmen" in den hermeneutischen Prozeß einbringt. „Die psychotherapeutische Deutung muß daher über die philologische Verfahrensweise hinausgehen und Sprachanalyse mit der psychologischen Erforschung allgemeiner Interaktionsmuster vereinen" (Spielhofer, 1995).

Die Bedeutung der Hermeneutik wurde auch von Vertretern anderer Therapieschulen erkannt und in einer von der jeweiligen Theorie geprägten Sprache ausformuliert: So sprechen z. B. Anderson und Goolishian (1992) in der systemischen Familientherapie von der Position des Nichtwissens, die es dem Therapeuten erlaubt, die Einzigartigkeit der subjektiven Wahrheit des einzelnen Klienten kennenzulernen, und stellen so den hermeneutischen Zirkel im dialogischen Prozeß ins Zentrum der systemischen Therapie.

Zusammenfassend kann in diesem Zusammenhang auf die auf Dilthey zurückgehende Unterscheidung von erklärenden und verstehenden Wissenschaften verwiesen werden: Die Medizin zählt zu den erklärenden Wissenschaften, die kausal- bzw. konditionsanalytisch die Bedingungen des Auftretens und/oder Verschwindens von Symptomen erklärt und dabei bevorzugt objektivier- und veränderbare äußere Bedingungen berücksichtigt, während die Psychotherapie schulenunabhängig ein hermeneutisches Verstehen des Subjekts unter besonderer Berücksichtigung innerer (systemimmanenter) Bedingungen verfolgt. Blankenburg (1992) stellt in diesem Zusammenhang eine an Heteronomie orientierte, krankheitszentrierte einer an Autonomie orientierten, personzentrierten Vorgehensweise gegenüber, wobei erstere mit der Gefahr reduktionistischer Unterinterpretation, letztere mit der Gefahr spekulativer Überinterpretation verbunden ist.

5.2. Anthropologische Grundannahmen, Nosologie und klinische Theorie

Neben dem gemeinsamen sinnstiftenden, der Biographie des einzelnen gerecht werdenden Erkennen in der psychotherapeutischen Situation verfügen die einzelnen psychotherapeutischen Schulen aber auch über verschieden ausgeprägte theoretische Modelle: verschiedene Menschenbilder, Nosologien und klinische Theorien. Im folgenden soll untersucht werden, ob nicht nur in der Konzeptualisierung des Erkenntnisaktes, sondern auch in der Art dieser theoretischen Modelle Unterschiede zwischen Psychotherapie und Medizin bestehen, die sich qualitativ von jenen zwischen den einzelnen Psychotherapieschulen abheben.

   Die moderne Medizin arbeitet, wie oben ausgeführt, mit einem biologischen Organismusmodell: Krankheiten sollen in ihren molekularen Ursachen erklärt und dann physikalisch-chemisch behandelt werden. Medizinisches Wissen wird in eine logisch-rationale Begrifflichkeit gefaßt, die für Naturwissenschaften charakteristisch ist. Auch aus der empirischen Soziologie und der Verhaltenspsychologie ist jedoch diese Reduktion auf rationalistische Modelle bekannt, so daß es keine glatte Grenze gibt, welche die Medizin von den psychotherapeutischen Schulen zugrundeliegenden Modellen trennt. So beschränkt z. B. der Behaviorismus den Bereich legitimer Wissenschaft – genau wie die Medizin – auf das experimentell und quantitativ Faßbare und zielt damit auf Voraussage, Kontrolle und generalisierte Gesetzesaussagen ab (vgl. Gröschke, 1980). Eine im engeren Sinne behavioristische Verhaltenstherapie wäre somit in ihrem Wissenschaftscharakter näher bei der Medizin angesiedelt als bei den meisten anderen psychotherapeutischen Schulen. Durch den zunehmenden Einfluß des Kognitivismus ist jedoch auch innerhalb der Verhaltenstherapie die dogmatisch-behavioristische Position radikal in Zweifel gezogen und den subjektiven Sinnzusammenhängen mehr Platz eingeräumt worden.

In Anlehnung an die schon erwähnte Unterscheidung von erklärenden und verstehenden Wissenschaften können hier Wissenschaften, die nach Ursachen und solche, die nach Motiven, Gründen und Sinnzusammenhängen (Informationsverarbeitung innerhalb symbolischer Systeme) suchen, unterschieden werden (Mentzos, 1973). Erstere haben mit „Tatsachen", einer „faktischen Realität" (– in einer konstruktivistischen Terminologie spricht man hier von Beobachtungen 1. Ordnung), die anderen mit Bedeutungen zu tun.

In einer psychischen Realität wird das Faktische durch Symbolisierung (durch Einordnung in ein intersubjektiv gültiges System von Symbolen und Begriffen) zu einer von mehreren Möglichkeiten. Nun lassen sich zwar Ursachen und Gründe unter dem Oberbegriff „kausalrelevante Faktoren" (vgl. Sherwood, 1969) subsumieren, doch handelt es sich bei den „Gründen", anders als in physikalischen kausalen Bedingungsgefügen nicht um zwingende, sondern um potentielle Wirkungen, was darauf zurückzuführen ist, daß soziale und psychologische Variablen keine kontextunabhängige Bedeutung haben.

Die Medizin bewegt sich im Bereich des Faktischen, „Tatsachen" wie morphologische Strukturen, elektrophysiologische Vorgänge oder biochemische Parameter werden durch spezifische Verfahren erhoben und miteinander in Beziehung gesetzt (Beobachtungen 1. Ordnung). Diese Beziehungen sind zunächst hypothetischer Art (z. B. die „Dopaminhypothese" der Schizophrenie) und können in weiterer Folge überprüft werden. Da die Medizin keine theoretische Wissenschaft ist, wird nicht nur auf der Basis „sicheren Wissens" gehandelt, sondern auch auf der Basis empirischer Bewährung. Von etlichen Pharmaka ist der exakte Wirkmechanismus nicht bekannt, was aber den Einsatz nicht verhindert, sofern die Wirkung nachgewiesen ist. Tatsächlich wurden viele der wesentlichsten Wirksubstanzen in der Medizin nicht theoriengeleitet entwickelt, sondern „gefunden".

Der psychotherapeutische Prozeß hingegen kann als idiographischer Diskurs der subjektiven Bedeutungen und intentionalen Handlungen (Beobachtungen 2. Ordnung) verstanden werden. Nicht objektiv zu erfassende Körperfunktionen, sondern die innerseelische Subjektivität sind Gegenstand der Psychotherapie.

5.3. Psychotherapie zwischen idiographischem und nomothetischem Selbstverständnis

Charakteristisch für die Psychotherapie dürfte nun aber gerade nicht die klare Zuordnung zu einem ausschließlich idiographischen Selbstverständnis mit dem Ziel des möglichst vorurteilsfreien, nur die Individualität des einzelnen fokussierenden Verständnisses sein. Würde sich die Psychotherapie in diesem Sinne phänomenologisch definieren, bestünde ihr Know-how ausschließlich in der Fähigkeit zur vorurteilsfreien, von jeder Kategorisierung befreiten Betrachtung. Im Gegensatz dazu beinhalten die einzelnen psychotherapeutischen Theorien aber auch Wissen um bestimmte Regel- oder Gesetzmäßigkeiten, vorsichtiger ausgedrückt das Wissen um bestimmte Zusammenhänge und Muster, die sich trotz aller Individualität der Ausgestaltung immer wieder (in manchen Theorien universell) beschreiben lassen. Dieses Spannungsverhältnis zwischen nomothetischem und idiographischem Selbstverständnis scheint mir nun charakteristisch für die Psychotherapie.

In der Psychoanalyse hat die Beschäftigung mit dem Spannungsverhältnis zwischen hermeneutischem Verstehen der Idiosynkrasie des Einzelfalls und generalisierenden Aussagen, die das Wissen über Persönlichkeitsstrukturen und seelische Prozesse erweitern sollen, lange Tradition (vgl. Lorenzer, 1985). Modell (1984) bezeichnet die Psychoanalyse in diesem Zusammenhang als „eine Wissenschaft zwischen den Wissenschaften", da sie den ständigen Wechsel zwischen empathischer Identifikation und naturwissenschaftlicher Beobachtungsposition erfordert, und auch Strenger (1991) lokalisiert die Psychoanalyse zwischen der Hermeneutik und der Nomothetik, da es ihr einerseits um das Verstehen unbewußter Sinnstrukturen, andererseits um das Erklären seelischer Prozesse geht. Es ist nicht erstaunlich, daß diese Frage vor allem von Psychoanalytikern behandelt wurde, ist doch die Psychoanalyse nicht nur die Schule mit der umfangreichsten und elaboriertesten klinischen Theorie, sondern auch die mit der längsten Tradition der Auseinandersetzung mit wissenschaftstheoretischen Fragestellungen. Grundsätzlich charakterisiert dieses Spannungsverhältnis jedoch auch jede andere psychotherapeutische Schule.

In der konkreten Behandlungssituation vollzieht sich der hermeneutische Zirkel zwischen Fragen, die dem Verständnis der Individualität des einzelnen dienen, und der Reflexion dieser Informationen vor dem theoretischen Hintergrund der jeweiligen psychotherapeutischen Theorie. Die schulenspezifische klinische Theorie stellt damit jenen Hintergrund zur Verfügung, vor dem erst die Individualität des Patienten, die sich in losgelöster Reinheit gar nicht denken und in Sprache fassen läßt, erfaßt werden kann. Da das Besondere und das Allgemeine zueinander in einem dialektischen Verhältnis stehen, ist Individualität nur als ein individuelles Allgemeines zu verstehen und zu erklären (vgl. Tress, Fischer, 1990). In der psychotherapeutischen Praxis interessieren somit die jeweils individuellen Konstellationen von allgemeinen Typen der Interaktion, Persönlichkeitsentwicklung, Symptombildung etc.

Die Art der „Betrachtung" des Gegenübers in der Psychotherapie ist daher bei weitem nicht „vorurteilsfrei", wie es von der phänomenologischen Wesensschau angestrebt wird, sondern immer „theorieninfiltriert". Jede Psychotherapieschule fokussiert in ihren Theorien bestimmte Zusammenhänge, so daß Therapeuten für die Wahrnehmung bestimmter Muster sensibilisiert werden. Der Psychoanalytiker wird geschult in der Wahrnehmung von Übertragungsphänomenen, der kognitive Verhaltenstherapeut spürt die hinter dem Symptom stehenden dysfunktionalen Kognitionen auf, der Familientherapeut fokussiert Muster der familiären Interaktion. Was in der therapeutischen Situation wahrgenommen wird sowie die Wahl der weiterführenden Fragen, entspricht daher sicher nicht nur der Individualität des jeweiligen Klienten, sondern auch den theoretischen Konstrukten des Therapeuten.

Beobachtungen werden also entlang der für die jeweilige Therapieschule spezifischen Leitdifferenz miteinander in Beziehung gesetzt: in der Psychoanalyse z. B. vorrangig entlang der Leitdifferenz bewußt – unbewußt, während in der systemischen Therapie vor allem die Kontextabhängigkeit, in der kognitiven Verhaltenstherapie der Zusammenhang zwischen Wahrnehmung und Kognition fokussiert wird. Die schulenspezifischen Theorien stellen damit neben einer speziellen Fachsprache Wissen über Zusammenhänge von Phänomenen zur Verfügung. In den schulenspezifischen Techniken werden darüber hinaus die schulenspezifischen Hypothesen instrumentalisiert: So wird z. B. durch das zirkuläre Fragen in der systemischen Therapie die Grundannahme der Vernetztheit instrumentalisiert, durch die Deutung in der Psychoanalyse der Zusammenhang zwischen bewußten und unbewußten Inhalten ausgedrückt und durch systematische Desensibilisierung in der Verhaltenstherapie lerntheoretische Konzepte umgesetzt.

Wenn nun davon gesprochen wird, daß der Psychotherapeut den Klienten durch die „Brille" seiner theoretischen Konstrukte sieht, muß das aber nicht heißen, daß dadurch die Wahrnehmung des Therapeuten wie z. B. durch das Tragen einer Infrarotbrille (die für UV-Licht nicht durchlässig ist) eingeschränkt wird. Könnte der Therapeut wirklich nur das wahrnehmen, wofür er Worte und Modelle in seiner Theoriensprache vermittelt bekommen hat, könnten weder neue Theorien entwickelt noch vorhandene kritisiert oder revidiert werden. Offensichtlich gibt es keinen geschlossenen Zirkel zwischen der schulenspezifischen Ausbildung und der Wahrnehmung bzw. Gestaltung von therapeutischen Prozessen. Die schulenspezifischen Theorien sind nicht verschiedene Keksformen, mit denen man aus jedem Teig dieselben Formen ausstechen kann. Keksformen können durch den Teig nicht verändert werden, die Summe der therapeutischen Erfahrungen bewirkt hingegen sehr wohl Veränderungen in der Theorienlandschaft. Dies drückt sich zum einen in dem vielfach bestätigten Phänomen aus, daß sich die Praxis erfahrener Psychotherapeuten verschiedener Schulen stärker ähnelt als die von Berufsanfängern, zum anderen in der Entstehung von neuen und der Modifikation bestehender theoretischer Konstrukte.

Wir müssen also davon ausgehen, daß es eine hochkomplexe und teilweise simultane Wechselwirkung zwischen den theoretischen Konstrukten und den konkreten therapeutischen Erfahrungen gibt. Theoretische Vorannahmen beeinflussen zwar die Wahrnehmung des Therapeuten und strukturieren sein Handeln, legen es aber nicht eindeutig fest, da sich therapeutisches Handeln nicht als zwingende Deduktion aus einer Theorie herleiten läßt.

Aufgrund der Komplexität dieser Wechselwirkung, aber auch aufgrund der Komplexität des Psychischen selbst ist nicht davon auszugehen, daß Theorien psychotherapeutischer Schulen auf der Basis konkreter empirischer Daten einfach falsifiziert werden können. Poppers Anspruch auf Falsifizierbarkeit einer Aussage als Kriterium für ihre Wissenschaftlichkeit muß von der Psychotherapie nicht deshalb unerfüllt bleiben, weil die Psychotherapie keine Wissenschaft ist, sondern weil es ein der Komplexität des Psychischen nicht gerecht werdendes und daher unangemessenes Kriterium ist. Auch soziologische, politische oder ökonomische Theorien können nicht durch Einzelbeobachtungen falsifiziert werden, und wie der Wissenschaftshistoriker Kuhn eindrucksvoll gezeigt hat, ist das Falsifikationsprinzip nicht einmal geeignet, die Entwicklung der Naturwissenschaften nachzuzeichnen, da „kein bisher durch das historische Studium der wissenschaftlichen Entwicklung aufgedeckter Prozeß irgendeine Ähnlichkeit mit der methodologischen Schablone der Falsifikation durch unmittelbaren Vergleich mit der Natur hat" (Kuhn, 1988).

Für die Psychotherapie ist in diesem Zusammenhang auch das Verhältnis von Theorie und Praxis zu problematisieren, da sich die psychotherapeutische Praxis keineswegs aus der unmittelbaren Anwendung

von Theorien ergibt. Während in den Naturwissenschaften, wie vom
Kritischen Rationalismus gefordert, aus den Theorien konkrete Hypothesen abgeleitet und im Experiment überprüft werden können, fehlt
dieses Szenario für die Psychotherapie. Das entscheidende Kriterium
bei der experimentellen Hypothesenprüfung ist die Ausschaltung inter-
ferierender Variablen (– um zu beweisen, daß alle Körper unabhängig
vom Gewicht gleich schnell fallen, mußte der Luftwiderstand ausgeschlossen, also eine Vakuumpumpe erzeugt werden), was im naturwissenschaftlichen Experiment zumeist möglich, in der therapeutischen
Situation aber nie zu erreichen ist. Theoretische Konzepte in der Psychotherapie dienen also nicht der eindeutigen und detaillierten Festlegung der therapeutischen Praxis, sondern als Heuristiken zur Problemlösung und Entscheidungsfindung. Sie strukturieren die Kommunikation über Praxis, machen sie durch Reduzierung der Komplexität
verstehbar, vermittelbar und transparent. In diesen Funktionen können
sich theoretische Konzepte mehr oder weniger bewähren, es handelt
sich aber dabei kaum um eine Überprüfung im Sinne eines empirischen
Falsifikationsversuches (vgl. Manteufel und Schiepek, 1995).

5.4. Wissenschaftliches Arbeiten in der Psychotherapie

Worin besteht nun die Wissenschaftlichkeit psychotherapeutischer
Theorien, was ist die Alternative zu Poppers Falsifikationskriterium?
Wodurch ist wissenschaftliches Handeln im Bereich der Psychotherapie
charakterisiert? Zunächst ist es mir wichtig, eine klare Unterscheidung
zwischen psychotherapeutischer Kompetenz und wissenschaftlicher
Arbeit zu treffen. Zuerst zur Kompetenz: Psychotherapeutisches Arbeiten geht über die Anwendung von Fachwissen, wie beim Arzt, Juristen
oder Mechaniker erforderlich, weit hinaus, trotzdem soll aber auch dieser Aspekt nicht vernachlässigt werden. Das in der psychotherapeutischen Situation nötige einfühlsame Verstehen wiederum erfordert mehr
als die Sensibilität, die man z. B. von einem Kunstkritiker erwartet,
nämlich Beziehungskompetenz. Im Unterschied zu texthermeneuti-
schen Problemstellungen muß der Psychotherapeut seine Fähigkeit
zum einfühlsamen Verstehen in einer Beziehung entfalten, die häufig
von pathologischen Beziehungsangeboten des Klienten (Idealisierung,
Entwertung, Symbiosewunsch etc.) geprägt ist. Neben dem verfügbaren theoretischen Wissen und der Beziehungskompetenz zeichnet den
guten Psychotherapeuten wohl noch eine Fähigkeit aus, die am ehesten
mit aus der Musik entlehnten Termini zu bezeichnen ist: ein feines

„Gehör" für „Lösungs- bzw. Veränderungsmelodien", ein „Rhythmus-gefühl" für den therapeutischen Prozeß. Ich glaube tatsächlich, daß bestimmte Entscheidungen, z. B. der periodische Wechsel zwischen Abstraktion und Konkretisierung eher der „Musikalität" des Therapeuten entsprechen, als daß sie im Einzelfall theoretisch fundiert sind.

Unabhängig von all diesen Kriterien psychotherapeutischer Kompetenz betätigen sich einzelne Psychotherapeuten auch wissenschaftlich: Neben der Untersuchung von Psychotherapieeffekten, auf die hier nicht weiter eingegangen werden soll, verdient die begrifflich-konzeptionelle Arbeit, bei der es um die theoretische Bearbeitung der konkreten klinischen Erfahrung geht, besondere Würdigung.

Moser (1989) analysiert Theoriebildungsprozesse und unterscheidet für die Psychoanalyse folgende Schritte: Im Deutungsprozeß werden Minitheorien generiert, welche individualspezifische Modelle einer hochkomplexen Interaktionssituation darstellen. In diesem ersten Schritt erfolgt also die Zuordnung wahrgenommener Phänomene zu präformierten Mustern, die entweder der spezifischen klinischen Theorie oder dem Alltagswissen des Therapeuten entstammen, was sich auch als „Wahrnehmung durch die Brille des Therapeuten" beschreiben ließe. Der erste Generalisierungsschritt betrifft nun die Formulierung „nicht individueller kondensierter Metaphern", welche eine „anschauliche, narrative Vorstufe des Konzeptualisierungsniveaus" darstellen. Die weitere Generalisierung führt über die Formulierung von Konzepten (für die Psychoanalyse z. B. Abwehr, Über-Ich, Narzißmus) zu den theoretischen Modellen, die ein formales System einführen, um Strukturen und Relationen von Konzeptverbänden zu exemplifizieren.

So konsistent diese Darstellung der Theorienentwicklung auch sein mag, klingt sie für mich doch eher (wie auch das Falsifikationsprinzip des Kritischen Rationalismus) wie eine Tanzschule des Denkens, als daß sie den tatsächlichen Entstehungszusammenhang psychotherapeutischer Theorien nachzeichnen würde. In der Realität findet der Wechsel zwischen den verschiedenen Generalisierungs- und Abstraktionsstufen wahrscheinlich viel sprunghafter und weniger logisch-diszipliniert statt. Viele Autoren bewegen sich bei der Reflexion ihrer therapeutischen Arbeit auf einem bestimmten, ihnen am besten entsprechenden Abstraktionsniveau, ohne jede einzelne Abstraktionsstufe selbst begrifflich zu entwickeln. Um so wichtiger ist, daß die „übersprungenen Stufen" der Abstraktion von anderen an theoretischer Auseinandersetzung Interessierten „ausgefüllt" werden, damit die Argumentation gedanklich wie begrifflich präzise und für den Außenstehenden logisch nachvollziehbar wird. Wie in fast allen wissenschaftlichen Disziplinen besteht auch in

der Psychotherapie ein Bedarf an theoretischen Diskursen, also logisch
stringenten Denkleistungen im Sinne der wissenschaftlichen Argumentation, die auf verschiedenen Formen der Erfahrung (empirischen, aber
nicht experimentellen Beobachtungen) basieren (vgl. Leuzinger-Bohleber, 1995). Dieser theoretische Diskurs ist nicht zuletzt deshalb so wichtig, weil nur er die Nachvollziehbarkeit und Kritisierbarkeit der Argumentation gewährleistet, welche wissenschaftliche Modelle von Glau-
benssätzen unterscheidet.

Die kritische Reflexion der Wechselwirkung von Konzeptbildung
und klinischer Wahrnehmung wäre eine weitere Anforderung an wissenschaftliche Arbeiten in der Psychotherapie. In der Psychoanalyse, wo
mit der Ich- und Selbstpsychologie sowie verschiedenen Versionen der
Objektbeziehungstheorien konkurrierende Theorien nebeneinander
bestehen, gibt es erste Versuche, den Einfluß verschiedener Konzepte
auf die Wahrnehmung, die Datenextraktion und darauf basierenden Interpretationen systematisch zu reflektieren (vgl. Pine, 1994, zitiert bei
Leuzinger-Bohleber, 1995). Kühn extrapoliert, ließe sich spekulieren,
ob sich diese Praxis der „kommunikativen Validierung" theoretischer
Konzepte nicht auch schulenübergreifend weiter entwickeln könnte.
Am ehesten ließe sich diese schulenübergreifende theoretische Auseinandersetzung wohl in jenen Institutionen denken, in denen schon jetzt
Vertreter verschiedener psychotherapeutischer Schulen nicht nur nebeneinander existieren, sondern ihre Arbeit nach dem metaphorisch
verwendeten Motto „Ich seh, ich seh, was du nicht siehst" (vgl. Datler
et al., 1989) gegenseitig befruchten.

6. Tendenzen zur Entwicklung eines gemeinsamen Wissenschafts- und Forschungsverständnisses in der Psychotherapie

Die Unterschiedlichkeit theoretischer Konstrukte, Anthropologien und
Nosologien verschiedener Psychotherapieschulen dürfte dafür verantwortlich sein, daß sich die Psychotherapie bislang kaum als einheitliche
Wissenschaft definiert hat. Auch heute noch sind diese Probleme bei einer wissenschaftstheoretischen Diskussion nicht gänzlich überwunden.
In den letzten Jahren gab es jedoch verstärkte Bestrebungen, sich mit
Psychotherapie schulenübergreifend zu befassen, wofür auch das Erscheinen von Psychotherapie-Journalen spricht, die keine schulenspezifische Ausprägung mehr zeigen (z. B. „Der Psychotherapeut", „Die Psychotherapeutin").

(1) Innerhalb der *empirischen* Psychotherapieforschung macht sich das Streben nach schulenübergreifenden Aussagen über Psychotherapie durch das seit den 80er Jahren zunehmende Interesse an der Prozeßforschung bemerkbar, welche unabhängig von theoretischen Modellen der einzelnen psychotherapeutischen Schulen die interaktionelle Dynamik der Psychotherapie untersucht und der Frage nachgeht, mit welchen theoretischen Modellen dieser Prozeß angemessen konzeptualisiert werden kann.

Als Ausgangspunkt dafür kann das schon in der Einführung genannte Äquivalenzparadoxon angesehen werden: Empirische Psychotherapieforschung (Outcome-Forschung) hat gezeigt, daß unterschiedliche therapeutische Vorgehensweisen zu gleichen Wirkungen führen. In einem ersten Interpretationsversuch unterschied man daher die theorieabhängigen spezifischen von unspezifischen Faktoren und schrieb letzteren die wichtigeren Effekte der Psychotherapie zu. Diese Unterscheidung wird allerdings zunehmend obsolet, da sich, was als spezifisch oder unspezifisch gelten kann, primär als eine Frage der Leitdifferenz und des theoretischen Interesses des Beobachters darstellt (vgl. Schiepek et al., 1995).

(2) Auf die *pragmatisch* orientierte Entwicklung integrativer Therapien, die eklektizistisch wirksame therapeutische Strategien aus verschiedenen Schulen kombinieren, soll hier nicht weiter eingegangen werden, da sie zumeist auf wissenschaftstheoretischer Ebene wenig reflektiert sind und daher unsere Darstellungen nicht befruchten können.

(3) Interessanter sind jene *theoretischen Modelle*, die helfen, die Vielfalt verschiedener Therapieschulen zu strukturieren. Weite Verbreitung hat in diesem Zusammenhang jüngst das Wirkfaktorenmodell von Grawe erfahren, in welchem er darlegt, daß letztlich alle Therapiemethoden die gleichen Wirkprinzipien realisieren, diese aber auf einer abstrakteren Ebene zu suchen sind. Grawe führt als allgemeine Wirkprinzipien Ressourcenaktivierung, Problemaktualisierung, Bewältigungsperspektive und Klärungsperspektive an.

Grawe ist bekanntermaßen ein Verfechter der „Allgemeinen Psychotherapie", in die alle nachweislich wirksamen Elemente aus den bekannten Psychotherapieschulen integriert sein sollen. Ohne hier in die verbreitete Grawe-Kritik einstimmen zu wollen, sei doch darauf hingewiesen, daß die Formulierung von vier Wirkfaktoren zwar eine sinnvolle Abstraktionsleistung darstellen dürfte, indem aus der Vielzahl therapeutischer Methoden gemeinsame Wirkfaktoren gleichsam herausdestilliert werden, damit aber für die konkrete therapeutische Arbeit die je schulenspezifische Ausprägung keineswegs überwunden ist. Die Pro-

blemaktualisierung in der Übertragung unterscheidet sich kraß von jener bei der systematischen Desensibilisierung, so daß die jeweils schulenspezifischen Realisierungen der einzelnen Wirkfaktoren sicher nicht
gegeneinander austauschbar sind.

Für den interdisziplinären Dialog kann die Unterscheidung von
vier Wirkfaktoren ein hilfreiches Modell sein: Es erlaubt (worauf sich
Grawe beschränkt) die Differenzierung von unterschiedlichen Schwerpunktsetzungen in verschiedenen Therapieschulen, es ermöglicht den
Vergleich, wie in den einzelnen Schulen theoriengeleitet Probleme aktualisiert, Ressourcen aktiviert und zur Klärung oder Problemlösung
beigetragen wird, und könnte auf diesem Weg etwas über die impliziten
Vorannahmen der einzelnen Therapieschulen an die Oberfläche fördern: Wie konzeptualisiert die Psychoanalyse im Vergleich zur Verhaltenstherapie den Menschen, potentielle Störungen und durch Therapie
vermittelte Heilung, wenn sie das Problem mittels Übertragung, nicht
mittels Reizkonfrontation aktualisiert?

Wer jedoch glaubt, daß durch das Destillat der vier Wirkfaktoren in
der therapeutischen Arbeit schon die schulenspezifischen Ausprägun-
gen überwunden sind, erinnert an den Erfinder jener Tablette gegen den
Durst, die man in Wasser auflösen muß. Für die praktische Arbeit nützt
es wenig zu wissen, welche vier Faktoren in der Psychotherapie wirken:
Es muß dieses Destillat wieder mit (schulenspezifischen?) Theorien
versetzt werden, um therapeutisches Handeln leiten zu können.

Der Tatsache, daß abstrakt-verallgemeinernde Aussagen über Psychotherapie wieder mit den schulenspezifischen Annahmen rückgekop-
pelt werden müssen, um das therapeutische Handeln leiten zu können,
wurden Datler und Reinelt (1988) gerecht, als sie ein aus vier Grundannahmen bestehendes Rahmenkonzept definierten, das jene paradigmatischen Basisauffassungen enthält, die schulenübergreifend psychotherapeutischen Ansätzen zugrunde liegen oder zumindest mit diesen
kompatibel sind. Diese Grundannahmen beinhalten folgende Punkte:
Für das Verständnis psych(opatholog)ischer Prozesse ist die Frage nach
der Art und Weise zentral, wie Personen sich und ihre Welt wahrnehmen und begreifen. Besonders maßgeblich sind dabei das Erleben von
„Mangel", die Vorstellung davon, welche zufriedenstellenden Zustände
angestrebt werden sollen und welche Aktivitäten hierfür zu setzen sind.
Psychotherapeuten versuchen gezielt, ihren Patienten Erfahrungen zu
eröffnen, damit diese „psychopathologische" Tendenzen des Selbst-
und Fremdapperzipierens verändern, wobei auch die Aktivitätstenden-
zen der Therapeuten in individuellen Weisen der Selbst- und Fremd-
apperzeption gründen.

Die schulenspezifischen Theorien füllen oder ergänzen dann jeweils das mit den obengenannten Grundannahmen allgemein umrissene Konzept und leiten damit die konkreten Wahrnehmungs- und Handlungstendenzen der Therapeuten im praktischen Vollzug. Durch unterschiedliche Spezial- und Ergänzungstheorien werden der psychotherapeutische Prozeß ausgestaltet und die nötigen Rahmenbedingungen (das Setting) definiert.

Allmählich zeichnet sich ein perspektivisches Wissenschafts- und Forschungsverständnis für Psychotherapie ab, das den Glauben an die Möglichkeit einer raum-, zeit-, beobachter- und methodenunabhängigen Universaltheorie menschlicher Beziehungen aufzugeben bereit ist. Ein derartiger „Abschied von den großen Erzählungen", wie ihn Lyotard (1978) konstatiert, darf allerdings nicht mit relativistischer Beliebigkeit gleichgesetzt werden; es handelt sich vielmehr um eine der psychotherapeutischen Situation besonders angemessene Erkenntnishaltung, die vom Wahrheits- und Objektivierungsparadigma Abschied nimmt und sich mit der Konstruktion und Dekonstruktion unterschiedlicher Wirklichkeitssichten beschäftigt.

In einem postmodernen Wissenschaftsverständnis haben ontologische Begründungen jedenfalls an Bedeutung verloren. Alles, was man wissen kann, ist nur aus einer bestimmten Perspektive erfahrbar. Die Modelle und Theorien der verschiedenen Therapieschulen können als Narrative verstanden werden, die dabei helfen, die Eindrücke aus der therapeutischen Situation zu ordnen und so dem Therapeuten ein rationales und konsistentes Handeln ermöglichen. Sie erheben eo ipso keinen letztgültigen Erkenntnisanspruch, sondern stellen (Handlungs-)Anweisungen dar, die therapeutischen Phänomene auf eine je spezifische Weise zu strukturieren.

Dies stellt den wissenschaftlichen Charakter dieser Theorien und Modelle jedoch keineswegs in Frage. In den Sozial-, Human- und Geisteswissenschaften ist man durchaus daran gewöhnt, daß verschiedene Theorien antreten, um den gleichen Phänomenbereich zu beschreiben. So erhebt eine Gesellschaftstheorie nicht den Anspruch, Gesellschaft auf eine Art zu erklären, wie das Gesetz der Schwerkraft den freien Fall erklärt. Und so bestehen auch in den Wirtschaftswissenschaften Theorien nebeneinander, die für dieselben wirtschaftlichen Phänomene miteinander unvereinbare Erklärungen abgeben, ohne daß dadurch der wissenschaftliche Charakter der Ökonomie in Frage gestellt würde. Es geht angesichts einer sehr komplexen Realität vielmehr um das Aufzeigen von Zusammenhängen, die theoriegeleitet eine Reduktion der Komplexität ermöglichen. Genau in diesem Sinn sind auch die theoretischen Modelle der verschiedenen Psychotherapieschulen zu verstehen, was auch erklärt, warum miteinander unvereinbare Theorien dennoch erfolgreiches therapeutisches Handeln ermöglichen.

7. Resümee

Die Untersuchung des wissenschaftlichen Selbstverständnisses von Medizin und Psychotherapie zeigt so grundlegende Unterschiede auf, daß auf einer wissenschaftstheoretischen Ebene eine deutliche Abgrenzung zwischen den beiden Disziplinen vorzunehmen ist. Abschließend sollen noch einmal die wesentlichen Kriterien dieser wissenschaftstheoretischen Unterscheidung zusammengefaßt werden:

Die moderne Medizin hat im letzten Jahrhundert ein streng naturwissenschaftliches Selbstverständnis entwickelt und sich folgerichtig einer empirisch-kausalgenetischen Vorgehensweise verpflichtet. In Erfüllung von Galileis Forderung „Messen, was meßbar ist, und meßbar machen, was wir noch nicht messen können" entwickelte die Biomedizin technische Verfahren zur Diagnose und Behandlung von Krankheiten und teilte dabei den Erfolg anderer Naturwissenschaften in der Neuzeit. Der Preis dafür war die Reduktion des Organismus auf die materielle Dimension und die darin wirkenden physikalisch-chemischen Kräfte. Grundlage des Erfolges der Medizin wie aller Naturwissenschaften ist der Glaube an die Regelhaftigkeit der Natur und an die Möglichkeit, diese Regeln zu erkennen. Dieses nomothetische Modell läßt objektivierbare Eigenschaften des kranken Organismus fokussieren, kann aber die seelische Individualität nicht erfassen.

In der Psychotherapie geht es im Gegensatz dazu um das hermeneutische Erfassen der Individualität des Seelischen, das subjektive Erleben des Patienten ist ihr zentraler Gegenstand. Die verschiedenen Psychotherapieschulen treten bezüglich der häufig unterschiedlichen Inhalte der nomothetischen Modelle (ihrer Metapsychologien und klinischen Theorien) aus dem Kampf um „objektive Wahrheit" zunehmend zurück. Es bildet sich ein wachsendes Bewußtsein dafür, wie die theoretischen Konzepte der einzelnen Schulen die Wahrnehmungsperspektive festlegen und das Beobachtbare selektiv eingrenzen: In Korrespondenz mit den theoretischen Inhalten wird das Beobachtete akzentuiert und strukturiert. Genau dies stellt die Leistung dieser theoretischen Modelle dar: Sie strukturieren die Wahrnehmung des Therapeuten und ermöglichen ihm so ein konsistentes Handeln, sie stellen die Matrix zur Verfügung, mit der die Individualität, das subjektive Erleben des Patienten angemessen erfaßt werden kann, und gewährleisten die Kommunizierbarkeit, Nachvollziehbarkeit und Kritisierbarkeit therapeutischer Modelle.

Wenn sich dieses Selbstverständnis in der Psychotherapie durchsetzt, hat sie sich von einer durch konkurrierende Entwürfe charakterisierten vorparadigmatischen zu einer bewußt multiparadigmatischen Wissenschaft im Sinne Kuhns entwickelt.

Literatur

Anderson H, Goolishian H (1992) Der Klient ist Experte: Ein therapeutischer Ansatz des Nicht-Wissens. Z system Ther 10: 176–189

Blankenburg W (1992) Psychiatrie und Philosophie. In: Kühn R, Petzold H (Hrsg) Psychotherapie & Philosophie. Junfermann Verlag, Paderborn

Czogalik D (1990) Psychotherapie als Prozeß: Mehrebenenanalytische Untersuchung zu Struktur und Verlauf psychotherapeutischer Interaktionen. Habilitationsschrift, Universität Ulm

Datler W, Reinelt T (1988) Konvergenzen, Differenzen und die Frage nach einer Verständigung zwischen verschiedenen psychotherapeutischen Ansätzen. In: Reinelt T, Datler W (Hrsg) Beziehung und Deutung im psychotherapeutischen Prozeß. Springer, Berlin Heidelberg

Datler W, Scheidinger H, Bogyi G (1989) Tiefenpsychologische und systemische Diagnostik. Vom Versuch einer Zusammenführung. Acta Paedopsychiatrica 52: 271–278

Gadamer HG (1965) Wahrheit und Methode. JCB Mohr, Tübingen

Grawe K, Donati R, Bernauer F (1994) Psychotherapie im Wandel. Von der Konfession zur Profession. Hogrefe, Göttingen Toronto Zürich

Gröschke D (1980) Verhaltenstherapie als Kompromiß – Wissenschaftssoziologische Aspekte der klinischen Psychologie. Z f Klin Psych Psychother 28: 316–327

Habermas J (1973) Erkenntnis und Interesse. Suhrkamp, Frankfurt/Main

Hartmann H (1927) Die Grundlagen der Psychoanalyse. Thieme, Leipzig

House EW (1980) Evaluating with Validity. Sage, Beverly Hills

Janzarik W (1994) Heuristik und Empirie in psychiatrischer Anwendung. Nervenarzt 65: 277–281

Jüttemann G, Thomä H (1987) Biographie und Psychologie. Springer, Berlin Heidelberg New York

Kächele H (1995): Klaus Grawes Konfession und die psychoanalytische Profession. Psyche 49: 481–492

Kächele H, Kordy H (1992) Psychotherapieforschung und therapeutische Versorgung. Nervenarzt 63: 517–526

Kuhn T (1988) Die Struktur wissenschaftlicher Revolutionen. Suhrkamp, Frankfurt am Main

Küppers B (1992) Komplementarität und Gestaltkreis – Viktor von Weizsäcker und die Bedeutung einer allgemeinen Krankheitstheorie. Psychother Psychosom med Psychologie 42: 167–174

Leder D (1990) Clinical Interpretation: The Hermeneutics of Medicine. Theoretical Medicine 11: 9–24

Leuzinger-Bohleber M (1987) Veränderung kognitiver Prozesse in Psychoanalysen. Springer, Berlin Heidelberg New York

Leuzinger-Bohleber M (1995) Die Einzelfallstudie als psychoanalytisches Forschungsinstrument. Psyche 49: 434–480

Lorenzen P (1968) Wie ist Objektivität in der Physik möglich? In: Lorenzen P (Hrsg) Methodisches Denken. Suhrkamp, Frankfurt/Main

Lorenzer A (1974) Die Wahrheit der psychoanalytischen Erkenntnis. Ein historisch-materialistischer Entwurf. Suhrkamp, Frankfurt/Main

Lorenzer A (1985) Spuren und Spurensuche bei Freud. fragmente 17/18: 160–197

Lyotard JF (1987) Postmoderne für Kinder. Edition Passagen, Wien

Manteufel A, Schiepek G (1995) Das Problem der Nutzung moderner Systemtheorien in der klinischen Praxis. Z f Klin Psychologie Psychopathologie und Psychotherapie 43: 325–347

Mentzos S (1973) Psychoanalyse – Hermeneutik oder Erfahrungswissenschaft? Psyche 27: 834 ff

Modell AH (1984) Gibt es die Metapsychologie noch? Psyche 38: 214–235

Moser U (1989) Wozu eine Theorie in der Psychoanalyse? Z f Psychoanalytische Theorie und Praxis 4: 154–175

Pieringer W (1991) Zum Methodenstreit in der Psychotherapie. In: Gesellschaft für Logotherapie und Existenzanalyse, Wertbegegnung, Phaenomene und methodische Zugänge 119–132

Pine E (1994) Multiple Models, Clinical Practica and Psychoanalytic Theory: Response to Discussants. Psychoanalytic Inquiry 14: 212–235

Reiser SJ (1978) Medicine and the Reign of Technology. Cambridge University Press, Cambridge

Ricoeur P (1969) Die Interpretation. Suhrkamp, Frankfurt/Main

Schiepek G, Schütz A, Köhler M, Richter K, Strunk G (1995), Die Mikroanalyse der Therapeut-Klient-Interaktion mittels Sequentieller Plananalyse. Psychother Forum 3: 1–17

Sherwood M (1969 The Logic of Explanation in Psychoanalysis. Academic Press, New York London

Spielhofer H (1995) Subjektivität und Sprache. Psychother Forum 3: 18–37

Strenger C (1991) Between Hermeneutics and Science. An Essay on the Epistemology of Psychoanalysis. Int. Univ. Press, New York

Thomä H, Kächele H (1973) Wissenschaftstheoretische und methodologische Probleme der klassisch-psychoanalytischen Forschung. Psyche 27: 205–268

Tress W (1988) Forschung zu psychogenen Erkrankungen zwischen klinisch-hermeneutischer und gesetzeswissenschaftlicher Empirie: Sozialempirische Marker als Vermittler. Psychother med Psychol 38: 269–275

Tress W, Fischer G (1990) Psychoanalytische Erkenntnis am Einzelfall: Möglichkeiten und Grenzen. Z f Klin Psych Psychother 38: 613–628

Tress W, Junkert B (1992) Psychosomatische Medizin zwischen Naturwissenschaft und Geisteswissenschaft – tertium non datur? Psychother Psychosom med Psychologie 42: 400–407

Tschuschke V, Kächele H, Hölzer M (1994) Gibt es unterschiedlich effektive Formen von Psychotherapie? Der Psychotherapeut 39: 281–297

Uexküll T von (1991) Psychosomatik als Suche nach dem verlorenen lebenden Körper. Psychother Psychosom med Psychologie 41: 482–488

Viefhues H (1984) Psychotherapie in der Allgemeinmedizin – eine Sozialutopie? Psychother med Psychol 34: 128–133

Weizsäcker CF von (1943) Zum Weltbild der Physik. S. Hirzel, Stuttgart 1976

Weizsäcker CF von (1972) Die philosophische Interpretation der modernen Physik. Nova Acta Leopoldina 37/2: 37

Wesiack W (1973) Wahrnehmen – Deuten – Erkennen. Psyche 27: 289–307

Die Stellung der Psychotherapie zwischen Psychiatrie und Psychologie

Alexander Filz

Das psychotherapeutische Schrifttum ist heute kaum übersehbar. An und für sich hat diese Unübersehbarkeit keine besondere Bedeutung, denn nicht nur die psychotherapeutische, sondern jede andere fachspezifische Literatur erscheint in ihrem Ganzen als etwas Unermeßliches. Man kann jedoch behaupten, daß das gesamte Gebäude des psychotherapeutischen Schrifttums sich durch ein charakteristisches Merkmal auszeichnet. Dieses Merkmal wird evident, wenn wir die Psychotherapie in toto mit den „verwandten" Bereichen der Humanwissenschaften vergleichen – mit der Psychiatrie und/oder der Psychologie. Für einen solchen Vergleich wäre es ausreichend, die Inhaltsverzeichnisse der drei genannten Disziplinen komparativ zu untersuchen. Schon diese einfache Prozedur würde es erlauben, eine wichtige Besonderheit der Psychotherapie aufzudecken. Während im psychiatrischen und/oder psychologischen Schrifttum seit mindestens 80–100 Jahren die Frage der Zugehörigkeit zum allgemeinen Netz der Wissenschaften intensiv diskutiert wurde, ist für die Psychotherapieforschung das Problem der Wissenschaftlichkeit erst während der letzten zehn Jahre von besonderem Interesse.

Schon die Begründer der modernen Psychotherapie waren bemüht, das von ihnen errichtete Gebäude theoretisch und praktisch – d. h. wissenschaftlich – zu erhärten. Diese Bemühungen (wie es gegenwärtige Überlegungen zeigen) sind nur teilweise gelungen, da die moderne Psychotherapie eher ein breites Spektrum der Heilmethoden als eine einheitliche Methodologie darstellt und keine eigene, streng wissenschaftlich orientierte Sprache entwickelt hat (nicht zufällig ist die Psychotherapie ein spezifisches Verfahren, das im Dienste der Geistesheilung steht). Statt dessen wurde im Rahmen der psychotherapeutischen Verfahren eine besondere erkenntnistheoretische Sprache geschaffen.

Wenn aber in der Psychologie oder in der Psychiatrie die Hauptphä-
nomene (Objekte) der wissenschaftlichen Sprache die „Fakten" der seelischen Vorgänge, also die relativ eindeutig beurteilen und relativ gut
meßbaren bzw. klassifizierbaren Merkmale des psychischen Geschehens sind, werden die Bausteine der psychotherapeutischen Sprache vor
allem als „verstehbare Symbole" des inneren und „rein" subjektiven
Menschwerdens betrachtet.

Diesen grundsätzlichen Unterschied hat am Anfang des Jahrhunderts K. Jaspers klar gesehen. In der „Allgemeinen Psychopathologie"
(Jaspers, 1973) teilt er die Geisteswissenschaften als nomothetisch und
idiographisch tendierend ein. Erstere sind diejenigen, die ihre Erkennt-
nismethodologie auf der Basis der Gesetzmäßigkeit stiften; letztere sind
solche, die das Wissen über das allgemeine Geschehen im Sinne von
„Schicksal des Menschen" suchen. Die Psychotherapie und ihr Gebiet –
die Psychoanalyse – geraten bei Jaspers in den Bereich der Verstehenden
Psychologie. Um den Standpunkt von Jaspers deutlicher zu machen,
gehen wir kurz auf die wichtigsten Einzelheiten seiner Einstellung ein:

„Solange man das Verstehen unter die Maßstäbe naturwissenschaftlicher Erkenntnis stellt, bemerkt man, daß man in Widersprüche gerät . . .
Man ist geneigt, das ganze Verfahren als unwissenschaftlich beiseitezu-
werfen. Aber das Verstehen fordert andere Methoden als die Naturwissenschaft, und das Verstehen hat ganz andere Seinsweisen als ein naturwissenschaftlicher Gegenstand . . . Das Verstehbare hat Eigenschaften,
denen in der Methode des Verstehens Grundsätze entsprechen:

a) Das Verstehbare ist empirisch wirklich nur soweit es in wahr-
nehmbaren Tatbeständen erscheint. Dem entspricht, daß alles empirische Verstehen Deuten ist.

b) Das Verstehbare hat als einzelnes Zusammenhang im Ganzen . . .
Dem entspricht, daß alles Verstehen im „hermeneutischen Zirkel" sich
vollzieht . . .

c) Alle Verstehbarkeit bewegt sich in Gegensätzen. Dem entspricht,
daß methodisch das Entgegengesetzte gleich verständlich ist" (Jaspers,
1973, S. 296).

Daraus folgt nach Jaspers erstens, daß die Unabschließbarkeit des
Verstehens wie die Unvollendbarkeit des sich ständig hervorbringenden
Verstandenen der Unabschließbarkeit entspricht, zweitens, daß jede
Deutbarkeit und Umdeutbarkeit aller Erscheinungen, an die sich das
Verstehen hält, endlos sein muß, drittens, daß das Verstehen entweder Er-
hellen oder Entlarven (oder beides gleichzeitig) ist, da das Verstehbare in
seiner Erscheinung sich nur offenbaren und/oder verschleiern kann.

Daher auch die allgemeine „Methodologie" (oder das ganze Spektrum der einzelnen Methoden) der verstehenden Psychologie und der – im Rahmen dieser Psychologie sich entfaltenden – Psychotherapie. Diese Methode erscheint als eine spezifische Verbindung der Hermeneutik mit „innerer" Praxis. Das höchst spezifische psychotherapeutische Verfahren vollzieht sich in einem Kreis, der die Bewegung von den einzelnen Tatbeständen zu dem Ganzen, in welchem diese Bewegung sich strukturell, funktionell und dynamisch entwickelt, und von dem erreichten Ganzen zu den (dank der „inneren" Praxis – und wir sagen heute „empathisch miterleben") wahrgenommenen und deutbaren Tatbeständen zurückführt.

Das geschieht derart, daß dieser Kreis sich in sich erweitert und in allen seinen Gliedern verstehend prüft und wandelt. In einem solchen Zirkel bekommen die einzelnen Tatbestände ihren idiographischen und das Ganze (welches man nicht als ein konkretes Ganzes, sondern auch als eine verstehbare Verallgemeinerung betrachtet) seinen erkenntnistheoretischen Sinn.

So weit Jaspers, dessen Gedanken – trotz seiner kritischen und abgrenzenden Einstellung zu der verstehenden Psychologie und Psychoanalyse – im gegenwärtigen psychotherapeutischen Schrifttum eine starke Resonanz gefunden haben.

Um nun die wichtigsten Beispiele zu nennen und gleichzeitig zur umfangreichen theoretischen Diskussion zu gelangen, zeigen wir einige der letzten methodologischen Positionen in der Psychotherapieforschung auf. Bei einem Versuch, die primären Facetten der Psychotherapie als selbständigen Erkenntnisbereich zu definieren, geht W. Pieringer davon aus, daß die Grundhaltung der psychotherapeutischen Beziehung sich als die uralte Geschichte der Anthropologie demonstrieren darf: „Diese Grundhaltung sehen wir nicht als (rein) künstliche Differenzierung des bunten Lebens – im Sinne des Begriffs der Entelechie nach Aristoteles" (Pieringer, 1995, S. 120).

Es sind also die ethischen, ästhetischen, ökonomischen und erotischen Grundhaltungen, welche nach Pieringer die breite Skala der Human-Wissenschaften von der Medizinischen Anthropologie über die Kreativitätsforschung, Zeitperspektive und abgesonderte psychotherapeutische Richtungen bis hin zu den wichtigsten pathologischen Variablen umfassen. Sowohl die genannten Grundhaltungen als auch die breite Skala der Human-Wissenschaften werden heute hauptsächlich im Rahmen der Hermeneutik betrachtet (Gadamer, 1965; Habermas, 1973; Mentzos, 1973). Wir sehen auch, daß die gegenwärtige „konservative" Psychoanalyse eine hermeneutische Besetzung erlebt, obwohl anfänglich die methodologische Ausgangsstellung der Psychoanalyse als einer nomothetisch orientierten Wissenschaft beabsichtigt war. Heute bezieht sich z. B. Ch. Hanly (1995) beim Versuch, die führende philosophische Einstellung der Psychoanalyse als eine Art des kritischen Idealismus darzustellen, auf die „alten" Jaspersschen Argumente (Habermas, 1973, S. 907), welche uns erneut in den Bereich der verstehenden Psychologie und der hermeneutischen Methodologie der Geisteswissenschaften führen.

Daß sich die Psychotherapie auf die Basis der Hermeneutik stützt, erweckt heute offensichtlich keinen Zweifel. Paradox und weniger evident scheint die Zugehörigkeit der Psychotherapie zur Medizin bzw. zu den nomothetisch orientierten Erkenntnisrichtungen, obwohl a) das ganze Feld der modernen Psychosomatik mit den psychotherapeutischen Konzepten (und vor allem mit der Psychoanalyse) tief verschmolzen ist und b) in mehreren Ländern die Psychotherapie nur für die Mediziner „geöffnet" ist und nur als Teil oder Nachtrag der Psychiatrie betrachtet wird. Eine solche Situation, die die „paradoxe" Position der Psychotherapie darstellt, bedeutet aber nichts Neues, da sie den ewigen Streit zwischen den Psychikern und den Somatikern im Bereich des Erkennens des Menschen widerspiegelt. Nicht zufällig deshalb hat auch S. Freud keine klare Ansicht zur Frage der Wissenschaftlichkeit der Psychoanalyse und der Psychotherapie entwickelt. „Wenn man ein bestimmtes Gebiet des Wissens oder – bescheidener ausgedrückt – der Forschung für den Unkundigen darstellen will, hat man offenbar die Wahl zwischen zwei Methoden oder Techniken", schreibt Freud im Juni 1938. „Die erste . . . verdient den Namen ‚genetisch', sie wiederholt den Weg, den vorher der Forscher selber gegangen ist . . . Die andere . . . ist die dogmatische, sie stellt ihre Ergebnisse voran, verlangt Aufmerksamkeit und Glauben für ihre Voraussetzungen, gibt wenig Auskünfte zu deren Begründung . . . Ich würde mich in meiner Darstellung der Psychoanalyse keiner der beiden Methoden ausschließlich bedienen, vielmehr bald die eine, bald die andere befolgen." Deshalb weist Freud einerseits darauf hin, daß die Psychoanalyse „ein Stück der Seelenkunde der Psychologie" sei (GW XIV, S. 141 f), andererseits aber, daß die Psychoanalyse vor allem zur Behandlung von Kranken verwendet wird, und „insofern sie dies beansprucht, müsse sie sich's gefallen lassen, als Spezialfach in die Medizin aufgenommen zu werden, wie z. B. die Röntgenologie, und sich den für alle therapeutischen Methoden geltenden Vorschriften unterwerfen" (GW XIV, S. 291). Die zahlreichen Diskussionen zum Thema der Zugehörigkeit der Psychotherapie zur Psychiatrie und/oder zur Psychologie bewegen sich in demselben, von

Jaspers und Freud bestimmten geschlossenen Kreis. Es sind nur die Akzente, die diese oder jene Schulen und Forschungsrichtungen der Psychotherapie im Laufe des Jahrhunderts dargestellt haben und welche die Verwandtschaft der Psychotherapie einmal mit der Medizin, ein anderes Mal mit Psychologie zu beweisen bestrebt sind. Eine solche Situation dauerte so lange, bis sich die Notwendigkeit einer selbständigen Existenz der Psychotherapie als einer unabhängigen Fachdisziplin herauskristallisiert hatte. Die Bemühungen der EAP (European Association of Psychotherapy) und ihre ersten Erfolge in dieser Richtung haben gezeigt, daß praktische und erkenntnistheoretische Bedürfnisse des modernen Gesellschaftslebens zwingend die Lösung des Problems der Unabhängigkeit der Psychotherapie verlangen. Daß die praktische Seite dieses Problems schon seit langem irgendwie gelöst worden ist, wird wohl nicht bezweifelt, denn die überzeugende Aktivität der Forschungs- und Ausbildungsinstitutionen in zahlreichen Richtungen der Psychotherapie sowie auch die wirksame Tätigkeit der Psychotherapeuten sprechen für sich selbst. Ob für die Selbständigkeit der Psychotherapie als einem abgegrenzten Erkenntnisverfahren die Lösung nur auf der praktischen Seite ausreicht, bleibt heute eine der wichtigsten Fragen. Seitens der modernen Psychotherapie wird sie negativ beantwortet. Das heißt, daß für die vollständige Selbstwertigkeit die Psychotherapie ihren unabhängigen Platz in der Reihe „Psychologie, Psychotherapie, Psychiatrie" finden müßte – nicht nur im Sinne ihrer praktischen Wirksamkeit (dies, wie gesagt, ist kaum zu bezweifeln), sondern in ihrer Erkenntniskraft. Deshalb scheint es selbstverständlich, daß seitens der Psychotherapie heutzutage der zweite Teil ihres Unabhängigkeitsproblems im Vordergrund steht, und zwar die Frage ihrer Wissenschaftlichkeit.

Im weiteren möchte ich nur einem, meiner Meinung nach dem wichtigsten Aspekt dieses Problems meine Aufmerksamkeit widmen. Dieser Aspekt lautet: „Was ist der Hauptgegenstand der psychotherapeutischen Erkenntnis?"

Kommen wir nochmals zur Allgemeinen Psychopathologie von K. Jaspers zurück. Im vorangehenden haben wir bereits darauf hingewiesen, daß die zwei wichtigsten methodischen Zugangswege zu den psychopathologischen Tatbeständen – Erklären und Verstehen – ihrer Erkenntniskraft und Möglichkeit nach ziemlich klar unterschieden werden können. Das Erklären stützt sich auf die Erforschung der kausalen Zusammenhänge, Gesetzmäßigkeiten und Gesetze, die im großen und ganzen die Naturwissenschaften kennzeichnen. Das wichtigste daran ist hier, so Jaspers (1973), daß die ihrem Wesen nach qualitativen, seelischen Vorgänge quantifiziert und letzten Endes statisch-deskritpiv zum Ausdruck gebracht werden. Dies sei der allgemeine „Weg" der Medizin bzw. der Psychiatrie. Als Wesentliches verbleibt weiterhin, den Zusammenhang und das „gemeinsame Laufen" der Symptome (buchstäbl. Syn-dromon) zu begreifen und letztlich die sogenannte „nosologische Form" zu bestimmen. Während wir jedoch in den Naturwissenschaften vorwiegend die kausalen Zusammenhänge suchen, ergibt sich in der Psycho(patho)logie eine Verbindung ganz anderer Art. Das Seelische taucht aus dem Seelischen „selbstverständlich" für jeden Menschen auf. Ein solches spezifisches „Auftauchen" und zugleich erkennbares Ineinanderfließen der seelischen Vorgänge stellt die einfache und klare Basis für das Verstehen der Menschen untereinander dar. Die Tatsache, daß sowohl die Gründe und Bedeutungen als auch die Motive und Affekte als psychologische Realität zugleich auch kausal relevante Faktoren sind, die man auf wissenschaftlichem Wege erforschen kann, schafft, wie Mentzos (1944) meint, die Jaspersche Aufteilung der Zugangswege zu psycho(patho)logischen Tatbeständen nicht ab. Das, was wir im konkreten individuellen Seelenleben in seinen sämtlichen Einzelheiten verstehen wollen (was wiederum nur idiographisch zu erreichen ist), läßt sich keineswegs mittels statistisch-mathematischen bzw. nomothetischen Gesetzmäßigkeiten begreifbar machen. Dies bedeutet auch, daß die verstehende Psychologie im Gegensatz zur klinischen Psychiatrie einen anderen Erkenntnisweg beschreitet. Für die medizinisch ausgerichtete Psychiatrie ist Ziel und Rechtfertigung ihrer Existenz das Erklären der biologischen Ursprünge und der sozio-psychobiologischen Entwicklungsvorgänge der seelischen Krankheiten. Anders gesagt, der generelle Zweck und der praktische Erfolg im Bereich der Psychiatrie ist in erster Linie die Erkenntnis und Bewältigung des *entpersonalisierten* und „abstrakten" Nosos – und erst dann, wenn es sich „lohnt" und dem Genesungsprozeß förderlich ist, auch die Kooperation und Kommunikation mit dem leidenden Patienten. Die neuerlichen Versuche, eine solche Entpersonalisierung der modernen Psychiatrie zu überwinden und eine mehr individuell-zentrierte psycho(patho)logische Methodologie zu entwicklen, werden zwar diskutiert, jedoch nicht bzw. erstaunlich selten in der alltäglichen Praxis angewandt.

Als ein Beispiel könnte man den interaktionalen Ansatz in der klinischen Psychopathologie (Glatzel, 1978) erwähnen, der bisher aber als zwar höchst interessantes, dennoch rein theoretisches Projekt gilt.

Die Psychotherapie dagegen beschäftigt sich mit dem Verständlichmachen des seelischen Leidens. Man könnte der allgemeinen Ansicht zustimmen, daß die Psychotherapie als Heiltätigkeit sich weniger für die Diagnose und Prognose, als vielmehr für die Gestörtheit im seelischen Geschehen interessiert. Für die Psychotherapie wäre also Ziel und Rechtfertigung ihrer Existenz in erster Linie das „punctum fixum" des psychischen Leidens und ihrer Aufgabe, die „falsche" Entwicklungsgeschichte des Individuums zu entlarven.

Wenn für die Psychiatrie der Kern ihrer Probleme sich als „Nosos" definieren läßt, so müssen wir auch für die Psychotherapie einen klaren, gleichbedeutenden und adäquaten Kernbegriff benennen. Ein solcher Kernbegriff liegt auf der Hand; er wurde mehrfach im vorangehenden zum Ausdruck gebracht. Es ist das „Leiden" oder das „Kranksein", das sich terminologisch als *Pathos* benennen läßt. Die langweiligen Erörterungen zu den Begriffen „Nosos" und „Pathos" haben einen wichtigen Bezug zu unserem Thema. Mit diesen Begriffen kommen wir auf die Frage zurück, was nun der Hauptgegenstand der Psychotherapie sei. Diese Frage ist nicht nur erkenntnistheoretisch interessant. Es ist auch für die praktische therapeutische Tätigkeit wichtig und notwendig, den Bereich und das Besondere des „psychotherapeutischen" Seelengeschehens möglichst präzise zu erfassen.

Wie in den zusammenfassenden Bemerkungen zum ersten Abschnitt hervorgehoben wurde, stellt sich das psychotherapeutische Erkennen in einem gemeinsamen „Block" mit der Psychiatrie und der Psychologie dar. Man kann sagen, daß jene Charakteristika, die wir als das Besondere und den eigentlichen Bereich des psychotherapeutischen Seelengeschehens nennen wollen, sich irgendwo am Kreuzweg der beiden „älteren Schwestern" entfaltet. Dies bedeutet, daß man die Psychotherapie – sofern sie als eine Wissenschaft in Anspruch genommen wird – in der Gegenüberstellung mit der Psychiatrie einerseits und der Psychologie andererseits begreifen sollte. Da die Komplexität dieses Themas bezüglich Psychiatrie und Psychologie bekannt ist, wäre es illusorisch, auch hier einen ausführlichen Literaturüberblick geben zu wollen.

Hier bringe ich die These, die meiner Meinung nach eine der möglichen und zugleich einfachsten Lösungen dieser Komplexität darstellen könnte:

1. Praktisch unbestritten ist, daß das Besondere und der Bereich der Erkenntnis in der Psychologie (die man nicht ohne Grund „normale Psychologie" nennt) das *normale* Seelenleben ist. Das heißt, daß die Psychologie jene psychischen Strukturen, Verläufe (Funktionen) und dynamisch-energetischen Vorgänge konstituiert, die wir sowohl im alltägli-

chen Leben, als auch im juristischen und/oder medizinisch-psychopathologischen Sinne als „nicht-störend" und/oder „nicht-krankhaft"
(bzw. „gesund") betrachten. In bezug auf diese deskriptive Beschreibung möchte ich nur kurz anmerken, daß es jedem, der sich speziell mit
dem Problem der „Norm" in der Psycho(patho)logie beschäftigt, wohl
bekannt ist, daß sämtliche Versuche, dieses Problem positiv (das heißt
ohne den Vergleich mit „nicht in der Norm") zu lösen, vergeblich erscheinen und eher zur Philosophie der Medizin gehören mögen (ausführliche Überlegungen zu diesem Thema siehe z. B. bei Glatzel, 1978.
Hier ist auch nicht relevant, wie die „Psyche" sich selbst darstellt und
wie wir sie von anderen Dingen absondern wollen (z. B. Ciompi, 1988;
Piaget, 1974; Popper, 1982). Wesentlich ist hier die Tatsache, daß das
„normale" Seelenleben in dialektischer Gegenüberstellung zum
„Krankhaften" untrennbar steht. Daraus folgt die nächste Hypothese:

2. Trotz scheinbarer Evidenz muß in Frage gestellt werden, ob der
Gegenstand, mit dem sich die Psychiatrie beschäftigt, das „total Krankhafte" und „rein Un-Normale" ist. Ein solches rein und total Un-Nor-
males existiert einfach nicht. Eine gewisse Normalität gibt es sogar bei
den Krankheitszuständen, welche wir als „den ganzen Organismus
überwältigend" beurteilen möchten. Nicht zufällig deswegen wird das
ganze Gebäude der Medizin in verschiedene Fachdisziplinen aufgeteilt;
offenbar keine von ihnen ist imstande, eine einzige „totale" Krankheit
zu finden. Wie auch immer: Die „gesunden" Teile in jedem Kranksein
bleiben praktisch ungestört (obwohl man dies „tief" theoretisch sowohl
bestreiten wie auch widerlegen kann); z. B. Augen und ihre Funktionen
bei den nicht-ophtalmologischen Krankheiten, Herz und Blut bei der
Schizophrenie (spezifische Befunde sind bis jetzt nicht bekannt) usw.
hypothetisch möchte ich sagen, daß als Gegenstand in der Medizin bzw.
der Psychiatrie das *Krankhafte im Normalen* zu sehen ist. Gerade das bedeutet eine „nosologische Form" oder nosologischen Einheit – etwas,
was man in der wissenschaftlichen Medizin abzusondern, zu klassifizie-
ren und dementsprechend zu behandeln bestrebt sein wird. Daraus
folgt die nächste Hypothese:

3. Der Gegenstand der Psychotherapie, dem wir die Bezeichnung
„Leiden" oder „Pathos" gegeben haben, realisiert sich in der Wechselbe-
ziehung derselben Pole – „Normales" und „Krankhaftes". Dennoch ist
die Aufgabe der Psychotherapie im Unterschied zur Psychiatrie eine andere, und zwar geht es darum, die einzelnen Tatbestände des Krankhaften und des Normalen aufgrund der Heilerfahrung, die von der unmittelbaren zwischenmenschlichen Beziehung abstammt, zu beschreiben

und zu konzeptualisieren. Schon von Anfang an (Freud) stand diese spezifische Erfahrung dem nosologischen Prinzip entgegen (wie auch die „akademische" Medizin Freud entgegenstand). Das wichtigste für den psychotherapeutischen Ansatz wurde seitdem, die „leidenden" Anteile des Menschen „reparieren" zu können, nicht aber nur die krankhaften Erscheinungen zu beseitigen. Prinzipielle Unterschiede zwischen Psychotherapie und medizinischer Psychiatrie werden wahrscheinlich in folgender Sequenz evidenter:

a) „Pathos *bedeutet* die Beziehung und Einstellung des Leidenden zur Störung, während „nosos" diese Beziehung *aufzeigt* und *pointiert;*

b) Pathos ist die ganzheitliche Existenz in und mit der Störung, während Nosos nur eine der möglichen Störungen der Existenz widerspiegelt: Leiden kann man auch unter nicht-krankhaften Umständen, wie z. B. unter der Einschränkung der Freiheit oder „schlechten" Beziehungen;

c) Pathos ist Überleben des Normalen und Bewältigung der Störung, also Überleben des „Normalen" trotz des Krankhaften, und Bewältigung der Störung *seitens der gesunden Anteile des Menschen.* Nosos ist *die Bekämpfung des Gesunden durch das Kranke* seitens des kranken Geschehens. Und letztlich leidet

d) das Kranke an sich selbst nicht; es ist das Gesunde, das am Kranken leidet.

Darin die nächste Hypothese: Die Hauptsache und der Bereich der Psychotherapie ist gewissermaßen die Rückseite des Gegenstandes der Psychiatrie. Letztere geht vom Gesunden zum Krankhaften, entgegengesetzt die Psychotherapie. Deswegen kristallisiert sich der *Gegenstand* der Psychotherapie als das *Normale (Gesunde) im Krankhaften* heraus. Es fällt ziemlich schwer, eine solche Hypothese zu leugnen – zumindest auf der Ebene des „sensus communis". Doch wird auch im psychotherapeutischen Milieu das wichtigste Ziel des therapeutischen Handelns in gleicher Art und Weise gesehen.

Dazu noch eine Bemerkung: Es scheint selbstverständlich zu sein, daß man, um einen solchen „Gegenstand" zu erkennen, noch lange auf dem Wege der Hermeneutik und des idiographischen Ansatzes verbleiben muß – zumindest bis dahin, wo es möglich wird, die Beziehungen „Norm – Krankheit" und umgekehrt nomothetisch (bzw. wissenschaftlich-mathematisch) zu beschreiben.

Nun haben wir die Möglichkeit, jene „Kreuzung", an welcher sich die Psychotherapie befindet, etwas genauer zu bestimmen. Es wäre die

Kreuzung, welche die Koppelung der normal-psychologischen und psy-
chiatrisch-medizinischen Erfahrungen und Erkenntnisse darbieten
kann.

Die Psychotherapie liegt angeblich an der Kreuzung der zwei Wissenschaftsbereiche; folgt daraus automatisch, daß auch die Psychotherapie eine Wissenschaft sei? Ich glaube nicht – nicht offensichtlich. Sehr
wichtig aber ist hier die Frage, was eigentlich diese Koppelung zwischen
dem psychologischen und dem psychiatrischen Wissen seitens der Psychotherapie vermitteln soll.

Nehmen wir an, daß das „Instrument" der Erkenntnis im Bereich
der Psychologie und Psychiatrie (bzw. Medizin) für uns eindeutig ist.
Diese beiden sind sogenannte objektive Wissenschaften; d. h. sie setzen
die Notwendigkeit eines wahrnehmungsprüfenden und messenden Instrumentes zwischen dem Subjekt und dem Gegenstand (Objekt) voraus. Für die Psychotherapie ist das Werkzeug zugleich auch das Subjekt
in der Person des Psychotherapeuten. Das bedeutet, daß die Koppelung
des psychologischen und medizinisch-psychopathologischen Wissens,
die an der Kreuzung der beiden genannten Bereiche stattfindet, sich im
simultanen (gleichzeitigen) Erkennen, Wahrnehmen und Erleben seitens des Instrumentes „Psychotherapeut(in)en" verwirklicht. Psychotherapeutisches Erkennen ist nur möglich, wenn die „unmittelbare"
und erlebnismäßige „Erfahrung" des Subjektes (und zugleich Instrumentes) und das Erkennen des Neuen in ein und demselben Prozeß erfolgt (Objekt = der leidende Patient). Man kann auch sagen, die Psychotherapie ist ein wechselseitig aufeinanderfolgendes Wissen und
Handeln (innere Praxis nach Jaspers, 1973); die Psychiatrie und Psychologie dagegen: zuerst Wissen, dann Handeln (äußere Praxis nach Jaspers, 1973) oder umgekehrt (Experiment – Theorie).

Eine solche Aufteilung des Wissens ist aber nichts Neues. Es ist das
Verdienst von Aristoteles, verschiedene Wege und Möglichkeiten der
Erkenntnis bestimmt zu haben. Seither gab es mehrere Versuche, die
aristotelische Aufteilung des Wissens zu verbessern. Für unser Thema
aber gilt diese Aufteilung als ausreichend und korrekt: Die abstrakte
und allgemeine Erkenntnis wird als *Episteme,* die konkrete und erfah-
rungsgemäße Kunst des Wissens als *Techne* bezeichnet. Entsprechend
dieser Aufteilung könnte man leicht die späteren Begriffe „Theorie"
und „Praxis" als Aufbau (Entwurf und seine Prüfung) verstehen. Letztere stellen jenen Begriff dar, welchen wir heute als „Wissenschaft" betrachten.

Auf diese Weise können wir folgende These äußern:

1. Nach ihrem Wesen stellt die (normale) Psychologie den Aufbau (Theorie und Praxis) der allgemeinen Epistemologie des normalen Seelenlebens dar.

2. Die medizinische Psychiatrie wäre dann der Aufbau (Theorie und Praxis) der Epistemologie des gestörten Seelenlebens.

3. In dieser Reihe könnte man die Psychotherapie als eine *Techne* der beiden Arten der „Epistemologie" begreifen.

Der Psychotherapeut als „Werkzeug" des Wissens baut den Prozeß seiner Erkenntnis zusammen mit dem Objekt (in der unmittelbaren Beziehung mit dem Patienten) auf: Er macht Theorie aufgrund der *inneren* Praxis. Deshalb hat die „technische" Erfahrung für den Psychotherapeuten eine zentrale Bedeutung. Nicht ohne Grund legt die psychotherapeutische Ausbildung so viel Wert auf die technische bzw. selbsterfahrungsmäßige Seite des heilenden Verfahrens.

Der Psychologe oder Psychiater baut seine Erkenntnis „auf" dem Objekt bzw. auf der Grenze des Objektes auf: Er macht also die Theorie aufgrund der *äußeren* Praxis. Das Wissen und seine praktische Verwendung (oder Experiment und Wissen) sind hier die aufeinanderfolgenden Prozesse. Die Selbsterfahrung hat hier minimale Bedeutung.

Fassen wir vereinfacht noch einmal zusammen: Die Psychologie gilt als eine *Epistemologische Wissenschaft* des *normalen* Seelenlebens; die Psychiatrie gilt als *epistemologische Wissenschaft* des *gestörten* Seelenlebens. Die Psychotherapie stellt eine andere Möglichkeit – eine *epistemologische Technologie* des *gesamten Seelenlebens* dar. Ob „Technologie" eine Wissenschaft ist, bleibt hier eine offene Frage . . .

Zum Schluß noch eine nicht obligatorische Meinung: Es gibt meiner Ansicht nach noch eine wesentliche Überlegung, die gewissermaßen im Rahmen des besprochenen Themas steht, die jedoch auch weitere Möglichkeiten zum Bedenken des Sinnes der Psychotherapie fördern könnte. Es ist die Rede vom Vergleich der Gegenstände der Psychotherapie, Psychiatrie und Psychologie – diesmal von der (sozusagen) „inneren" epistemologischen Perspektive.

Wie schon mehrmals erwähnt, befaßt sich die Psychiatrie hauptsächlich mit den nosologischen „Formen". Dazu kommt, daß sowohl Psychiatrie als auch Psychologie nach der Beschreibung, Erklärung und Klassifizierung der einzelnen und komplexen Phänomene des Seelenlebens auf klare „Formen" zielen. Dies widerspricht der allge-

meinen Strategie der Naturwissenschaften. Nicht ohne Grund benennt
man die wissenschaftliche Erkenntnis mit dem Adjektiv „formell" oder
„formalisiert", was am besten die Beispiele der „strengen" Wissenschaften wie Mathematik oder Physik uns immer wieder zeigen. Meines Erachtens beinhaltet ein solches begriffliches Adjektiv einen tieferen Sinn,
der uns zeigt, daß die westliche Kultur sich eine prinzipielle Einschränkung gefallen lassen hat. Nachdem Plato sämtliche erlebbaren Erscheinungen und Dinge in die Welt der „Ideen" und die Welt der „Substanz"
gespalten hatte, bedeutete das für griechische und nachvollziehende ok-
zidentale Erkenntnismodi eine Möglichkeit, relativ deutlich eine klare
Unterscheidung zwischen der „reflexiven" Welt (der Ideen) und „objektiven" naturphilosophischen Welt (der Substanz) zu machen. Für
Plato aber war es nicht so wichtig, solche Einteilung zu beweisen – sie
war für ihn evident. Sie wurde danach auch vollständig anerkannt, ihre
Äußerung z. B. in der Dichotomie „Idealismus-Materialismus" oder
„Intuitivismus-Positivismus". Plato legte mehr Wert auf die Frage, ob
etwas existiere, womit man die gespaltenen Welten verbinden könnte;
gemeint ist das Ideale und das Substantielle. Die zahlreichen Studien
zeigen, daß eine solche Lösung von Plato nie erreicht wurde. Diese Aufgabe hat Aristoteles teilweise erfüllt, zeigend, daß dieses verbindende
Etwas eine „Form" sei. Unter diesem Begriff verstand er vor allem den
„Sinn" – das, was wir heute eher als „intuitives Ergreifen", „Verständ-
lich-machen" oder „essentielles Wissen" (nach Popper) benennen. Seither aber ergab sich in der post-aristotelischen Scholastik eine Situation,
in welcher die inhaltliche und epistemologische Anfüllung des Begriffes
„Form" eine spezifische Verschiebung durchmachte. Dadurch bekam
dieser Begriff die gegenwärtige Bedeutung der Gestalt oder der Struktur. Es gilt irgendwie ironischerweise, daß die *Quintessenz* und das *Ideal*
der wissenschaftlichen Erkenntnis eine *Formel* sei, die nur einen extre-
men nomothetischen (Reduktionismus) darstellt und zugleich den
Hauptzweck allerlei Naturwissenschaften bestimmt.

Um sich nicht zu weit in die Richtung der Naturwissenschaften zu
bewegen, möchte ich noch einen prinzipiellen Aspekt des Problems –
des Plato-Problems – betonen. Zwischen den Zeilen hat Plato doch die
entsprechende Antwort auf die Frage der Verbindung des Idealen und
des Substantiellen gefunden, die er in der Sokratischen Dialektik der
Erkenntnisse zum Ausdruck gebracht hat. Es liegt auf der Hand, daß die
gesuchte Verbindung sich eigentlich in der Reflexion realisiert. Somit
wären wir also beim Hauptmotto der gesamten sokratischen Weltanschauung: „Erkenne dich selbst". Heute – dank der Ergebnisse der
Diltheyschen Psychologie, der Phänomenologie und der existentiellen

Philosophie (vor allem der von Jaspers) – benennen wir diese Verbindung – des Geistigen und Körperlichen – viel einfacher: Es ist das *Erlebnis,* welches tatsächlich eine unmittelbare Koppelung der beiden „Ebenen" auf dem menschlichen Niveau darstellt. Für Freud ist eine solche Koppelung das Konstrukt des *Triebes,* für moderne Forschungsrichtungen der Begriff des *Selbst* (Mentzos, 1994). Meines Erachtens haben diese und ähnliche Begriffe („Ich", „Person" usw.) neben mehreren Vorteilen einen gemeinsamen Nachteil: Sie beschreiben die Verbindung Seele-Körper als etwas Strukturelles, also Formalisierbares und Formales. Damit sind sie bestrebt, die naturwissenschaftliche Tendenz nicht zu verlieren.

Und jetzt die letzte Hypothese: Das naturwissenschaftliche Wissen geht aus von dem bisher nicht deutlich geäußerten Grundaxiom, wonach das formalisierte Wissen ausschließlich auf die Dimensionen des „Raumes" beschränkt sei. Die *Zeit* wird hier als eine zusätzliche Dimension des Zeit-Raum-Kontinuums betrachtet. Die Form bedeutet hier vor allem den *Raum,* erst dann, je nachdem ob es notwendig ist, verlangt die Form für ihre Beschreibung und Bestimmung die Einführung einer zusätzlichen Dimension, der *Zeit.* Entgegen dem Objekt der Naturwissenschaften entfaltet sich das *Erlebnis* hauptsächlich oder sogar nur in der *Zeit* und hat keine Repräsentation im *Raum* (hier sprechen wir natürlich nicht über die biologischen „Grundlagen" des Erlebnisses, welches sich offensichtlich auch im Raum abspielt, aber doch nicht das Erlebnis per se sind). Deshalb bleibt das Erlebnis bis heute außerhalb des streng wissenschaftlichen Rahmens. Dieser Mißstand in der Wissenschaft spiegelt eher die Defizienz der Naturwissenschaften als die Vorteile des Begriffes „Erlebnis" wider. Wahrscheinlich kommt die Psychotherapie als die Wissenschaft zustande, wenn sie erkenntnistheoretisch imstande wäre, die Frage der Zeit klar und deutlich in Erscheinung zu bringen. Bisher aber erfüllt sie recht gerne eine andere Rolle – die wichtige Rolle der *epistemologischen Technologie* der Geisteswissenschaften.

Literatur

Ciompi L (1988) Außenwelt – Innenwelt. Die Entstehung von Zeit, Raum und psychischen Strukturen. Vandenhoeck & Ruprecht, Göttingen

Gadamer HG (1965) Wahrheit und Methode. JCB Mohr, Tübingen

Glatzel J (1978) Allgemeine Psychopathologie. Enke, Stuttgart

Habermas J (1973) Erkenntnis und Interesse. Suhrkamp, Frankfurt/M.

Hanley Ch (1995) On facts and ideas in psychoanalysis. Int J of Psycho-Analysis 76(5): 901–909

Jaspers K (1973) Allgemeine Psychopathologie. Springer, Berlin Heidelberg New York

Lorenzer A (1974) Die Wahrheit der psychoanalytischen Erkenntnis. Suhrkamp, Frankfurt/M.

Mentzos S (1973) Psychoanalyse – Hermeneutik oder Erfahrungswissenschaft? Psyche 27

Mentzos S (1994) Neurotische Konfliktbearbeitung. Einführung in die psychoanalytische Neurosenlehre unter Berücksichtigung neuer Perspektiven. Geist und Psyche, Fischer, München

Piaget J (1974) The essential Piaget. New York

Pieringer W (1995) Grundhaltungen in therapeutischen Beziehungen. Psychotherapie Forum 3(3): 115–127

Popper K, Eccles JC (1982) Das Ich und sein Gehirn. Piper, München

Ist in der Medizinischen Wissenschaft auch Psychotherapie zu finden?

Darstellung anhand der Aus- und Weiterbildung des wissenschaftlichen Nachwuchses in Österreich zur Bewahrung und Förderung der Medizinischen Wissenschaft

Gernot Sonneck

1. Ausbildung

Laut Bundesgesetz vom 14. Februar 1973 über die Studienrichtung Medizin (BGBl. Nr. 123) ist im 1. Abschnitt unter Grundsätzen und Zielen im § 1 festgehalten: „Die Studienrichtung Medizin ist im Sinne der Grundsätze und Ziele des Allgemeinen Hochschulstudiengesetzes, Bundesgesetzblatt Nr. 177/1966 zur Entwicklung der Medizinischen Wissenschaften, zum Zwecke der wissenschaftlichen Ausbildung für den ärztlichen Beruf sowie der Fortbildung des wissenschaftlichen Nachwuchses zu gestalten."

§ 3 (1) hält fest: „Das Studium des in § 2 genannten Doktorgrades besteht aus drei Studienabschnitten und erfordert einschließlich einer Pflichtfamulatur die Inskription von zwölf einrechenbaren Semestern.

(2) Der erste (vorklinische) Studienabschnitt hat die Aufgabe, wissenschaftliche sowie ärztlich verwertbare Kenntnisse der für die Medizin wichtigen naturwissenschaftlichen Disziplinen, insbesondere auch Kenntnisse vom Bau und der Funktion des menschlichen Körpers, zu vermitteln. Der zweite (klinisch-theoretische) Studienabschnitt dient der Einführung in grundlegende ärztliche Tätigkeiten und der Vermittlung des klinisch-theoretischen Wissens. Der dritte (klinische) Studienabschnitt vermittelt die klinischen Grundlagen für den ärztlichen Beruf. In der Studienordnung ist die Zahl der in jedem Studienabschnitt

zu inskribierenden Semester so festzulegen, daß die genannten Aufgaben jedes Studienabschnittes erfüllt werden können; doch hat jeder Studienabschnitt mindestens drei, höchstens aber fünf Semester zu umfassen."

Die Studienordnung (Verordnung des Bundesministers für Wissenschaft und Forschung vom 3. September 1978 über die Studienordnung für die Studienrichtung Medizin, BGBl. Nr. 473) sieht in § 2 Abs. 2 vor:

„Während des Studiums sind mindestens 297 Semesterwochenstunden zu inskribieren. Hievon entfallen mindestens 268 Semesterwochenstunden auf Pflichtfächer. Die ergänzend zu inskribierenden Lehrveranstaltungen gelten als Freifächer.

Abs. 3: Bei den im Abs. 2 genannten Stundenzahlen ist die Pflichfamulatur gemäß § 8 und das allenfalls gemäß § 9 inskribierte Wahlfach nicht inbegriffen."

Betrachtet man die Bildungsziele und Lehrveranstaltungen im Medizinstudium genauer (Lehrzielkatalog der Pflicht- und Wahlfächer: G. Sonneck, Hrsg., Mitteilung der Studienkommission Wien, Facultas Wien 1994 pp. 11–90 bzw. die Bildungsziele der Vertieften Ausbildung pp. 91–142), so ergibt sich, daß in der Sozialmedizin in geringem Umfang von etwa einer halben SWSt Gesundheitsförderung angeboten wird (Seite 86), in der Psychiatrie (Seite 68) im Umfang etwa einer SWSt Psychotherapie und diagnostische Untersuchungen (soweit psychotherapierelevant) und in der Pädiatrie (Seite 64) im geringen Umfang bei „psychosozialer Entwicklung" psychotherapierelevante Inhalte sind. Die Medizinische Psychologie ist in ihrem gesamten Umfang (4 SWSt) auf psychotherapierelevante Inhalte bezogen. Sämtliche anderen Pflichtfächer, das sind Biologie, Physik, Chemie, Anatomie, Histologie und Embryologie, Biochemie, Physiologie, Erste Hilfe, Pathologische Anatomie, Funktionelle Pathologie, Pharmakologie und Toxikologie, Radiologie und Strahlenschutz, Hygiene, Mikrobiologie und Präventivmedizin, Innere Medizin einschließlich Nephrologie, Arbeitsmedizin, Endokrinologie und Stoffwechsel, Angiologie, Pulmologie, Hämatologie, Rheumatologie, Gastroenterologie und Hepatologie, Infektionen und Chemotherapie, Kardiologie und Onkologie, weiters Chirurgie inklusive Allgemeinchirurgie, Anästhesie, Gefäßchirurgie, Herzchirurgie, Orthopädie, Thoraxchirurgie, Unfallchirurgie und Urologie, Kinderheilkunde, Frauenheilkunde und Geburtshilfe, Neurologie, Augenheilkunde, Haut- und Geschlechtskrankheiten, Hals-, Nasen- und Ohrenkrankheiten, Gerichtsmedizin und Zahn-, Mund- und Kieferheilkunde sehen in ihren Bildungszielen keine psychotherapierelevanten Inhalte vor, wobei allerdings nicht mit Sicherheit ausgeschlossen werden kann, daß nicht in dem einen oder anderen Fach gelegentlich ein kleiner Verweis auf psychosoziale Zusammenhänge angeführt wird.

An der Wiener Medizinischen Fakultät (und die beiden anderen Fakultäten unterscheiden sich, da das Studium auf denselben Regelwerken, die wenig Spielraum lassen, basiert, nicht wesentlich) machen die Pflichtlehrveranstaltungen 291 Semesterwochenstunden aus, dazu kommen 6 Stunden laut Studienordnung als Freifächer, für ein Wahlfach zwischen 3 bis 5 Semesterwochenstunden (durchschnittlich 4) sowie für die Pflichtfamulatur etwa 33 Semesterwochenstunden (SWSt). Dies sind umgelegt auf akademische Lehrstunden 5.315 Stunden.

Das Pflichtfach *Medizinische Psychologie* umfaßt 3 Semesterwochenstunden Vorlesung und eine Semesterwochenstunde Übungen, die Psychiatrie 6 SWSt Vorlesung und 2 SWSt Übungen, die Sozialmedizin 3 SWSt Vorlesung und eine SWSt Übungen und die Pädiatrie 10 SWSt Vorlesung und 4 SWSt Übungen. Davon kann als psychotherapierelevanter Inhalt angeführt werden:

4 SWSt Medizinische Psychologie,

1,5 SWSt Sozialmedizin, Psychiatrie und Pädiatrie,

0,5 SWSt anderes.

Dies sind umgerechnet auf akademische Stunden etwa 90, dies entspricht einem Prozentsatz von 1,7% des gesamten Medizinstudiums. Psychotherapierelevante Wahlpflichtfächer in Medizinischer Psychologie, Tiefenpsychologie und Psychotherapie sowie Psychiatrie werden von rund 12% aller Studenten besucht (Umfang durchschnittlich 4 SWSt).

In der Medizin werden einige (wenige) Inhalte gelehrt, die auch für die Ausbildung zum Psychotherapeuten vorgeschrieben sind. Diese machen insgesamt 210 (3,9%) bzw. 690 (12,9%) Stunden des Medizinstudiums bzw. 6% oder 21% des Mindestumfanges der Psychotherapieausbildung aus (siehe Bundesgesetz über die Ausübung der Psychotherapie [Psychotherapiegesetz] BGBl. Nr. 361/1990): 30 Stunden Einführung in die Medizinische Terminologie, 120 Stunden Psychiatrie, Psychopathologie und Psychosomatik aller Altersstufen, vor allem im Hnblick auf die Kinder- und Jugendlichenpsychotherapie und die Gerontopsychotherapie, 45 Stunden Pharmakologie unter besonderer Berücksichtigung der Psychopharmakologie und der psychotropen Wirkung von Psychopharmaka, 15 Stunden Erste Hilfe sowie allenfalls ein Praktikum im Umgang mit verhaltensgestörten oder leidenden Personen in einer im psychosozialen Feld bestehenden Einrichtung des Gesundheits- und Sozialwesens unter fachlicher Anleitung und Aufsicht des Leiters dieser Einrichtung oder eines Stellvertreters im Umfang von 480 Stunden, das

für die Psychotherapieausbildung angerechnet werden könnte (siehe
§ 12 Psychotherapiegesetz), sofern es in 20 Stunden supervidiert wird,
was aber in den Krankenanstalten, die Pflichtpraktika anbieten, nicht
vorgesehen ist.

Daß aus dem Medizinstudium gewisse Kenntnisse auch für Psychotherapeuten nutzbringend verwertet werden können, steht außer Zweifel, hat jedoch nichts mit der Wissenschaftsentwicklung der Psychotherapie zu tun.

Strotzka schreibt im Kapitel 7 „Die Beziehungen zur Organmedi-
zin, klinischen Psychiatrie, Psychologie und Sozialwissenschaft:

An den meisten medizinischen Fakultäten beginnt das Medizinstudium mit Biologie, Physik, Chemie, Morphologie und Physiologie. In
manchen Ländern, wie in der Bundesrepublik Deutschland, wurde diese massive organische Indoktrination durch medizinische Psychologie
und Soziologie aufgelockert. Die bisherigen Erfahrungen haben aber
gezeigt, daß das Schwergewicht der anderen Fächer durch den Unterricht im psychosozialen Bereich kaum verändert werden kann. In der
klinischen Ausbildung fällt kaum ein Wort über Psychosomatik, so daß
wir (von Ausnahmen abgesehen, die sich spontan engagieren) Ärzte
produzieren, die die psychosoziale Seite ihrer Tätigkeit entweder nicht
kennen, bagatellisieren oder je nach Interesse und selbstverschafften
Ausbildungsbruchstücken mehr oder weniger glücklich auf diesem Gebiet agieren. Der Traum jedes psychohygienisch Interessierten, daß die
organischen und psychosozialen Aspekte gleichberechtigt miteinander
integriert gelehrt werden, ist nur an wenigen Universitäten und auch
eher nur experimentell realisiert. Daß die Notwendigkeit einer solchen
Organisation nur von so wenigen Gesundheitspolitikern gesehen wird,
ist wohl das größte Skandalon im ganzen medizinischen Bereich. Nur
so könnte nämlich eine breite Basis für die psychotherapeutische
Grundhaltung bei den Medizinern erarbeitet werden, wodurch die verbreitete Iatrogenie minimiert würde.

In der Beziehung zur klinischen Psychiatrie gibt es eine recht be-
friedigende Integration mit tiefenpsychologischem Gedankengut, die
unter dem Namen ‚dynamische Psychiatrie‘ über lange Zeit vor allem
für die guten amerikanischen Kliniken typisch war. Eine charakteristische Vertretung dafür war das Lehrbuch der Psychiatrie von F. C. Red-
lich und D. X. Freedman (1970). Auch die Psychiatrielehrbücher von
H. Hoff und bis zu einem gewissen Grade Eugen Bleuler können herangezogen werden. Im letzten Jahrzehnt hat das machtvolle Eindringen
der Sozialpsychiatrie einerseits und das Aufkommen zahlreicher Konkurrenten der Psychoanalyse in Theorie und Praxis der Psychotherapie

andererseits diese ‚Machtposition' einigermaßen erschüttert. Von vielen Seiten wurde zwischen Sozialpsychiatrie (Regionalisierung, therapeutische Gemeinschaft, Tages- und Nachtkliniken, rehabilitative Gruppenaktivitäten, Wohnheime usw.) und Tiefenpsychologie ein Gegensatz gesehen. Ich kann einen solchen nicht erkennen (Strotzka, 1965), sondern halte diese beiden Strömungen für komplementär im Dienste des Patienten. Die sozialpsychiatrische Richtung der Psychiatrie wird am repräsentativsten durch Dörner und Plog (1978) vertreten.

Eine methodenpluralistische Psychotherapie, die realistisch die ökonomischen Möglichkeiten berücksichtigt, ist für alle Fragen der Psychiatrie so unentbehrlich, daß es eigentlich eine Selbstverständlichkeit wäre, sie in Ausbildung, Praxis und Forschung zu integrieren. Hochspezialisierte Ausbildungen, wie die Psychoanalyse im engeren Sinne, müssen selbstverständlich den dazu zuständigen Vereinigungen vorbehalten bleiben" (Strotzka H (1994) Psychotherapie und Tiefenpsychologie, 3. Auflage. Springer, Wien New York).

2. Postgraduelle Ausbildung (Weiterbildung)

2.1. Die *postgraduelle Ausbildung* (Ärzteausbildungsordnung BGBl. 1994/152) sieht in § 1 (Ausbildung zum Arzt für *Allgemeinmedizin*; Definition des Aufgabengebietes) „die Integration der medizinischen, sozialen und psychischen Hilfen" vor. Im § 3 (Art, Umfang und Ziel der Ausbildung): „Die Ausbildung hat . . . sowie für den Erwerb psychosomatisch/psychosozialer Kompetenz, insbesondere hinsichtlich der Gesprächsführung mit Patienten zu sorgen." In § 5 Abs. 1 (Inhalt der Ausbildung) ist als Ausbildungsfach Neurologie *oder* Psychiatrie in der Ausbildung in der Dauer von zumindest 2 Monaten angeführt. In § 6 Abs. 1 lit. 3 (Allgemeinärztliche Diagnostik und Therapie) findet sich: „Diagnostik samt Einbeziehung des psychosozialen Umfeldes" neben „Vorfelddiagnostik, Anamnese, Sieb- und Verteilerfunktion, Verordnungsgrundsätze, Therapiegrundsätze, Notfallversorgung, chirurgische Maßnahmen, Langzeitbehandlung, Multimorbilität, Integrationsmaßnahmen und Koordinationsfunktion", unter lit. a (Ärztliches Vorgehen) „unter den Bedingungen der Allgemeinpraxis hinsichtlich . . . psychisch, psychosozial und psychosomatisch bedingte Erkrankungen" (neben Erkrankungen der Atemwege, des Herz- und Kreislaufsystems, des Verdauungstraktes, des Bewegungs- und Stützapparates, der Harn- und Geschlechtsorgane, des Nervensystems, der Haut, des Blutes sowie onkologischer und infektiöser Erkrankungen. Ebenso findet sich nochmals in

§ 6 Abs. 2 lit. 1 (Allgemein ärztliche Diagnostik und Therapie) wiederum die „Diagnostik samt Einbeziehung des psychosozialen Umfeldes".

§ 7 regelt die Ausbildung des Allgemeinmediziners in den Ausbildungsfächern Chirurgie oder Chirurgie und Unfallchirurgie, § 8 im Ausbildungsfach Frauenheilkunde und Geburtshilfe, § 9 die Ausbildung im Ausbildungsfach Hals-, Nasen und Ohrenkrankheiten, § 10 die Ausbildung im Ausbildungsfach Haut- und Geschlechtskrankheiten, § 11 die Ausbildung im Ausbildungsfach Innere Medizin. In all diesen Regelungen (§§ 7–11) sind psychotherapierelevante Inhalte nicht angeführt. § 12 regelt die Ausbildung im Ausbildungsfach Kinder- und Jugendheilkunde, wobei unter Punkt 2 (Basismedizin) immerhin „kinderpsychiatrische Erkrankungen" angeführt sind, unter Punkt 3 (Fachmedizin) „Aussagekraft und Nutzen . . . kinderpsychologische Orientierung". § 13 regelt die Ausbildung im Ausbildungsfach Neurologie, darin sind keine psychotherapeutischen Kenntnisse und Fertigkeiten angeführt, § 14, Ausbildung im Ausbildungsfach Psychiatrie unter Punkt 3 (Fachmedizin): „Psychosomatik, Kenntnisse über psychotherapeutische Verfahren und bio-psycho-sozialer Behandlungsstrategien". Es ist allerdings dazu zu betonen, daß die Absolvierung einer Ausbildung in dem Ausbildungsfach Psychiatrie lediglich wahlweise mit Neurologie angeführt ist.

2.2. Im Teil 2 der Ausbildungsordnung (§§ 20 ff.) wird die Ausbildung *zum Facharzt* geregelt, wobei in Anlagen 1–43 für die Sonderfächer Anästhesiologie und Intensivmedizin, Arbeits- und Betriebsmedizin, Augenheilkunde und Optometrie, Blutgruppenserologie und Transfusionsmedizin, Chirurgie, Frauenheilkunde und Geburtshilfe, Hals-, Nasen- und Ohrenkrankheiten, Haut- und Geschlechtskrankheiten, Hygiene und Mikrobiologie, Innere Medizin, Kinderchirurgie, Kinder- und Jugendheilkunde, Medizinische Leistungsphysiologie, Medizinische Radiologie – Diagnostik, Kiefer- und Gesichtschirurgie, Neurobiologie, Neurologie, Nuklearmedizin, Orthopädie und orthopädische Chirurgie, physikalische Medizin, Physiologie, plastische Chirurgie, Sozialmedizin, spezifische Prophylaxe und Tropenhygiene, Strahlentherapie – Radioonkologie, Unfallchirurgie und Urologie, „Kenntnisse in Psychosomatik" angeführt sind. Dies ist zumeist einer von rund 20 Teilen bezüglich des Hauptfaches.

In den Sonderfächern Lungenkrankheiten, Neurochirurgie, Neurologie, Orthopädie, plastische Chirurgie, Strahlentherapie – Radioonkologie, Unfallchirurgie und Urologie werden über die erwähnten Kenntnisse hinaus auch „Fertigkeiten in Psychosomatik" verlangt. Für die ergänzende spezielle Ausbildung auf dem Teilgebiet Phoniatrie sind auch Kenntnisse der „fachbezogenen psychologischen Diagnostik und Therapie" als einer von 13 Punkten angeführt, ebenso im Teilgebiet Hämatoonkologie Kenntnisse „psychosozialer Betreuung von Patienten mit hämato-onkologischen Erkrankungen", im Teilgebiet Gastroenterologie und Hepatologie „Kenntnisse und Fertigkeiten bezüglich psychosomatischer Erkrankungen mit Manifestation am Gastrointestinaltrakt" (interessanterweise ist für das Teilgebiet Intensivmedizin keine Psychosomatik vorgesehen, ebenso nicht für die internistische Sportheilkunde und alle anderen Sonderfächer). Bei der Kinder- und Jugendheilkunde sind neben den „Kenntnissen der Psychosomatik" auch „Kenntnisse in Heilpädagogik" gefordert, für das Teilgebiet Kinder- und Jugendneuropsychiatrie „Kenntnisse der Entwicklungspsychologie, der Psychodynamik, der Neurosenlehre und Psychosomatik, Kenntnisse und Fertigkeiten in psychologischen Testverfahren und der Beurteilung psychologischer Befunderhebungen, Kenntnisse über Verhaltensauffälligkeiten unter Berücksichtigung der Psycho- und Soziogenese, Diagnose und Therapie psychosomatischer Störungen und Krankheiten, Indikation heil- und sonderpädagogischer Methoden und funktionelltherapeutischer Verfahren, Kenntnisse über im Kinder- und Jugendalter besonders angewandte psychotherapeutische Methoden, phasenspezifische Psychohygiene, Prävention und Rehabilitation". In der Neurologie werden „Kenntnisse psychotherapeutischer Verfahren" verlangt sowie für das Teilgebiet Kinder- und Jugendneuropsychiatrie die gleichen Ausbildungteile wie im entsprechenden Teilgebiet der Kinder- und Jugendheilkunde. Für das Teilgebiet Rheumatologie sind „Kenntnisse der Psychosomatik bei rheumatischen Erkrankungen", für das Teilgebiet Rheumatologie der physikalischen Medizin „Kenntnisse und Psychosomatik bei rheumatischen Erkrankungen" angeführt.

2.3. Für das *Sonderfach Psychiatrie* sind unter Punkt C (Inhalt und Umfang der für das Hauptfach erforderlichen Kenntnisse und Fertigkeiten) von 24 angeführten immerhin 8 (die Punkte 3, 6, 9, 12, 13, 14, 18 und 19) psychotherapienahe. Dies ist im einzelnen bei den Kenntnissen der Ätiologie „... die Miteinbeziehung wesentlicher entwicklungspsychologischer, psychodynamischer, lerntheoretischer, systemischer und kultureller Faktoren", weiters der „Aufbau, Interaktion und Kontinuität therapeutischer Beziehungen, Zusammenarbeit mit Bezugspersonen im Behandlungsteam, Grundzüge der Balint-Arbeit, spezielle psychiatrisch-psychologische Testverfahren und Beurteilungen psychologischer Befunde, Indikation biologischer Behandlungsverfahren insbesondere ... psychologischer therapieimmanenter Folgewirkungen, Indikation psychotherapeutischer Verfahren, zugrundeliegen-

der Hypothesen und Konzepte und der Möglichkeiten der Institutionen
sowie Kenntnisse therapieimmanenter Folgewirkungen; Indikation so-
ziotherapeutischer Behandlungen; psychiatrische Rehabilitation, besondere Berücksichtigung biologisch-sozio- und psychotherapeutischer
Strategien" sowie die „Psychosomatik".

3. Ausbildungsstätten

Betrachtet man die Ausbildungsstätten auf Möglichkeiten, psychotherapeutische Kenntnisse und Fähigkeiten zu erwerben, so sieht erst die
Bundeskrankenanstaltsgesetznovelle 1993 psychotherapeutische Angebote in „Krankenanstalten, in denen dies auf Grund des Anstaltszwecks
und des Leistungsangebotes erforderlich ist, . . . eine ausreichende psychotherapeutische Versorgung . . ." ebenso vor wie Supervision.
Umgesetzt in entsprechende Landesgesetze ist dies erst in wenigen
Bundesländern mit Wirksamkeit Frühjahr 1995.

4. Bewertung

Die postgraduelle Ausbildung ist mit Ausnahme der Psychiatrie und
dem Teilgebiet Kinder- und Jugendneuropsychiatrie in bezug auf psychotherapeutische Inhalte einer psychotherapeutischen Wissenschaft
von der Wertigkeit mit rund 5% belegt. Selbst bei weitherziger Auslegung der Ausbildung in Allgemeinmedizin wird dieser Prozentsatz
nicht weit zu überschreiten sein. In der Psychiatrie und Kinder- und
Jugendlichenneuropsychiatrie nehmen psychotherapeutisch-wissen-
schaftliche Inhalte und Fertigkeiten etwa 10% aller geforderten Kenntnisse und Fertigkeiten ein.
    Im Studium der Medizin liegt dieser Prozentsatz vom Umfang her
(also nicht von der Wertigkeit) bei 1,7 Prozent. Im Hinblick auf diese
Darstellung kann also die Behauptung, daß die psychotherapeutische
Wissenschaft innerhalb der Medizin in auch nur annähernd angemes-
senem Umfang betrieben wird, von der Ausbildung des Medizinstudiums aber auch der Ärzteausbildung nicht aufrechterhalten werden.
Nach den dargelegten Prozentsätzen und dem Vergleich medizinisch
wissenschaftlicher Inhalte in der Psychotherapieausbildung (6 bzw.
21%) ist deutlich, daß höhere Anteile der Medizin in der Psychotherapieausbildung vorhanden sind als psychotherapeutische in der Medizin.

Darüber hinaus ist festzuhalten, daß das Studiengesetz 1973 erst über die Studienordnung 1978 implementiert, die Sozialmedizin und die Medizinische Psychologie erst 1980 gegründet wurden, daß also erst Ärzte der jüngeren Generation überhaupt in den Genuß dieser Ausbildung kamen. Des weiteren bezieht sich die Ärzteausbildungsordnung auf 1994, das heißt also, daß vor Inkrafttreten dieser Verordnung selbst die angeführten geringen psychotherapeutischen Inhalte in der Ärzteausbildung nicht obligatorisch waren, der wissenschaftliche Nachwuchs sich also mit diesen Themen überhaupt nicht verpflichtend beschäftigt hat. Die Krankenanstaltengesetznovellen, die in bestimmten Ausbildungsstätten auch psychotherapeutische Versorgung und Supervision bestimmen, sind gegenwärtig erst in wenigen Bundesländern beschlossen und in Kraft.

Wenn also zur Bewahrung, Pflege und Weiterentwicklung einer Wissenschaftsdisziplin Inhalte dieser Disziplin in der Aus- und Fortbildung als Schwerpunkt zu fordern sind, ist der Umkehrschluß zwingend, daß in jenen Disziplinen, in denen dies nicht geschieht, auch keine Wissenschaft – oder eine andere – betrieben wird.

Kommunikation und Beziehung als spezifischer Gegenstand der Psychotherapie

Oskar Frischenschlager

Vorbemerkung

Mit dem Psychotherapiegesetz wurde im Jahre 1990 in Österreich formell ein neuer Beruf geschaffen. Diese Situation erzeugt objektiven Bedarf und subjektives Bedürfnis nach Einordnung, Standortbestimmung, Abgrenzung dieses Heilberufes gegenüber ähnlichen, mit einem Wort: Identitätsarbeit. Am Fortgang und Erfolg dieser Bemühungen hängen ökonomische, rechtliche und territoriale Fragen für den Berufsstand insgesamt; für den einzelnen Psychotherapeuten (die einzelne Psychotherapeutin) sind es Fragen der Arbeitszufriedenheit, der Perspektiven individueller Weiterentwicklung, auch der Psychohygiene usw., die vom Ergebnis dieses Prozesses abhängen.

Da sich andere Beiträge in diesem Buch ausführlich mit der Eigenständigkeit unseres Berufes beschäftigen sowie den Wissenschaftlichkeitsanspruch der Psychotherapie untersuchen, kann ich mich in diesem Beitrag darauf konzentrieren, den spezifischen Gegenstand psychotherapeutischer Forschung und Praxis abzustecken. Vorwegnehmend: In diesem Beitrag wird die Ansicht vertreten und begründet, daß Gegenstand, Theorie und Anwendung der Psychotherapie diese als eigenständige Heilbehandlung ausweisen, die insbesondere von der Medizin klar abgrenzbar ist. Es wird weiters gezeigt, daß die der Psychotherapie zugrundeliegenden Auffassungen von Gesundheit und Krankheit, der Entwicklung normaler und pathologischer psychischer Strukturen sowie deren Therapie ein in sich homogenes Ganzes bilden, das in dieser Form vermutlich von allen Therapieschulen getragen werden kann.

Psychotherapie befaßt sich, um es so grundlegend wie möglich zu formulieren, in Theorie und Praxis mit der Selbstregulation sowie der wechselseitigen Regulation des Menschen. Damit sind spezifisch menschliche Aktivitäten angesprochen, die sowohl eine biologische,

eine psychologische als auch eine soziale Dimension beinhalten und daher weit in die damit angesprochenen Wissenschaften hineinreichen.
Im folgenden werden die angesprochenen Gegenstandsbereiche
überblickshaft dargestellt. Zuerst wird eine Wissenschaftsauffassung
skizziert, die insbesondere auf Lebensprozesse zugeschnitten ist und die
Grundlage für ein grundlegendes, d. h. biopsychologisches Begreifen
des Menschen schafft. Weiters wird der heutige Stand unseres Wissens
von den angeborenen spezifischen Fähigkeiten und Bedürfnissen des
Menschen überblickshaft dargestellt. Dabei wird die Bedeutung der
frühen Beziehungen für die Entwicklung gesunder wie pathologischer
psychischer Strukturen hervorgehoben. Psychische und psychosomatische Störungen werden auf der Grundlage der systemischen Sichtweise
und der entwicklungspsychologischen Befunde als Ergebnis adaptativer
Prozesse verstanden. Schließlich wird aufbauend auf der Tatsache, daß
die Theorie der Therapie auf den vorgenannten Konzeptionen aufbaut
und sich nahtlos in diese einfügt, das Postulat der Homogenität theoretischer Grundlagen sowie deren Anwendung und Eigenständigkeit der
Psychotherapie aufgestellt.

1. Theoretische Grundlagen einer Wissenschaft vom Menschen

In den letzten Jahrzehnten haben die Wissenschaften, mit deren Hilfe
wir versuchen, den menschlichen Organismus in seiner Lebendigkeit
zu verstehen, weitreichende Wandlungen durchgemacht. Dabei war es
vor allem die systemische Sichtweise (z. B. G. Bateson [1972], H. v.
Foerster [1985], H. Maturana [1987], F. Varela [1988], P. Watzlawick
et al. [1969, 1974], M. Selvini-Pallazoli [1981] u. a.), die in der Biologie,
in der Psychologie, zum Teil auch in der Medizin die theoretische
Grundlage zum Verständnis und zur Erforschung von Lebensprozessen
bereitstellte.

Hat man bis dahin gehofft, die Erfolge der klassischen Naturwissenschaften Physik und Chemie auf die Human- und Sozialwissenschaften
zu übertragen, indem man ihre Wissenschaftstheorie mitübernahm, so
mußte man zunehmend erkennen, daß spezifisch menschliche Dimensionen auf diesem Wege nicht erfaßt und verstanden werden können.

Worin bestehen nun die Unterschiede konkret? Der Hauptunter-
schied ist, daß Physik und Chemie mit der nichtlebenden Materie befaßt sind und so das Spezifische eines lebenden Organismus nicht erfassen können. An einer beliebigen physiologischen Reaktion ist dies leicht

zu zeigen. Daß ein peripherer Reiz an einem Nozizeptor über eine Nervenbahn zentral ein Schmerzerleben auslöst, ist unschwer zu verstehen. Welche neurophysiologischen und biochemischen Prozesse im einzelnen ablaufen, ließ sich erforschen. Es sind komplexe chemische Reaktionen, deren Entschlüsselung allen großen Respekt abfordert. Doch hat es andererseits diese hochspezifische neurobiologische Forschung nur ungenügend geschafft, zwei Varianten dieses Vorganges zu verstehen; erstens wie es dazu kommen kann, daß zwar an der Peripherie ein Schmerzreiz gesetzt, jedoch nicht als Schmerz erlebt wird, bzw. zweitens umgekehrt, daß ohne peripheren Reiz ein Schmerz erlebt wird. Hier stößt das klassisch naturwissenschaftliche Denken an Grenzen, die ihm durch sein Selbstverständnis gesteckt sind. An dieser Stelle benötigen wir, um voranzukommen, eine Wissenschaftskonzeption, die von vornherein die lebende Person, das heißt die Erfahrungen verarbeitende, die lernende, die sich orientierende, die kommunizierende, die regulierende, die bewältigende etc., mitdenkt.

Die Eigenschaften, die einen lebenden Organismus ausmachen, sind vor allem, daß er in einem ständigen Austausch mit der Umwelt, mit anderen Organismen steht. Der einzelne Organismus wird also immer auch in seinen komplexen Beziehungen zu seiner Umgebung gesehen. Und es sind vor allem Wechselbeziehungen; das bedeutet, daß das gewohnte lineare Kausaldenken einem Denken in zirkulären Prozessen Platz machen muß.

Hat das Kausalitätsdenken zu „kausalen" Eingriffen geradezu verführt (man denke an die „kausale Therapie", mit der man meint, die Behandlung direkt an der Ursache einer Erkrankung anzusetzen), so vermittelt das Denken in zirkulären Zusammenhängen ungleich mehr Respekt vor dem komplexen Gleichgewicht. Man wird sich der schwer kalkulierbaren Folgen eines Eingriffes viel bewußter und ist daher vorsichtiger. Diese Bedachtnahmen zeichnen das psychotherapeutische Handeln vor allem gegenüber dem medizinischen aus. Man mag demgegenüber einwenden, daß die hervorragenden Leistungen unserer Medizin diese Bedenken gegenüber kausalen Eingriffen doch eigentlich widerlegen und die Unterschiede zwischen klassisch naturwissenschaftlichem Denken und der systemischen Theorie wohl nur akademischer Natur seien. Dem möchte ich entgegenhalten, daß diese vermeintlich kausalen Eingriffe in tatsächlich zirkuläre Zusammenhänge eher trotzdem als deswegen erfolgreich verlaufen. Trotzdem deshalb, weil sie – und jetzt muß eine weitere Eigenschaft lebender Systeme genannt werden – in aller Regel über ein hohes Ausmaß an Flexibilität und Anpassungsfähigkeit verfügen.

Denken wir im Vergleich an die von Menschen hergestellten Systeme. Das Verkehrssystem einer Großstadt bricht regelmäßig bei 3 mm Neuschnee zusammen bzw. nahezu jeden Tag, wenn die Aufnahmekapazität nur geringfügig überschritten wird. Lebende Systeme hingegen zeigen eine hohe Anpassungsfähigkeit. Auf den Menschen bezogen sprechen wir von der Fähigkeit zur Bewältigung von Belastungssituationen sowie von der Fähigkeit zur Integration von Erfahrungen, d. h. zum Lernen.

1.1. Basisaktivitäten lebender Organismen

1.1.1. Kommunikation

Im allgemeinen versteht man unter Kommunikation den Austausch von Informationen. Bei dieser Formulierung läuft allerdings der wesentlichste Aspekt Gefahr verlorenzugehen, nämlich die Tatsache, daß bei jedem kommunikativen Akt zwischen lebenden Organismen eine Veränderung des Senders und des Empfängers erfolgt. Kommunikation bedeutet also immer auch eine wechselseitige Veränderung. Damit sind wieder unsere tradierten Wissenschaftskonzepte in Frage zu stellen, wonach man eine Situation, ein Geschehen objektiv beobachten, messen oder auch nur beschreiben könne. Als Forscher, als Therapeuten sind wir selbst immer auch Teil des Geschehens, das wir beobachten, beschreiben, messen, behandeln etc. Objektivität wird somit zur Illusion.

1.1.2. Regulation

Die wechselseitige Veränderung findet auf allen Ebenen statt, physisch, psychisch, sozial, bewußt oder unbewußt. Wir sind ununterbrochen kommunikativen Einflüssen ausgesetzt (nach Watzlawick können wir folglich nicht nicht kommunizieren) und sind daher ebenfalls ununterbrochen genötigt, diesen Einflüssen regulierend zu begegnen. Diese regulatorische Aktivität hat zweierlei zum Ziel: zum einen die Erhaltung unseres inneren Gleichgewichts, zum anderen die Einflußnahme auf die Umweltbedingungen, denen wir ausgesetzt sind. Beebe und Lachmann (1992) weisen daher zu Recht darauf hin, daß wir immer beides, die Selbst- und die wechselseitige Regulation zu beachten haben, wenn wir kommunikative Prozesse untersuchen. Darüber hinaus sind dies die existentiellen Aktivitäten schlechthin. Im Grunde besteht in der Selbstregulation sowie in der regulatorischen Einflußnahme auf unsere Lebensbedingungen unsere Hauptaktivität.

1.2. Gesundheit und Krankheit

Da wir nun die Spezifität von Lebensprozessen in den regulatorischen Aktivitäten erkannt haben, folgt daraus, daß Gesundheit und Krankheit eines Organismus nicht distinkte Zustände sein können, wie das ältere Konzeptionen (Überblick in Frischenschlager, 1995a) annehmen, sondern vielmehr nur als Pole eines Kontinuums verstanden werden können. Wir sehen den Menschen dann als einen stets in Interaktion, Anpassung und Vorausplanung befindlichen psychophysischen Organismus, der über mehr oder weniger effektive und flexible Mechanismen der Regulation verfügt.

Aus der Betonung selbstregulatorischer Funktionen soll natürlich nicht abgeleitet werden, daß Gesundheit ausschließlich selbstgemacht, folglich Krankheit sogar selbstverschuldet sei. Denn so wie Gesundheit nicht etwa hergestellt werden kann, so kann sie nicht ausschließlich vom Individuum verantwortet werden. Die umfassende Studie McKeowns (1982) zeigt u. a., welche Bedeutung neben dem Verhalten den äußeren Lebensbedingungen, wie der Ernährung, der Hygiene, der Wasserqualität, den Wohnverhältnissen usw. zukommt.

Gesundheit kommt also in der Effizienz ständiger Regulierungsvorgänge unter Einbeziehung von sozialen und Umweltaspekten zum Ausdruck. Die Vielfalt von Lebensbedingungen, wie Klima, Ernährung, sowie von kulturellen und sozialen Gegebenheiten, unter denen gesundes Leben möglich ist, nötigt uns Respekt vor der enormen Anpassungskapazität des menschlichen Organismus ab, dem es möglich ist, unter so verschiedenen Bedingungen Gesundheit zu erhalten. Gesundheit läßt sich daher nicht an bestimmten Kriterien festmachen, wie es z. B. die WHO in einem allerersten Versuch 1946 tat, sie läßt sich aber auch nicht in Bereiche aufspalten. Sie ist immer total (wie auch Krankheit), d. h. die ganze Person betreffend. Schaefer (1992) kommt in seiner kulturvergleichenden Untersuchung daher zu dem Schluß: *„Gesundheit ist erfülltes (vollzogenes, gelungenes) Leben."* Dies schließt Ungleichgewichtszustände, Belastungen und Krisen mit ein. Wir müssen daher Canguilhem (1975) zustimmen, der sagte: *„Gesundheit schließt die Fähigkeit mit ein, ab und zu ein bißchen krank zu sein."* Damit ist erneut die Elastizität des Organismus angesprochen, der auf Überforderungen seiner regulatorischen Möglichkeiten in vielfacher Weise und unter anderem auch mit körperlicher Krankheit reagiert.

Dem Begriff Krankheit würden wir letztlich Zustände zuordnen, die ein solches Maß an Ungleichgewicht erreicht haben, daß sie aus eigenen Ressourcen (also den Anpassungs- und Bewältigungsmechanismen) nicht mehr korrigiert werden können. Dazu gehören gleichermaßen psychisch wie physisch sich äußernde, akute wie chronische Krankheitszustände.

Diese Überlegungen haben Folgen für unser Verständnis von Therapie und Heilung: Wir müssen uns dessen bewußt sein, daß therapeutische Interventionen, welcher Art auch immer, einen Eingriff in die autoregulative Sphäre des Individuums darstellen und diese daher sorgfältiger Reflektion bedürfen. Heilung schließlich bedeutet aus dieser Sicht einen hohen Anspruch, der sich mit dem Verschwinden von Symptomen nicht begnügen kann, schließt aber andererseits eine gewisse Bescheidenheit ein, indem wir wissen, daß wir nur Hilfe zur Selbsthilfe, d. h. zu einer künftig wieder intakteren Autoregulation geben können.

Diese Sichtweise von Krankheit, Gesundheit und Heilung wird vor allem in der Psychotherapie, in der derzeit an den Universitäten gelehrten Medizin hingegen nur in geringem Maße umgesetzt.

2. Entwicklungspsychologie

In den letzten 20 Jahren hat sich unser Bild von der menschlichen Frühentwicklung dramatisch verändert. Ein Gutteil der psychoanalytischen Annahmen über die frühesten Lebensphasen muß aufgrund der Ergebnisse der empirischen Säuglingsforschung revidiert werden. Diese neuen Erkenntnisse sind z. T. einer nicht von Dogmen eingeschränkten Grundhaltung zu verdanken, weiters ausgeklügelten Experimentalsituationen und nicht zuletzt auch der erst in den beiden letzten Jahrzehnten zur Verfügung stehenden Videotechnik.

Das traditionelle psychoanalytische Bild vom Säugling, wonach dieser primär (= normal) bestimmte Entwicklungsphasen durchlaufe, die sekundär in einer pathologischen Entwicklung reaktualisiert würden, erwies sich als nicht haltbar (Übersicht in: Lichtenberg, 1991; Stern, 1992; Dornes, 1993a).

2.1. Die Wahrnehmung

Die Annahme eines primären Narzißmus, eines primären Verschmelzungserlebens, der primär nur in Teilen wahrgenommenen Objekte, die in gute und böse aufgespalten erlebt werden, konnte nicht bestätigt werden. Vielmehr erscheint der Säugling als aktiv, differenziert, beziehungsfähig (Dornes, 1993b). Die Wahrnehmungsfähigkeit des Säuglings, die von Beginn an eine ganzheitliche ist, ermöglicht ihm, Handlungsziele zu setzen, sich selbst als Urheber eigener Handlungen zu erleben, anhand des propriozeptiven Feedbacks zu unterscheiden, ob eine eigene oder die Handlung eines anderen zu einem bestimmten Ergebnis geführt hat. Der Säugling kann früh den Effekt einer Handlung wahrnehmen, je nachdem, ob er ihn bei sich selbst erlebt (immer) oder bei jemand anderem (manchmal). Die von der Psychoanalyse angenommene primäre Undifferenziertheit, symbiotische sowie Spaltungserlebnisse sind daher eher als sekundär zu erachten, als Ergebnis einer bereits überforderten Selbstregulation.

Überdies bestehen offenbar von Geburt an Verbindungen zwischen verschiedenen Wahrnehmungsmodi, was die Wahrnehmung von vornherein zu einer multimodalen macht.

2.2. Die Affekte

Im Gegensatz zur psychoanalytischen Annahme nur zweier affektiver Tönungen wie Lust, Unlust sind Säuglinge imstande, eine Reihe von Basisaffekten zu erleben: Interesse, Überraschung, Ekel, Freude, Ärger, Traurigkeit, Furcht und Schuld. In allen Kulturen existieren dafür bestimmte, immer gleiche Gesichtsausdrücke.

Über diese kategorialen Affekte hinaus sind Säuglinge imstande, sogenannte Vitalitätsaffekte, wie Intensität, zeitliche Struktur, Rhythmus, Melodie u. a., wahrzunehmen, die der Kommunikation zusätzliche Differenziertheit verleihen. Zum Beispiel ist der Säugling imstande, eine Unstimmigkeit zwischen verschiedenen Vitalitätsaffekten wahrzunehmen, wenn er z. B. von der Mutter mit weicher Stimme, freudigem Gesichtsausdruck, jedoch einer ruckartigen Bewegung aus dem Bettchen gehoben wird (zit. nach Dornes, 1993b).

2.3. Das Gedächtnis

Es liegen Untersuchungen vor, die verblüffende Wahrnehmungsleistungen Neugeborener demonstrieren. Daß die Mutter am Geruch oder an der Stimme „erkannt" werden kann, ist beeindruckend. Man darf sich jedoch Gedächtnisspuren beim Säugling nicht im Sinne abrufbarer Vorstellungsinhalte vorstellen. Allerdings führt die häufige Wiederkehr bestimmter Interaktionssequenzen, die zumindest aus einer Wahrnehmung und einem Affekt zusammengesetzt sind, zu deren Wiedererkennen. Es stellen sich also mit der Zeit gewisse Erwartungshaltungen und über Affekte vermittelte Koppelungen von Wahrnehmungsinhalten ein. Diese basalen Gedächtnisfunktionen sind die Grundlage für Selbstregulation und wechselseitige Regulation sowie der Bindung zur primären Bezugsperson.

2.4. Die Beziehungsregulation

Die bis jetzt genannten Fähigkeiten versetzen den Säugling in die Lage, aktiver Mitgestalter der Beziehung zur primären Bezugsperson zu sein. Er versucht aktiv ihre Aufmerksamkeit zu erlangen, kann sie zu einem Kontaktspiel animieren, oder er kann durch Wegdrehen des Kopfes die momentane Beendigung des Kontaktes anzeigen. Wenn die Mutter einfühlsam und akzeptierend reagiert, fördert sie damit einerseits die Erwartbarkeit ihrer Reaktionen, andererseits aber das Gefühl, sie aktiv herbeigeführt zu haben. Durch dieses Effektanzgefühl kommt es zu einem positiven Kern-Selbstgefühl, zu einem negativ getönten hingegen, wenn die Beziehungsgestaltungsaktivitäten des Kindes keine Resonanz finden. Vertrauen, Selbstvertrauen und Effektanz im positiven Fall stehen dem Mißtrauen, der Erwartung des Mißerfolgs und dem negativen Selbstgefühl im Falle nicht gelingender kommunikativer Stimmigkeit gegenüber.

2.5. Das Bindungsverhalten

Schon in den 50er Jahren hatte John Bowlby aufgrund von Beobachtungen behauptet, zwischen dem Säugling und der primären Bezugsperson entwickle sich sehr früh ein Bindungsmuster, das etwa ab dem 3. Lebensmonat erkennbar, ab dem 6. Monat bereits ziemlich ausgeprägt sei und in der Folge eine hohe Stabilität aufweise.

Verlaufsuntersuchungen zeigten, daß das einmal etablierte Bindungsmuster ab dem 12. Monat bis ins Pubertätsalter weitgehend stabil bleibt. Das Bindungsmuster hängt wesentlich vom Beziehungsangebot der primären Bezugsperson an das Kind ab; es verwundert daher nicht, daß das von der Mutter an das Kind weitergegebene Bindungsmuster von diesem wieder weitergegeben wird. So konnte mit einer relativ hohen Treffsicherheit von 85% aus dem Bindungsmuster von Schwangeren zu ihren Müttern das Bindungsmuster der zukünftigen Kinder dieser Frauen vorhergesagt werden (Übersicht in Köhler, 1992; Grossmann, 1995). Das Bindungsverhalten wird vor allem in angstmachenden Situationen ausgelöst, in diesem Fall wird das Erkundungsverhalten eingestellt. Interessanterweise konnten in den über vier Jahrzehnten seit Bowlbys ersten Publikationen nur vier Bindungsmuster gefunden werden: die sichere Bindung, die ambivalente, die vermeidende und die desorientierte Bindung.

Die Ergebnisse der empirischen Säuglingsforschung fügen sich gut in die Grundannahmen der systemischen Sichtweise ein. Das Neugeborene ist mit weitreichenden Fähigkeiten ausgestattet, die es zu einem aktiven, kompetenten, regulationsfähigen Beziehungspartner machen. Den Umgebungsbedingungen und vor allem dem Gelingen förderlicher Beziehungssituationen kommt folglich eine für die Entwicklung der psychischen Struktur zentrale Bedeutung zu.

2.6. Die Formierung psychischer Struktur

Da das Kind, wie eben skizziert, bereits mit beträchtlichen Fähigkeiten zur Welt kommt, ist die Frage, die es zu untersuchen gilt, nicht, wie psychische Funktionen entstehen, sondern vielmehr, wie sie sich entwickeln.

„Sinneseindrücke, Handlungsempfindungen und Affekte sind also nicht erst biologisch-sensorische Rohempfindungen, die dann psychisch ‚verdaut' werden müssen, sondern sie sind von Anfang an psychisch. Natürlich erfahren sie in einer Beziehung eine Ausarbeitung ihres psychischen Gehalts und eine Erweiterung ihrer psychischen Bedeutung, und mit eineinhalb Jahren werden sie dann auch phantasiemäßig überarbeitet. Aber psychische Bedeutung entsteht nicht ausschließlich in Beziehungen; sie wird dort elaboriert" (Dornes, 1994, S. 1169).

Wahrnehmung und Erleben sind von Beginn an eine Einheit, es ist also nach unserem heutigen Wissen nicht so, daß Wahrnehmungsinhalte erst mit psychischer Bedeutung gefüllt werden müssen, auch müssen Wahrnehmungsinhalte nicht erst zu einem Bild zusammengefügt werden. Vielmehr scheint es umgekehrt zu sein, daß die ganzheitliche psychische Wahrnehmung reaktiv fragmentiert werden kann. Dazu müssen aber Bedingungen vorliegen, die bewirken, daß bestimmte Wahrnehmungs-/Erlebnisinhalte nicht in die Beziehung integriert werden können. Wahrnehmung und Interaktion sind allerdings vor dem 18. Lebensmonat nicht symbolfähig. Die Entwicklung der Symbolfähigkeit erfolgt in einigen Schritten, beginnend mit der Stufe des handlungsbe-

zogenen (= konkretistischen) Austauschs. Stern (1992) hat das Selbstgefühl als organisierenden Faktor der Entwicklung psychischer Strukturen bezeichnet. Dieser Begriff ist deutlich erfahrungsnäher als der psychoanalytische Ich-Begriff, und vor allem schließt er immer den anderen mit ein. Stern nennt vier Stufen der Selbstentwicklung. In der Phase
des „auftauchenden Selbst" (1. bis 2. Monat) wird die Welt als Wahr-
nehmungseinheit erlebt, kategoriale Affekte sowie Vitalitätsaffekte sind
von besonderer Bedeutung, und offenbar sind verschiedene Wahrnehmungsmodi (z. B. optisch, taktil) miteinander verbunden und im Ge-
dächtnis repräsentiert. In der Phase des „Kern-Selbst" (2. bis 7. Monat)
verfügt der Säugling nach Stern bereits über ein kohärentes Gefühl für
sich und den anderen, also eine bereits realitätsbezogene Wahrnehmung
der Getrenntheit von Selbst und anderem. Das Kind erlebt sich als psychische Einheit, von dem Handlungen ausgehen, Affekte sind differenziert, mit spezifischen Beziehungsereignissen verbunden, das Gedächt-
nis entsteht auf der Basis motorischer und affektiver Prozesse. Darüber
hinaus kann der Säugling Muster im Verhalten seiner Bezugspersonen
identifizieren und sich danach orientieren. Aus diesen Mustern leiten
sich Bindung und Sicherheitsgefühl ab. Im „subjektiven Selbst" (7. bis
9. Monat) wird die affektive Bezogenheit auf einer präsymbolischen
(= präverbalen) Stufe erlebbar. Beide Interaktionspartner sind auf etwas
Gemeinsames bezogen, das Kind kann z. B. auf etwas hinweisen und
merkt, daß auch die Mutter auf dasselbe Objekt bezogen ist. Das Kind
kann intentional kommunizieren, d. h., es weiß bereits um die Wirkung
eigenen Verhaltens auf den Partner, allerdings auf der Basis der in der
vorhergenannten Phase der Selbstentwicklung erfahrenen Verläßlichkeit. Mit der Entwicklung des „verbalen Selbst" (ab dem 15. bis 18. Monat) können Personen oder Handlungen erinnert oder benannt werden,
sie sind somit symbolisch verfügbar. Der Spracherwerb ist sehr in den
affektiven Austauschprozessen zwischen dem Kind und seinen Bezugspersonen verankert.

2.7. Wie entstehen pathologische Strukturen?

Eltern schreiben den Äußerungen (Gesten, Lauten etc.) ihrer Kinder
Bedeutungen zu. Diese Interpretationen sind Angebote und treten nun
mit dem intrinsischen Bedeutungsspektrum des Kindes in Kontakt
(Dornes, 1995). Weichen die von den Eltern angebotenen Bedeutungen
zu sehr von denen des Kindes ab, kommt es zu Störungen der wechselseitigen Regulation. Die Angebote der Eltern können demnach ent-

wicklungsfördernd oder -hemmend sein. Die empathische Kapazität der Eltern, aber auch die Anpassungskapazität des Kindes entscheiden über das Ergebnis der Interaktion. Das Kind setzt den elterlichen Bedeutungszuschreibungen ein eigenes Gefühl für Stimmigkeit entgegen. Es „weiß", ob etwas paßt oder nicht. Der strukturelle Einfluß elterlicher Reaktionen ist sowohl im Experiment als auch in naturalistischen Studien nachgewiesen. Es wird aber nicht nur der manifeste Affektausdruck kommuniziert, sondern auch abgewehrte Affekte, wie Dornes (1995) an einem Beispiel illustriert:

„Eltern tun oft ihr Bestes, um depressive Gefühle vor ihren Kindern und vor sich selbst zu verbergen. Das Ergebnis dieser Anstrengung ist häufig ein aufgeputschter, intrusiver, gelegentlich feindselig getönter Interaktionsstil, der den Säugling unruhig und unausgeglichen macht. Er hat verschiedene Möglichkeiten, damit fertig zu werden. Entweder zieht er sich temporär oder dauerhaft zurück und wird so ‚direkt' depressiv, oder er läßt sich anstecken und wird ebenfalls hektisch. Diese Hektik wird mit der Zeit und nach vielen Wiederholungen solcher Episoden zu einem Charaktermerkmal des Säuglings, in dem sich die maniforme, kontradepressive Abwehr der Eltern verfestigt. Unter der agitierten Oberfläche lauert aber ein depressiver Kern. Weil der Säugling trotz vieler Versuche, den Interaktionsstil seiner Eltern zu verändern, keinen Erfolg hatte, entsteht neben und gleichzeitig mit der Übernahme des elterlichen Stils ein Gefühl von Ohnmacht und Wirkungslosigkeit" (S. 42).

In solchen Situationen ist die empathische Kapazität verringert. Ein Gutteil der Bandbreite möglicher Antworten wird von der Abwehr in Anspruch genommen und dadurch reduziert. Die Folge könnte, wie Dornes andeutete, möglicherweise in einem Ausgliedern bestimmter unbeantworteter oder für die Eltern inakzeptabler Affektzustände bestehen.

2.8. Empathie als Grundlage der Kommunikation

Der frühe „Dialog" zwischen Mutter und Kind erfolgt auf affektiver und noch sehr handlungsbezogener Ebene. Wechselseitiges (!) Abstimmen von Bewegungen, Mimik, Vokalisierungen, Blickkontakt sowie Kontaktpausen kennzeichnen die frühe Beziehung. Das Aufeinanderabstimmen dieser kommunikativen Elemente schafft ein Erleben des Miteinander, der Ähnlichkeit und Vorhersagbarkeit des Verhaltens. Verhalten und Erleben sind engstens aneinander gekoppelt (erst später erfolgt die schrittweise Entkoppelung). In zahlreichen Experimenten konnte gezeigt werden, daß ein affektiver Gesichtsausdruck mit physiologischen Prozessen korreliert. Wenn bestimmte Gefühle erlebt werden, ändern sich dabei bestimmte physiologische Parameter (Hautwiderstand, Pulsfrequenz u. a.) deutlich. In einem Experiment wurden Schauspieler gebeten, einen bestimmten Gesichtsausdruck zu mimen, und es zeigte sich, daß sich dabei ebenfalls diese Parameter meßbar veränderten, allerdings nicht in demselben Ausmaß wie wenn die Gefühle wirklich erlebt wurden (Ekman, 1983; zit. n. Beebe u. Lachmann, 1992). Säuglinge können von frühester Zeit an den Gesichtsausdruck einer anderen Person imitieren, was offenbar eine angeborene Fähigkeit ist, da sie ja in dieser Zeit noch kein Feedback über ihren Gesichtsausdruck haben können. Wir schließen daraus, daß mehrfache Verbindungen zwischen Wahrnehmung und innerem Erleben bestehen. Wenn also im Betrachter eines Gesichtsausdruckes ebenso wie in der Person, die diesen Gesichtsausdruck herstellt, entsprechende psychophysiologische Prozesse ablaufen, so ist anzunehmen, daß die vielfache wechselseitige Regulation auch auf psychophysiologischer Ebene ihre Entsprechung hat. Mit Beebe und Lachmann (1992) können wir darin die bis ins Körperliche reichende Grundlage der Empathie sehen. In einer Interaktion, in der zwei Personen sich aufeinander abstimmen, werden ähnliche affektive und physiologische Zustände geschaffen. Dadurch „wissen" wir, wie eine andere Person fühlt. Empathisches Verstehen findet auf allen Ebenen statt, sprachlich, emotional, affektiv und physiologisch. Empathie ist somit als der zentrale Faktor menschlicher Verständigung zu bezeichnen.

Weil jede Kommunikation simultan auf verschieden hoch symbolisierten Ebenen abläuft, kann therapeutische Einflußnahme grundsätzlich auf allen Ebenen erfolgen, auf körperlicher, dramatischer, handlungsbezogener und nicht zuletzt auf der sprachlichen Ebene, in der alle weniger symbolisierten Ebenen enthalten und daher zugänglich sind. Aus diesem Grunde ist es möglich, auf so verschiedenen Kanälen zu Menschen einen affektiven Zugang zu bekommen, wie dies die verschiedenen therapeutischen Methoden praktizieren.

3. Die Theorie der therapeutischen Beziehung

Das Einpersonenparadigma ist, das sollten die bisherigen Ausführungen darlegen, nur bedingt als theoretische Grundlage für den therapeutischen Prozeß verwendbar. Bedingt deshalb, weil es fast ausschließlich Aspekte der Selbstregulation, wenn auch in einer anderen Theoriesprache untersucht hat.

Wenn wir die Einpersonenperspektive jedoch erweitern und berücksichtigen, daß in jeder Beziehung immer auch wechselseitige Regulation stattfindet (Beebe u. Lachmann [1992], Beebe et al. [1992]), dann ergeben sich daraus eine Reihe von Fragen für die therapeutische Kommunikation: Wie weit spielen reale Beziehungsaspekte, wechselseitige Einstimmung eine Rolle? Was ist die Funktion des Therapeuten, der nicht nur außerhalb stehend die Realität verkörpert, sich auf Deutungen beschränkt, oder sich (ebenfalls von außen) einfühlt, wie dies ältere Konzeptionen von Empathie nahelegen?

In einer ersten Annäherung wird im folgenden versucht, die Bedeutung der psychoanalytischen Begriffe Abwehr, Widerstand, Übertragung und Deutung, um die interaktionelle Dimension zu erweitern.

3.1. Abwehr und Widerstand

Ein interpersonales Verständnis von Abwehr ortet die Eliminierung bestimmter Affektzustände in der Inkompatibilität mit der Erlebniswelt der frühen Umgebung. Stolorow und Atwood (1992) führen das Ausklammern bestimmter Erlebniszustände darauf zurück, daß diese in der frühen Interaktion keine oder nicht ausreichend bestätigende Reaktionen erhielten. Das Ausgliedern aus dem bewußten Erleben stellt daher eine Regulations- bzw. Anpassungsleistung dar, die erfolgte, um die Bindung zu der frühen Umgebung zu erhalten. Sie bildet gleichzeitig die hauptsächliche Quelle des Widerstands in der Therapie.

Widerstand aus interpersoneller Sicht wird als Schutzhaltung verstanden, als (unbewußte) Vorsicht bei der Reintegration von Bedürfnissen und Affekten in die Beziehung. Die zwar unteroptimale, aber historisch immerhin adaptive neurotische Struktur kann nicht ohne weiteres aufgegeben werden, war sie schließlich unter schwierigen Anpassungsbedingungen entwickelt und zur Existenzbedingung geworden. Zur Aufrechterhaltung dieser Struktur sollen unbewußt erwartete Retraumatisierungserlebnisse vermieden werden. Der Therapeut wird daher vom Patienten (unbewußt) daraufhin getestet, ob von seiner Seite retraumatisierende Reaktionen zu erwarten sind oder ob mit seiner Hilfe die abgewehrten Affekte integriert werden können. Um diese Modellvorstellungen von Abwehr und Widerstand empirisch zu prüfen, wurde von Weiss und Sampson (1986), Weiss (1990) der therapeutische Prozeß untersucht. Es wurden zwei konkurrierende Hypothesen experimentell geprüft. Die eine, basierend auf der Theorie intrapsychischer Konflikte, besagt, daß die Dynamik zweier konkurrierender intrapsychischer Kräfte darüber ent-

scheidet, ob ein Erlebnisinhalt bewußt wird oder nicht: Auf der einen Seite wirken verpönte sexuelle oder aggressive Impulse, auf der anderen deren Abwehr. Diese Hypothese besagt weiters, daß der Impuls nur entweder unter großer Angst oder in versteckter Form, z. B. in Form eines Symptoms (dafür aber mit weniger Angst) seinen Weg zum Bewußtsein finde.
Die zweite Hypothese besagt, daß die Person in ihrem Unbewußten entscheiden kann, ob ein abgewehrter Erlebnisinhalt bewußt werden darf.
Entscheidungsgrundlage bilden bisherige Erfahrungen einerseits und die
Einschätzung der aktuellen Situation. Eine weitere Grundannahme dieser zweiten Hypothese ist, daß Patienten den intensiven Wunsch haben,
sich besser zu fühlen, besser mit den Erfordernissen zurechtzukommen,
oder anders ausgedrückt: daß ein starkes Bestreben existiert, abgewehrte
Inhalte ins Erleben zu (re)integrieren.

Aus der ersten Hypothese folgt, daß die Äußerungen des Patienten
Versuche darstellen, einen abgewehrten Wunsch zu befriedigen. Entspricht der Therapeut diesem Wunsch in seiner Reaktion, hat er die
Chance, die Impulse zum Bewußtsein zu bringen vertan, er würde agieren statt analysieren. Die Empfehlung, die daraus folgt, ist daher, die
Ansätze solcher Äußerungen zu frustrieren, so daß ihre Intensität steigt,
bis sie sich doch einen Weg zum Bewußtsein schaffen und der Deutung
zugänglich sind.

Folgt man der zweiten Hypothese, wonach der Patient versucht,
Abgewehrtes zu integrieren, indem er den Therapeuten auf Toleranz
und Akzeptanz testet, so kann für den Fall, daß dieser den Test besteht,
die Abwehr verringert werden und ein Teil des Erlebens bewußt werden. In diesem Fall ist dann auch die diesen Vorgang begleitende Angst
geringer als unter den Umständen, wie sie die erste Hypothese nahelegt.

Die Prüfung dieser beiden Hypothesen erfolgte, indem die Reaktionen aus Tonbandprotokollen therapeutische Interventionen und Reaktionen von Patienten herausgeschnitten wurden und Therapeuten, die
mit der Fragestellung nicht vertraut waren, gebeten wurden, diese Ausschnitte der einen oder der anderen Konzeption zuzuordnen sowie die
Reaktionen der Patienten in bezug auf Angst, Selbstexploration etc. zu
beurteilen. Damit konnte nun relativ verläßlich ausgesagt werden, welche Patientenreaktion durch welche Art von therapeutischer Intervention zustandegekommen war. Es zeigte sich deutlich, daß das Vorgehen
nach Hypothese 2 mehr Mut, mehr Entspanntheit, mehr Zufriedenheit
und weniger Angst beim Patienten bewirkte.

Bei dieser Gelegenheit soll nicht unerwähnt bleiben, daß aktive Unterstützung durch den Psychotherapeuten sich auch in einem der größten
psychoanalytischen Forschungsprojekte als bedeutsamster Faktor thera-

peutischer Veränderung erwiesen hat (Wallerstein, 1986), obwohl dies ursprünglich nicht erwartet worden war, weil dies in klassischem Verständnis nicht als wirksamer Faktor therapeutischen Handelns konzipiert war.

Das Bedeutsame an diesen neueren Überlegungen ist, daß Abwehr und Widerstand eine zusätzliche interaktive Dimension bekommen. Der Therapeut ist Teil des interpersonalen Vorganges der Abwehr. Er ist viel direkter in die Regulationsvorgänge eingebunden, die wir als Widerstand zu bezeichnen gewohnt sind, als wir bisher dachten.

3.2. Die Übertragung

Wenn wir den neueren Überlegungen zu Abwehr und Widerstand folgen, so sind diese auch auf den Übertragungsbegriff anzuwenden. Wenn wir in einem ersten Zugang davon ausgehen, daß in der Übertragung die historisch entwickelte psychische Struktur inszeniert wird, dann bedeutet dies nicht notwendigerweise schon, daß Übertragung mit Wiederholung ident ist. Übertragung beinhaltet zwar Erwartungen, Befürchtungen und Beziehungsinhalte, die ihre Wurzeln in historischen Beziehungserfahrungen haben, sie beinhaltet aber bei näherer Betrachtung immer zwei Beziehungsangebote. Erst einmal eines, das den Beziehungspartner dazu verführt, in der historisch vertrauten Weise zu reagieren. In ihm sind häufig negative Interaktionsphantasien enthalten. Diese Inszenierung würden wir als den eher regressiven Teil bezeichnen. Genaugenommen sind wir erst dann berechtigt, von Wiederholung zu sprechen, wenn sich diese Verführung als erfolgreich erweisen sollte und der Partner entsprechend den negativen Erwartungen darauf reagiert. Die Wiederholung ist somit nicht im Patienten zu lokalisieren, sondern vielmehr in der interaktiven Sequenz, wie sie zwischen Therapeut und Patient ausgehandelt wurde. Der andere Teil des Beziehungsangebotes könnte als der progressive bezeichnet werden, denn der Patient erwartet auch und vor allem, daß der Therapeut nicht im Sinne der Verführung reagiert, sondern im Gegenteil eine Türe zu neuen Beziehungserfahrungen öffnen hilft.

3.3. Was macht eine Interaktion therapeutisch?

Im psychotherapeutischen Prozeß gilt es also ständig zwei Gefahren zu vermeiden: einerseits bewußt oder unbewußt zu sehr dem Übertragungsangebot zu entsprechen, andererseits es zu sehr zu frustrieren. Erstere Gefahr ist als Gegenübertragungsagieren bekannt, letztere besteht in einer zu großen Zurückhaltung (bis hin zur Retraumatisierung, auf die zuerst Ferenczi aufmerksam gemacht hat), die dem Patienten zu viel Frustration zumutet und daher kontaktverhindernd wirkt. Damit werden Fragen zur optimalen Frustration, optimalen Responsivität sowie des Agierens berührt, auf die in diesem Rahmen jedoch nicht näher eingegangen werden kann.

Übertragungen manifestieren sich also in unbewußten Inszenierungen, die als Verführungen wirksam werden. Da sie direkter Ausdruck der Struktur gewordenen Interaktionserfahrungen und deren Bewältigung sind, können sie vorerst nicht erinnert werden. Zu sehr verinnerlicht ist die zur Bewältigung pathogener Beziehungserfahrungen elaborierte Struktur, als daß es mit dem Erlebten in bewußte Verbindung gebracht werden kann. Erinnerung ist nur möglich, wenn eine gewisse Distanz gegenüber dem Erlebten besteht. Diese Distanz wird nur durch ausreichend verläßliche Beziehungserfahrungen ermöglicht, die dem progressiven Teil der Person entsprechen. Meistens wird dabei auch eine neue Bindung etabliert, die die alte (pathogene) ersetzt. Erst wenn der Therapeut ausreichend viele Tests bestanden hat und damit sich als genügend verläßlich erwiesen hat, entsteht diese Bindung. Nur in bestimmten Fällen gelingt dies ausschließlich mittels Deutungen; und zwar erstens nur dann, wenn die Desintegration des Erlebens nicht zu groß und es daher möglich ist, mittels so hochsymbolisierter Konstruktionen, wie es Deutungen sind, auch tiefere affektive Ebenen zu erreichen. In allen anderen Fällen muß langwierige Vorarbeit – in aller Regel auf wenig symbolisiertem Niveau, also sehr konkret (= real) – erst die Sicherheit vermitteln, ohne die eine Infragestellung nicht möglich ist. Der Analytiker muß erst die Bedeutung für den Patienten bekommen, die eine Verunsicherung, die eine Deutung mit sich bringt, zuläßt.

Die Befunde der Psychotherapieforschung, wonach Unterstützung, aktives Vermitteln eines positiven Selbstbildes, Ressourcenaktivierung, Hilfe bei der Problemlösung sowie der Beitrag des Therapeuten, um dem Patienten zu realer Veränderung von Bedeutungen zu verhelfen (Grawe, 1994, 1995), bestätigen die Annahme der Bedeutung dieser realen Beziehungsfaktoren. Trotz der zweifellos vorhandenen Wahrnehmungs- und Bedeutungsverzerrungen sollten wir nicht aus den Augen verlieren, daß Patienten weite Bereiche ihres Lebens gut und kompetent bewältigen und sehr gut einzuschätzen wissen, ob sie in ihrer Problematik wahrgenommen und verstanden werden. Die Psychotherapieforschung zeigt, daß es von zentraler Bedeutung für den Erfolg der Behandlung ist, ob der Patient den Therapeuten als bestätigend, ermutigend, unterstützend erleben kann (Strupp, 1993; Grawe, 1995). Auch die Abstimmung mit den realen

Einstellungen, Zielen, Theorien der Therapeuten bestimmen den Verlauf der Therapie mit (Strauß und Burgmeier-Lohse, 1995).

Der therapeutische Prozeß läuft auf vielen Ebenen ab, affektiv-konkretistisch, verschieden hoch symbolisiert, kognitiv. Die frühe psychoanalytische Forschung hat sich vorwiegend mit intrapsychischen Aspekten, mit Autoregulation und mit hochsymbolisierten Erlebnisbereichen befaßt, die jüngeren Entwicklungen, vor allem der Selbstpsychologie (Kohut, 1979, 1984) und ihre Weiterentwicklungen haben den interaktiven Aspekt, den Bereich der wechselseitigen Regulation in der Psychoanalyse eingeführt, haben systemische Sichtweisen und vor allem die Erkenntnisse der empirischen Säuglingsforschung in die psychoanalytische Theorie integriert. Einige Jahre hat es so ausgesehen, als würden diese neuen theoretischen Ansätze einen Bruch mit traditionellen Auffassungen herbeiführen. Mittlerweile wurde viel Revisions- und Integrationsarbeit geleistet, was aus neueren Arbeiten deutlich zu ersehen ist (z. B. Treurniet, 1995). Ein Neuüberdenken der Ebenen des therapeutischen Prozesses könnte in Richtung einer allgemeinen Theorie der Psychotherapie führen.

4. Zusammenfassende Einschätzung

In diesem Beitrag wurde versucht darzustellen, daß systemtheoretische Überlegungen besser geeignet sind, Organismen in ihrer Hauptaktivität darzustellen, die darin besteht, daß durch regulatorische Aktivität (Selbstregulation und wechselseitige Regulation) Gleichgewicht erhalten wird oder besser: Ungleichgewichtszuständen gegengesteuert wird. Krankheit wird dem folgend als Ausdruck und Ergebnis überforderter regulatorischer Kompetenz verstanden. Dieser definitorische Ansatz ist bewußt so allgemein gehalten, daß er biologische und psychologische Ebenen gleichermaßen einschließt. Immer wird dabei der Organismus als eine Ganzheit, die regulatorische Aktivität als eine psychobiologische aufgefaßt. Neue entwicklungspsychologische Forschungsbefunde lassen sich in diese theoretischen Konzeptionen wesentlich besser einfügen als etwa traditionell psychoanalytische oder lerntheoretische. Durch die von Beginn an ganzheitliche Wahrnehmung des Neugeborenen, durch die Fähigkeit, Bereitschaft und Bedürftigkeit zu wechselseitiger Kommunikation, ja sogar zu (auto)regulatorischen Aktivitäten bereits im Pränatalstadium und kurz nach der Geburt (wechselseitige Regulation) paßt unser heutiges (empirisch fundiertes) Bild vom Menschen besser zu den theoretischen Konzepten als die tradierten Menschenbil-

der verschiedener Psychologien. Unser gegenwärtiger Wissensstand betreffend die Entwicklung normaler und pathologischer psychischer
Strukturen weist zahlreiche Parallelen zum therapeutischen Prozeß auf
(darüber hinaus auch beträchtliche Differenzen). Eine Parallele besteht
z. B. darin, daß Ausgliederung von Bereichen des Erlebens sowie deren
Reintegration über ähnliche Mechanismen ablaufen. Wir kommen dabei zu der Einschätzung, daß adaptive und regulatorische Vorgänge in
der Kommunikation und Interaktion die Grundlage der Strukurentwicklung wie der psychotherapeutischen Behandlung darstellen. Psychotherapie ist also erstens zweifelsfrei als eine wissenschaftlich fundierte Behandlungsform psychischer, psychosozialer und psychosomatischer Krankheitszustände zu bezeichnen. Sie ruht weiters auf einem in
sich konsistenten Fundament von theoretischen Grundlagen und Anwendung, wenngleich einschränkend gesagt werden muß, daß diese
Aussage erst in Grundzügen Gültigkeit hat und eine allgemeine Psychotherapietheorie sich erst am Horizont abzeichnet. Drittens jedoch ist
dem psychotherapeutischen Beruf angesichts der hier in Kürze dargestellten theoretischen Grundlagen Eigenständigkeit zu bescheinigen. Es
existiert keine Behandlungsmethode außer der Psychotherapie, die mit
kommunikativen Mitteln Störungen behandelt, die im Bereich der
Kommunikation ihre historischen Wurzeln haben.

Literatur

Bateson G (1972) Ökologie des Geistes. Suhrkamp, Frankfurt/Main
Beebe B, Lachmann FM (1992) The contribution of mother-infant mutual influence to the origins of self and object representations. In: Skolnick N,
    Warshaw S (eds) Relational Perspectives in Psychoanalysis. The Analytic
    Press, Hillsdale, NJ, pp 61–82
Beebe B, Jaffe J, Lachmann FM (1992) A dyadic systems view of communication. In: Skolnick N, Warshaw S (eds) Relational perspectives in psychoanalysis. The Analytic Press, Hillsdale NJ, pp 83–118
Canguilhem G (1975) Das Normale und das Pathologische. Ullstein, Stuttgart
Dornes M (1993a) Der kompetente Säugling. Die präverbale Entwicklung des
    Menschen. S. Fischer, Frankfurt/Main
Dornes M (1993b) Psychoanalyse und Kleinkindforschung. Einige Grundthemen der Debatte. Psyche 47 (12): 1116–1152
Dornes M (1994) Können Säuglinge phantasieren? Psyche 48 (12): 1154–1175
Dornes M (1995) Gedanken zur frühen Entwicklung und ihrer Bedeutung für
    die Neurosenpsychologie. Forum Psychoanal 11: 27–49
Ekman P (1983) Autonomous nervous system activity distinguishes among
    emotions. Science 221: 1208–1210

Foerster H von (1985) Sicht und Einsicht. Vieweg, Braunschweig

Frischenschlager O (1995a) Was ist Krankheit – was ist Gesundheit? In: Frischenschlager et al (Hrsg) Lehrbuch der Psychosozialen Medizin. Springer, Wien, S. 3–14

Grawe K, Donati R, Bernauer F (1994) Psychotherapie im Wandel. Von der Konfession zur Profession. Hogrefe, Göttingen

Grawe K (1995) Grundriß einer allgemeinen Psychotherapie. Psychotherapeut 40: 130–145

Grossmann KE, Grossmann K (1995) Frühkindliche Bindung und Entwicklung individueller Psychodynamik über den Lebenslauf. Familiendynamik (20) 2: 171–210

Kohut H (1979) Die Heilung des Selbst. Suhrkamp, Frankfurt/Main

Kohut H (1984) Wie heilt die Psychoanalyse? Suhrkamp, Frankfurt/Main

Köhler L (1992) Formen und Folgen früher Bindungserfahrungen. Forum der Psychoanalyse 8: 263–280

Lichtenberg JD (1991) Psychoanalyse und Säuglingsforschung. Springer, Berlin Heidelberg New York Tokyo

Maturana HR, Varela FJ (1987) Der Baum der Erkenntnis. Scherz, Bern

McKeown T (1982) Die Bedeutung der Medizin. Suhrkamp, Frankfurt/Main

Schaefer G (1992) Der Gesundheitsbegriff in verschiedenen Völkern. In: Trojan A, Stumm B (Hrsg) Gesundheit fördern statt kontrollieren. S. Fischer, Frankfurt/Main

Selvini-Palazzoli M, Boscolo L, Cecchin G, Prata G (1981) Paradoxon und Gegenparadoxon. Klett, Stuttgart

Stern DN (1992) Die Lebenserfahrung des Säuglings. Klett-Cotta, Stuttgart

Stolorow RD, Atwood GE (1992) Contexts of Being. The intersubjective foundations of psychological life. The Analytic Press, Hillsdale, London

Strauß B, Burgmeier-Lohse M (1995) Merkmale der „Passung" zwischen Therapeut und Patient als Determinante des Behandlungsergebnisses in der stationären Gruppenpsychotherapie. Zschr Psychosom Med 41: 127–140

Strupp H (1993) Psychotherapie: Zeitgenössische Strömungen. Psychotherapie Forum 1 (1): 1–7

Treurniet N (1995) Was ist Psychoanalyse heute? Psyche 49: 111–140

Varela F (1988) Erkenntnis und Leben. In: Simon F (Hrsg) Lebende Systeme. Springer, Berlin, S. 34–46

Wallerstein R (1986) Forty two lives in treatment. The Guilford Press, New York

Watzlawick P, Beavin JH, Jackson DD (1969) Menschliche Kommunikation. Huber, Bern

Watzlawick P, Weakland JH, Fisch R (1974) Lösungen. Huber, Bern

Weiss J (1990) Unconscious mental functioning. Scientific American Vol 262 (3): 103–109

Weiss J, Sampson H (1986) The Psychoanalytic Process. The Guilford Press, New York London

Einfalt oder Vielfalt in der Psychotherapie

Thomas Slunecko

1. Einleitung

In diesem Beitrag werden Grundsatzüberlegungen zu einem Handlungs- und Wissenschaftsverständnis von Psychotherapie vorgestellt, mit deren Hilfe sich ihre Position als eigenständige Disziplin und damit auch die Abgrenzung von benachbarten Fächern wie etwa der allgemeinen oder klinischen Psychologie bestimmen läßt. Den Ausgangspunkt dazu bildet eine offenkundige Problemlage, die für die Psychotherapie auch aus standespolitischen Gründen brisant ist: bekanntlich haben sich die Psychotherapien in der Vergangenheit fleißig vermehrt und tun dies auch weiterhin mit kaum abnehmender Begeisterung, sodaß es mittlerweile einen wild wuchernden Garten unterschiedlichster Schulen und Subschulen gibt. Die nahezu unüberschaubare Vielfalt an Verfahren ist für die meisten Beteiligten – Klienten, Therapeuten wie Therapietheoretiker – eine verwirrende und wenig erfreuliche Ausgangslage, wobei der Höhepunkt der Unerfreulichkeit regelmäßig dann erreicht wird, wenn die Psychotherapie auf Systeme trifft, die normativen Charakter haben und/oder sich eng an traditionellen Vorstellungen von Wissenschaft als einem notwendigerweise einheitlichen und widerspruchsfreien Gebäude von Wissen orientieren. Wenn es um gesetzliche Bestimmungen oder Finanzierungsverhandlungen mit Krankenkassen usw. geht, wird zwar aus Gründen der Legitimation auf den Begriff der Wissenschaftlichkeit zurückgegriffen, zumeist allerdings ohne sich darüber Gedanken zu machen, was dieser für die Psychotherapie konkret bedeuten könnte, d. h. um *welche Art* von Wissenschaft es sich bei der Psychotherapie handelt und *wie* sie sich denn auf eine ihr angemessene Weise als solche ausweisen könnte.[1] Das hat zur

---

[1] So spricht das österreichische Psychotherapiegesetz gleich in seinem ersten Paragraphen von wissenschaftlich-psychotherapeutischen Methoden, als

Folge, daß die einzelnen Schulen, vor allem die noch nicht anerkannten, eifrig ihre wissenschaftliche Selbstbegründung betreiben und dabei auf Methoden aus Nachbar- oder Vorläuferdisziplinen zurückgreifen, deren Wissenschaftlichkeit außer Frage zu stehen scheint. Zur Zeit
sind das vor allem statistische Verfahren, d. h. auch Therapieschulen,
die eigentlich nichts mit statistischen Modellen und mit Beweis-
führungen über Signifikanzen zu tun haben, unterwerfen sich dieser
Logik (und damit dem dahinterliegenden Paradigma), wenn sie ihre
Anerkennungsanträge einbringen. Diese aus wissenschaftstheoretischer Sicht äußerst fragwürdige Strategie ist für die derzeitige Diskussion über Psychotherapie nahezu durchgängig, d. h. zu glauben, wenn
man etwas empirisch untersucht, macht man es zur Wissenschaft. Damit wird aber nicht nur die Diskussion darüber verdrängt, wie die Psychotherapie auf eine ihr entsprechende Weise den Erkenntnisanspruch
als Wissenschaft erfüllen kann; außerdem wird (relativ unbemerkt)
Psychotherapie nach einem ihr äußerlichen Welt- und Wissenschaftsverständnis modelliert, das aber letztlich wieder auf alle psychotherapeutischen Handlungen zurückwirkt.

Die Intention dieses Beitrages besteht darin zu zeigen, daß die
Psychotherapie von einer wissenschaftstheoretischen Grundlagendis-
kussion in Hinblick auf ihre Selbstbestimmung als Disziplin außerordentlich profitieren kann. Gerade aus dem vermeintlichen Defizit der
uns hier als Leitproblematik dienenden Heterogenität psychotherapeutischer Modellvorstellungen läßt sich bei geeignetem Betrachtungswin-
kel eine genuine wissenschaftliche Identität entwickeln. Wenn man die
Psychotherapie nicht mehr an anderen Wissenschaften mißt und sie
über diese Wissenschaften legitimiert, sondern Sie in ihrem eigenen
Recht – vielleicht sogar als Vorreiterin einer neuen Generation von Wissenschaften – begreift, wird der Umgang mit Heterogenität und Widersprüchlichkeit vielmehr ein Abgrenzungskriterium gegenüber anderen
Disziplinen und ihren traditionellen Wissenschaftsvorstellungen darstellen.

---

wäre von selbst verständlich, was denn mit „wissenschaftlich" im Bezug auf die
Psychotherapie gemeint zu sein hätte; Wissenschaftlichkeit wird dann weiters in
jenen Passagen betont, die die Ausbildung zum Psychotherapeuten oder auch
die Anerkennung der einzelnen Schulen betreffen. In Deutschland erfüllen
nach dem bekannten Gutachten von Mayer et al. (1991) nur wenige Verfahren
das Kriterium der „Wissenschaftlichkeit" in genügendem Ausmaß, um ihre Leistungen von den Sozialversicherungsträgern refundiert zu erhalten.

2. Bisherige Strategien im Umgang mit dem Schulenpluralismus

Solange Wissenschaftskonsumenten und -geldgeber davon ausgehen, daß eine anständige Wissenschaft ein einheitliches Gebäude von Wissen errichten sollte, bleibt der Wildwüchsigkeit und Widersprüchlichkeit der einzelnen Therapietheorien, die sich noch dazu untereinander bisweilen kräftig befehden, ein unangenehmer Beigeschmack, auf den natürlich auch diejenigen reagiert haben, die sich mit Psychotherapietheorie und Psychotherapieforschung beschäftigen:

Eine Strategie – sie wird im vorliegenden Band z. B. in dem Beitrag von van Deurzen-Smith und Smith vertreten – besteht darin, den „Zustand" der Schulenvielfalt als Ausdruck einer *präparadigmatischen Wissenschaft* zu verstehen, ein bekannter Begriff von Kuhn (1962), der damit eine frühe Phase in der Entwicklung hin zu einer reifen Wissenschaft meint – eine Phase, in der noch keine Einigung über die Natur des Forschungsgegenstandes und die akzeptablen Methoden zu seiner Erschließung, d. h. keine Einigung über das Paradigma besteht. Hier wird Heterogenität also akzeptiert, aber nur vorübergehend und im vertrauensvollen Optimismus darauf, daß sich der „Zustand" einmal ändern und die Psychotherapie sich zu einer reifen Wissenschaft auswachsen wird – eine Hoffnung, der schon früh Bühler angesichts einer ähnlichen Problemstellung in der Psychologie Ausdruck verliehen hat:

„Soviele Psychologien nebeneinander wie heute, soviele Ansätze auf eigene Faust sind wohl noch nie gleichzeitig beisammen gewesen. Man wird mitunter an die Geschichte vom Turmbau zu Babel erinnert. ... Denn so ist es in der Gegenwart: ein rasch erworbener und noch unbewältigter Reichtum neuer Gedanken, neuer Ansätze und Forschungsmöglichkeiten hat den krisenartigen Zustand der Psychologie heraufbeschworen. Es ist, wenn nicht alles täuscht, keine Zerfalls-, sondern eine *Aufbaukrise*, ein embarass de richesse, wie er das Ausholen zu einem umfassenden Gemeinschaftswerk begleiten kann. Gelingt es, eine Konkordanz herzustellen, dann dürfen wir Großes von der Zukunft erwarten" (Bühler, 1928, S. 1; *Hervorhebung* im Original).

Es läßt sich heute wohl mit einigem Recht behaupten, daß Bühlers Hoffnung verfrüht war und sich auch die Psychologie – trotz der weitgehenden Ausgliederung psychotherapeutischer Modellvorstellungen – nach wie vor nicht auf ein für alle verbindliches Modell geeinigt hat und insbesondere den Spannungszustand zwischen erklärenden (naturwissenschaftlich orientierten) und verstehenden (hermeneutisch orientierten) Ansätzen bislang nicht überwinden konnte. Sie löst das Problem zur Zeit in einer für den akademischen Diskurs charakteristischen Art, indem nämlich so getan wird, als würden die verschiedenen Ansätze einander nicht tangieren. In der Regel steckt der wissenschaftliche Psychologe zu Beginn seiner Karriere einen bestimmten (methodologischen und/oder inhaltlichen) Claim ab und wird auf diesem Territorium innerhalb einiger Jahre zum Weltmeister; er oder sie kümmert sich nicht um andere Modellvorstellungen bzw. toleriert diese, behält aber dennoch stillschweigend das Phantasma der Einheit, d. h. das der Arbeit an einem gemeinsamen Turm.

Innerhalb der Psychotherapie wird aus der oben angedeuteten Situationsbestimmung als Wissenschaft in einer präparadigmatischen Phase tendenziell ein anderer (nicht minder verkürzter) Schluß gezogen: wie auch van Deurzen-Smith und Smith bemerken, wird die bei Kuhn sehr umfassende Konzeption des Paradigmas[2] gerne mit psychotherapeutischen Einzeltheorien (= Modellen, die selbst *innerhalb* eines Paradigmas stehen) verwechselt. Das verführt zu der Annahme, aus den bestehenden psychotherapeutischen Ansätzen würde sich einer, durch Fusion oder Integration anderer, schließlich zu dem für die Positionsbestimmung der Psychotherapie als eigenständiger Disziplin so notwendigen einheitlichen Paradigma entwickeln lassen – eine universalisierende Auffassung also, die mit der Hoffnung verbunden ist, die Einheit des Ganzen mit einer Supertheorie neu zu erzeugen. Die Kandidaten für eine solche Führungsrolle haben im Lauf der Zeit gewechselt (zur Zeit scheint das systemtheoretisch-synergetische Lager die Nase vorne zu haben), ohne diesen Führungsanspruch zur Zufriedenheit aller einlösen zu können. Bemühungen in Richtung auf eine allgemeine oder integrative Psychotherapie sind jedenfalls sehr präsent (vgl. Norcross und Goldfried, 1992), sie gehen auch gut mit dem „promise claim of science" zusammen, d. h. dem Versprechen der Wissenschaft, die endgültige Wahrheit über einen Gegenstandsbereich und damit das beste Instrumentarium zu seiner Gestaltung herauszufinden, wenn nur genügend Forschungsgelder bereitgestellt werden.

Der europäische Hauptvertreter in Sachen allgemeiner Psychotherapie sowie auch in Sachen Forschungsgeldaquisition und Fortschrittsgläubigkeit ist Grawe, dessen Buch *Psychotherapie im Wandel* (1994) mittlerweile den Diskurs über Psychotherapie gleichermaßen bestimmt wie

---

[2] Ein Set von Überzeugungen und Wertvorstellungen, das explizite und implizite Feststellungen über die Beschaffenheit von Natur und Wirklichkeit trifft, den überhaupt zulässigen Problembereich definiert, die akzeptablen Methoden zu seiner Erschließung sowie Qualitätskriterien für die Lösungen festsetzt.

belastet. Grawe argumentiert zunächst einmal, daß die Wirksamkeit der einzelnen Therapieformen „nicht als Beleg für die Richtigkeit" (S. 749) der in ihnen entwicketen Wirkvorstellungen, d. h. nicht als Beleg für die Richtigkeit der zugrundeliegenden Theorien genommen werden darf. Die Psychotherapien wirken also, aber nicht aus den Gründen, die sie angeben, eigentlich wissen sie nicht, was sie tun und warum sie wirken. Grawe möchte uns aus diesem Zustand der Unwissenheit erlösen und erklärt die Wirksamkeit der auf den ersten Blick doch so unterschiedlichen Therapieformen aus dem Umstand, daß sie bei genauerer Betrachtung so unterschiedlich gar nicht sind: schauen wir nur genauer hin, so meint er, können wir in allen Therapieformen drei bestimmte theorieunabhängige Wirkfaktoren[3] wiederfinden, die da sind:

1. die aktive Hilfe zur Bewältigung konkreter Probleme oder auch *Problembewältigungsperspektive* – für Grawe das mächtigste Wirkprinzip der Psychotherapie: ohne nach geheimen Motiven für die anstehenden Probleme zu suchen, hilft der Therapeut dem Patienten aktiv bei deren Bewältigung, indem er z. B. Entspannungstechniken vermittelt, Kommunikationstrainings für zerstrittene Paare macht, Rollenspiele oder Selbstbehauptungstrainings durchführt, die Klienten mit angstauslösenden Reizen konfrontiert und dabei systematisch desensibilisiert – hier geht es also vorwiegend um konkrete Verhaltensaspekte und verhaltenstherapeutische Techniken.

2. die *Klärungsperspektive:* der Klient soll über die Lösung des konkreten Problems hinaus Einsicht in die Natur des Problems bekommen, was er dazu beiträgt, um in solche Probleme zu schlittern, „sich eine größere Klarheit darüber erarbeiten, nach welchen Gesichtspunkten er seine Bedeutungen konstruiert, welche Bedeutungen er aus welchen Gründen ausklammert" (S. 751). Es geht also nicht mehr um die Frage von Etwas-Können oder Nicht-Können, sondern um das Warum und Wozu, um Motive, Werte und Ziele, die das Handeln des Klienten bestimmen und hier haben ganz eindeutig die einsichtsorientierten Therapien ihr Schwergewicht.

3. wirken die Psychotherapien auch kraft der therapeutischen Beziehung *(Beziehungsperspektive):* psychische Störungen sind zu einem

---

[3] Grawe ist nicht der erste, der diese „Strategie des kleinsten gemeinsamen Nenners" verfolgt, um dem Problem der Heterogenität zu entkommen (vgl. etwa den transtheoretischen Ansatz von Prochaska und Diclemente, 1984); wegen seiner Bedeutung für den Diskurs im deutschen Sprachraum soll er hier jedoch als Beispiel dienen.

Gutteil Beziehungsstörungen und das Zwischenmenschliche, das
Beziehungsgeschehen ist daher in der Therapie eines der wichtigsten Mittel, um therapeutische Veränderungen im emotionalen Bereich herbeizuführen.

Daß all die unterschiedlichen Psychotherapieformen wirken können,
denn das bestreitet Grawe gar nicht, sei darauf zurückzuführen, daß sie
sich dieser drei allgemeinen Wirkprinzipien in unterschiedlichem Ausmaß bedienen, wenn sie auch noch einen z. T. höchst spekulativen
theoretischen Überbau dafür mitliefern. Daher appelliert er an unsere
Vernunft und Verantwortung als moderne Wissenschafter, um die Psychotherapie von der Konfession zur Profession, so der Untertitel seines
dicken Buches, zu führen, sie also von den menschenbilddurchseuch-
ten Entwürfen ihrer Frühzeit zu befreien und zu einer rationalen Disziplin zu machen. Wir sollten dafür Sorge tragen, daß die künftigen
Therapeuten nicht in irgendwelchen theoretischen Spekulationen ausgebildet werden, sondern diese drei Faktoren oder Module der Psychotherapie ordentlich erlernen, anstatt mit minimalem Bemühen um
theoretische Fundierung eklektisch in den einzelnen Schulen nach geeigneten Therapiebausteinen herumzustöbern.

Was spricht eigentlich dagegen, die antiquierten Theorien der Psychotherapie über Bord zu werfen, uns zu freuen, daß die Heterogenität
endlich hinter uns liegt, und mit Grawe eine Ebene tiefer zu jenen drei
Kernwirkfaktoren zu steigen, die er als allen erfolgreichen Therapien
zugrundeliegend erkannt haben will? Der erste Teil seiner Argumentation ist ja im Prinzip zutreffend: die Wirksamkeit einer Therapieform ist
kein Beweis für die Gültigkeit ihrer Theorie[4]. Problematisch ist hingegen Grawes Konsequenz, jetzt ein Modell vorzulegen, das im Prinzip
richtig sein soll. Denn sein mit ungebrochen positivistischem Wahr-
heitsanspruch vorgetragener Entwurf einer modernen, aufgeklärten allgemeinen Psychotherapie enthält Begründungsstrategien, die aus wissenschaftstheoretischer Sicht äußerst fragwürdig sind:

---

[4] In der Wissenschaftstheorie gibt es für diese fundamentale Tatsache, daß
ein Modell nicht vom Erfolg in der Lebenswelt legitimiert werden kann, das
schöne Bild von einem Schiffskapitän, der in dunkler Nacht eine gefährliche
Meeresenge durchfahren muß, am nächsten Tag aber keine Aussagen über den
Küstenverlauf und die Untiefen machen kann, denen er entronnen ist (d. h. daß
das Bewältigen der Aufgabe allein noch kein Modell liefert); möglicherweise hat
er bloß Glück gehabt, ja vielleicht hat er sich die Meeresenge selbst nur einge-
bildet.

Zum einen soll sie sich an den Ergebnissen der allgemeinen Psychologie, an ihren Lern- und Verlerngesetzen, wohl auch an den Ergebnissen der kognitiven Psychologie, der Emotions- und Kommunikationsforschung orientieren: „Die empirisch orientierte Psychologie ist theoretisch-konzeptuell längst genügend weit fortgeschritten, um einer nicht schulenorientierten Psychotherapie ein solides theoretisches Fundament zu liefern" (Grawe, 1994, S. 774).

Hier haben wir eine weitere Strategie vor uns, den theoretischen Problemen der Psychotherapie zu begegnen, letztlich ist es der Vorschlag, mit der Diskussion aufzuhören und sich an einer Disziplin zu orientieren, die bereits etabliert und genügend weit fortgeschritten ist. Wallner (1991) spricht in diesem Zusammenhang von der „Orientierung an einer Führungswissenschaft". Damit handelt man sich allerdings mit ziemlicher Sicherheit unangenehme berufspolitische Konsequenzen ein; denn die akademische Psychologie wird sich dann die Psychotherapeuten so halten, wie die Medizin ihre Diätassistenten, d. h. der Psychologe diagnostiziert, legt fest, was zu geschehen hat und delegiert dann einen Teil der Verantwortung an den Therapeuten – hier wird die Psychotherapie also instrumentalisiert und ihr der Status als eigenständige Wissenschaft abgesprochen.

Zum anderen und vor allem soll sich die Psychotherapie nach Grawes Meinung an der Ergebnissen der Outcome-Forschung orientieren, am Erfolg – das pragmatische Argument also: Schauen wir doch bitte nach, wie gut die einzelnen Verfahren wirken, ob manche vielleicht nur bei bestimmten Störungsbildern wirken, und tragen wir doch um Himmels willen dafür Sorge, daß wir nur dann Verfahren X einsetzen, wenn wir wissen, daß es bei Störung Y wirklich und auch am besten hilft (das der Grundgedanke der differentiellen Indikation) – bzw. verwenden wir umgekehrt bei Störung Y ja nur das Verfahren, das dafür am effizientesten ist, schließlich „schonen" (notabene: eine zutiefst medizinische Metaphorik) wir nicht nur die Klienten, sondern arbeiten überdies dann auch am kostengünstigsten.[5] Auch diese Argumentation ist

---

[5] An dieser Stelle horchen immer die Krankenkassen auf; d. h. diesbezügliche Forschungsbemühungen sind leicht zu verkaufen. Überhaupt leidet die gesamte Psychotherapiedebatte unter der Vermengung völlig unterschiedlicher Fragestellungen („was ist wirksam?" – „was ist eine gute Theorie?" – „und wer soll das bezahlen?"); solange wir den Erkenntnisanspruch von Psychotherapie als Wissenschaft ernstnehmen, läßt sich nämlich aus dem Umstand, daß bestimmte Therapieverfahren teuer sind, nicht argumentieren, warum man nicht auch teure oder spezielle Verfahren weiterentwickeln sollte.

recht wie billig: keine psychotherapeutische Methode beansprucht
ernsthaft, für die Behandlung jedweder psychischen Störung gleichermaßen geeignet zu sein; aber um differentielle Indikation wie oben argumentieren zu können, muß man zudem voraussetzen, daß es klar ab-
grenzbare Störungsbilder gibt, deren Diagnose (im Augenblick ein Kind
der Medizin und der klinischen Psychologie, eine genuin psychotherapeutische Diagnostik steckt ja noch in den Kinderschuhen) außer Zweifel steht; d. h. man verschiebt das Problem um eine Ebene, hängt sich
aber letztlich wieder an eine Führungswissenschaft an, die ja nicht nur
die Diagnose stellt, sondern damit auch ein von der Medizin und klinischen Psychologie geprägtes Paradigma von Krankheit und Heilung
vorgibt.

Wir wollen einmal davon absehen, daß die Orientierung am Erfolg
ein Kriterium für Praxis ist (das notabene bemerkt, nicht einmal der
Praxis ganz gerecht wird, weil es Praxis auf ein Endprodukt verkürzt,
also eine erstarrte Form von Praxisverständnis darstellt, das die Tätigkeit wegdenkt und nur das Resultat im Auge hat) und sich Theorie
immer anders legitimieren muß (vgl. Slunecko, 1994). Viel gravieren-
der bei der Legitimierung von Psychotherapie über Outcome-
Forschung ist der Umstand, daß sie auch dabei wieder unter das Dik-
tat einer bestimmten Wisenschaftsauffassung gerät, nämlich der der
experimentellen Psychologie oder Medizin, der Logik des Hypothesentestens und der Statistik. Hier wird Psychotherapie also nicht mehr
über *Theorie* modelliert, sondern man sieht die Forschungs*methode,*
nämlich die der Veränderungsmessung, als gegeben an, erzeugt dadurch aber wieder neue Systemimmanenzen, nur dieses Mal eben solche, die in der Methode begründet liegen (vgl. Jüttemann, 1992). Mit
einem bestimmten Methodeninventar werden einzelne Verfahren eben
auf eine ganz spezifische Art sichtbar. Verschiedene Schulen über ein-
und denselben methodischen Leisten zu scheren und so auf Effektivität bzw. Effizienz zu überprüfen, liefert letzten Endes u. a. Aussagen
über die epistemologische Nähe der untersuchten Verfahren zu den
Kausalannahmen der verwendeten Forschungsmethode. Die Verhaltenstherapie gewinnt den Preis für die beste Effektivität nicht zuletzt
deswegen so regelmäßig, weil ihre wissenstheoretische Verwandtschaft
zu den herkömmlichen empirischen Designs am größten ist. Erheben
wir also die Veränderungsmessung zur Logik der Psychotherapieforschung, so übernehmen wir gleichzeitig die darin impliziten Setzungen, d. h. mit der bequemen – weil eindeutigen, Komplexität redu-
zierenden – Beweisführung über Signifikanzen wird der ganze (meta-
theoretische) Überbau einer Wissenschaft mittransportiert, die vom

Paradigma eines externen Beobachters ausgeht, der den psychotherapeutischen Prozeß von außen beschreibt. Es ist natürlich eher unwahrscheinlich, daß sich damit die Gültigkeit oder Effektivität von hermeneutischen Theorien, von Theorien mit selbstreflexiver Perspektive bestätigen lassen wird.

Schließlich melden sich in letzter Zeit auch Autoren zu Wort, die Heterogenität in einem ersten Schritt einmal akzeptieren (und damit die Spannung, die sie erzeugt) und für die stellvertretend Samuels (1994), der wissenschaftstheoretische Vordenker der analytischen Psychologie, zitiert werden soll. Für ihn geben die Texte psychologischer Theorien „. . . als Ganzes betrachtet ungewollt Kunde über die Seele. Was *über* die Psyche handeln sollte, kommt in Wirklichkeit *aus* der Psyche. Das bewußte Ziel mag sein, um ihrer Wahrheiten willen in die Vergangenheit einzutauchen oder Vergangenheit und Gegenwart zu verbinden oder die Prozesse kumulativer Psychopathologie zu enthüllen. Was aber tatsächlich enthüllt wird, sind die zentralen Charakteristika der Psyche selbst. Aus diesem Grunde sind Zusammenstöße zwischen Theorien derart nützlich, denn der tatsächliche Zusammenstoß enthält genau das psychische Thema, um das es eigentlich geht: nicht psychologische Dialektik, sondern der Diskurs der Psyche in dialektischer Darstellungsweise. Die Theorien, die sich miteinander im Kriegszustand befinden, und die speziellen Konfliktpunkte sprechen direkt von dem, was sich innerhalb der Psyche bekriegt . . . zum Beispiel diejenigen, die angeborenen oder Umweltfaktoren in der Persönlichkeitsentwicklung den Vorrang einräumen" (S. 326 f.; Kursivsetzungen im Original).

Diese Argumentation ist im Wesentlichen idealistisch – d. h. Heterogenität wird als Ausdruck des Gegenstandes „Seele" verstanden. Es lassen sich jedoch auch stringentere wissenschaftstheoretische Argumente finden, warum Heterogenität eine unhintergehbare Bedingung für Psychotherapie ist.

Dazu muß man sich – in gut psychotherapeutischer Manier – zunächst einmal von der ja nicht gottgegebenen Problemsicht lösen, daß die Schulenvielfalt überhaupt etwas Negatives für die Wissenschaftlichkeit der Psychotherapie sein muß, und sich darüber Gedanken machen, ob und was sich angesichts dieser Vielfalt für eine Wissenschaft machen läßt. Anstatt also der Psychotherapie Vorschreibungen zu machen, was sie tun muß, damit sie eine gute Wissenschaft wird, heißt es überlegen, welcher wissenschaftstheoretische Rahmen brauchbar wäre, um die Heterogenität der Psychotherapie(n) beinhalten zu können.

3. Wissenschaftstheoretische Rahmenbedingungen der Psychotherapie

3.1. Theorietypus

Ein erster Schritt dazu besteht darin, sich über den *Theorietypus* Gedanken zu machen, der für die Psychotherapie brauchbar sein könnte. Dazu möchte ich zunächst eine vielzitierte Unterscheidung modifizieren, nämlich jene in nomothetische (Natur)Wissenschaften und idiographische (Geistes)Wissenschaften, wie sie von Windelband (1912) eingeführt wurde. Die Modifikation besteht zum einen darin, die ursprünglich an bestimmten Wissenschaften als Basistypen identifizierte binäre Schematisierung aufzugeben; denn sie erzeugt nur einen unnötigen Polarisierungssog – Psychotherapie muß sich entscheiden, ob sie Natur- oder Geisteswissenschaft sein will –, d. h. sie zwingt an zweideutigen Punkten zu Entscheidungen, die wir eigentlich nicht brauchen. Nomologische und idiographische Realität sind zwei abstrakte logische Klassen, empirische Realität stellt aber in aller Regel keinen reinen Typus dar, sondern eine spezifische Mischung. Es handelt sich bei der soeben getroffenen Unterscheidung (wie bei jeder einschlägigen Unterscheidung in der Wissenschaftstheorie) also um eine logische Schematisierung, d. h. wir differenzieren mit diesen Begriffen ein Feld, innerhalb dessen wir uns bewegen können, ohne uns deswegen auf die Identifikation mit den reinen Polen beschränken zu wollen.

Mit Schülein (1995) ersetze ich weiters den eng auf Geschichte und Kultur begrenzten Begriff Idiographik durch Autopoiesis; auf dem Hintergrund der Erkenntnisse aus Systemtheorie und Synergetik erscheint es heute angemessener, das Prinzip der Selbststeuerung als Leitdifferenz heranzuziehen als das der Idiographik:

Nomologische Realität, wie z. B. die Fallgesetze, der Satz von der Erhaltung der Energie, mathematische Regeln etc., scheint uns zwingend vorgegeben, d. h. es gibt keine Alternative dazu und auch keine Veränderung. Die empirische Realität des Fallens folgt streng der Nomologik, eigentlich ist sie mit ihr ident (in der Sprache der idealistischen Philosophie: Identität von Allgemeinem und Besonderem). „Daher kann das erkennende Subjekt zu dieser Wirklichkeit nur eine rein kontemplative Beziehung aufnehmen – die Befunde können zwar praktisch genutzt werden, diese Realität läßt sich jedoch nicht beeinflussen" (Schülein, 1995, S. 10).

Autopoietische Realität hingegen basiert auf eigenständigen Identitäten, die zur Selbstorganisation sowie Selbststeuerung fähig sind und sich selektiv an ihre Umwelt anschließen. Aus vorhandenen Alternativen werden bestimmte ausgewählt, andere unterdrückt, und es werden in diesem Prozeß andauernd neue Alternativen erzeugt. Autopoiesis ist daher nicht nur reflexiv, sie ist emergent, und diese Emergenz ist prinzipiell nicht antizipierbar. Es handelt sich nicht um eine definitive Wirklichkeit, sondern um einen ständigen, offenen Prozeß der Entwicklung und Veränderung, zu dem das erkennende Subjekt eine aktive Position beziehen, ihn beeinflussen und durch Erkenntnis verändern kann. Dieser Realitätstyp hat Subjektcharakter, weil und wo Autonomie Differenz nicht nur zum Kontext, sondern auch zu ähnlichen Prozessen bedeutet. Autopoiesis heißt daher Nicht-Identität von Allgemeinem und Besonderem, heißt historischer Wandel und offene Zukunft.

Die beiden unterschiedlichen Realitäten stellen nach Schülein (1995) auch ganz verschiedene Anforderungen an die sie beschreibenden/vermittelnden Theorien:

„Nomologische Realität verlangt einen Theorietypus, der imstande ist, deren Algorithmen zu erfassen und intern korrekt abzubilden. Ein solches System muß transsituative und transsubjektive Gültigkeit unabhängig von seiner Genese besitzen und es muß nomologisch eindeutig formulierbar sein. Diese Leistung erbringt ein *denotatives Symbolsystem,* d. h. ein System von subjekt- und kontextunabhängigen Zeichen mit nomologischer Gegenstandsreferenz, im Idealfall ein mathematisches Modell, in dessen Formelsprache die Algorithmen des Gegenstandes abbildbar sind. Dieses Erkenntnismedium ist reiner Objektausdruck, es schreibt dem erkennenden Subjekt vor, wie es zu nutzen sei.

Die theoretische Reflexion *autopoietischer Realität* läßt sich jedoch nicht ausschließlich auf dieser Basis entwickeln. Nichtidentität von Allgemeinem und Besonderem, Selbstorganisation, Selbststeuerung und Eigendynamik von Entitäten und Interferenzen, Heterogenität und Mehrdeutigkeit, Geschichtlichkeit, offene Zukunft, Alternativen und deren Selektion – all diese Realitätseigenschaften verlangen ein Symbolsystem, welches imstande ist, diese Eigenschaften zu berücksichtigen. Dies leistet ein *konnotatives Symbolsystem.* Es operiert nicht mit abgegrenzten (und abgrenzenden) Zeichen, die eindeutig festlegen, sondern mit kognitiven Konzepten, in denen die Fähigkeit zur Herstellung passender Relationen und die Erfassung des jeweils Besonderen im Mittelpunkt steht. Ein konnotatives Symbolsystem zielt also auf die spezielle Logik und Dynamik, auf Subjektivität und Reflexivität des Prozesses. An die Stelle eindeutig formulierbarer Algorithmen müssen daher sinn-volle Begriffe treten – als widersprüchliche, sich in Entwicklung befindliche, multipel determinierte und autonome Einheiten, die sich letztlich (erst) in der Beziehung zu dem erfassen, was thematisiert wird" (S. 11).

Konnotative Systeme sind also unrettbar dezentriert, es gibt keinen Punkt, von dem aus sie eindeutig definiert oder evaluiert werden könnten[6], alle Verweise bleiben unscharf. Es ist somit durchaus plausibel, daß es in der Welt der Psychotherapietheorien (die ja, schon weil sie zumindest im weiteren Sinn mit Sprache zu tun haben, in einem konnotativen System operieren) keine definitive Wirklichkeit, sondern einen permanenten Prozeß der Entwicklung, Veränderung und Auffächerung gibt. Je mehr Theorien Möglichkeiten anbieten, wie Dinge verbunden sein könnten, desto mehr nimmt aber die Eigenleistung des Subjektes zu, wird das Subjekt zum Thema – womit wir beim zweiten Zentralgedanken angelangt sind, der nötig scheint, um die wissenschaftstheoretische Position der Psychotherapie als eigenständiger Disziplin in Abhebung von Medizin und Psychologie zu klären: es handelt sich um die *Stellung des erkennenden Subjektes.*

---

[6] Caveat: Die Chaostheorie hat für eine Fülle von chemischen, physikalischen, atmosphärischen, physiologischen, kognitiven, jüngst auch psychotherapeutischen (allen voran Schiepek, 1992; Schiepek et al., 1992, 1994, 1995) Fragestellungen demonstriert, daß komplexe Prozesse, deren Teildynamiken durchaus nomologisch strukturiert sind, rasch die Grenzen der „Nomologik" verlassen. In diesen Ansätzen ist jedoch Autopoiesis ein Organisationsmerkmal, das von einer anderen Instanz eingesehen wird: der Synerget oder Chaosforscher beobachtet, was in einem Phänomenbereich unabhängig von ihm, dem Konstrukteur der Theorie, geschieht; die Erkenntnisproblematik ist hier nicht in besonderer Weise thematisiert (abgesehen davon, daß die prinzipielle Unvorhersehbarkeit von komplexen Ereignissen auf das Welt- und Wissenschaftsverständnis insofern durchschlägt, als es die Idee der Beherrschbarkeit durch Erkenntnis unterminiert).

Wenn wir hier von Autopoiese sprechen, interessiert allerdings nicht die Produktion von Erkenntnissen *über* autopoietische Systeme, von denen die moderne psychotherapeutische Literatur schon in großem Umfang berichtet, sondern eine *Innen*perspektive für den autopoietischen Prozeß, in dem sich jede Therapietheorie, jeder einzelne Therapeut und jede einzelne Therapie (und damit auch ihre Ethik, Freiheit und Wahrheit) entfaltet. Selbstorganisation und Selbstbezüglichkeit sagen über das Wesen des Gegenstandes Psychotherapie nur etwas aus, wenn wir uns auf den Umstand einlassen, daß er einem Bereich angehört, den wir selbst innererkenntnismäßig verstehen müssen. Der Erkenntnisgegenstand der Psychotherapie liegt also nicht jenseits des psychotherapeutischen (Erkenntnis-)Prozesses, sondern mitten in ihm – jeder Therapeut muß für sich die Entstehung der Theorie durchleben, sie muß in ihm emergieren.

3.2. Subjekt-Objekt-Relation

Die Gegenüberstellung von Objekt und Subjekt der Erkenntnis ist die konstitutive Differenz der abendländischen Philosophie: damit wird es dem Subjekt möglich, etwas zum Thema der eigenen Erkenntnis zu machen. Der Gegenstandsbezug der erkennenden Subjekte wurde mit der Zeit differenzierter betrachtet: v. a. in Anlehnung an die Phänomenologie wurde die Unterscheidung zwischen „Alltagsbewußtsein" und „Theorie" als unterschiedliche Modi des Wirklichkeitszuganges relevant. Macht sich das Subjekt nun selbst zum Thema – so wie in den selbstreflexiven Wissenschaften Psychologie, Soziologie, Erkenntnistheorie und eben auch Psychotherapie – so tritt etwas hervor, das relativ unproblematisch ist, solange das Forschungsobjekt wirklich Objekt ist, solange nomologische Realität thematisiert wird und das Alltagsbewußtsein als naive, handlungspraktisch vielleicht sinnvolle, subjektive Übersetzung (oder Verkürzung) der eigentlich objektangemessenen wissenschaftlichen Theorie verstanden wird[7]. Denn Subjekt und Objekt überschneiden sich jetzt und sie sind vor allem vom Realitätstyp her ident, d. h. beide stellen autopoietische Realität dar. Während das Alltagsbewußtsein unmittelbar in diese Realität verstrickt ist, steht parallel dazu nun „der Versuch einer theoretischen Erfassung der gleichen Realität, getragen vom gleichen Subjekt, ebenfalls als Teil dieser Realität, auf die sie sich bezieht, aber mit einer – verglichen mit dem Alltagsbewußtsein – exzentrischen Perspektive" (Schülein, 1995, S. 8).

Damit spitzt sich das Verhältnis von Alltagsbewußtsein und Theorie zu, sie konkurrieren um das gleiche Thema. Das Alltagsbewußtsein behauptet seine unwissenschaftliche Verarbeitungsform gegen die der Theorie: psychotherapeutische Theorien gedeihen und verderben nicht, zumindest nicht vorwiegend, an ihren inneren Widersprüchen bzw. ihrer Widerspruchsfreiheit, sondern werden in Alltagsdiskursen rezipiert und z. T. auch weiterentwickelt. Wenn sie sich diesen Diskursen nicht stellen können oder wollen, sind sie auch schon wieder verlassen, d. h. sie müssen überzeugen, ja überreden, werden ideologisch beladen, instrumentalisiert, stoßen auf argumentative Zumutungen, auf Laienkritik – was einem Geologen, Botaniker, Chemiker viel seltener passiert.

Andererseits stellt das lebensweltliche Alltagsbewußtsein den unüberspringbaren Realitätszugang für die Theorie dar; ein Austausch läßt sich also nicht nur nicht verhindern, sondern Austausch zwischen All-

---

[7] Streng genommen gibt es im Alltagsbewußtsein keine Entsprechungen für denotative Modelle.

tagsbewußtsein und Theorie zu verhindern, wäre gar nicht wünschens-
wert. Denn lebensweltliche Erfahrungen im weitesten Sinn stellen „für
selbstreflexive Theorien ... wesentliche Anregungen dar ... es handelt
sich um wichtiges ‚Rohmaterial‘, ... ohne das Theorie letztlich kontakt-
los bliebe" (Schülein, 1995, S. 9 und 20). Die unvermeidliche Kommunikation zwischen Alltagsbewußtsein und konnotativer Theorie hat vor allem eine wechselseitige Konstitution und Steuerung zur Folge: Theoretisches Wissen verändert die Bedingungen des Alltagsbewußtseins, aber
Prämissen und Interessen des Alltagsbewußtseins motivieren und beeinflussen auch Entwicklung und Struktur von Theorien sowie die Art und
Weise, wie sie jeweils subjektiv angewendet und genutzt werden.

Wir können also davon ausgehen, daß Selbstreflexion idiographischer oder autopoietischer Realität in einem konnotativen Symbolsystem, so wie das bei psychotherapeutischen Theorien immer der Fall ist,
sich in einem Milieu der Verstrickung mit Alltagsstrukturen der Mikro-
(subjektive Identitätsbalance, individuelle Psychodynamik), Meso- (in-
stitutionelle, Familien- und Gruppendynamik) und Makroebene (ge-
samtgesellschaftliche ökonomisch-ökologische Matrix) entwickeln
muß, keine definitiven Antworten und Ruhezeiten[8] kennt, chronisch
instabil ist, durch erratische Entwicklungen besticht, immer vom Alltagsbewußtsein und vom Zeitgeist kontaminiert ist – oder wohlmei-
nend ausgedrückt: immer lebendig bleibt.

Es gibt also in der Tat gute Gründe für die Pluralität und ständige
weitere Aufsplitterung der Psychotherapie, stellt sie doch geradezu den
Paradefall einer selbstreflexiven Theorie dar, die in einem konnotativen
Symbolsystem operiert. Es handelt sich also nicht um eine Fehlentwick-
lung, sondern um eine Auffächerung, die angesichts der geschilderten
Bedingungen des Beschreibungsmediums und unserer eigenen Stellung zu dem zu Beschreibenden (konnotatives Symbolsystem, unvermeidliche Überschneidung von Subjekt und Objekt bei der Selbstrefle-

---

[8] Die Stabilität eines selbstreflexiven Theoriesystems kann immer nur temporär und relativ, niemals axiomatisch sein. Umso wichtiger scheint – und das
beleuchtet viele Irrationalitäten der Psychotherapieszene – die sekundäre Absicherung über den Sprach- und Handlungskonsens der Beteiligten bzw. über
Außenverweise (berufsberechtigende Gesetze, Berufung auf Schulengründer,
auf Reputation und Ausbildungsordnungen) zu sein, deren Einhaltung penibel
überwacht wird. Das erklärt auch, warum die Begegnung zwischen therapeutischen Theorien (bzw. auch die zwischen Psychotherapie und Wissenschaftstheorie) so schwierig ist: man trachtet eher, die Auseinandersetzung mit anderen theoretischen Systemen tunlichst zu vermeiden, weil die mühsam errunge-
ne Stabilisierung gefährdet wäre.

xion, verdoppelter Zugang von Alltagsbewußtsein und Theorie) prinzipiell unvermeidbar ist. Ein einheitliches Modell der Psychotherapie ist daher weder aus ihrer Eigenentwicklung noch aus ihrer Interpretation zu erwarten.

3.3. Umgang mit Theorienpluralismus

An diesem Punkt ließe sich die wissenschaftliche Situationsbestimmung der Psychotherapie durchaus abschließen. Ihre Heterogenität ist verständlich und dadurch wohl auch ein Stück aushaltbarer geworden. Offen bleibt allerdings die Frage, wie die Psychotherapie aus ihrer Schulenvielfalt heraus jenen Anspruch erfüllen kann, der für die abendländische Auffassung von Wissenschaft(lichkeit) so zentral bestimmend ist: den Anspruch auf Erkenntnis.

Der im folgenden skizzierte Vorschlag dazu nimmt Anleihen bei einer relativ jungen Position, die in den letzten Jahren unter dem Begriff *Konstruktiver Realismus* entwickelt worden ist (Wallner, 1991, 1992, 1993, 1994a, 1994b). Er kann sich noch auf weniger Unterstützung von Seiten des wissenschaftstheoretischen Mainstreams berufen als die bisher entwickelte Diagnose des Problems Heterogenität, dürfte aber gerade für die Diskussion über Psychotherapie fruchtbar sein (vgl. Slunecko, in Druck). Dabei wird zunächst einmal von der Vorstellung Abstand genommen, daß unsere Theorien eine objektive Welt (Wirklichkeit) beschreiben, die „da draußen" darauf wartet, von uns entdeckt und erforscht zu werden, und Erkenntnis darin besteht, ihre immer perfektere Beschreibung zu liefern. Stattdessen führt der Konstruktive Realismus den Begriff der *Mikrowelt* ein, mit dem wissenschaftliche Theorien, z. B. Psychotherapietheorien, als konstruierte Teilausschnitte von Welt (= Realitäten) begriffen werden. Keiner dieser Mikrowelten kommt in Bezug auf Erkenntnis Priorität zu; jede ist in ihrem eigenen Bezugsrahmen ge- und befangen, der von den Fragen aufgespannt wird, die diese wissenschaftliche Theorie stellt (oder ausspart), von den Leitdifferenzen, die sie einführt.

Der Erkenntnisbegriff als Leitidee von Wissenschaft wird allerdings weder aufgegeben noch relativiert, er wird nur neu operationalisiert: der Konstruktive Realismus gibt die Idee der Einheit der Erkenntnis auf, ohne die Idee der Erkenntnis an sich zu verwerfen und schlägt vor, die Begegnung zwischen den Mikrowelten auf eine ganz bestimmte Art zu organisieren, um deren Selbstreflexion und damit Erkenntnis zu ermöglichen. Zur Zeit dominiert in der Psychologie und Medizin eine Wissenschaftsauffassung, die sich um Begründung von Erkenntnis bemüht, d. h. eine verbindliche Methodologie aufstellen will, deren Befolgung Erkenntnis über die Wirklichkeit garantieren soll; v. a. ist das der Kritische Rationalismus mit dem Ritual des Hypothesentestens. Dieser Kontext der Legitimierung wird nun durch einen anderen Kontext ersetzt, durch den Kontext der *Verfremdung.* Verfremdung ist das zentrale methodologische Agens des Konstruktiven Realismus: wir werden aufgefordert, Aussagen oder Bestandteile, die eine Theorie ausmachen, in den Kontext einer anderen Theorie zu stellen; es interessiert dabei nicht so sehr der Punkt, wo die Übersetzung gelingt – das gibt eher zu Omnipotenzgefühlen Anlaß –, sondern der Punkt, wo diese Übersetzung scheitert, wo sie unmöglich ist, wo die ursprüngliche Aussage im neuen Kontext unsinnig oder unverständlich bleibt; dann enthüllen sich in günstigen Momenten die Konstruktionsbedingungen und zwar beider am Dialog beteiligten Systeme, die vorher nicht einsichtig waren. Am Unsinnigwerden von Konstruktionen oder am Scheitern von (Konstruktions)Handlungen in einem neuen Kontext werden die Bedingungen und verborgenen Grundannahmen ersichtlich, die für ihr sinnvolles Funktionieren im Ausgangskontext bestimmend waren.

Um ein einfaches Beispiel aus dem Bereich der Psychotherapie zu geben: nehme ich das Konzept des Widerstandes aus der psychoanalytischen Theorie heraus und implantiere es in den Kontext der Verhaltenstherapie, dann wird diese Übersetzung scheitern, ich kann mir aber an der Stelle Gedanken darüber machen, warum es scheitert, d. h. welche Vorannahmen in der Psychoanalyse die Formulierung von so etwas wie Widerstand sinnvoll machen – etwa die Konstruktion des Unbewußten oder auch energetische Vorstellungen[9] – und die in der Verhaltenstherapie fehlen.

---

[9] Das methodische Vorgehen der Verfremdung als ein In-Beziehung-Setzen von Konstruktionen dürfte sich besonders für theoretische Schulenvergleiche eignen, ist aber auch für übergreifende Fragestellungen brauchbar, die sich auf das Verhältnis von Psychotherapie zu anderen Wissenschaften beziehen – nicht zuletzt deshalb, da die einzelnen Richtungen von Anfang an zentrale Annahmen und Begriffe (z. B. Homöostase, Verdrängung, Energie) aus anderen Disziplinen (Physik, Medizin, Kybernetik) entlehnt und auf den Bereich des Psychischen übertragen haben. „Übertragene" Axiome und Begriffe entwickeln meist ein fruchtbares, weil erfahrungsgenerierendes Eigenleben im Bereich der Theorie; was aber mit ebensolcher Regelmäßigkeit verlorengeht, ist das Bewußtsein dafür, daß bei solchen Übertragungen auch ein komplexes Set von nicht als Axiome manifesten Setzungen in die neue Disziplin (in unserem Fall: die Psychotherapie) übernommen wird. Letztere wird dadurch unbemerkt auf das Terrain einer anderen Disziplin gezogen.

Lebensweltlich können wir uns das Prinzip der Verfremdung vergegenwärtigen, wenn wir uns einen Reisenden vorstellen: Aus einer Position mit anderen Voraussetzungen sieht der Fremde ganz andere Aspekte von dem, was vorgeht, vor allem aber erkennt er – z. B. am Mißlingen von Handlungen – plötzlich Bedingungen, unter denen sein Leben „daheim" verläuft, die solche Handlungen daheim gelingen lassen; sind wir aber einmal „drinnen" im System, z. B. in einem kulturellen Kontext oder in der Konsensrealität einer psychotherapeutischen Schule, dann werden gerade die konstituierenden Grundannahmen unsichtbar. Infolge langer wissenschaftlicher Sozialisation sind sie nicht (mehr) bewußt bzw. nicht mehr thematisierbar (versteckte Metaphysik spielt dabei so gut wie immer eine Hauptrolle).

Anstatt sich in heuristisch fruchtlosen und von standespolitischen Interessen dominierten Disputen darüber zu ergehen, welche Methode effektiver sei, sollen die Vertreter verschiedener Schulen also zu einem Dialog veranlaßt werden, in dessen Verlauf sie auf jene Setzungen treffen, die ihren therapeutischen Modellen zugrundeliegen. Dazu müssen sie sich selbst gestatten, zu verreisen, d. h. aus dem Gerüst ihres gewohnten Modells aufzubrechen und in eine andere Schulenrealität einzutauchen – und zwar ohne Hintergedanken von Integration, Plünderung oder dem Anspruch, der anderen Schule erklären zu wollen, was sie eigentlich tut. Ein Psychoanalytiker z. B. könnte dann feststellen, wie es einer anderen Schule gelingt, ein Modell des Psychischen zu entwerfen, das ohne die für ihn so zentralen Prinzipien Trieb und Widerstand auskommt, bzw. umgekehrt, welche theoretischen Vorleistungen in seinem eigenen System erbracht werden müssen, um diese Konzepte überhaupt sinnvoll formulierbar zu machen.

Die Strategie der Verfremdung zielt also darauf ab, jenes Konglomerat aus metaphysischen Annahmen und kognitiv-emotionalen Leitdifferenzen offenzulegen, das in einem allerersten Schritt einer Forschungssituation bzw. einem Forschungsgegenstand zugeschrieben wird, das als selbstverständlich angenommen wird, aus der bewußten und kritischen Beschäftigung ausscheidet und dann doch den weiteren Fortgang und die wissenschaftlichen Aussagen bis ins Detail beeinflußt. Mit einem solchen Vorgehen wird die Gültigkeit von Theorien nicht relativiert, durch Einsicht in die grundlegenden Konstruktionsbedingungen erhöht sich im Gegenteil deren Verbindlichkeit. Natürlich ist der Erkenntnisbegriff hier nicht mehr an der Idee der korrekten Beschreibung orientiert, wir wollen nicht mehr die Wahrheit über die Wirklichkeit herausfinden, sondern interessieren uns für eine besondere Form von Dialog, um zu erkennen, was wir mit Hilfe unserer Theorien getan haben, welche Setzungen wir vorgenommen haben, um einen bestimmten Teilausschnitt von Welt zur Realität zu machen. Je genauer wir darüber Bescheid wissen, desto verbindlicher wird unsere Wissenschaft sein.

Die soeben entwickelte Sichtweise hat aber noch andere entscheidende Vorteile: Wir müssen nicht mehr versuchen, die verschiedenen psychotherapeutischen Schulen übereinanderzulegen und aus ihrer Schnittmenge den kleinsten gemeinsamen Nenner zu bestimmen (der möglicherweise gegen Null geht oder – wie Wagner in ihrem Beitrag zu diesem Band launig schreibt – die Form einer Anti-Durst-Tablette annimmt, die man dummerweise wieder in Wasser auflösen muß, um sie zur Wirkung zu bringen), sondern können zu Erkenntniszwecken mit allem arbeiten, was wir haben. Wir können den Reichtum der verschiedenen Theoriesprachen beibehalten, obwohl sie sich nicht notwendigerweise ineinander übersetzen lassen. Das heißt, dem babylonischen Turm und damit der Phantasie, aus der heraus die Wissenschaft lebt, den Vorzug zu geben vor einer Autobahn mit von Grawesche Computern gesteuerten „technologischen Reparaturbetrieben . . . für Normseelen" (Heydwolff, 1995, S. 176).

Schließlich ändert mit der Vorstellung von einer für Erkenntnis unabdingbaren Vielzahl von Mikrowelten auch der Begriff des Pluralismus seinen Charakter: Pluralismus lebt nicht mehr von standespolitischen Interessen (niemandem weh zu tun) oder von toleranter Großzügigkeit – milder Nachsicht den etwas minderbemittelten Verwandten gegenüber – sondern wird zur erkenntnistheoretischen sine qua non. Sobald wir davon ausgehen, daß Erkenntnis dann am ehesten zustande kommt, wenn theoretische (Mikro)Welten zueinander in Beziehung gesetzt werden, die unter möglichst unterschiedlichen Voraussetzungen konstruiert worden sind, ist es nicht mehr notwendig, einem an sich dogmatischen (weil letztlich an einer Denkfigur oder einer Methode orientierten) System eine liberale Ethik beizugesellen, die nicht in dem System selbst begründet ist und sich schnell verflüchtigt, sobald Gefahr im Verzug ist.

Interessanterweise hat sich in der Psychotherapie bereits eine Diskursform etabliert, die den Boden für den Schulendialog in dem hier entwickelten Sinn vorbereitet: die v. a. in den USA beliebten case conferences. Dabei geht es nicht um direkten Vergleich von Theorie, sondern um Falldarstellungen, die von mehreren Therapeuten aus unterschiedlichen Schulen aus ihren je spezifischen Perspektiven kommentiert werden. Die Sache leidet gelegentlich unter dem Umstand, daß der Fall von einem der Therapeuten eingebracht werden muß, der natürlich in seiner

Wahrnehmung des Klienten (und auch in seiner Falldarstellung) von seinen eigenen theoretischen Konzepten und Begriffen geleitet ist; die anderen Diskussionspartner beklagen daher in der Regel, daß sie Informationen nicht zur Verfügung haben, die für ihre Interpretationen relevant
wären. Sofern es gelingt, Führungsrivalitäten bzw. erklärend-universali-
sierende[10] Strategien hintanzuhalten, können stattdessen verfremdende
Fragestellungen in den Vordergrund treten, z. B. wie es diesem Therapeuten überhaupt möglich ist, den Fall ohne diese Informationen (bzw.
die Konzepte, auf die sie verweisen) zu „verstehen", bzw. was die Information, die als so unerläßlich von einem anderen Therapeuten eingefor-
dert wird, über dessen Konstruktionsbedingungen aussagt.

Die freie, unbedrohte Rede, eine dialogische Interaktion ohne
Führungsanspruch (die, nebenbei bemerkt, der Psychotherapie als Erkenntnishaltung gut zu Gesicht stehen) scheinen dafür unverzichtbare
Bedingungen zu sein. Sobald das Forum der unmittelbaren Interaktion
verlassen wird (vgl. die schriftliche Diskussion der von Demichiel 1994a
eingebrachten Falldarstellung in der Zeitschrift Psychotherapie Forum),
treten meist wieder Rechtfertigungsmechanismen und Führungsan-
sprüche in den Vordergrund:

„Es war eine mutige und ‚heldenhafte' Tat von mir, mich als erster
hingestellt zu haben ... Dann traten die anderen ‚Helden' an, um sich
zu zeigen und zu messen: diskrete, die jeden direkten Kontakt vermieden ..., verwandte, die freundschaftlichen Schlagabtausch pflegten ...
und schließlich die glänzenden Hüter des heiligen Grals (mit diesem
schönen Bild sind die Psychoanalytiker gemeint; Anm. d. Autors), die in
nur mühsam gebändigtem Zorn das blitzende Schwert der Wahrheit
schwangen" (Demichiel, 1994b, S. 196).

Zu Recht fragt sich Demichiel, ob nicht auch eine andere als eine
solche „Turnierhaltung" vorstellbar wäre, kann diese aber – bis auf den
etwas vagen Hinweis, daß man in der Postmoderne „den Metaerzählun-

---

[10] Das sind solche, die Theorie und Arbeitsweise einer anderen Schule lediglich aus der eigenen Sichtweise heraus erklären wollen, z.B. wäre das ein Psychoanalytiker, der die Aussagen anderer Theoretiker aus einem analytischen
Blickwinkel z.B. als Widerstände deutet. Damit wäre aber nichts anderes getan
als die ganze Wissenschaft zum Gegenstand der Psychoanalyse erklärt. Das ist
die Art, wie eine Disziplin den Anspruch anmeldet, Führungswissenschaft für
alle anderen zu sein – ein Anspruch, der aber noch nie eingelöst werden konnte. Der Unterschied zwischen einer erklärend-universalisierenden Argumentation und einer verfremdenden besteht darin, daß einmal eine Disziplin oder
Schule mit dem Anspruch auf Erklärungsvorrang auftritt, das andere Mal gerade darin das Haupthindernis für den Wissenschaftsdialog gesehen wird.

gen keinen Glauben mehr schenkt" (S. 197) – nicht explizieren, eben weil ihr die Methodik der Verfremdung unbekannt ist.

Um sich selbst zu verstehen, müssen Theorien und ganze wissenschaftliche Disziplinen sich selbst fremd gemacht werden (ohne dabei bedroht zu werden); reflexives Bewußtsein muß eben diese Schleife machen: weg von sich selbst, um zu sich selbst zu kommen. In genau dieser Bewegung liegt auch die Wesensverwandtschaft zur Psychotherapie begründet, denn in dieser Position befindet sich oft auch der psychotherapeutische Klient: die sein Leben und sein Leiden konstituierenden Weltannahmen und Weltbezüge sind ihm unsichtbar. Der Therapeut muß fern/fremd genug sein, um sie zu sehen, gleichzeitig nahe genug, um das, was er sieht, auch emotional wirksam kommunizieren und halten zu können. Verfremdung könnte also bedeuten, jene Art des Schauens auf den Gesamtprozeß der Forschung anzuwenden, wie sie sich in therapeutischen Stunden bewährt – ganz drinnen, ganz dabei, ganz in Kontakt zu sein und doch gleichzeitig fremd. Unter der Voraussetzung, daß das System, das die Verfremdung bewerkstelligen soll, nicht als bedrohlicher Usurpator auftritt, sondern als Dialogpartner erlebt wird, werden dann neue Perspektiven möglich. Für die Wissenschaft der Psychotherapie scheint dieser Vorschlag nicht zuletzt deswegen angemessen, weil er sich als Erkenntnis- und Kommunikationshaltung auch im therapeutischen Prozeß wiederfindet, in dem es ebenfalls mit Regelmäßigkeit darum geht, das Festhalten an unverstandenen und einschränkenden Lebenskonstruktionen aufzugeben.

4. Psychotherapie als Praxis des Kontextwechsels

Man könnte das Gedankenexperiment[11] aber noch weiter fortführen und fragen, inwieweit sich nicht Psychotherapie selbst als eine Art Praxis der Verfremdung auffassen läßt. Um den Übergang von den wis-

---

[11] Als Fußnote für die am Aufbau dieses Experimentes Interessierten: im folgenden wird die Idee der Verfremdung *in* den Diskurs der Psychotherapie implantiert, anstatt diesem von außen als wissenschaftstheoretischer Gestaltungsrahmen gegenüberzutreten; die Idee der Verfremdung wird also auf sich selbst bezogen, d. h. aus dem Kontext der Wissenschaftstheorie herausgenommen und in den Kontext psychotherapeutischer Theorien eingebracht, um sie (sowie natürlich auch die psychotherapeutische Praxis) verständlich zu machen. Die Denkoperation, die hier in konsequenter Fortführung des Verfremdungskonzeptes vorgeschlagen wird, ist die Anwendung der Methode der Verfremdung auf die Idee der Verfremdung selbst.

senschaftstheoretischen Überlegungen in die Sprach- und Handlungs-
welt der Praxis zu erleichtern, kann der Begriff der Verfremdung für
die Beschreibung psychotherapeutischen Geschehens durch den
Begriff des Kontextwechsels ersetzt werden. Diese Anregung geht
auf Parfy (1995) zurück, der meint, damit ein der Therapie adäquate-
res, weniger mißverständliches, weniger „befremdliches" Wort gefunden zu haben, das in der Psychotherapie leichter rezipiert werden
könnte.

Wie schon angedeutet, erscheint Verfremdung bzw. Kontextwechsel
deswegen dem Gegenstand „Psychotherapie" so angemessen, weil sie in
der therapeutischen Praxis häufig zum Einsatz kommt. Klienten kommen in Therapie, weil sie über grundlegende Strukturen im unklaren
sind, die ihr Handeln und Erleben leiten – über implizite Annahmen,
Muster und Weltbezüge (Beziehungsangebote an die Welt), von denen
alles andere abgeleitet wird. Diese Grundannahmen und Strukturen
sind den Klienten nicht nur unsichtbar, sie sind zumeist auch erstarrt,
weil sie eben schon lange nicht mehr übersetzt worden sind: eine Perspektive,
die sich nicht verändern durfte, hat sich erschöpft, eine einmal optima-
le Anpassung an eine bestimmte (z. B. familiäre) Umwelt ist nun ana-
chronistisch geworden.

Therapeuten sind nun nicht dazu da, die Lebensgeschichte des
Klienten (bzw. seine Theorie über sein Leben) bis in alle Details zu verstehen und womöglich die logischen Ungereimtheiten in dieser
Lebenstheorie auszubessern bzw. das Leben des Klienten von diesen
Widersprüchen zu reinigen; das entspräche am ehesten einer logisch-
positivistischen Auffassung von Psychotherapie und wäre wohl zuviel
verlangt und falsch verlangt. Therapeuten sind aber auch nicht nur dazu
da, die (Lebens-)Erzählung des Klienten lediglich zu teilen – das ist ein
wichtiges Element, aber nur das allein macht noch keine Psychotherapie
aus. Es tritt noch etwas hinzu, ein Bestandteil, der nicht in jeder Stunde
und in allen Phasen der Therapie gleich stark im Vordergrund steht,
aber doch in einem Atemzug mit den Graweschen Wirkfaktoren zu
nennen ist, die natürlich ihrerseits ebenfalls nicht andauernd gleich präsent sind. Der hier vertretene Vorschlag lautet also: Psychotherapie
wirkt auch deswegen, weil sie verfremdet, weil sie einen Kontextwechsel bewirkt, weil sie etwas übersetzt und diese Übersetzung eine Bewegung ist – Erstarrtes wird in Bewegung gebracht. Dabei werden dem
Klienten Bedingungen seines Handelns und Erlebens einsichtig, die
ihm vorher nicht einsichtig waren. Die Psychotherapie erfüllt damit jenen Auftrag, der ihr von alters her zugeschrieben wird: *gnothi sauton* – erkenne Dich selbst.

Sie erfüllt diesen Auftrag, und das ist eines ihrer wesentlichsten Be-
stimmungsmerkmale, kraft und vermittels der therapeutischen Interaktion, d. h. durch gemeinsame emotionale[12] und kognitive Handlungen.
Erkenntnis wird nicht von einem Besserwissenden übermittelt, sondern
Erkenntnis emergiert in der Therapie aus der gemeinsamen Handlung.
Entgegen der aus langer philosophischer Tradition in die Alltagspsycholo-
gie übernommenen Ansicht sind Handlung und Erkenntnis in der Psychotherapie keine Alternativen, sondern vielmehr ist (Interaktions-)
Handlung konstitutiv für Erkenntnis. Die psychotherapeutische Praxis ist
eine Praxis des Erkenntnishandelns, ein Übungsfeld für ein Verständnis
von Erkenntnis aus Handlung, das auch über die Therapiestunde hinaus
Wirkung entfaltet. Letztlich schlägt sie auf die Frage der Diagnose zurück;
heißt es nicht „Erkennen des Problems (Diagnose) und dann Handlung",
sondern „Gemeinsames Handeln, um das Problem zu erkennen", dann
wird die bisherige (aus der Medizin implantierte) Logistik des Therapie-
einstieges obsolet, unterbricht die von den Sozialversicherungsträgern
geforderte Eingangsdiagnose doch eher den Erkenntnisprozeß als sie ihm
dient. Das etablierte Wissenschaftssystem wird derlei Ansätze immer zu
unterdrücken versuchen, weil damit ein Vorschlag unterbreitet wird, der
die bisherigen Machtbindungen und Verpflichtungen der Psychotherapie
unterhöhlt. Der Weg der Psychotherapie zu einer eigenständigen Wissenschaft wird also eine Gratwanderung sein zwischen einer Position, die den
konventionellen Kriterien von Wissenschaft gefügig ist, und einer, die
sich auf Grund ihrer ureigensten Bedingungen davon emanzipiert.

Wenn vorhin davon die Rede war, daß Klienten im Regelfall lange
schon nicht mehr übersetzt worden sind oder daß sie erstarrt sind, so
hängt das sehr oft mit einer Denkfigur zusammen, nach der erst gehandelt werden könne bzw. dürfe, wenn man weiß, wer man ist, wenn man
sich einer Sache *gewiß* ist, wenn etwas *mit Bestimmtheit* wahr ist, wenn man
sicher weiß[13], was man tun soll, etc. – eine Falle für jedwede Veränderung,

---

[12] Wem die Darstellung unseres Arbeitsprinzipes bisher zu kopflastig und
einsichtsorientiert geklungen haben mag, dem sei versichert, daß emotionale
und Verhaltensaspekte dafür in der Therapie eine nicht minder gewichtige Rolle spielen; d. h. es geht in gleicher Weise um das „Mißlingen" von Beziehungs-
handlungen, auf die der Therapeut nicht einsteigt, sondern die er thematisiert,
bzw. um Emotionen, für die er einen anderen Umgang, eine unterschiedliche
Bearbeitungsmöglichkeit demonstriert.

[13] Im Konstruktiven Realismus wird die traditionelle Annahme verworfen,
daß man nur dann von Erkenntnis sprechen kann, wenn man ihrer sicher ist.
Sicherheit und Erkenntnis gehören zwei unterschiedlichen Kategorien an, wobei es Sicherheit immer nur unterhalb des Niveaus von Erkenntnis gibt.

Entscheidung oder Neubeginn in Beziehung, Beruf, aus der es kein Entrinnen gibt, wenn unsere Prämisse (Erkenntnis kommt aus Handlung) stimmig ist. Der Klient sitzt wie das Kaninchen vor der Schlange inmitten seiner möglichen Lebensräume, bewegt sich nicht, weil er (noch) nicht weiß, wer er ist und was zu ihm paßt, kann es aber auch nicht erfahren, weil er nicht handelt. Die Aufgabe des Psychotherapeuten besteht in diesen Fällen darin, den Circulus vitiosus zu durchbrechen und zwar dadurch, daß in den Stunden ein Interaktionsprozeß passiert, kognitive und emotionale Handlungen, die nicht unbedingt vorhersehbar waren, und die zu Erkenntnis und damit auch zu Veränderung führen.

In der therapeutischen Stunde wird Verfremdung deswegen möglich, weil

1. der Therapeut über ein für den Klienten fremdes System verfügt. Letztlich tun wir das alle, aber der Therapeut hat sich ein besonders Elaboriertes angeeignet bzw. mit seinem ursprünglichen – autochthonen – Realitätssystem konsistent verschmolzen;
2. er hoffentlich ein besonders geschulter Kommunikator und Interaktionspartner ist, d. h. die Ausbildung zum Psychotherapeuten ist in der Regel dazu angetan, Situationen auffindbar zu machen, in denen verfremdet werden kann und solche, in denen andere Prozesse passieren müssen, z. B. stützen, teilen, aktivieren. Ein wichtiger Aspekt dabei ist die Fähigkeit, zugleich nah und fern zu sein, d. h. nahe, aber nicht von dieser Nähe überschwemmt zu sein, nahe zu sein und doch auch etwas Eigenes – dem Eigenen des Klienten Fremdes – in den Dialog einbringen zu können;
3. entscheidet der Therapeut nicht nur, wann er verfremden kann und wann nicht, er muß auch, wenn er die Technik des Kontextwechsels benutzt, Rahmenbedingungen schaffen, die dafür geeignet sind, diesen Prozeß zu halten. Konkret bedeutet das, den Klienten emotional bei der Erschütterung beizustehen, die die Verfremdung bzw. der Kontextwechsel auslösen kann. Damit es eine heilsame Erschütterung ist, die zur Lösung eines Systems aus seiner Erstarrung notwendig ist, aber nicht ein Schock[14], bedarf es eines unterschiedli-

---

[14] *Schock* ist ja der Gegenbegriff zu *Erfahrung* – ein Zustand, in dem eben keine relevante Erfahrung mehr gemacht werden kann, weil das im Schock Erfahrene nicht integriert werden kann und zum Trauma wird. In der Praxis haben die Momente des Kontextwechsels allerdings meist humorvollen (wenn auch der Humor hier z. T. zur Abwehr der Erschütterung dienen mag) und konspiratorischen Charakter denn einen schockierenden. Genau dieser Grenzgang stellt eben die Herausforderung an das therapeutische „Gespür" dar.

chen Ausmaßes an emotionaler Unterstützung, die der Therapeut (wieder hoffentlich auf Grund seiner Ausbildung) zu geben in der Lage ist.

Es ist offenbar sekundär, wie das therapeutische System beschaffen ist, das zur Verfremdung der Klientenrealität herangezogen wird, in das hinein sich der Klient übersetzen und expandieren kann. Wesentlicher ist, daß dieser Prozeß überhaupt stattfinden kann. Vielleicht kann nicht zuletzt daraus die in letzter Zeit sogar bei Grawe zu vernehmende und mittlerweile durch viele empirische Untersuchungen belegte Aussage verständlich werden, daß letztlich alle Formen von Psychotherapie wirken (einige allerdings bisher den statistischen Beweis ihrer Wirksamkeit nicht erbracht haben), es andererseits immer nur einige wenige „begabte" Therapeuten sind, denen die Erfolge gelingen (Crits-Christoph, 1991): Psychotherapien wirken auch deswegen, weil sie alle verfremden; sie verfremden alle anders, aber Haupsache ist, sie verfremden. Auf einen kurzen Nenner gebracht: das System, das den Kontextwechsel leistet, ist sekundär gegenüber dem Mechanismus „Kontextwechsel" selbst: „Interessanterweise scheint es nicht von allzu großer Bedeutung zu sein, welche Konstruktionen hinter den individuellen ‚Einsichten' stehen. Alle sind (sofern sie nur einigermaßen durch moderne Vernunft abgesichert wurden) dazu geeignet, innere Strebungen in einen sinnvollen Bezug zueinander zu setzen" (Jaeggi, 1995, S. 70).

Dennoch möchte ich zum Abschluß kurz skizzieren, wie verschiedene therapeutische Richtungen in ihren Wirkmodellen und Behandlungstechniken das Element der Verfremdung fassen:

In den *systemischen Therapieansätzen* wird Kontextveränderung durch Kontextvergrößerung erreicht. Der Erklärungsrahmen für die Bedingungen eines Symptoms oder einer chronisch gestörten Interaktion wird dabei weiter gefaßt, Beziehungsstrukturen und Kraftlinien innerhalb des (Familien)Systems kommen „ins Spiel", die die bisherigen Erklärungsmodelle (individuelle Psychopathologie, persönliche Konflikte mit einzelnen Familienmitgliedern) in Frage stellen. Auch in spezifischen Techniken und Interventionsvorschlägen wie z. B. zirkulärem Fragen kommen letztlich verfremdende Strategien zum Ausdruck, um die Klienten aus ihren kognitiven Komplettierungsstrategien herauszureißen bzw. die Situation von der neuen Realitätswarte eines (scheinbar) nicht beteiligten Familienmitgliedes aus zu schildern.

Die *analytische Psychologie* C. G. Jungs kennt ebenfalls das Prinzip der Ausdehnung des Deutungskontextes und zwar als Amplifikation: ist die Herausarbeitung einer sinnvollen persönlichen Interpretation z. B. für einen Traum nicht möglich, so wird dieser um Material aus Mythologien, Religionen etc. erweitert. Ohne den bei dieser Schule gerne mitschwingenden ontologischen Annahmen das Wort reden zu wollen, werden dadurch im günstigen Fall neue kognitive Elemente eingebracht, die die Lebenserzählung (in der analytischen Psychologie: die Seele) wieder in Bewegung setzen. So verstanden erscheint Amplifikation als eine durchaus adäquate Strategie im Umgang mit dem in der Psychotherapie besonders virulenten Problem, daß die Deutungssprache und die Sprache, in der der Klient seine Realität beschreibt, eng beieinanderliegen bzw. in der Umgangssprache zusammenfallen. Es kann daher günstig sein, in ein anderes System auszuweichen, um die nötige Differenz zur Deutung zu gewinnen.[15]

Ein sehr explizites Raster für Kontextwechsel schlägt die *Transaktionsanalyse* vor: ein und dieselbe Handlung oder Interaktionssequenz wird in einen dreimal dreifachen Kontext gebettet – als die Botschaft eines Erwachsenen-, kindlichen oder Eltern-Ichs an ein anderes kindliches, erwachsenes oder Eltern-Ich. Dadurch sollen jene verdeckten Transaktionen und Beziehungsangebote sichtbar werden, die unerkannt bleiben, solange man diese Botschaft lediglich als rationales Argument zwischen zwei Erwachsenen versteht.

Auf Grund der relativen Geringschätzung von Klärungs- und Beziehungsperspektive und des zugrundeliegenden anthropologischen Modells kann die *Verhaltenstherapie* mit der Verfremdung als Erkenntnishaltung auf den ersten Blick wenig anfangen; allerdings scheinen in den verhaltenstherapeutischen Instrumenten zur konkreten Problembewältigung durchaus verfremdende Elemente auffindbar, man denke nur an paradoxe Intervention, Symptomverschreibungen und flooding. Dabei wird entweder die Idee in Frage gestellt, daß es sich bei dem Symptom überhaupt um etwas unter allen Umständen Vermeidenswertes handelt, oder ein Kontext generiert, in dem die ursprüngliche Strategie von vornherein zum Scheitern verurteilt ist.

Auch in die Leittrias der *Humanistischen Psychotherapie* (Gesprächspsychotherapie) – Empathie, Kongruenz und Echtheit – läßt sich die Idee des Kontextwechsels zunächst wenig einpassen, weil das Teilen

---

[15] Wenn Physiker bei der Deutung der Quantenmechanik auf kosmologische und buddhistische Metaphern zurückgreifen (vgl. Zukav, 1979), versuchen sie das umgekehrte Problem zu lösen, daß ihre Deutungssprache durch Strukturen der Formalsprache überdominiert ist; auch in diesem Fall sind die Erfolgsaussichten dieser Deutungsbemühungen gering (vgl. Wallner, 1993, S. 143).

und Nachvollziehen des (Leidens-)Systems des Klienten Vorrang gegenüber konfrontativen und Erkenntnisaspekten hat und auch die Be-
ziehungsebene von dem Bestreben dominiert wird, eben gerade keine
Fremdheit zwischen Therapeut und Klient entstehen zu lassen. Denken
wir aber an das nicht minder wichtige Prinzip der Begegnung, so wird
klar, daß es auch dort ein „gegen" braucht, das – wenn es Echtheit ernst-
nimmt – eben ein anderes ist.

Innerhalb der *psychodynamischen Schulen* ist der Kontext, der zur Verfremdung herangezogen wird, das Unbewußte. Deuten heißt in diesem
Sinn eine entrationalisierte Konstruktion vergangener und (in der Therapiestunde) gegenwärtiger Gefühle und Handlungen anzubieten, um
die Bedingungen sichtbar zu machen, unter denen das Rationalisieren
derselben steht bzw. gestanden ist. Dabei werden die von Therapeuten
angebotenen Konstruktionen nicht selten versteilt, um das nötige Gefäl-
le zur Sichtbarmachung der Rationalisierungen zu bekommen. Einige
Analytiker haben heute Abschied von der Idee genommen, mit ihren
Deutungen die Wahrheit über die historische Wirklichkeit des Klienten
zu rekonstruieren und verstehen sie als Hilfs-Mittel, das aber nicht gleich
zu einem neue Aufhänger für rationalisierte Lebensgeschichten werden
soll. Am konsequentesten ist, von einer strukturalistisch-semiotischen
Basis ausgehend, Lacan (1966) mit diesem Problem umgegangen und hat
eine Meisterschaft darin entwickelt, bei seinen Deutungen jeweils ein
Wort (einen Signifikanten) des Klienten in einem neuen Satzkontext zu
verwenden, um damit neue Verweisungshorizonte zu eröffnen und zwar
ohne dabei dem Klienten irgendeine neue Möglichkeit zur Logifizierung,
einen neuen Treibanker anzubieten, um daran die Bedeutung seiner Existenz festzumachen. Insgesamt vertraute er wohl am radikalsten auf die
Perturbationswirkung von verfremdender Deutung bzw. darauf, durch
scheinbar irrationales Vorgehen Bedingungen zu schaffen, unter denen
Menschen relevante Erfahrungen machen können.[16]

---

[16] Klassisch sind z. B. seine Buchstabenersetzungen, mit denen es ihm auch
möglich war, komplexe Teile seiner Theorie zu verdichten, z. B. das bekannte
„le no*n* du père" – „le no*m* du père": das Nein des Vaters wird zum Namen des
Vaters; verneint wird dem Begehren des Kindes alles, was den Namen des
Vaters trägt: die Mutter und die Schwestern. So begreift er die Introjektion des
Inzesttabus als Eintrittskarte in die symbolische Ordnung. Lacan (1973) ist insofern am weitesten aller psychodynamischen Anschauungen mit dem Konstruktiven Realismus verwandt, als er davon ausgeht, daß die psychische Realität
nichts Gegebenes ist, sondern durch Sprache und Begrifflichkeit erschaffen
wird. Sprache ist der Spiegel, der diese psychische Realität abbildet – mit dem
Nachsatz, daß das Bild in diesem Spiegel kein Original hat. Der Text der Analy-

5. (Offenes) Ende

Kontextwechsel findet offenbar so regelmäßig im psychotherapeutischen Prozeß statt, daß man ihn mit einigem Recht als allgemeinen Wirkfaktor bezeichnen könnte (der Umstand, daß solche Elemente in bestimmten therapeutischen Schulen unterschiedlich gut auffindbar sind, soll nicht verwundern; denn gleiches gilt für alle bisher beschriebenen Wirkfaktoren der Psychotherapie). Damit sind wir mit unseren Überlegungen allerdings an einen unerwarteten Punkt gelangt: Ausgehend von einem pluralistischen Wissenschaftsverständnis, von unterschiedlichen Kontexten, die wechselseitig in ihren Unterschieden erhellt werden sollten, finden wir uns nun – sobald sich der Diskurs nicht mehr nur für Theorie interessiert, sondern auf therapeutische Praxis Bezug nimmt – unvermutet in der Diskussion über ein schulenübergreifendes Wirkprinzip „Kontextwechsel" wieder. Ist es durch die selbstreflexive (vgl. Fußnote 11) Anwendung der Strategie der Verfremdung gar zu deren Überwindung gekommen? Oder ziehen wir in alter Tradition bloß das Kaninchen aus dem Hut, das wir selbst dort hineingetan haben?

Das Paradoxon soll hier nicht in die eine oder andere Richtung hin aufgelöst werden; die Spannung zwischen dem Einen und dem Vielfältigen bewahren zu können, darin besteht ja gerade die Stärke sowohl von gelungener Psychotherapie als auch von Wissenschaftstheorie: „Im Ähnlichen das Unterschiedliche zu suchen und im Unterschiedlichen das Gleiche: das ist der Modus von Erkenntnis überhaupt" (Jaeggi, 1995, S. 12). Die Gefahr liegt zur Zeit wohl eher in einer Gleichschaltung und Vereinheitswissenschaftlichung der Psychotherapie. Die Suche nach dem Gleichen sollten wir uns nur nicht zu leicht vorstellen; denn, um zum Abschluß Gregory Bateson zu zitieren: „Das Unveränderte ist nicht wahrnehmbar, solange wir nicht bereit sind, uns im Verhältnis zu ihm zu bewegen."

---

se, das ist die Besonderheit der Lacanschen Verfremdung, ist eine Übersetzung ohne Original. Der Analytiker ist daher für Lacan wie ein Spiegel, der ein immer schon falsches, fremdes Bild spiegelt; hie und da, in den Deutungen, klappt dieser Spiegel für den Bruchteil eines Momentes zur Seite und gibt den Blick auf das eigene Begehren und das eigene Nichts frei.

Literatur

Bühler K (1928/1965) Die Krise der Psychologie. Fischer, Stuttgart

Crits-Christoph P (1991) Meta-Analysis of Therapist Effects in Psychotherapy Outcome Studies. Psychotherapy Research 1 (2): 81–91

Demichiel E (1994a) Falldarstellung. Pychotherapie Forum 2 (2): 52–64

Demichiel E (1994b) Brief an die Schriftleitung. Pychotherapie Forum 2 (4): 196–197

Deurzen-Smith E van, Smith D (1996) Ist die Psychotherapie eine eigenständige wissenschaftliche Disziplin? In: Pritz A (Hrsg) Psychotherapie – eine neue Wissenschaft vom Menschen. Springer, Wien, S. 19–43

Grawe K, Donati R, Bernauer F (1994) Psychotherapie im Wandel. Von der Konfession zur Profession. Hogrefe, Göttingen

Heydwolff A von (1995) Positivismus für die Normseele. Psychotherapie Forum 3 (4): 174–177

Jaeggi E (1995) Zu heilen die zerstoßnen Herzen. Rowohlt, Reinbek

Jüttemann G (1992) Psyche und Subjekt. Für eine Psychologie jenseits von Dogma und Mythos. Rowohlt, Reinbek

Kuhn T (1962) The structure of scientific revolutions. In: Neurath O, Carnap R, Morris C (eds) (1970) Foundations of the unity of science. Toward an encyclopedia of unified science. University of Chicago Press, Chicago, S. 53–272

Lacan J (1966) Ecrits. Seuil, Paris

Lacan J (1973) Funktion und Feld des Sprechens und der Sprache in der Psychoanalyse. In: Schriften I. Walter, Olten, S. 71–81

Mayer A-E, Richter R, Grawe K, Graf von der Schulenburg J-M, Schulte B (1991) Forschungsgutachten zu Fragen eines Psychotherapiegesetzes. Universitätskrankenhaus Hamburg-Eppendorf

Norcross JC, Goldfried MR (1992) Handbook of Psychotherapy Integration. Harper, New York

Parfy E (1995) Wissenschaftstheoretische Grundlagen der Psychotherapie. Psychotherapie Forum 3 (1): 43–47

Prochaska JO, Diclemente CC (1984) The transtheoretical approach: Crossing the traditional boundaries of therapy. Dow-Jones-Irwin, Homewood, IL

Samuels A (1994) Die Vielgestaltigkeit der Seele. Spiegel, Zürich

Schiepek G (1992) Applications of synergetics to psychology. In: Friedrich R, Wunderlin A (Hrsg) Evolution of dynamical structures in complex systems. Springer proceedings in physics, Bd. 69. Springer, Berlin S. 341–381

Schiepek G, Fricke B, Kaimer P (1992) Synergetics of psychotherapy. In: Tschacher W, Schiepek G, Brunner EJ (Hrsg) Self-organization in clinical psychology. Springer, Berlin S. 239–267

Schiepek G, Kowalik ZJ (1994) Dynamik und Chaos in der psychotherapeutischen Interaktion. Zeitschrift für Verhaltenstherapie und psychosoziale Praxis 26: 503–527

Schiepek G, Schütz A, Köhler M, Richter K, Strunk G (1995) Die Mikroanalyse der Therapeut-Klient-Interaktion mittels Sequentieller Plananalyse. Psychotherapie Forum 3 (1): 1–17

Schülein JA (1995) Wissenschaftstheorie der Psychoanalyse. Unveröff. Manuskript, Wien

Slunecko T (1994) Plädoyer für einen Grundlagendiskurs in der Psychotherapieforschung. Psychotherapie Forum 2 (3): 128–136

Slunecko T (in Druck) Konstruktiver Realismus, Psychoanalyse, Psychotherapie. Skizzen zu einem reflexiven Wissenschaftsverständnis. WUV, Wien

Wagner E (1996) Psychotherapie als Wissenschaft in Abgrenzung von der Medizin. In: Pritz A (Hrsg) Psychotherapie – eine neue Wissenschaft vom Menschen. Springer, Wien

Wallner F (1991) Acht Vorlesungen zum Konstruktiven Realismus. WUV, Wien

Wallner F (1992) Konstruktion der Realität. Von Wittgenstein zum Konstruktiven Realismus. WUV, Wien

Wallner F (1993) Die Multikulturalität als Bedingung des Konstruktiven Realismus. In: Schimmer J, Costazza M (Hrsg) Grenzziehungen zum Konstruktiven Realismus. WUV, Wien, S. 140–147

Wallner F (1994a) Constructive Realism. Aspects of a New Epistemological Movement. Braumüller (Philosophica 11), Wien

Wallner F (1994b) Interkulturalität ohne Relativität. In: Schadel E, Voigt U (Hrsg) Sein – Erkennen – Handeln. Interkulturelle, ontologische und ethische Perspektiven. Peter Lang, Frankfurt, S. 61–66

Windelband W (1912) Lehrbuch der Geschichte der Philosophie. JCB Mohr, Tübingen

Zukav G (1979) The Dancing Wu Li Masters. William Morrow, New York

Phänomenologische Psychotherapieforschung: Die Methode des Erkenntnisgewinns aus Erfahrung

Eva-Maria Wolfram

I. Epistemologische Überlegungen zu einer neuen Methodologie in der Psychotherapieforschung

Die Frage nach der Wissenschaftstheorie in der Psychotherapie läßt sich nicht von der Frage der Methodologie trennen, da Theorie und Methode eng miteinander verknüpft sind. Die hier in Abhebung von der zur Zeit vorhandenen positivistischen Methodologie vorgestellte phänomenologische Psychotherapieforschung bedeutet eine fortwährende dynamische Interaktion mit einem Phänomen, das sich aus sich selbst enthüllt, in unserem Fall eine Interaktion zwischen dem Patienten bzw. seinem Leiden und dem Psychotherapeuten, der mit diesem Prozeß in enger Beziehung steht. In diesem Beitrag wird im Anschluß an grundsätzliche epistemologisch-philosophische Überlegungen zur Psychotherapieforschung ein Beispiel für einen praxisnahen Forschungsansatz diskutiert.

Wenn Psychotherapie sich mit der subjektiven, psychischen Leidens- und Erlebniswelt von Menschen befaßt, wäre es folgerichtig, daß Psychotherapieforschung genau das erfaßbar und beschreibbar macht. Bislang dominierte in der Psychotherapieforschung das Paradigma des externen, wertneutralen, objektiven, hypothesengenerierenden Beobachters. Als Zielsetzungen wurden Effektivität und Effizienz definiert.

Ein deskriptiver Ansatz, wie ihn die phänomenologische Methode vorschlägt, verzichtet bewußt auf vorgefaßte Hypothesen und Konzepte, die für jeden naturwissenschaftlichen Forscher unabdingbare Hilfsmittel zum Erfassen der Wirklichkeit sind.

Das Hauptanliegen des phänomenologischen Forschungsansatzes in der Psychotherapie liegt im wechselseitigen, subjektiven Erfassen der

Bedeutung von Erleben und Erlebtem, von Sprache zwischen Therapeut und Patient.

Psychotherapieforschung, die den Menschen in seiner subjektiven
Wahrnehmung und seinem einmaligen Erleben zu erfassen versucht,
muß ihren Ausgangspunkt darin finden, was dem Menschen als sein Ei-
genstes angehört, was wirklich er selbst ist und sein Wesen ausmacht.
Dieser Einmaligkeit wird durch die spekulative Gesamtdeutung, wie sie
die Naturwissenschaften betreiben, nicht Rechnung getragen. Über
den Einzelfall weiß sie eigentlich wenig Zutreffendes auszusagen. Sie
beschäftigen sich mit der Konzeptualisierung, der Einteilung von Dingen, von denen wie bei Diagnosekonzepten schon vorher bekannt ist,
was darin enthalten ist, nämlich die einzelnen zugehörigen Symptome
sowie deren Ausprägung und zeitliche Dauer. Letztendlich sind unsere
gebräuchlichen, sich ständig um neue Diagnosen vermehrenden Krank-
heitseinteilungen, ob das in Österreich gebräuchliche ICD-9 bzw. ICD-
10 (Internationale Klassifikation psychischer Störungen) oder das in den
USA gebräuchliche DSM-IV (Diagnostik Manual) nichts anderes als
Mehrheitsabstimmungen von Wissenschaftlern, die sich auf die Zugehörigkeit von quantifizierbaren Symptomen zu einer Krankheitskate-
gorie geeinigt haben. Von Subjektivität oder Einmaligkeit des menschlichen Erlebens kann da nicht mehr gesprochen werden.

An dieser Stelle möchte ich einen Exkurs unternehmen, der uns
näherbringt, woher unsere moderne Naturwissenschaft ihre Idee des
Konzepts, der Quantifizierung und der Hypothesenbildung bezieht. Als
Forschungsgrundlage dient ihr ein aus der Vielfalt der aristotelischen
Klassifikationen von Wissenschaft willkürlich herausgenommener Wissenschaftsbegriff, und zwar der der Mathematik oder *mathemata*. Diese
Kategorie stellte lediglich eine der Formen von wissenschaftlicher Vorgangsweise dar, dient uns jedoch als einzige Grundlage der modernen
Wissenschaft. Der Begriff *mathemata* beinhaltet diejenigen Forschungsgegenstände, von denen wir schon im vorhinein wissen, was sie sind,
und bringt diese in ein Konzept. Um z. B. feststellen zu können, daß
sich hier drei Sessel befinden, müssen wir mit der Zahl drei schon vorher bekannt sein. Haben wir in der Schule die Zahl drei kennengelernt,
können wir dieses Wissen immer wieder auf neue Situationen anwenden. Der zentrale Punkt bei dieser Art, Wissen zu konzeptualisieren, ist
die Beschäftigung mit dem Wieder-Erkennen, der Abstraktion von
etwas, was einmal gelernt wurde, und nicht die Beschreibung von
etwas, was wir zum ersten Mal entdecken. Das Wissen der Diagnose-
manuale beruht auf dieser Vorgangsweise: da wir schon wissen, was
Schizophrenie ist, müssen wir uns nur noch davon überzeugen, daß die

signifikant häufigsten Symptome in der bereits hinlänglich beschriebener Form bei unseren Patienten wiederzufinden sind. Es geht dabei aber nie um die Frage, ob es Schizophrenie überhaupt gibt. Es genügt, das Konzept für eine Diagnose zu haben, damit wir die betreffende psychische Krankheit beobachten können. Schizophrenie muß also nicht existieren, um Gültigkeit zu erlangen.

So entstehen in der Diagnostik immer wieder neue Konzepte, wie z. B. die von Narzißmus und Borderline. Nach diesen Konzepten und den daraus abgeleiteten Behandlungstechniken können wir alles behandeln und ersparen uns zu fragen, was das Wesen der Dinge eigentlich ist, die wir in Konzepte verpacken. Die Phänomenologie von Husserl ist ein radikaler Ruf „zurück zu den Dingen selbst". Wir sollen die Dinge nicht durch Konstrukte „wieder"-erkennen, weil wir damit nur bestätigt finden, was das Konzept schon im vorhinein bestimmt hat. Der Grundgedanke der phänomenologischen Psychotherapieforschung ist es, dem Psychotherapeuten eine Betrachtungsweise zur Verfügung zu stellen, die es ermöglicht, den Menschen ohne vorgefaßten Rahmen zu sehen, nicht schon im vorhinein zu wissen, woran der Mensch leiden könnte, um dann die passende Technik anzuwenden.

Dazu müssen wir wieder lernen zu beobachten bzw. uns eine besondere Form der Beobachtung zunutze machen, die den Naturwissenschaften abhanden gekommen ist. Sie beinhaltet die Idee, daß jeder Mensch und jedes Ding eine ihm innewohnende Natur, ein Wesen besitzt, das sich von selbst, gemäß seinen eigenen natürlichen Gesetzmäßigkeiten enthüllt. Nur durch beobachtende Erfahrungen und durch Intuition können wir Einsicht erlangen. An diesen Gedanken schließt sich für Aristoteles der Weg zur Erkenntnis der Dinge.

Erst im Gefolge Newtons wurde dieser Grundgedanke verlassen und ein laut Heidegger (1986) „essentiell mathematischer Standpunkt" begründet. Newton entwickelte ein *Konzept über die Dinge,* er forschte nicht, indem er ein Ding beobachtete und daraus dessen Eigenschaften beschrieb (Wissen *von den Dingen*), sondern indem er versuchte, die Dinge in ein vor der Beobachtung selbst entwickeltes Konzept einzupassen. Diese Vorgangsweise ist essentiell mathematisch, da es zuerst ein Konzept gibt, das gar keines real existierenden Phänomens bedarf, um gültig zu sein. Wenn wir aber schon im vorhinein ein Konzept der Herangehensweise über die zu erforschenden Fragestellungen in der Psychotherapie haben, dann ist dadurch unsere Sichtweise bestimmt. Das Konzept über Schizophrenie hat dann, wie uns das oben angeführte Beispiel gezeigt hat, Vorrang vor der Frage nach dem inneren Erleben, dem ureigensten Wesen des Patienten.

Diese Konzepte über die Dinge wurden Axiome genannt, die unser Verständnis richtungsweisend beeinflussen und bestimmte Vorhersagen (Hypothesen) zulassen. Wir können also in der modernen Naturwissenschaft ohne ein Konzept nichts Wesentliches enthüllen.

Deshalb fordert Dilthey (1900/1924) eine historisch-dynamische Erkenntnistheorie, die den Zweck verfolgt, das Einmalige, das durch kein vorgefaßtes Konzept, durch keine schon vorgefaßte Hypothese, durch kein Gesetz erreicht werden kann, in Form einer lebensnahen Beschreibung des Phänomens erfaßbar zu machen. Mit „lebensnahe" ist hier das bewußte Einbeziehen von Affekten, Willensakten und dem Begehren eines Menschen gemeint, Anschauungen also, die in der naturwissenschaftlichen Forschung kaum zu finden sind. Viel deutlicher treten diese Anschauungen in der bildenden Kunst, der Dichtkunst oder der Organisation des Schauspiels hervor. Alle diese Künste sind mit der Psychotherapie verwandt, denn zu den abstrakten Vorstellungen müssen Künstler wie Psychotherapeuten Gefühle, Antriebe und Motivationen hinzufügen, die die Anschauungen erst beleben. Psychotherapie kann nur dann sinnvoll sein, wenn der Versuch des Miterlebens und Nacherlebens der psychischen Welt eines anderen beständig versucht wird.

Für die Psychotherapieforschung bedeutet das ein Abrücken von Hypothesenbildungen vor dem Behandlungsbeginn sowie vom Kleben an Diagnoseschlüsseln. Daraus folgen lediglich starre Techniken der Behandlung, die angeblich zur Erfassung des menschlichen Leidens dienen sollen, letztendlich aber in einer Distanzierung zwischen Patient und Therapeut münden. Der Therapeut würde sich hier in der Rolle des objektiven, neutralen Forschers befinden, der sein Diagnose- und daraus resultierendes Behandlungskonzept wie einen Hut über den Patienten stülpt. Wie wir aber wissen, muß man das Kaninchen vorher in den Hut setzen, damit es aus demselbigen wieder zum Vorschein kommen kann. Somit führt sich eine naturwissenschaftlich-, hypothesen- und diagnoseorientierte Psychotherapieforschung von selbst ad absurdum.

Vorgefertigte Kategorien, zu denen ich Diagnosekriterien zähle, die in ihrer vereinfachenden Funktion bezüglich des menschlichen Erlebens richtungsweisend und stark einengend sind, können durchaus mit einer naturwissenschaftlichen Hypothesenbildung verglichen werden.[1]

---

[1] Die rigide Arbeit mit Diagnosen hat zur Folge, daß der Patient in ein Schema gezwängt wird, das wie in der naturwissenschaftlichen Hypothesenbildung offensichtlich vorhandene Vorannahmen, im schlimmsten Falle sogar Vorurteile auf den Patienten überträgt und daraus das Wie seiner Behandlung festlegt. Das Verfahren wird dadurch methoden- statt patientenzentriert.

Weder ein solches Vorgehen noch starre Regeln der Technik sind verläßliche Stützen des Psychotherapeuten für seine Arbeit. „Im therapeutischen Prozeß, in der Dynamik von Übertragung und Gegenübertragung gehen sie bald unter. Mit ihnen läßt sich nur solange arbeiten, wie die Psychoanalyse[2] als objektiv-objektivierende Forschungsmethode verstanden wird, die die Störung im Patienten sucht und beschreibt, sie aber nicht als Störung der Beziehung versteht" (Cremerius, 1990, S. 390).

Die Position des unantastbaren, objektiven, hypothesenbildenden Forschers, der sich scheinbar aus dem Forschungsprozeß heraushält und seinen Erfolg an Signifikanzen und falsifizierten Hypothesen mißt, ist eine sichere. Diesem Forscher bleibt es erspart, sich persönlich in die Gefahr des Nichtwissens zu begeben, die aus der Erkenntnis folgt, daß es sich bei den Symptomen des Patienten um eine Störung der Beziehung handelt, in die der Psychotherapeut miteinbezogen wird.

In der phänomenologischen Forschung wird nicht von Hypothesen oder von vor dem Versuch bestimmten Konzepten ausgegangen. Hier werden Beschreibungen über das geliefert, was sich uns präsentiert, ohne es aus seinen natürlichen Alltagsbedingungen herauszulösen. Es gibt keine sterilen Laborbedingungen, keine Reliabilitäten, keine Wiederholbarkeitsanforderungen und daher kein Experiment im herkömmlichen Sinn. Dafür gibt es den Menschen, der sich in seiner natürlichen Lebenswelt befindet und von dort aus über sein Erleben berichtet. Die Kluft zwischen Subjekt und Objekt, Folge des Paradigmas von neutralen, externen Beobachtern, wird geschlossen, indem sich sowohl der Forschungsprozeß als auch die Theorienbildung an der persönlichen Erfahrung des Therapeuten und des Patienten orientiert. Die Dinge, die sich uns zeigen, werden nicht als Objekte gesehen, die unabhängig von uns existieren; es gibt keine Subjekt-Objekt-Spaltung. Es ist vielmehr unser subjektives Bewußtsein, das die Dinge mit bestimmten Attributen, d. h. Bedeutungen versieht. Daher gestaltet es die Sichtweise von der Lebenswelt, in der wir uns befinden, maßgeblich mit. Wir wollen unsere Wünsche und Annahmen nicht über Hypothesen formulieren und nicht hinter einer angeblich objektiven Wissenschaftlichkeit verbergen, sondern die Dinge in all ihrer Subjektivität erfahrend beschreiben. Husserl bezeichnete diesen Prozeß, der die Dinge an sich wieder in den Vordergrund rückt, mit der Maxime „Zurück zu den

---

[2] Im Rahmen dieser Argumentation kann das auf den Begriff der Psychotherapie verallgemeinert werden.

Dingen". Die daraus resultierende Wechselwirkung zwischen Untersucher und Untersuchtem gilt es bewußt zu machen. Nur so können wir
die essentiellen Strukturen der Dinge, wie sie aus sich selbst heraus erscheinen, erfassen. Hier wurde auch gleichzeitig Ziel und leitende Fragestellung in der Phänomenologie genannt: die Beschreibung der konstituierenden Eigenschaften, die ein Phänomen ausmachen und bestimmen. Die beschreibende Erforschung der strukturellen Eigenschaften,
die das Wesen eines Phänomens ausmachen, entlassen etwas in die Freiheit der Sprache. Daran schließt sich eine bedeutungsgenerierende Interpretation.

Mit dem eben erwähnten Begriff des Wesens sind die Eigenschaften
gemeint, die ein Ding oder ein Symptom zu dem machen, was es ist. In
der Psychotherapieforschung sind damit Gefühlszustände und Erleb-
nisweisen gemeint, die ein Symptom bestimmen. Das Wesen der Phänomene soll durch direkte Beschreibung der Erfahrungen, so wie sie
sind, ohne Rücksicht auf Probleme der genetischen Psychologie oder
Kausalerklärungen erfolgen. Da die Welt immer nur subjektiv erfahren
werden kann, wird in der phänomenologischen Psychotherpiefor-
schung der Beschreibung der Patienten größtmöglicher Wert beigemessen. Sie stellen durch diese Erzählungen ihre Lebenswelt dar, die die
Grundlage der Wissenschaft sein muß. Zuerst muß es eine Lebenswelt
geben, auf deren Basis die Wissenschaft erst entstehen kann. Die Phänomenologie geht auf diese grundlegende Welterfahrung zurück. Damit
wird auf eine ursprüngliche Welt hingewiesen, eine Welt, die nicht
durch die Schaffung von abstrakten Idealen und Ideen bestimmt ist,
sondern auf eine unmittelbare Welt, die schon vor jeder Konzeptualisierung, vor jeglichem Analysieren Bedeutung besitzt. Durch die intuitive
Beschreibung der Welt gehen wir unserer Wahrnehmung nach. „In der
‚originären' und ‚intuitiven' Erfassung und Explikation der Phänomene
liegt das Gegenteil der Naivität eines zufälligen, ‚unmittelbaren' und
unbedachten Schauens" (Heidegger, 1986, S. 37). Die Betonung liegt
hier ganz eindeutig auf der Klarlegung, Intuition sei ihrem Wesen nach
nicht zufällig.

Wir bleiben unserer Welterfahrung treu, da wir sie nicht zu irgendwelchen Idealen erheben: denn die Welt ist nicht das, was ich denke,
sondern das, was ich lebe. In dieser Betrachtungsweise kommt unser intentionales Bewußtsein zum Ausdruck, das von sich aus auf die Welt gerichtet ist und auch ohne Reflexion zu einer Kohärenz der Warhmeh-
mung beiträgt.

2. Phänomenologie als Forschungsmethode in der Psychotherapie

„Der Ausdruck Phänomenologie bedeutet primär einen Methodenbegriff" (Heidegger, 1986, S. 27) und beschreibt, *wie* geforscht wird, wie wir etwas von den Phänomenen erfahren. Aus der Frage nach dem Wie resultiert in der phänomenologischen Forschung eine erlebens- und handlungsnahe Beschreibung des untersuchten Phänomens. Dieses Wie nimmt Bezug auf eine äußerst grundsätzliche Fragestellung, da erkundet wird, wie sich das Phänomen zeigt, und zwar aus sich selbst heraus, ohne technische Manipulation. Wenn wir uns nach dem Was erkundigen, so sprechen wir *über* einen Forschungsgegenstand und befinden uns somit auf dem Standpunkt eines externen Beobachters, der selbst außerhalb der Fragestellung steht. Eine Beschreibung, die so erlebensnahe wie möglich ist, bedeutet gleichzeitig das Hin zu einer Methode, die in einer unmittelbaren Beschreibung unseres Tuns und Erlebens zu finden ist und nicht durch technische Hilfsmittel an Ursprünglichkeit und Unmittelbarkeit verloren hat: „Je echter ein Methodenbegriff sich auswirkt und je umfassender er den grundsätzlichen Duktus einer Wissenschaft bestimmt, um so ursprünglicher ist er in der Auseinandersetzung mit den Sachen selbst verwurzelt, um so weiter entfernt er sich von dem, was wir einen technischen Handgriff nennen, deren es in den theoretischen Disziplinen viele gibt" (Heidegger, 1986, S. 27).

Im Laufe der phänomenologischen Psychotherapieforschung entdecken wir, daß unser Denken immer durch *Vorannahmen* geprägt ist, die durch die Kultur, in der wir leben, durch persönliche Erfahrungen, Zeitgeist und herrschendes Weltbild beeinflußt werden. Um aufzuzeigen, *wie* Menschen in dieser Welt leben, woran sie leiden, ist es wichtig, eine Methode zu entwickeln, die diese Vorannahmen aufzuzeigen imstande ist. Will man Verständnis von einem Phänomen erlangen, so ist das Offenlegen der Bedingungen, unter denen der Forscher seine Arbeit durchführt, entscheidend für den Ausgang. Durch diesen Forschungsschritt legt der Wissenschaftler seine eigenen Vorannahmen offen dar, was bewußt der scheinbaren Objektivität der Naturwissenschaften entgegenläuft. Objektivität und Wissenschaftlichkeit stehen mit dieser Bedingung nach Offenlegung in engem Zusammenhang, denn Wissenschaft an sich wird zumeist als objektiv, also wertneutral bezeichnet. Der Unterschied der hier angewandten Methode liegt in einer der Untersuchung vorangehenden Darlegung der Vorannahmen durch den Forscher. Wir vermeiden dadurch ein Idealisieren der wissenschaftlichen

Methode. Unser Ziel ist es, wissenschaftliche Methoden flexibel einzu-
setzen, um mit ihrer Hilfe dem Objekt der Untersuchung zu folgen. In
diesem Sinne wird der Feststellung von Merleau-Ponty, „der Haupter-
werb der Phänomenologie dürfte die in ihrem Begriff von Welt und
Vernunft geglückte Verbindung äußersten Subjektivismus und äußer-
stem Objektivismus sein" (Merleau-Ponty, 1966, S. 17), Folge geleistet.

Erst wenn dieser Schritt gelungen ist, wird sich das zeigen, was wir
zunächst nicht sehen konnten, solange wir ohne Hinterfragen annahmen, schon zu wissen, was Forschung bedeutet. Erst wenn wir die Frage auf diese Art und Weise stellen, werden wir in der Antwort mit dem
konfrontiert, was wesenhaft zu diesem Thema dazugehört, also all dem,
was in einem strukturellen Zusammenhang damit steht. Das Aufdecken
dieser Themen wird als Entdecken der Struktur eines Phänomens bezeichnet.

3. Anwendung der Methode des „Erkenntnisgewinns aus Erfahrung"

Im Folgenden wird der von Kidd und Kidd (1990) entwickelte, phänomenologische Forschungsansatz anhand des Themas „Angst" auszugs-
weise vorgestellt. Bespiele aus meiner Untersuchung zur Angst (Wolfram, 1994) werden so weit angeführt, als diese zum besseren Verständnis beitragen.

3.1. Vorannahmen des Untersuchers

Der Forscher hat meist schon vor Beginn der Untersuchung eine Meinung darüber, was ein Phänomen bedeuten kann. Daher gibt es auch
schon vor der Untersuchung einen Kontext, in dem man die gesamte
Arbeit und die Erwartungen bezüglich der Resultate sehen kann. Diese
vor dem Forschungsbeginn bestehenden Einstellungen werden als Vorannahmen des Untersuchers bezeichnet. Insbesondere im Zuge der Interpretation von Ergebnissen kommen die Vorannahmen zu tragen. Vor
Beginn der Untersuchung schreibt der Forscher spontan seine Vorannahmen zu dem in Frage stehenden Phänomen nieder. Husserl spricht
in diesem Zusammenhang von Reduktion und meint, daß unser In-der-
Welt-Sein nicht ohne Weltbezug denkbar ist. Um die Dinge in ihrer
natürlichen Ursprünglichkeit zu sehen, ist es daher notwendig, diesen
uns selbstverständlichen Weltbezug aufzuheben. Im Akt des Nieder-

schreibens wird die Selbstverständlichkeit offengelegt, man gewinnt Abstand zum Phänomen und schafft dadurch die Möglichkeit eines neuen Bezuges.

Es ist unmöglich, die subjektive Wahrnehmung der Dinge auszuschalten, darum werden die Vorannahmen in die hermeneutische Interpretation miteingeschlossen und in Bezug gesetzt zum Gegenstand der Untersuchung.

Für diese „Experiential Method" stellen die Vorannahmen des Untersuchers die Einleitung zum praktischen Teil der Untersuchung dar. Hier werden einige Vorannahmen angeführt:

– Jeder Mensch weiß, was Angst ist, und erlebt sie subjektiv unterschiedlich, jedoch mit persönlicher Bedeutung.
– Angst hat mit Kontrolle der Umwelt und mit Selbstkontrolle zu tun.
– In einem Angstzustand besteht die Befürchtung einer ungewollten Veränderung.
– Es besteht das subjektive Gefühl, sich in Abhängigkeit von unkontrollierbaren Umständen zu befinden.
– Angst hat oft eine körperliche Reaktion zur Folge, die den Organismus in Alarmbereitschaft versetzt.
– Angst führt zu einer Einschränkung des Bewußtseins, aus der inadäquate Handlungen folgen (Panik).
– Furcht hat ein Objekt, ein Wovor der Furcht. Angst ist diffus und besitzt kein Objekt.

3.2. Sammeln von Erlebnisberichten

In einem nächsten Schritt werden die spontan angefertigten, schriftlichen oder verbalen Erlebnisberichte der Versuchspersonen zu einer ausgewählten Forschungsfrage eingeholt. In dieser Arbeit lautete die an die Probanden gestellte Frage:

„Beschreiben Sie bitte so detailliert als möglich, WIE Sie in Ihrem Leben Angst erleben oder erlebt haben. Sagen Sie mir in Ihren eigenen Worten, wie sich Angst bei Ihnen bemerkbar macht, wie Sie sich in einem angstvollen Zustand erleben und was für Phantasien/Vorstellungen dieses Erlebnis begleiten."

Nachdem die Probanden die Beschreibung fertiggestellt haben und nach einem flüchtigen Vertrautwerden von Seiten des Forschers mit dem eben erhaltenen Material, kann noch eine vertiefende Interview-Diskussion angeschlossen werden, in der der Forscher die Möglichkeit hat, tieferes Verständnis über bestimmte Passagen zu erhalten. Der Proband wird dabei gebeten, genauer über die Bedeutungen der in Frage stehenden Aussagen aus seiner Beschreibung Auskunft zu geben. Dadurch entsteht für den Forscher eine erste Möglichkeit, Klarheit über Fragen der Bedeutung von Aussagen zu erhalten.

3.3. Vertrautwerden mit den Erlebnisberichten

Der Bericht wird vom Forscher mit rezeptiver Offenheit von Anfang bis zum Ende, in einem Zug, wie eine Geschichte durchgelesen. Die Signifikanz des beschriebenen Erlebens und die für die Versuchsperson herausragenden Bedeutungen werden so erschlossen. Nach einer Reflexionsphase über diese erste Leseerfahrung wird die Beschreibung dann langsam nochmals gelesen, möglicherweise auch noch mehrere Male. Das wiederholte Lesen läßt Sinn und Bedeutung im gleichen Maße hervortreten, in dem der Forscher mit dem Text und seiner Einmaligkeit bekannt wird. Die Leitfrage, die den Forscher auf diesem Weg begleitet lautet: „Was bedeutet dieses Phänomen für die Person?"

3.4. Identifizieren von Erlebnisausdrücken/Bildung von Themenkreisen

Durch das wiederholte Lesen der Beschreibungen werden bedeutungsvolle Ausdrücke gefunden, die in ihrer Gesamtheit sinnvoll für die Ausdruckswelt der Versuchsperson erscheinen. Diese Erlebnisausdrücke beinhalten Gefühle, Ansichten und Stellungnahmen der Versuchspersonen, die positiv, negativ, in sich stimmig oder unstimmig sein können. In jedem Fall sind sie aber kennzeichnend für ihr Erleben.

Nachdem die Erlebnisausdrücke gekennzeichnet wurden, wird die Deskription erneut, unter besonderer Berücksichtigung der herausgehobenen Ausdrücke, gelesen. Dabei können auch neue Passagen aufgefunden werden.

Auf diese Art und Weise entsteht aus den Erlebnisausdrücken eine inhaltliche Matrix, die die Ausdrücke zueinander in Beziehung setzt. Es wird offensichtlich, was das Erleben für die jeweilige Person bedeutet und wie dieser Sinn gelebt wird.

Der folgende Erlebnisbericht eines Probanden soll diesen Schritt verständlich machen (die identifizierten Erlebnisausdücke sind kursiv gesetzt).

Beschreiben Sie bitte so detailliert als möglich, WIE Sie in Ihrem Leben Angst erleben oder erlebt haben. Sagen Sie mir in Ihren eigenen Worten, wie sich Angst bei Ihnen bemerkbar macht, wie Sie sich in einem angstvollen Zustand erleben und was für Phantasien/Vorstellungen dieses Erlebnis begleiten:

Verschieden!
Sehr oft in Form einer *Beklemmung im Brustbereich bzw. Krämpfen im Kopf*. Der Unterschied zu früher (dem Beginn meiner Angstphasen) ist der, daß mir der Zusammenhang zwischen Angst und Beklemmung viel unmittelbarer auffällt. Diese eine Form würde ich als Angstkrampf bezeichnen. Die zweite Form ist die von erlebter körperlicher Schwäche. *Das Gefühl, plötzlich in Ohnmacht zu fallen, erschreckt mich.* Meistens springe ich dann auf und versuch' mich körperlich zu bewegen. Oft folgen auf diese Schreckattacken so *Gefühle, kurzzeitig abwesend zu sein.* Nach solchen „Ohnmachtsgefühlen" folgt oft *die Angst, sie könnten wiederkommen.* Vor allem wenn ich arbeiten muß, ist diese Angst oft groß. Mit diesen körperlichen Schwächen tauchen auch manchmal Bilder vom Spital auf – und damit auch die Angst vor dem Eingeliefertwerden. Zu Beginn meiner Angstphasen war auch *die Angst, „verrückt zu werden", sehr stark.*
Die Angst, die mir sehr unangenehm ist, ist meine Beziehungsangst. Sie äußert sich in der *Angst, von meinem Partner verlassen zu werden bzw. daß ich verlassen muß.* Ich bemerke jetzt die Irrealität dieser Angst, falle aber in gewissen Phasen immer noch darauf rein. *Angst erlebe ich auch als eine totale Anspannung in meinem Körper.* Als Reaktion darauf tritt manchmal das *Bedürfnis nach Loslassen bzw. Fallenlassen auf. Ich fürchte mich und es ist nicht real – Auseinanderklaffen von Wirklichkeit und Angst. Gefühle, in ein Loch zu fallen. Angst sitzt bei mir im Kopf – Gefühl, einen „vollen Kopf" zu haben.*
Es gibt Ängste, die mir mehr ausmachen, und welche, die mich weniger erschrecken. Angst als Flucht spüre ich manchmal, wenn ich mich in Angst flüchte.
Therapie: Habe meine Ängste als Kinder (4 Jahre) gesehen. Frage, wie werde ich sie los? Habe meine Ängste zu mir genommen und wurde ganz dick. Gefühl, mit Ängsten erwachsen umgehen zu wollen, aber nicht wissen wie. Beziehungsangst: *Gefühl, davonrennen zu müssen, macht Angst – Wunsch, schlecht zu sein, in den Sumpf gezogen zu werden wollen. Wunsch, daß es schwarz wird um mich – macht mir auch Lust. Angst, andere könnten sehen, wie es mir geht.*

Themenkreise bilden sich durch das affinitive Gruppieren der Erlebnisausdrücke über alle Probanden und werden durch den Forscher mit einem zu dieser Themengruppe passenden Titel versehen. In dieser Studie wurden 12 Probanden befragt, woraus 17 Themenkreise resultierten. Zu jedem Themenkreis wurden die dazugehörenden Erlebnisausdrücke für jeden Probanden aufgelistet, um den nächsten Schritt vorzubereiten.

3.4.1. Themenkreise

a) Endlichkeit des Seins
b) Angst als Grenzphänomen der Erlebniswelt
c) Liebe, Körperlichkeit, Nonverbales
d) Angst als echtes Gefühl
e) Realitätstesten und Realitätsunsicherheit in Form der Frage „Was ist
    wirklich?" bzw. das Erleben einer unbestimmten Stimmung
f) Kontrollverlust/Fremdbestimmung
g) Wollen und nicht können, bzw. sich zwingen etwas zu tun: An-
    sprüche und Idealvorstellungen im Gegensatz zu dem, was ist
h) Emotionale Distanzierung unter bedrohenden Umständen: Be-
    dürfnis nach Ruhe, Versuch eines Rückzuges auf sich selbst
i) Nähe und Distanz zu Mensch und Umwelt
j) Gefühl von fehlendem Selbstbewußtsein
k) Antizipation eines nicht eingetretenen Unglücks
l) Aggression gegen sich selbst und andere – Aggression anderer
m) Unausweichlichkeit, Einengung des Bewußtseins
n) Körperliche Symptome
o) Einheitsgefühl im Gegensatz zu Trennung und Sicherheitsverlust
p) Fremdbeobachtung
q) Schuldgefühle

3.5. Thematische Amplifikation

Die thematische Amplifikation findet auf zwei unterschiedliche Arten
statt:

3.5.1. Thematische Amplifikation der Probanden

In diesem Schritt werden dem Probanden die vom Forscher zusam-
mengestellten Themenkreise und die aus seinem Erlebnisbericht zum
jeweiligen Thema gehörenden Erlebnisausdrücke vorgestellt; dies dient
als Assoziationsgrundlage für den Probanden.

Diese Forschungsphase stellt eine Erweiterung der von Kidd und
Kidd (1990) vorgeschlagenen Methode dar und wurde zum Zweck der
Rückbestätigung über das wechselseitige Verständnis, zwischen Forscher und Probanden eingeführt. Durch die Rückmeldung über die ge-
fundenen Themenkreise an den Probanden wird dieser mit der Auslegung des Forschers konfrontiert. Der Forscher legt ihm seine ersten Ergebnisse dar (Themenkreise und die zugehörigen Erlebnisausdrücke)
und möchte herausfinden, ob die Sinnhaftigkeit durch seine Umgestal-

tung für die betreffende Person gewahrt wurde. Wenn sich der Proband in dem Themenkreis wiederfinden kann, bereitet eine Assoziation bzw. Amplifikation keine Schwierigkeiten und eine Vertiefung kann stattfinden.

Für den Probanden findet dadurch nochmals ein sein Erleben bestätigendes, reflektierendes und strukturierendes Moment statt, das ihm hilft, die Sinnhaftigkeit seines Erlebens zu begreifen.

Ist die Bildung der Themenkreise nicht in einer für den Probanden sinnvollen Art gelungen, werden die Assoziationen ausbleiben. Andere Ursachen für das Ausbleiben der Amplifikation können auch in der Motivation des Probanden liegen, wenn dieser z. B. meint, schon alles ihm mögliche in der ersten Beschreibung gesagt zu haben.

Auszug aus der Amplifikation des oben angeführten Probanden:

ad b) Angst als Grenzphänomen der Erlebniswelt:
„. . . die Angst, verrückt zu werden"
Amplifikation: „Es ist nicht mehr so angstbesetzt, aber ich spüre und sehe Dinge, die ich früher nicht gesehen habe. Z. B. gehe ich auf der Straße und spüre den Boden extrem stark, Steine und Unebenheiten."

ad e) Realitätstesten und Realitätsunsicherheit in Form der Frage „Was ist wirklich?" bzw. das Erleben einer unbestimmten Stimmung:
„Ich fürchte mich und es ist nicht real – ein Auseinanderklaffen von Wirklichkeit und Angst."
Keine Amplifikation abgegeben.

ad f) Kontrollverlust/Fremdbestimmung:
„. . . Gefühl, in ein Loch zu fallen"
Amplifikation: „Das kenne ich noch immer, aber ich habe etwas Neues. Vor kurzem war das Gefühl, in ein Loch zu fallen – ich hatte zum ersten Mal das Gefühl der Todesangst dabei und gleichzeitig das Bewußtsein, ich sitze in der U-Bahn und weiß, daß die U-Bahn weiterfährt. Das bedeutet doch aufgehoben zu sein. Das ist eine Entwicklung, in der ich stehe, und das gibt mir Sicherheit."

ad g) Wollen und nicht können, bzw. sich zwingen, etwas zu tun:
Ansprüche und Idealvorstellungen, im Gegensatz zu dem, was ist:
„Das Gefühl, davonrennen zu müssen macht Angst."
Amplifikation: „Das Wollen und nicht Können ist z. B. so: ich möchte fortgehen am Wochenende und bin so erschöpft, daß ich nicht kann. Wenn der xx und die xxx auf ein Konzert gehen und mich interessiert

das nicht, dann denke ich, ich bin fad und verliere den Anschluß, wenn
ich nicht mitgehe. Ich habe ein starkes Muß in mir."

ad n) Körperliche Symptome:
„. . . Beklemmung im Brustbereich bzw. Krämpfe im Kopf."
„Angst erlebe ich auch als totale Anspannung in meinem Körper."
Amplifikation: „Zu sein vor Angst wie auf Trip, obwohl ich noch nie auf
Trip war."

3.5.2. Thematische Amplifikation des Forschers

Der Forscher hat nun folgendes Material für diesen Auswertungsschritt
zur Verfügung:

– die ursprünglichen Erlebnisberichte
– die Themenkreise und die dazugehörigen Erlebnisausdrücke
– die Amplifikation der Probanden zu den Themenkreisen

Die Amplifikation durch den Forscher beinhaltet die zusammenfassende Verwendung der gesamten zur Verfügung stehenden Materialien.
Er geht einerseits wieder zu den ursprünglichen Erlebnisberichten
zurück, bezieht sich aber ebenfalls auf die Erlebnisausdrücke und deren
Amplifikation. Dieser Prozeß kann als ein *Verdichtungsvorgang* bezeichnet
werden, da nun eine zusammenfassende Aussage für jeden Themenkreis gebildet wird. Die Amplifikation des Forschers bewirkt eine inten-
sivierte Darstellung, wodurch die Grenzen der Erlebnisse deutlicher
herausgearbeitet werden.

In der qualitativen Forschung ist es immer wieder möglich, einen
Inhalt zu mißinterpretieren, das kann kaum vermieden werden. Der
Forscher versucht jedoch, geleitet durch das ausgedrückte Erleben
selbst, die Bedeutungen zusammenzufassen.

Auszug aus der thematischen Amplifikation des Forschers zu Themenkreis c) Liebe, Körperlichkeit, Nonverbales:

Das Erleben von Angst ist häufig nicht durch rationale Gedanken
beseitigbar. Der unangenehme Zustand läßt sich vom Betroffenen allei-
ne nicht durch sprachliche Mittel oder bewußte Einflußnahme verändern. *8Ea6: Wobei das Frustrane daran ist, daß es durch Reflexion nicht beseitigbar ist, sondern durch andere Dinge, die nicht reflexionszugängliche Stimmungs-
veränderer sind (8Ea6 bedeutet, daß es sich hier um den sechsten
Erlebnisausdruck aus dem Erlebnisbericht des achten Probanden han-

delt). Im Zentrum unserer Überlegungen steht hier der Versuch von Kontaktaufnahme, entweder mit sich selbst oder anderen, unter Zuhilfenahme nichtsprachlicher Kommunikation. Auch in der bildenden Kunst überwiegt der nichtsprachliche Ausdruck – *der Versuch der Kommunikation zwischen Menschen gelingt mit künstlerischen Methoden besser als mit wissenschaftlichen Methoden oder der Sprache. Die Kunst ist eine einfachere Metapher als die Sprache (Amplifikation Vp 11).*

Das den Kontakt wiederherstellende Mittel muß daher aus einem entwicklungspsychologisch gesehen frühen Bereich kommen, denn dort finden wir die unmittelbarste Form der Kommunikation, die nonverbal und unbewußt ist. Der erste zwischenmenschliche Austausch, den der Mensch in dieser Welt erlebt, ist der von Mutter und Kind. In diesem Sinne ist die Mutter die erste Person, die wir in unserem Leben für Stimmungsänderungen benötigen. Befinden wir uns in sehr tiefen Gefühlszuständen, die sprachlich (und daher auch wissenschaftlich) schwer faßbar sind, greifen wir auf nonverbale Ausdrucksformen, auf eine Mutter oder mütterliche Atmosphäre zurück, die uns den Schutz gibt, den wir brauchen. *1Ea20: In den wirklich schweren Angstzuständen kommt immer eine Sehnsucht nach einem Menschen, der einen vor diesem Zustand beschützt – so die große allumfassende Mutter, die die Hand über einen hält und die eine Situation schafft, in der man nie wieder Angst zu haben braucht.* Dahinter verbirgt sich der Wunsch nach einem bedingungslosen Angenommen-Sein, nach Geborgenheit und Liebe. *10Ea14: Das beste Mittel gegen die Angst ist geliebt zu werden und zu lieben. 6Ea19: Where love is, there is no fear.*

3.6. Die reflektive Synthese

Die letzte Bewegung in der hier vorgestellten Methode des Erkenntnisgewinns aus Erfahrung ist die Erstellung einer zusammenhängenden Aussage, die – von den persönlichen Aspekten der Probanden ausgehend – die Struktur des Phänomens enthüllt und dabei erstmals themenspezifische Theorien miteinbezieht. Was die individuelle Besonderheit eines Phänomens für die Person ist, wie man von Subjektivität zu Objektivität kommt und was Universalität bedeutet, wird in der reflektiven Synthese aufgedeckt. Auch hier werden einige der eingangs bestimmten Erlebnisausdrücke wieder aufgezeigt, um die Kontinuität der Bedeutungsfindung aufrecht zu erhalten. Die reflektive Synthese soll nicht eine Definition des Phänomens sein, sondern sieht sich als Versuch, die Widersprüche des persönlichen Sinns und der Struktur eines Phänomens zu transzendieren, um eine dynamische Struktur zu erreichen. Durch die Kontinuität der drei dynamischen Bewegungen (Erlebnisausdrücke, Themenbildung und thematische Amplifikationen, reflektive Synthese) entsteht ein zusammenfassendes Verständnis. Die reflektive Synthese erlaubt eine Bezugnahme auf theoretische Implikationen, um die Grenzen der Interpretation zu klären.

Auszug aus der reflektiven Synthese:

Das Bewußtsein um die Endlichkeit unseres Daseins, der Konflikt zwischen Leben und Tod, ist immanenter Bestandteil des Angsterlebens und wahrscheinlich unseres Lebens überhaupt.

Letztendlich hängen alle Ängste mit dem Tod zusammen, der Zeichen unserer Unvollkommenheit ist. *6Ea12: Alle Ängste hängen mit dem Tod zusammen, mit dem Unbekannten und dem Scheitern.* Diese Ansicht, „daß Angst im Grunde faktisch immer Todesangst, Angst um das Dasein und Angst vor dessen Vernichtung ist", vertritt auch Medard Boss (1962, S. 32). Boss schreibt weiter: „Hat also der Mensch nicht lebenslänglich Grund genug, um sein Leben zu bangen, *sich vor* (Hervorhebung durch die Autorin) seinem Tode, seinem Nicht-mehr-sein-Dürfen zu fürchten? Wohnt Angst nicht somit dem Leben notwendigerweise inne als eine nie loszuwerdende, auch psychotherapeutisch nicht zu beseitigende Mitgift unseres Daseins?" (ebd, S. 32).

Das kommt der existentialistischen Ansicht gleich, nach der Angst immanenter Bestandteil unseres Lebens ist. Aus dem Ausdruck „sich *vor*" etwas zu fürchten, können wir schließen, daß das Befürchtete noch nicht eingetreten ist, so wie uns auch der Tod erst am Ende unseres Lebens erreicht. Unser Dasein ist aufgespannt an diesen zwei Eckpfeilern, Leben und Tod; überwiegt die Angst, so kann uns die Gegenwart nichts mehr bieten, denn wir sind auf Nichtsein und Hoffnungslosigkeit gerichtet. *11Ea15: Angst handelt von der Übergangsphase zwischen Sein und Nicht-mehr-Sein, weil Angst dieser Hoffnungs-, Zukunfts-, Visionsverlust ist.*

Erst wenn wir die Angst als integralen Bestandteil in unsere Existenz aufnehmen und den „Mut zum Sein" (Tillich, 1991) trotz der Gefahr des Nichtseins Oberhand gewinnen lassen, werden wir die Selbstbejahung zum mutigen Voranschreiten finden. In diesem Gedanken wird der Tod und die darin enthaltene Auflösung in die Möglichkeiten unserer Daseins integriert und in einen vitalen Akt übergeführt.

Auch in der Sexualität gilt es, die Auflösung anzunehmen und sich dem anzuvertrauen, was kommt. *In meiner Erfahrung steht Angst immer im Zusammenhang mit Mich-nicht-zu-konfrontieren und mit Sterblichkeit; eigentlich auch mit Sexualität. In dem Sinn, daß die Sexualität auch Ausdruck von Sterblichkeit ist. In der Sexualität wird die Sterblichkeit klar. Wenn man seine*

Sterblichkeit annimmt, braucht man weniger Angst zu haben (Amplifikation, Pb7).

Unser Leben – wie auch die Sexualität – ist geprägt von der Bestrebung, die entgegengesetzten Strömungen zwischen Lebensbejahung und Todesangst, Hingabe und Kontrolle, zu überwinden.

Freud bezeichnet diese Polarität als Lebens- und Todestrieb (Freud, 1920/1972); schon in den „Drei Abhandlungen zur Sexualtheorie" (Freud, 1905/1982) wurde diese Verbindung angedeutet. Dabei geht er auf eine Theorie von Plato zurück, nach der wir unser ganzes Leben lang bestrebt sind, unseren Ausgangszustand der Einheit wiederzuerlangen. Freud spricht von der „poetischen Fabel von der Teilung des Menschen in zwei Hälften – Mann und Weib –, die sich in der Liebe wieder zu vereinigen streben" (ebd, S. 48). Nach diesem Mythos befinden wir uns in einem Zustand der Unvollkommenheit und streben danach, die Vollkommenheit wieder zu erlangen.

Der letzte Schritt in der Auswertung zeigt, wie unsere Aufmerksamkeit durch die zentrifugale Funktion unseres Bewußtseins, nicht nur zu persönlicher Sinnhaftigkeit zurückkehrt, sondern auch mit dem objektiven Kontext von Theorien oder Literatur in Verbindung gebracht wird. Der Sinn, der in dieser reflektierenden, sich zur objektiven Bedeutung rückwendenden Art und Weise gefunden wird, stellt eine Synthese des gesamten Forschungsmaterials dar. Wir finden so zu einem Verständnis des Persönlichen im Universalen und des Universalen im Persönlichen.

Literatur

Boss M (1962) Lebensangst, Schuldgefühl und psychotherapeutische Befreiung. Hans Huber, Bern

Cremerius J (1990) Vom Handwerk des Psychoanalytikers: Das Werkzeug der psychoanalytischen Technik, Band 2. Friedrich Frommann Verlag, Stuttgart-Bad Cannstatt

Dilthey W (1977) Ges. Schriften, Bd. XVIII. Vorarbeiten zur Einleitung in die Geisteswissenschaften. In: Helmut J, Rodi F (Hrsg) Die Wissenschaft vom Menschen, der Gesellschaft und der Geschichte. Vandenhoeck & Ruprecht, Göttingen, S. V-XXX

Freud S (1982) Sexualleben. S. Fischer, Frankfurt am Main

Freud S (1923) Jenseits des Lustprinzips. Internationaler Psychoanalytischer Verlag, Wien

Heidegger M (1986) Sein und Zeit. Max Niemeyer, Tübingen

Husserl E (1985) Die phänomenologische Methode, Ausgewählte Texte I. Reclam, Halle

Kidd J, Kidd S (1990) Experiential Method. Peter Lang, New York

Merleau-Ponty M (1966) Phänomenologie der Wahrnehmung. Walter de Gruyter, Berlin

Tillich P (1991) Der Mut zum Sein. Walter de Gruyter, Berlin

Wolfram E (1994) Epistemologisch-philosophische Grundlagen in der Psychotherapieforschung: Zur Hermeneutik des Phänomens der Angst. Unveröffentlichte Dissertation, Wien

Eine neue Ontologie für Psychotherapien

Zur Korrektur eines epistemologischen Mißverständnisses

Fritz Wallner

Dieser Aufsatz entwickelt Überlegungen zu einer angemessenen Ontologie für die Psychotherapie in philosophischer Mundart. Dadurch soll es dem Leser leichter fallen, direkt ins Philosophieren einzusteigen. Er kann den Aufsatz als Schritte einer Therapie verstehen.

Die Erfahrung kann die Erfahrung nicht begründen: Die Erfahrung kann die Erfahrung nicht begründen – eine unangenehme Situation, angesichts derer man auch auf die Konsequenz verfallen könnte, das Denken aufzugeben und zu sagen: „Wir leben die Unmittelbarkeit." Das wäre eine Konsequenz. Es wäre eine gefährliche Konsequenz, aber immerhin eine ehrliche und folgenrichtige – zu sagen: „Ich verlasse mich nur noch auf das, was kommt. Ich denke nicht mehr darüber nach. Ich gebe das Reflektieren auf."

Das würde zu einem ganz bestimmten ethischen Verhalten führen, das nur noch auf Unmittelbarkeit liefe, unter Umständen aber auch sehr bald zum Tod des Individuums führen könnte. Stellen Sie sich vor, daß Sie nie mehr reflektieren und allem nachgeben, was so kommt. Nehmen Sie z. B. die Ebene des Essens. Wenn Sie alle Angebote konsumieren würden, wäre das sicher nur für eine kurze Zeitspanne interessant.

Die Wissenschaftler müßten nach diesem Konzept sagen, daß die Wissenschaft eine rein technische Institution ist. Eine Institution, die die Natur bearbeitet. Zum Glück haben wir damit sehr oft Erfolg. Wir müßten dann zwar sagen, wir wissen nicht warum, aber sie ist sehr oft erfolgreich. Autos fahren, Flugzeuge fliegen; es funktioniert, aber wir können nicht sagen warum.

Das ist eine Haltung, eine Einstellung zur Wissenschaft, die heute nicht so selten ist. Ich werde Ihnen zeigen, wie politisch mißhandelt, wie politisch brisant defizitär diese Einstellung zur Wissenschaft ist.

Kant hat daraus eine Konsequenz gezogen, die letztendlich auch nicht haltbar war, aber über eine gewisse Zeit fasziniert hat und die auch heute noch viele Anhänger hat. Die Kant'sche Konsequenz war die Konsequenz der Zweiteilung. Sie wird oft mit dem Konstruktiven Realismus verwechselt.

Die Zweiteilung, die so verlief, daß Kant zwischen der sinnlichen Ebene und der Denkebene, der nominalen Ebene unterschied. Die Nominalebene hat nichts Mystisches, sie ist die Denkebene. Kant meint also, daß man die Sinneserfahrungen nach einem bestimmten System gliedert.

Hier war auch Konrad Lorenz einer Meinung. Wir strukturieren die Sinneserfahrung durch das Denken. Das scheint zunächst kein Problem zu sein, wenn man die Kausalität miteinbezieht. Die Kausalität ist eine Struktur des Denkens. Und da können Sie auch fragen: „Wer denkt?" Denn man beruft sich nicht mehr nur auf die Erfahrung allein, sondern man kann sagen, es gibt einen Träger der Erfahrung. Und der Träger der Erfahrung ist das Ich.

Wenn Sie also zweiteilen, kommen Sie zunächst in die angenehme Lage, daß Sie sagen können: „Jetzt habe ich das Problem eigentlich scheinbar gelöst, denn jetzt weiß ich wieder, daß es das Ich gibt." Das heißt, ich kann das wieder verstehen. Ich als Träger der Erfahrungen, als Besitzer der Denkstrukturen. Dieses Ich bringt die Erfahrungen und die Denkstrukturen zusammen. So entsteht die Welt.

Welchen Preis aber müssen wir für diese Zweiteilung zahlen? Man muß sie begründen, den Hintergrund zeigen. Nur unmittelbare Erfahrungen muß man nicht begründen. Das ist der Unterschied. Ebenso verhält es sich im täglichen Leben. Sie brauchen für die unmittelbaren Lebensbedürfnisse, wie es die Biologen sagen, keine Begründung.

Die Unmittelbarkeit können Sie beschreiben, zumindest im besten Fall, aber man muß sie nicht begründen, Vermittlung hingegen müssen Sie begründen.

Wir sind davon ausgegangen, die Unterscheidung zwischen Unmittelbarkeit und Vermittlung zu diskutieren. Unmittelbarkeit und Vermittlung, wobei die Vermittlung legitimationspflichtig ist, bedingen einander.

Der ständige Drang, Wissen in der Unmittelbarkeit zu verankern, führt zur Instrumentalisierung.

Wenn man sich strikt auf Unmittelbarkeit beruft, macht man die Wissenschaft zu einem technologischen Unternehmen, zu einer Technik. Die Technik ist etwas Schönes, etwas Gutes, vor allem etwas

Brauchbares. Besser eine gute Technik als eine schlechte Wissenschaft. Letztendlich muß man sich entscheiden.

Dann folgen natürlich auch kulturelle Konsequenzen für die Psychotherapie, insofern als man sie zu einer reinen Technik macht.

Eine Psychotherapie kann unglaublich viel erklären, denken Sie an die Psychoanalyse. Damit kann man die ganze Kultur, die Literatur erklären. Oder man kann sie auf die reine Technik reduzieren. Man kann dem Patienten Vorgaben machen, die er erfüllen muß. Das ist eine Forderung der Technik.

Sehen Sie den Alltag und den Bezug der zwischenmenschlichen Beziehungen. Auch die zwischenmenschlichen Beziehungen können so laufen, daß man dem anderen Vorgaben macht, und dieser erfüllt sie. Das ist eine Form der Abhängigkeit, die z. B. oft in der Schule zu finden ist. Manche Lehrer verstehen ihren Unterricht so, daß er zu einer starken kulturellen Reduktion der Möglichkeit der Erziehung wird. Der Lehrer macht Vorgaben, welche erfüllt werden müssen.

Das ist vielleicht einfacher für sie, vor allem auch für das Kind, aber eine Menge von Möglichkeiten bleiben dadurch ausgeschlossen. Man darf sich dann nicht wundern, daß Kinder mit zunehmenden Alter immer mehr reduziert werden, daß die Vielfalt an Phantasie, die man bei kleinen Kindern noch findet, verschwindet. Es verschwindet die Vielfalt der Möglichkeit.

Es rächt sich natürlich auch, wenn man andere Menschen instrumentalisiert. Aber wir wollen hier nicht Sozialphilosophie betreiben.

Die heutige Philosophie wird beherrscht von dem Thema „Was macht die Philosophie?", „Wie macht es die Philosophie?". Dieser Aufsatz wird beherrscht sein von zwei Beispielen. Sie dürfen aber deswegen nicht am Beispiel kleben bleiben. Jeder Vergleich hinkt, aber Philosophie geht nur in Beispielen, weil man Philosophie nicht direkt erklären kann. Und die zwei Beispiele, die ich heute einführen und mit Ihnen durchdenken werde, sind das Beispiel vom Tanzen und das Beispiel von der Schiffahrt.

Das Beispiel vom Tanzen können Sie auswerten insofern, als man sagt: „Wenn Sie ein Ballett besuchen, so werden Sie nicht tanzen lernen." Es ist schön zuzusehen, doch philosophieren lernt man dabei nicht.

Philosophieren ist eine Technik. Eine Technik ist auch ein Handwerk. Philosophie muß für eine Wissenschaft immer etwas Fremdes sein. Normalerweise ist es nicht nötig, daß ein Philosoph ein bestimmtes Fach wirklich im Detail studiert. Er muß nur die Sprache des Faches können. Die Philosophie begegnet dem Fach auf der Ebene der Sprache. Wenn er die Sprache des Faches nicht beherrscht, so ist das, was er macht, meistens Unsinn.

Darum müssen Sie hier bestimmte Aktionen setzen, die meine Ausführungen übersetzen.

Das heißt, die Philosophie ist eine Bearbeitung ihres Gegenstandes mit ganz bestimmten Methoden. Die Philosophie verändert ihren Gegenstand. Man sieht dann die Möglichkeiten eines Gegenstandes dadurch, daß er verändert wurde. Und je kreativer die Philosophie ist, desto mehr Möglichkeiten sieht man.

Die Philosophie verändert die Sprache einer Disziplin. Und durch die Veränderung dieser Sprache werden Eigenschaften ihrer Sprache und damit Eigenschaften dieser Disziplin sichtbar. Das heißt, es ist wichtig, daß Sie das vorher verstehen, sonst glauben Sie, daß ich das, was ich Ihnen nachher über Ontologien sage, durch tiefere Einsicht oder durch einen besonderen Draht erfahren habe.

Das sind aber keine Eingebungen, keine Erleuchtungen, das sind sprachliche Umformungen von einzelwissenschaftlichen Sprachsystemen. Ich will nicht behaupten, daß dieser Gedanke ganz neu ist. Er wurde nur zum Teil sehr einseitig verstanden. Ein gutes Beispiel dafür ist der Wiener Kreis, dessen Vertreter zum großen Teil gemeint haben, diese sprachlichen Umformungen müssen sich auf der Ebene der Logik abspielen. Und nur auf der Ebene der Logik.[1]

Das hängt aber damit zusammen, daß man gemeint hat, letztendlich haben alle dieselbe Logik. Wir sprechen zwar verschieden, wir formulieren verschieden, wir haben verschiedene Sprachen gelernt. Aber Logik haben wir alle dieselbe. Und wenn wir zur Logik zurückkehren, kehren wir zu den Bedingungen der Möglichkeit des Sprechens zurück.

Das heißt, der Wiener Kreis hat, im Unterschied zu der hier vertretenen Philosophie, noch immer diese Hoffnung gehabt, daß man so menschliches Denken auf eine einheitliche menschliche Vernunft zurückführen könnte.

Das zentrale Paradigma des Wiener Kreises für die Wissenschaft, war darum auch das Paradigma der Einheitswissenschaft. Das heißt, man müßte die Wissenschaftsstruktur finden, so glaubten Mitglieder des Wiener Kreises, die auf alle Wissenschaften paßt.

Nun ja, das war ein kleiner Exkurs zur Philosophie, wie sie hier getrieben wird und zum Unterschied zum Wiener Kreis.

Das Beispiel des Tanzens können wir noch weiter ausführen. Das war nur ein kleiner Hinweis darauf, daß man auch mittanzen sollte,

---

[1] Carnap R (1974) Der logische Aufbau der Welt. Frankfurt

sonst wird es nicht laufen. Man kann aber auch das Tanzen, wie Sie wissen und was ja auch beobachtbar ist, auf Technik reduzieren, auf die Unmittelbarkeit. Dies macht man z. B. in der Situation des Lernens. Solange man noch über die einzelnen Schritte reflektiert, reduziert man auf die Unmittelbarkeit.

Das heißt, man hat das Tanzen nicht als Gestalt erfaßt, sondern als eine Aufeinanderfolge von Bewegungen. Ein Tänzer, der nachdenken muß, welche Schritte er macht, tanzt noch nicht richtig. Er macht nur Bewegungen. Interessanterweise kann man eine solche Reduktion, in dem Fall eine Instrumentalisierung der Muskulatur – wenn er nachdenkt, was er jetzt machen muß, um der bestimmten Norm oder dem bestimmten Rhythmus eines Tanzes zu entsprechen – so instrumentalisiert er seinen Körper. Dies kann man aber auch beim vollendeten Tänzer finden. Die Tänzer im Rahmen eines Tanzwettbewerbes, also die Tänzer, die ihre Kunst zur Schau stellen, können und werden sehr oft auch ohne Reflexion tanzen. Sie werden sehr oft das Tanzen als etwas Automatisches darbieten.

Wenn man eine Bewegung automatisiert hat, rekurriert man auf ihre Unmittelbarkeit. Wenn man eine Bewegung erst lernt, einübt, rekurriert man auch auf ihre Unmittelbarkeit. Das ist ein interessantes Phänomen, das Sie im Auge behalten sollten. Rekurs auf die Unmittelbarkeit als Ausdruck einer vollendeten Beherrschung. Rekurs auf die Unmittelbarkeit als Ausdruck des Lernens einer Technik.

Das hängt damit zusammen, daß in beiden Fällen die Reflexion nicht zustande kommt. Denken Sie, daß ein Anfänger über die Ästhetik des Tanzens, über die kreativen Möglichkeiten der Tanzbewegungen nicht nachdenkt? Oder ein frustrierter Paradetänzer, der eine Vorstellung geben muß, ohne dafür in Laune zu sein, hat sicher auch kein Bedürfnis, die Ästhetik, die Möglichkeit der Tanzbewegungen zu reflektieren.

Das heißt, Unmittelbarkeit ist in dem Fall immer Verzicht auf Reflexion. Unmittelbarkeit unter Verzicht auf Reflexion macht einen Bewegungsablauf zur Technik, reduziert einen Bewegungsablauf zur Technik.

Ist auch nicht schlecht. Beim Autofahren z. B. würde ich nur ungern mit einem Techniker fahren, der mir das Getriebe erklärt, wie das funktioniert. Ich würde Angst bekommen, wenn er darüber reflektiert. Da fahre ich lieber mit jemandem, der das automatisch macht.

Schauen wir uns jetzt an, welche Konsequenzen das für die Psychotherapie hat. Die Rückkehr zur Unmittelbarkeit ist ein Akt der Versicherung der Wissenschaftlichkeit der Psychotherapie. Eine Wissenschaft, die sich ihrer Wissenschaftlichkeit nicht sicher ist, versucht, sich am Unmittelbaren festzuhalten.

Das ist ein Verfahren, das Sie überall finden können, in allen Wissenschaften, natürlich nicht nur in der Psychotherapie. Aber die Methodendiskussionen in der Psychotherapie sind natürlich aus der Unsicherheit ihrer Methodologie entstanden.

Aber Sie finden das auch in allen Geisteswissenschaften. Etwa das Bedürfnis von Germanisten in früheren Jahrzehnten, Textinterpretationen zu quantifizieren. Das Quantifizieren ist ja der Kern der Unmittelbarkeit. Das heißt einen Text so weit in die Bestandteile zu zerlegen, bis er nicht mehr zerlegt werden kann.

Man kann ja zum Beispiel auch quantifizieren, wie oft das „a" vorkommt, das wäre ein extremer Fall, oder wie lang die Sätze sind. Das heißt, überall dort, wo sich eine Wissenschaft ihrer Methodologie unsicher wird, ist sie bestrebt, auf ihre unmittelbaren Bestandteile, zu ihren unmittelbaren Objekte, so wie sie sie versteht, zurückzukehren.

Die Rückkehr zur Unmittelbarkeit stellt immer eine sehr beschränkte Möglichkeit dar. Die Unmittelbarkeit ist nichts, das einem so ohne weiteres gegeben ist. Die Unmittelbarkeit begegnet einem auch im täglichen Leben sehr selten. In Extremsituationen, z. B. wenn man sich an der Herdplatte verbrennt – der unmittelbare Schmerz. Oder im starken Affekt. Oder in Situationen der Erleuchtung. Im alltäglichen Leben hat man Unmittelbarkeitserlebnisse sehr selten. Sie sind schwer zu erzeugen.

Wir wissen auch aus der Philosophiegeschichte, (Beispiel von David Hume)[2], daß, wenn man konsequent Unmittelbarkeit für die Erkenntnisgewinnung erzeugen möchte, man die Konsequenz ziehen müßte, daß es überhaupt keine Erkenntnis gibt. Sie erinnern sich an die drei Fragen von David Hume: „Was ist das Ding?", „Was ist das Selbst?", „Was ist die Kausalität?" Daß das Ich und das Ding, das ist eine Fragestellung, zusammenfallen, identifiziert werden müssen und ununterscheidbar werden.

Die Rückkehr auf die Unmittelbarkeit ist immer eine erschlichene Rückkehr, ist immer eine Form der Instrumentalisierung; eine Form der Instrumentalisierung, wie wir sie am Beispiel der Psychotherapie gesehen haben. Wir müssen aber jetzt die Frage stellen: Eine Instrumentalisierung wovon? Was wird hier instrumentalisiert?

---

[2] Hume D (1869) Eine Untersuchung in Betreff des menschlichen Verstandes. Berlin

Hier wird nicht unmittelbares Erleben instrumentalisiert, sondern es werden Interpretationen, oder Konstruktionen, oder zumindestens Zusammenhänge des Erlebens instrumentalisiert. Diese Konstruktionen des Erlebens, diese Zusammenhänge, diese Gebilde, die die Welt uns darstellen, oder die Bilder, durch die wir uns die Welt denken, diese Gebilde können wir, um einen Terminus einzuführen, „Lebenswelt" nennen.

Lebensweltliche Erfahrungen sind nicht Erfahrungen der Unmittelbarkeit, sondern sind Erfahrungen mit Interpretationen der Welt. Ein schönes Beispiel ist hier das Essen. Beim Essen haben Sie sehr selten Unmittelbarkeitserfahrungen. Schon gelegentlich, aber sehr selten; das Salzen wäre etwa eine Unmittelbarkeitserfahrung. Normalerweise aber haben Sie Erfahrungen mit Speisen, die lebensweltlich gesteuert sind. Diese lebensweltlichen Erfahrungen geben Ihnen die Orientierungen, wie Sie die Welt behandeln sollen.

Das ist ein wichtiges Ergebnis dieser Zusatzreflexion: Man muß vor die Unmittelbarkeit die Lebenswelt setzen. Die Lebenswelt ist das eigentlich Gegebene. Die Lebenswelt ist das, dem wir nicht entkommen. Ohne Lebenswelt wären wir ständig verwirrt. Lebenswelt ist also eine Konstruktion, oder eine Vielzahl von Konstruktionen, die kulturell bedingt sind. Konstruktionen, die uns die Welt deuten, die uns entscheiden lassen, was wichtig und was unwichtig ist, die uns veranlassen, daß wir bestimmte Dinge tasten und vieles nur sehen, usw.

Das heißt, anstelle der Welt der Unmittelbarkeit müssen also wir sehen, daß die Lebenswelt eine viel bedeutendere Rolle hat. Die Lebenswelt ist also die Welt, wie wir sie kulturbedingt interpretieren. Die Wirklichkeit, die unmittelbare Welt, ist die Welt in der wir leben. Die Lebenswelt ist die Welt, wie wir sie interpretieren, wie wir sie verstehen.

Welche Rolle spielt nun in diesem „Konzert", in diesem „Aufgebot" an Welten die Wissenschaft? Die Wissenschaft selbst bildet Konstrukte, die Wissenschaft macht Konstrukte. Solche Konstrukte unterscheiden sich von den Konstrukten der Lebenswelt dadurch, daß sie erstens nicht anschaulich sein müssen. Die Konstrukte der Lebenswelt sind meistens anschaulich. Es gibt auch lebensweltliche Konstrukte, die nicht anschaulich sind, aber meistens sind sie anschaulich. Die wissenschaftlichen Konstrukte müssen nicht anschaulich sein. Was aber viel wichtiger ist, und was man aus dem eingangs Erzählten weiß, ist, daß die wissenschaftlichen Konstrukte auf frei erfundenen Grundlagen beruhen. Das heißt, die Axiome, die unbezweifelbaren Sätze, auf denen wissenschaftliche Konstruktionen aufgebaut werden, sind frei erfunden.

Ich gebe Ihnen dazu Beispiele. Bis ins 19. Jahrhundert war man überzeugt, daß es nur eine Geometrie gibt, nämlich die Geometrie, die Euklid entwickelt hat, die man dann auch die Euklidische Geometrie genannt hat, nachdem es andere Geometrien gegeben hat. Diese Geometrie hat eine Schwierigkeit für die Theoretiker, nämlich die Frage des Satzes von Parallelen. Ist das ein Axiom oder ist das ein abgeleiteter Satz? In der Mathematik kennen Sie den Unterschied zwischen Axiomen und Sätzen, die abgeleitet werden. Die Mathematiker waren sich nicht klar und haben im 19. Jahrhundert verstärkt versucht, diesen Satz abzuleiten bzw. Möglichkeiten zu finden, seine Ableitung zu demonstrieren.

Bei dieser Gelegenheit hat man die nicht-Euklidischen Geometrien erfunden. Die nicht-Euklidischen Geometrien waren geistesgeschichtlich ein Produkt der Auseinandersetzung mit dem Parallelensatz, dem sogenannten Parallelenaxiom.

Ich will Ihnen das jetzt aber nicht im Detail erklären, weil es hier auch nicht nötig ist, das zu wissen. Der Punkt ist der, daß in einer nicht-euklidischen Geometrie der Parallelensatz nicht mehr gilt, das heißt der Parallelensatz, der sagt: Durch einen Punkt gibt es genau eine Gerade, die zu einer anderen Geraden parallel ist. Wenn es mehrere gibt, dann ist diese Geometrie nicht euklidisch. Aber das ist auch nicht mehr anschaulich, da diese Geometrie eine andere theoretische Struktur hat. Diese Geometrien sind erfunden.

Nach dieser trockenen Einleitung eine Geschichte. Bolyai war Offizier und hat offenbar – ich möchte niemanden nahetreten – viel Zeit gehabt und deshalb hat er das erfunden. Das ist ja alles sehr lobenswert. Der Vater von Bolyai war anscheinend sehr ehrgeizig, aber auch ein wenig skeptisch. Und er hat Gauß die Arbeit seines Sohnes geschickt. Er hat sich gedacht, jetzt werden wir die Arbeit vom Fachmann prüfen lassen, ob das auch stimmt. Gauß hat aber geschrieben: Ich darf dir zu deinem Sohn gratulieren, er ist genial. Aber, ich darf ihn nicht zu sehr loben, denn im Grunde habe ich das schon erfunden. Gauß hat tatsächlich ebenfalls in diese Richtung gearbeitet. Das hat aber den jungen Bolyai so sehr aus der Bahn geworfen, daß er Alkoholiker wurde und nachher nichts mehr, zumindest nichts Wesentliches, wissenschaftlich gearbeitet hat.

Das unterstreicht auch, daß die europäische Wissenschaft, früher zumindest einmal, von dieser Ideologie gelebt hat, daß eben ein Wissenschaftler den Gedanken Gottes nahe kam. Und daher ist es etwas Ungeheuerliches, Wissenschaftler zu sein und eine ungeheuere Berufung, ein Auserwähltsein, als erster diesen Gedanken nahe zu kommen. Und leider war Bolyai nicht der erste.

Nun, was heißt das für unseren Zusammenhang? Es heißt, daß wir den Unterschied zwischen der Lebenswelt und den wissenschaftlichen Welten so ziehen müssen, daß wir sagen müssen: Wissenschaftliche Welten sind Konstruktionen auf frei erfundener Basis. Wobei frei erfunden natürlich nicht bedeuten soll, jeder von uns kann sich eine eigene Wissenschaft frei erfinden.

Die Basis einer Wissenschaft zu erfinden, eine Basis, die wirklich brauchbar für wissenschaftliche Konstruktionen ist, ist eine unglaublich geniale Leistung. Aber sie ist eine Erfindung. Diese Basis wird nicht vorgefunden, sie wird erdacht.

Wir können das Beispiel von der Geometrie ja weiterführen. Es hat dann noch den heute naiv erscheinenden Versuch gegeben, zu überprüfen, ob die Wirklichkeit euklidisch ist oder nicht-euklidisch. Und dieser Versuch hat Schiffbruch erlitten, weil wir, im Prinzip zumindest, jede Menge von Daten so strukturieren können, daß sie auf eine bestimmte Geometrie passen.

Der Punkt ist nicht der: Wie stellen wir sie uns vor? Der Punkt ist nur der: Nimmt die gegebene Welt eine bestimmte Geometrie vorweg? Und da muß man sagen, daß das zumindest nicht glaubwürdig erscheint. Es gibt Leute, die das glauben. Es ist aber so, daß es in der Philosophie der Physik die Auseinandersetzung zwischen Einstein und Poincaré[3] gab. Sie können auch nach der Relativitätstheorie immer noch eine euklidische Geometrie beibehalten. Aber dann wird es physikalisch furchtbar kompliziert.

Poincaré hat das demonstriert, da Poincaré überzeugter Kantianer war und mit Kant gemeint hat, daß die euklidische Geometrie die Geometrie der Welt sei.

Die Struktur der Welt, wie sie die Relativitätstheorie darstellt, ist eine in ihren Grundlagen frei erfundene Weltstruktur. Nur das Unglaubliche daran ist, daß sich so viele Phänomene dieser Struktur einordnen lassen, sich von dieser Struktur erfassen lassen.

Das ist auch eine Sache, die Sie bei Einstein selbst nachlesen können. Einstein schreibt, daß die Wissenschaft sich ihre Grundlagen frei erfindet. Das ist aber keine Herabsetzung der Wissenschaft. Man muß sich davor hüten zu glauben, daß Wissenschaft so funktioniert: Wir gehen in die Natur und durch tiefes Blicken kommen wir drauf, welche Struktur die Natur wirklich hat.

---

[3] Poincaré H (1906) Wissenschaft und Hypothese. 2. Aufl., Leipzig

Das ist ziemlich naiv, wie wenn man in der Philosophie sagte, durch tiefes Blicken kommt man drauf, wie die Kategorientafel aussieht oder ähnliches.

Nun haben wir eigentlich bereits eine Ontologie eingeführt. Nämlich eine Ontologie mit drei Eckpfeilern, um keine verwirrenden Termini zu gebrauchen, eine Ontologie mit drei Eckpfeilern, eine Ontologie, die unterscheidet zwischen der Wirklichkeit, also der Welt, mit der wir leben, der Lebenswelt, als jener Instanz, die uns die Welt verstehen läßt, und der Wissenschaft, welche uns die Welt beherrschen läßt. Das ist der Unterschied.

Die Wissenschaft hat allerdings immer den Anspruch gehabt, auch die Welt zu erkennen. Nicht nur zu beherrschen, auch zu erkennen. Vielleicht auch erkennen durch Beherrschen. Aber immerhin auch erkennen. Darum müssen wir uns hier die Frage stellen, in welchem Sinn man bei der Wissenschaft von Erkenntnis sprechen kann. Das ist eine auch für die Psychotherapie zentrale Frage: In welchem Sinn kann man bei der Wissenschaft von Erkenntnis sprechen?

Eine naive und oft anzutreffende Vorstellung ist klarerweise, daß die Wissenschaft das beschreibt, was die Welt darstellt, daß die Wissenschaft die Welt beschreibt. Nach dieser naiven Vorstellung hat man auch in der klassischen Psychoanalyse sich selbst verstanden. Zweifellos hat Freud sich in jüngeren Jahren naturwissenschaftlich so verstanden, daß er eine Art Seelenmechanismus darstellt, daß er eine Art Seelenmechanismus gefunden hat. Daß er gefunden hat, wie die Seele, was immer das auch ist, die Seele einschließlich des Unbewußten, funktioniert.

Gegenüber dieser Interpretation der Psychoanalyse hat es sehr große Widerstände von Seiten der Philosophie, zumindest von Seiten einer sehr speziellen Philosophie, der Wissenschaftstheorie, gegeben. Einer der großen alten Männer, die da Widerstand geleistet haben, war Karl Popper. Popper meinte, daß die Psychoanalyse nicht den Anspruch stellen dürfe, Wissenschaft zu sein, weil ihre Aussagen nicht falsifizierbar seien. Oder, anders formuliert, weil man nicht weiß, mit welchen Methoden oder auf welche Weise man ihre Aussagen falsfizieren könne.

Denn es ist ganz klar, daß es im Therapeut-Patient-Verhältnis kein Argument für die Richtigkeit einer Deutung durch den Therapeuten darstellt, daß der Patient etwas zugibt, daß der Patient sagt: Ja, so ist es. Andererseits kann nach der klassischen Psychoanalyse auch die Verneinung der Deutung durch den Patienten – wenn er sagt: „Nein, so ist es auf keinen Fall" – kein Argument dafür sein, daß sie nicht zutreffend ist, weist doch gerade der Widerstand des Patienten auf sein zentrales Problem hin.

In diesem Kontext also kann es kein Falsifizieren geben. Man könnte nun heute mit dem Hinweis, daß es auch in den Naturwissenschaften kein Falsifizieren im strengen Sinn gibt, oder daß zumindest auch in den Naturwissenschaften das Falsifizieren keine Rolle spielt, das Popper-Argument sozusagen vom Tisch fegen. Das wollen wir aber nicht, weil Popper hat sehr viel Bedeutungsvolles gesehen, er hat es aber sozusagen falsch gedeutet.

Das heißt, das Hindeuten auf die Falsifizierbarkeit ist eine Pointe, die nicht zieht, die nicht bedeutungsvoll ist. Aber es zeigt etwas anderes auf. Es zeigt auf, daß das Selbstverständnis der Psychoanalyse ein falsches ist. Wenn die Psychoanalyse sich als Wissenschaft in diesem Sinn versteht, als Wissenschaft, die einen Seelenmechanismus darstellt, so versteht sie sich falsch. Wenn sie sich in diesem Sinn versteht, dann müßte man an sie auch die Ansprüche der Naturwissenschaften stellen können, man müßte zumindest auch für das Unbewußte empirische Hinweise, empirische Argumente, empirische Befunde finden können. Das heißt, es geht nicht an, daß eine Wissenschaft sich auf der einen Seite als Naturwissenschaft versteht, auf der anderen Seite aber für einen gewissen Bereich die Empirie ausblendet. Eine Naturwissenschaft muß im Prinzip die Empirie immer zulassen. Aber, das muß man gleich hinzufügen, die Empirie spielt bei weitem keine so große Rolle, wie das naive Gemüter, oder früher auch Wissenschaftsphilosophen, geglaubt haben.

Früher hat man das geglaubt. Heute wissen wir, daß die Empirie eine viel weniger bedeutende Rolle spielt. Aber im Prinzip, das wäre die Neuformulierung des Popper'schen Ausspruches: Nicht die Falsifizierbarkeit ist von Interesse, sondern eine Naturwissenschaft muß im Prinzip empirischen Aussagen zugänglich sein, offen sein für empirische Tatbestände. Was immer sie dann mit diesen Aussagen macht, das ist nicht so klar. Aber sie darf sie nicht von Haus aus ausblenden.

In einer Naturwissenschaft kann und muß wie in jeder Wissenschaft, die Argumentation auf einer bestimmten Stelle abgeschnitten werden. Es gibt in den Wissenschaften keine ewige Argumentation. Der Wissenschaftler wird sich zum Schluß dann nur noch auf Autoritäten berufen. Und er wird an einem bestimmten Punkt zu Fragestellen aggressiv werden und sagen: Sie verstehen nichts, sie sind nicht von Fach.

Das heißt, es gibt in den Naturwissenschaften nicht den Anspruch der endlosen Begründung. Die Begründung muß abgebrochen werden. Aber das Fenster zur Empirie muß zumindest offen bleiben, um es bildlich auszudrücken.

In der Philosophie ist das anders. In der Philosophie dürfen Sie nie die Begründung abbrechen. Deshalb wird man sich in der Philosophie auch um die Empirie nicht kümmern. Das ist der Unterschied. Denn die Philosophie ist ja eine Form, wie man Sprachen übersetzt.

Deshalb können Sie die Übersetzung immer wieder diskutieren. Ein Philosoph, der Argumente nicht mehr zuläßt, verhält sich zumindest unphilosophisch.

Die Philosophie verhält sich darum, im Unterschied zur Wissenschaft, ihrer Natur nach zirkulär, im Kreise gehend. Zirkulär im Sinne der einfachen logischen Widersprüche. Wenn jemand nicht logisch denken kann, muß er deshalb noch kein Philosoph sein. Kann sein, daß jemand nicht logisch denken kann und er ist trotzdem ein Philosoph. Wenn er zirkulär denkt, im primitiven Sinn, kann das auch ein Zeichen dafür sein, daß er nicht besonders intelligent ist. Das muß nicht ein Zeichen für eine besondere philosophische Begabung sein.

Nur, Philosophie als Bewegung, als Denkbewegung, ist eine solche, die das, was sie beweisen will, immer schon voraussetzt. Die Philosophie kommt zu nichts Neuem. Das heißt, die Philosophie beweist im wissenschaftlichen Sinn nichts. Nur, im Unterschied zur Philosophie hat die Wissenschaft eine abgebrochene Argumentation.

Sie hat keinen Grund, sich so viel besser vorzukommen als die Philosophie. Die Wissenschaft ist beschränkt und die Philosophie ist zirkulär. Beschränkt in dem Sinn, daß sie sich auf einen bestimmten Stil des Argumentierens einschränkt. Und dadurch eine gewisse Exaktheit und eine gewisse logische Form gewinnen kann, während sich die Philosophie auf einen Stil des Argumentierens nicht einschränken darf und dadurch zirkulär sein muß.

Ich wollte Ihnen hier eine Stelle von Hegel zitieren, die sehr oft mißverstanden wird, und die auch gegen Hegel irrtümlicherweise verwendet wird. Die Geschichte geht so: Ein Student kommt nach vielen Jahren wieder ins Seminar von Professor Hegel und sagt: Ich habe in Südamerika eine Pflanze gesehen, die paßt nicht in Ihr System der Botanik. Hegel antwortet darauf nur: Umso schlechter für die Natur.

Gemeint ist, daß die Philosophie nicht den Anspruch macht, etwas Empirisches zu sagen, aber alles, was in der Natur außerhalb des Geistes steht, ist etwas Uninteressantes. Nur das, was Sie in der Natur intellektuell erfassen, ist das Interessante in der Natur. Insofern ist diese Behauptung gar nicht so verrückt, wie sie im ersten Moment klingt.

Wie geht nun die Philosophie vor und was für Konsquenzen hat das bisher Gesagte für die Psychotherapie bzw. die Psychoanalyse als ein klassisches Versatzstück der Psychotherapie?

Hier kommen wir nun zu einem Beispiel von Otto Neurath. Er hat die Tätigkeit der Erkenntnis-Träger mit Schiffern verglichen, die auf hoher See ihr Schiff ausbessern müssen. Das heißt, wenn ich den theoretischen Zustand einer Wissenschaft prüfen möchte, so kann ich das nicht, indem ich aus der Wissenschaft heraustrete, so kann ich das auch nicht von einem absoluten Standpunkt aus. Ich kann prüfen, ob diese Wissenschaft gewisse Kriterien erfüllt.

Ich muß mich auf den Betrieb dieser Wissenschaft einlassen. Ich muß so vorgehen, wie die Schiffer auf hoher See und darum kämpfen, daß das Schiff weiterfährt. Das Ausbessern des Schiffes ist lebensnotwendig. Fazit: Die Philosophie – oder die Wissenschafts-Philosophie – tritt nicht aus dem Kontext der Wissenschaft heraus. Die Wissenschaftsphilosophie stellt eine Serie, eine Folge, eine Abfolge von Verfremdungen der Wissenschaft dar.

Neurath hat dann doch eher im Sinne seiner Freunde vom Wiener Kreis gemeint, daß das Hauptwerk zum Ausbessern des Schiffes die logische Analyse darstellt. Wir haben aber in der Zwischenzeit gelernt, daß die logische Analyse nicht sehr viel hergibt. Das heißt, die Wissenschaftsphilosophie ist eine wiederholte, eine zirkuläre Verfremdung der wissenschaftlichen Aktivität – eine Serie von Verfremdungen.

Das hat Kant bereits getan. Wenn ich die „Kritik der reinen Vernunft" ansehe, so kann ich sie lesen als eine Verfremdung der Psychologie der Kantschen Zeit, zusammen mit der Newtonschen Physik. Die Newtonsche Physik ist in der „Kritik der reinen Vernunft" in fremder Sprache und in einer speziellen Psychologie dargestellt worden.

Nur, Kant selbst hat sich mißverstanden. Vor etwa 200 Jahren hat er gemeint, er formuliert damit so etwas wie ewig gültige Gesetzmäßigkeiten, er hätte sich Einsicht in ewig gültige Strukturen verschafft. Das ist natürlich Unsinn. Doch die Leistung des Übersetzens an sich war großartig. Er hat Newtonsche Physik in psychologischen Kontext übersetzt.

Wenn wir nun Neurath entsprechend weiter entwickeln und uns fragen, was stellt das Meer dar, kann man sagen, das Meer ist unsere Kultur. Das Schiff ist eine besondere Wissenschaft, in dem Fall nehmen wir die Psychotherapie.

Das Schiff Psychotherapie kann in dieser Kultur untergehen, oder es kann zumindest seinen Anspruch seinen Status der Wissenschaftlichkeit verlieren. Die Psychotherapie hat heute eine so große Bedeutung für unser alltägliches Leben, für unser Zusammenleben, für die Öffentlichkeit, etc., daß die Psychotherapie als Institution selbst dann nicht verschwinden würde, wenn noch so sehr nachgewiesen werden könnte, daß die Psychotherapie nicht wissenschaftlich sei.

Einer der jüngeren Autoren nach Popper, die das besonders nachdrücklich gezeigt haben, war Adolf Grünbaum[4]. Grünbaum hat vor allem die Psychoanalyse wegen ihrer Ausgrenzung der Empirie kritisiert. Dieses Argument gilt aber nur dann, wenn die Psychoanalyse als Naturwissenschaft verstanden wird. Aus diesem Grund hat Grünbaum dann auch argumentiert und den Beweis geliefert, daß Freud mit seinem Anspruch auf Naturwissenschaftlichkeit unrecht hatte. Psychoanalyse ist somit keine Naturwissenschaft.[5]

Wenn wir uns nun ansehen, inwiefern ein System von Aussagen auch dann noch wissenschaftlich genannt werden kann, wenn es keine Naturwissenschaft ist, so kommen wir doch zum Gebiet der Philosophie. Wir können uns fragen: Könnte es nicht sein, daß eine Wissenschaft sich so ähnlich verhält wie die Philosophie, methodologisch, aber doch nicht Philosophie ist, sondern einen wissenschaftlichen Anspruch zustande bringt? Eine komplizierte Fragestellung.

Kann es sein, daß ein System von Aussagen sich methodologisch, argumentativ so darstellt wie Philosophie, aber trotzdem einen wissenschaftlichen und nicht einen philosophischen Anspruch hat?

Dazu muß man sagen, ein solches System von Aussagen müßte, im Unterschied zur Philosophie, in gewissem Sinn inhaltlich beschränkt sein. Die Philosophie ist ja, wie ich vorher gesagt habe, eine unendliche Bewegung im Denken. Das heißt Philosophie kann nichts von sich ausschließen, kann kein Argument abweisen. Man könnte sich aber vorstellen, daß eine Form des Denkens auch so vor sich geht, daß sie zirkulär ist, daß sie aber doch nur ganz bestimmte Elemente einbezieht. Und solche Elemente könnten bis zu einem gewissen Grad erfunden sein. Natürlich nicht frei erfunden, sonst wäre das z. B. so etwas wie die spekulative Geometrie bei Hegel. Es gibt Wissenschaften, die nicht Wissenschaften sind im Sinne der abendländischen Wissenschaften. Wenn Sie etwa die spekulative Mathematik und die spekulative Geometrie bei Hegel lesen, so ist sie, obwohl sie eine innere Argumentationslogik aufweist, sowohl vom Gesichtspunkt der Mathematik als auch der Geometrie ein vollkommener Unsinn, weil Hegel qualitativ argumentiert, und weil er die Mathematik und die Geometrie in philosophischer Sprache und in philosophischer Methodologie darstellt.

Das wäre bei der Psychoanalyse so, daß sie bestimmte Entitäten in Beziehung setzt, und diese Beziehung zwischen den Entitäten eine endlose

---

[4] Grünbaum A (1985) The foundations of Psychoanalysis. Berkley
[5] Freud S (1937/1975) Konstruktionen in der Analyse. In: Studienausgabe Bd XI. Frankfurt

Beziehung sein läßt – also ohne Rekurs auf Unmittelbarkeit. Eine endlose Beziehung ist immer eine Beziehung, die bewußt die Unmittelbarkeit ausschließt, und die ihrem Argumentationsduktus nach zirkulär ist.

Das heißt, jede weitere Bezugnahme auf eines dieser Elemente bringt einen neuen Gesichtspunkt dieser Elemente zum Vorschein, der wieder eine neuartige Bezugnahme auf ein anderes Element erlaubt, usw., in endloser Vorgehensweise.

Daraus folgt, daß im psychoanalytischen Vorgehen diese Elemente, die Entitäten, durch zirkuläre Vorgehensweise immer neu vermehrt, immer neu und anders strukturiert würden. Ihre Leistung in der Wissenschaft wäre, daß man nach diesen zirkulären Argumentationsschritten eine größere Vielfalt hat als vorher.

Im Unterschied zur klassischen Wissenschaft gäbe es nicht die Reduktion auf wenige Sätze, nicht die Zurückführung auf wenige Merkmale, sondern die Vermehrung der Merkmalstruktur dieser einzelnen Entitäten. Es ist strukturell der Hermeneutik zu vergleichen, doch, im Unterschied dazu, ohne den Anspruch auf eine historische Wahrheit.

Im Unterschied zum hermeneutischen Zirkel wäre diese Art der zirkulären Wissenschaft so zu denken, daß die Unterbrechungen dieses Zirkels durch praktische Aktivitäten und Einflüsse zustande kämen.

Übertragen auf die Psychoanalyse heißt das, der Patient glaubt sich geheilt. Oder, daß der Patient Aktivitäten setzt, die diese zirkuläre Bewegung des Psychotherapeuten als unnötig, als ungünstig erscheinen lassen.

Die Unterbrechung dieser zirkulären Aktivitäten wäre durch die Praxis gegeben. Anders beim hermeneutischen Zirkel, wo man weiß: die Endlosigkeit ist eine endlose Annäherung an eine Form von Einsicht oder Wahrheit.

Der wissenschaftliche Anspruch dieses Vorgehens besteht darin, daß man nachher mehr über die Entitäten weiß als vorher. Es ist zweifellos eine Form des Wissens zustandegekommen. Dieses Wissen ist nur durch die Interaktion zwischen Patienten und Therapeuten gesichert. Insofern kann man es nicht mit den strengen Sicherungsansprüchen der klassischen Wissenschaft vergleichen. Diese zirkulären Aktivitäten haben nur das Ziel, sich in die Praxis aufzulösen. Das heißt, nach einiger Zeit wird ein Verhalten oder werden Aktivitäten zwischen dem Patienten und dem Therapeuten stattfinden, die ein Ende dieser zirkulären Bewegung für sinnvoll erklären.

Gehen wir noch einmal von dieser Struktur zur allgemeinen Struktur der Wissenschaft. Warum kann man überhaupt eine zirkuläre Struktur des Auftürmens von Qualitäten als wissenschaftlich anerkennen?

Wenn wir zurückblicken, so erkennen wir, daß die Wissenschaft –
speziell die Naturwissenschaft – immer vor der Alternative gestanden
ist, sich bloß technisch instrumentell zu verstehen oder einen Erkenntnisanspruch anzunehmen.

Das wissenschaftliche Resultat ist eine Beschreibung der Welt, ist
eine Behauptung, die sich nicht halten läßt, wenn man sie durchdenkt.

So haben wir eine andere Antwort entwickelt, die so aussieht, daß
auch die Wissenschaftler, oder die Naturwissenschaft selbst, die Welt
nicht direkt beschreiben, sondern die Möglichkeit, die die menschliche
Aktivitäten im Hinblick auf die Welt haben. Das ist ja etwas ganz anderes.

Die Wahrheit der Naturwissenschaft bezieht sich nicht auf die unmittelbare Welt. Sie rekurriert nicht auf die Unmittelbarkeit, sondern
sie verändert die lebensweltlich interpretierte Welt in einem Zusammenhang, der überblickbar ist. Während die Lebenswelt voller Widersprüche ist, ist die wissenschaftliche Welt eine überblickbare Welt. Daher richtet sich der Erkenntnisanspruch der Naturwissenschaften darauf, die lebensweltlich gedeutete Welt überblickbar zu machen. Der
Erkenntnisanspruch der Psychoanalyse richtet sich darauf, eine Vielzahl
von menschlichen Aktivitäten überblickbar zu machen.

Die Psychoanalyse beschreibt nicht das Seelenleben oder die Ursachen für ein bestimmtes Verhalten. Die Psychoanalyse macht seelische
Vorgänge überblickbarer, als sie in ihrer lebensweltlichen Deutung sind.

Natürlich haben wir die seelischen Vorgänge immer schon gedeutet, nämlich lebensweltlich. Doch manche Menschen werden durch die
lebensweltliche Deutung ihres Seelenlebens sozial unbrauchbar. Sie bekommen seelische Krankheiten, seien das Zwänge oder Phobien; solche
entstehen durch die strikte lebensweltliche Deutung von seelischen
Vorgängen.

Wir alle, so wir gesund sind, haben unsere seelischen Vorgänge lebensweltlich im Griff, haben dafür gewisse Mechanismen entwickelt.

Für die Ontologien der Psychotherapien ist es wichtig zu verstehen,
daß Wissenschaft sich nicht auf Unmittelbarkeit beziehen kann, daß die
Naturwissenschaft ein empirisches Fenster ist, daß es aber auch zirkuläre Wissenschaften gibt. In jedem Fall sieht die Situation eben anderes
aus.

Die Psychotherapie ist eine zirkuläre Wissenschaft, hermeneutik-
ähnlicher Art. Mit dem wesentlichen Unterschied, daß das Ende des
hermeneutischen Kreises eine interpersonale Aktivität darstellt. Der
hermeneutische Zirkel endet gewaltsam, an einem bestimmten Punkt.
Sie müssen natürlich auch bei der Psychoanalyse, wie bei allen Psycho-

therapien, die Kulturabhängigkeit der Wissenschaft in Betracht ziehen, welche eine große Rolle für die Struktur einer Wissenschaft spielt.

Es ist auch so, daß die Psychotherapie immer eine bestimmte Struktur hat, die für eine bestimmte Zeit, für eine bestimmte kulturelle Situation zuständig ist. Das ist ein Gedanke, den man heute oft hört und den man als Argument gegen Freud vorbringt. Bei Freud spielt die Geschichte immer eine große Rolle. Heute kommt die Historie in den Psychotherapien der Behandlungen fast nicht mehr vor.

Das heißt nicht, daß Freud sich auf etwas Fiktives bezogen hätte, wie man naiv glauben könnte; auch nicht, daß Freud die Geschichten mehr oder weniger erfunden und dann hochgejubelt hat, um einen Gegenstand zu haben, an dem er theoretisieren kann.

Ganz so einfach ist es doch nicht. Sondern es ist so, daß eben die Einführung von Entitäten in den psychotherapeutischen Diskurs kulturabhängig ist. Nichtsdestotrotz kann man aber mit Hilfe dieser zum Teil erfundenen Entitäten nach den zirkulären Argumentationsgängen Strukturen des Seelenlebens besser sehen als vorher. Selbst wenn manche Entitäten erfunden sind, selbst wenn manche Entitäten willkürlich eingeführt sind, erlaubt der zirkuläre Argumentationsgang einen besseren Überblick über die Vorgänge des Seelenlebens, als man vorher hatte. Die zirkulären Strukturen narrativer Prozesse sind ein wichtigeres Kriterium für eine Psychotherapie als logische Rechtfertigung.

Sachverzeichis

SpringerNews

Renate Hutterer-Krisch (Hrsg.)

Psychotherapie mit psychotischen Menschen

Zweite, erweiterte Auflage
1996. 24 Abbildungen. XXVII, 879 Seiten.
Broschiert DM 160,–, öS 1120,–
Hörerpreis: öS 896,–
ISBN 3-211-82838-9

Dieses Buch gibt einen Überblick über den Stand der derzeit vorliegenden Möglichkeiten auf dem Gebiet der psychotherapeutischen Behandlung psychotischer Störungen. Theoretische und praktische Aspekte der Behandlung psychotischer Störungen werden aus der Sicht bekannter Vertreter verschiedener psychotherapeutischer Schulen (tiefenpsychologische, verhaltenstherapeutische, humanistische, systemische Methoden usw.) dargestellt. Dabei wird deutlich, wie wichtig Psychotherapie als Ergänzung zur psychiatrisch medikamentösen Behandlung ist, um eine angemessene Behandlung zu gewährleisten. Bei der zweiten, erweiterten Auflage wurde die Gelegenheit wahrgenommen, Beiträge aus der Sicht der Bürgerhilfe, der Psychiatriebetroffenen, einer psychotherapeutisch orientierten psychiatrischen Station und medikamentenfrei arbeitender Psychotherapeuten/Fachärzte für Psychiatrie und Neurologie zu ergänzen.

SpringerPsychotherapie

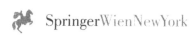 SpringerWienNewYork

P.O.Box 89, A-1201 Wien • New York, NY 10010, 175 Fifth Avenue
Heidelberger Platz 3, D-14197 Berlin • Tokyo 113, 3-13, Hongo 3-chome, Bunkyo-ku